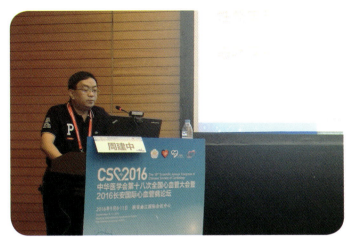

周建中教授在全国心血管大会上演讲

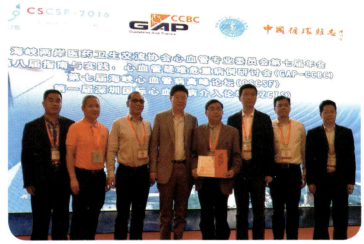

周建中教授在海峡心血管病高峰论坛大会上

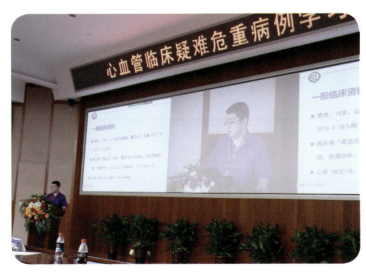

周建中教授主持举办的心血管疑难危重病例研讨会

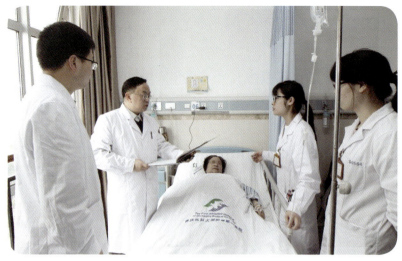

周建中教授组织学生查房

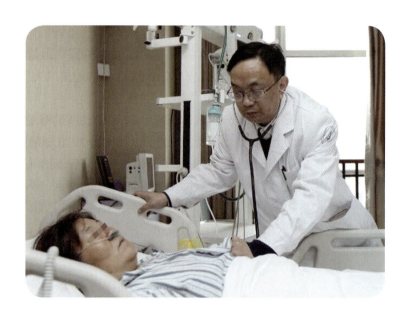

周建中教授给患者查体

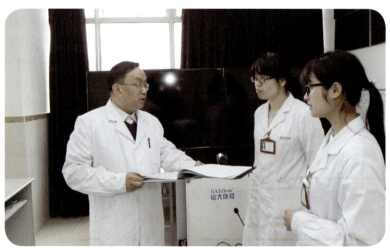

周建中教授给学生讲解病历

谨以此书献给重庆医科大学附属第一医院建院六十周年

临床思维

——心血管经典疑难危重病例荟萃

主 编 周建中

科学出版社

北 京

内 容 简 介

本书汇集了近几年全国各地最具研讨价值的病例共70余例。编者对于每一个具体病例，按照要点、主诉、现病史、既往史、体格检查、辅助检查、诊断、诊疗经过的顺序进行编写，并在结尾结合文献和进展进行详细讨论和点评。本书为广大临床医生提供临床疑难危重病例诊疗思路，使其在临床工作中积累经验，开拓视野，减少漏诊误诊率。

本书可供心血管病专科医师、内科医师、社区全科医师及相关专业研究生学习参考。

图书在版编目（CIP）数据

临床思维：心血管经典疑难危重病例荟萃/周建中主编．—北京：科学出版社，2017.6

ISBN 978-7-03-052689-2

Ⅰ.临… Ⅱ.周… Ⅲ.①心脏血管疾病-疑难病-分析②心脏血管疾病-险症-病案-分析 Ⅳ.R54

中国版本图书馆CIP数据核字（2017）第080611号

责任编辑：董　林 / 责任校对：何艳萍
责任印制：肖　兴 / 封面设计：陈　敬

科学出版社 出版
北京东黄城根北街16号
邮政编码：100717
http://www.sciencep.com

中国科学院印刷厂 印刷
科学出版社发行　各地新华书店经销

*

2017年6月第 一 版　开本：787×1092　1/16
2018年3月第三次印刷　印张：22 1/2
字数：504 000

定价：**120.00元**

（如有印装质量问题，我社负责调换）

主编简介

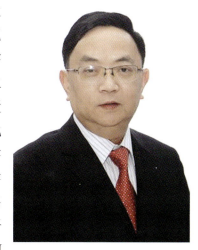

周建中，1964年出生，四川资中人。1987年毕业于重庆医科大学临床医学系，现为重庆医科大学附属第一医院心内科主任医师，教授，硕士研究生导师，中华医学会全国心血管专委会心力衰竭学组委员，重庆市中西医结合学会高血压专委会副主任委员。擅长冠心病、高血压、心律失常、心力衰竭等疾病及心血管介入治疗，特别是心血管疑难危重症的诊断和抢救治疗。2001年在中国医学科学院阜外医院进修1年，2009年在美国芝加哥大学做访问学者，主要从事高血压血管重构及基因多态性、靶向溶栓药物改造及胆固醇逆转运等方面的研究，以第一通讯作者发表论文60余篇，其中SCI收录论文6篇。其编著的《冠心病心脏病理生理》获卫生部优秀视听教材奖一等奖，获重庆市卫生局科技进步奖二等奖。近5年在临床疑难危重病例收集整理中积累一定经验，主办国家级继续教育项目"心血管疑难危重病例研讨会"，多次参加全国和地区病例演讲比赛，并获超级演说奖；多次参加海峡两岸四地心血管疑难危重病例交流并多次获奖；2014年获病例演讲比赛全国总冠军；2015年长城国际心脏病学会议获"中国好病例"金奖、冠军。

《临床思维——心血管经典疑难危重病例荟萃》编委会

主　编　周建中

副主编（以姓氏笔画为序）

王　丽　王德林　何　泉　肖　骅
罗素新　周晓莉　贾锋鹏　徐俊波
彭　娟　蒋迎九　覃　数

编委会（以姓氏笔画为序）

王　月	王　江	王　丽	王　珍	王引利
王德林	田　刚	付秋玉	冯　雁	冯家豪
兰世才	任　洁	向　睿	刘　刚	刘兴红
刘兴斌	李　响	李永梅	李启富	杨　可
杨　渊	杨其欣	杨德忠	肖　骅	肖　航
肖培林	吴　镜	别梦军	何　泉	余少斌
宋　颖	张文勇	陆　凯	陈　林	陈园园
陈施羽	罗　娅	周中政	周建中	周晓莉
封盼攀	赵　刚	胡咏梅	侯春晖	耿召华
贾锋鹏	徐俊波	殷跃辉	唐　炯	凌雅韵
宾晓红	黄　毕	黄　颖	梅　霞	曹照健
彭　娟	董　倩	蒋　毅	蒋迎九	韩海生
傅春江	童文娟	雷　森	谭会斌	谭漪扬
樊旺祥	樊明智	薛　蒙		

序 一

《临床思维——心血管经典疑难危重病例荟萃》汇集了近几年全国各地最具研讨价值的病例共70余例。该书切合了指南与临床融会贯通的宗旨,将最新指南进展应用于临床实践,实现理论与实践的结合。这些病例中多数为疑难、危重及多学科交叉的病例,均经过深入讨论和专家点评,目的是培养临床医生分析诊断疑难病例思路的临床思维,以及如何面对危重病例分析找准不同疾病发展阶段的主要矛盾和调整制订治疗方案等。

该书的主编周建中教授,任职于重庆医科大学附属第一医院心血管内科,主要从事高血压血管重构及基因多态性、靶向溶栓药物及胆固醇逆转运方面的研究。在临床工作上,尤其对疑难病例颇有独到的见解,曾多次获得病例讨论讲演冠军;并在近期组织了两届临床危重疑难病例研讨会,为来自五湖四海的专家教授提供了展示出精彩病例讲演的平台,展开了务实、激烈和多学科交叉的讨论,该研讨会获得了全国同行一致认可与好评。在该书主编与副主编的带领下,各位专家群策群力、扬长避短、集思广益、查漏补缺,为该书高标准、高质量的出版打下了坚实基础。

该书的所有病例均由青年优秀医生主笔,并得到全国权威专家主审和点评,结合新文献、新进展、新指南对疑难、罕见病做了详细讨论,贴近临床,文笔犀利,措辞严谨,充满浓烈的学术氛围。该书包含Leriche综合征、心包囊肿、上皮样血管肉瘤、MEN-2综合征等较多罕见疑难的病例,也囊括一些误诊后患者心路历程变化的人文病例,可谓同类书中出类拔萃者,大家从该书中不仅可总结教训、吸取经验、开拓视野,减少漏诊误诊率,更重要的是倡导人文精神,实现医与德的更好结合,是一本值得向广大临床医生推荐的好书。

胡大一
2017年3月

序　二

心血管疾病是危害人类健康的常见疾病之一，除了临床上遇到的一些常见疾病外，更有个别疑难危重病例和多学科交叉病例，如何救治这些疑难危重病人，是当今每一个临床医生面临的挑战。

该书由重庆医科大学附属第一医院心血管内科主任周建中教授组织编写，汇集了近几年全国各地最具研讨价值的病例共70余例。该书编者对于每一个具体病例，按照要点、主诉、现病史、既往史、体格检查、辅助检查、诊断经过的顺序进行编写，并在结尾结合文献和进展进行详细讨论和点评。该书旨在为广大临床医生提供临床疑难危重病例诊疗的借鉴思路，使得大家在临床工作中不断总结经验、开拓视野，减少漏诊误诊率，是一本值得向广大临床医生推荐的好书。

开卷有益，我很荣幸为该书作序，愿读者能从中受益。

杨跃进
2017年3月

序　三

近年来，心血管疾病危险因素流行趋势明显，心血管疾病发病率增长迅猛，致残致死率极高，这已经成为危害人类健康的头号杀手。因此，提高心血管医生诊疗水平和临床技能，对于降低心血管疾病患者死亡率具有重要意义。

该书由重庆医科大学附属第一医院心血管内科周建中教授主编，选用了70余例心血管内科经典、疑难、危重的病例，在"真实性、实用性、科学性"的基础上，从病史介绍、辅助检查、诊疗经过、讨论等几个方面分别详细阐述，展现医者从接诊到患者出院全过程的诊疗思维，启发和引导读者建立起科学缜密的临床思维，提高读者对心血管疾病的临床诊治能力。

临床上，当一种疾病在病人身上出现，往往伴随很多教科书上无法完全描述的各种表现。而这些表现所能反映出的疾病也错综复杂，有时可能是单一疾病的不同表现，也可能是多种疾病共存的复杂表现。如何培养临床思维，对疾病现象进行准确的分析、推理、论证，提高对疾病鉴别诊断的综合能力，这需要日积月累的理论学习、不断的临床实践、多次随访患者不断总结来提升。通过对该书70余例真实病例诊疗经过的回顾及讨论，我们将再次体会临床疾病的多样性、复杂性，经验较少的医生可以学到一些自己未掌握的思维和方法，已有一定临床经验的医生也许读后会引发共鸣或有新的感悟，是一本值得向医学院学生和广大临床医生推荐的好书。

杨杰孚

2017年4月

前　言

近年来，心血管疾病发病率增长迅猛，致死致残率极高，已经成为危害人类健康的头号杀手。目前学科专业、亚专业越分越细，医生对自己专业知识的认识虽有一定的深度，但对心血管疑难、危重病例的救治需要多学科团队共同努力，这要求临床医生不但具有全面的本专业知识，还需具备相关专业及丰富的影像学等知识。为提高心血管医生对疑难、危重病例的认识，提高诊疗水平和临床技能，本书选用了70余例心血管内科经典疑难危重的病例，从实践中提出问题，采用"以病例为中心，以问题为中心"的临床讨论模式，在"真实性、实用性、科学性"的基础上，从病例介绍、检查、诊疗经过、讨论等几个方面分别详细阐述，医者从接诊到患者出院及出院后随访完整临床诊疗全过程，启发和引导读者建立起科学缜密的临床思维，从而提高读者对心血管疾病的临床诊治能力。

临床疑难、危重病例个体化特点非常明显，往往伴随很多教科书上无法完全准确描述的各种表现。而这些表现所能反映出的疾病也错综复杂，有时可能是单一疾病的不同表现，有时可能是几种疾病交织在一起。如何培养临床思维，提高临床医生对疾病现象准确描述、分析、推理、论证、鉴别诊断综合能力，这需要日积月累的理论学习、临床实践和不断总结来提升。循证医学目前尚不能完全替代经验医学，虽然循证医学已取得了很大的进展，但对目前许多临床问题尚没有重要的循证医学方面的证据，在临床实践中仍不能离开临床经验，特别是在我国更是如此。在重庆地区我们也紧随该宗旨，迄今为止，笔者已在重庆医科大学附属第一医院举办两届心血管经典、疑难、危重病例研讨会。来自全国各地的专家教授均做了精彩的病例讲演，并进行了务实、激烈和多学科交叉的讨论，分析危重病例不同发展阶段的主要矛盾，制订和调整治疗方案。该会议非常贴近临床，为临床医生提供展示精彩病例分析的平台，得到全国同行的一致认可与好评。

本书即以此研讨会为基础，通过对70余例病例进行诊疗经过的回顾、分析、讨论，并由上级医师对病例中所涉及重要问题的关键点进行简要总结与点评。我们希望本书的出版对经验相对较少的临床医生有所帮助，可以从中学到一些自己尚未掌握的知识点及完整的临床思维方法，而对于已有一定临床经验的医生,读后可以引发新的感悟或共鸣,并为广大读者提供临床诊疗的新视角、新思路。本书是我们愿与同道们分享的心血之作。

衷心感谢本书的副主编和无私提供病例的作者,感谢重庆医科大学附属第一医院放射科罗天友副院长及彭娟副教授为本书提供高质量的影像学图片,感谢重庆医科大学附属第一医院心血管内科赵万蓉教授,感谢所有关心本书出版的同道们!正是你们的辛勤工作,让广大医学工作者可以阅读本书。希望大家提出宝贵的意见与建议,摒除其中的缺点与不足。最后祝愿大家在本书中收获知识与人文的双重力量,丰富自己,为我国医学事业的进一步发展奠定坚实的基础!

由于时间匆促,以及病例图片的收集有一定难度,书中难免有不尽完善之处,敬请业界同仁海涵及斧正。

重庆医科大学附属第一医院

周建中

2017 年 3 月 18 日于重庆

目　录

病例 1　运动后昏倒，高血糖，酸中毒，腹泻，肺水肿 1 例……………………………1
病例 2　冠状动脉痉挛 1 例……………………………………………………………………7
病例 3　急性心肌梗死后心力衰竭 1 例………………………………………………………10
病例 4　抗磷脂综合征 1 例……………………………………………………………………13
病例 5　酷似 ST 段抬高型急性心肌梗死 3 例………………………………………………17
病例 6　多发性骨髓瘤引起贫血性心脏病 1 例………………………………………………24
病例 7　肾血管性高血压并周围血管病变 1 例………………………………………………27
病例 8　复杂先天性心脏病术后肾上腺嗜铬细胞瘤复发病例 1 例…………………………32
病例 9　反复晕厥患者的诊治 1 例……………………………………………………………38
病例 10　主动脉夹层误诊 1 例………………………………………………………………42
病例 11　年轻人心肌梗死 3 次支架植入术后顽固性高脂血症 1 例………………………47
病例 12　用一元论解释患者临床症状 1 例…………………………………………………55
病例 13　氯吡格雷抵抗 1 例…………………………………………………………………62
病例 14　上皮样血管肉瘤 1 例………………………………………………………………67
病例 15　一个青年男性的漫漫求医路——白塞病合并慢性心功能不全 1 例……………73
病例 16　知人知面不知心——左心室射血分数临床与指南的差异………………………79
病例 17　脂蛋白肾病 1 例……………………………………………………………………83
病例 18　化学消融治疗在梗阻性肥厚型心肌病中的应用 1 例……………………………88
病例 19　利尿剂抵抗病例报告 1 例…………………………………………………………93
病例 20　脂蛋白肾病 1 例……………………………………………………………………98
病例 21　心力衰竭合并肾功能不全 1 例……………………………………………………102
病例 22　特殊起源部位室性心动过速 1 例…………………………………………………106
病例 23　年轻人心肌梗死 1 例………………………………………………………………110
病例 24　心肌梗死合并心室颤动 1 例………………………………………………………114
病例 25　血栓栓塞相关性肺动脉高压 1 例…………………………………………………117
病例 26　冠心病合并慢性阻塞性肺疾病 1 例………………………………………………121
病例 27　心肌淀粉样变 1 例…………………………………………………………………124
病例 28　托伐普坦治疗心力衰竭 1 例………………………………………………………128
病例 29　重症心肌炎 1 例……………………………………………………………………132
病例 30　Brugada 综合征 1 例………………………………………………………………138
病例 31　冠脉搭桥术后桥血管闭塞 1 例……………………………………………………143
病例 32　左主干、三支血管病变、多支架 1 例……………………………………………148
病例 33　起搏器功能障碍 1 例………………………………………………………………152
病例 34　全身多发血管畸形继发高血压病 1 例……………………………………………157

病例 35	反复发作高脂血症胰腺炎 1 例	162
病例 36	囊性嗜铬细胞瘤破裂出血 1 例	165
病例 37	小针刀刺激诱发急性冠脉痉挛 1 例	170
病例 38	左室占位性病变 1 例	174
病例 39	肾血管性高血压并周围血管病变 1 例	182
病例 40	重视原发性醛固酮增多症的筛查——原发性醛固酮增多症 1 例	187
病例 41	AVS 在原醛症分型诊断中的地位——原发性醛固酮增多症 1 例	191
病例 42	Leriche 综合征误诊为腰椎间盘突出症 1 例	195
病例 43	维持性血液透析患者顽固性高血压 1 例	198
病例 44	反复晕厥患者的诊治 1 例	204
病例 45	心包囊肿 1 例	210
病例 46	继发性高血压 3 例	213
病例 47	肿瘤合并肺栓塞 2 例	217
病例 48	隐藏的杀手——全心力衰竭、心肌梗死、肺栓塞 1 例	224
病例 49	托伐普坦治疗难治性心力衰竭 1 例	229
病例 50	胸主动脉缩窄性高血压误诊 20 年 1 例	235
病例 51	流出道来源的室性心动过速 1 例	241
病例 52	心肌梗死后心力衰竭 1 例	247
病例 53	心脏性猝死的幸存者 1 例	252
病例 54	卵圆孔未闭合并偏头痛 1 例	256
病例 55	年轻胸痛患者：冠心病？	260
病例 56	注射用重组人尿激酶原（普佑克）的临床应用 1 例	264
病例 57	肾实质疾病引起的恶性高血压 1 例	267
病例 58	A 型主动脉夹层支架植入术后 1 例	273
病例 59	多支冠状动脉痉挛个案报道	278
病例 60	托伐普坦治疗心力衰竭 2 例	286
病例 61	急诊手术治疗并发呼吸衰竭的 Standford A 型主动脉夹层 1 例	291
病例 62	外科治疗主动脉窦瘤破裂 1 例	294
病例 63	STEMI 患者急诊 PCI 1 例	297
病例 64	重症暴发性心肌炎后心肌病 1 例	301
病例 65	晕厥原因渐出水面	307
病例 66	三维超声指导下经心中静脉旁憩室消融心外膜旁道 1 例	310
病例 67	心肌致密化不全合并缺血性心肌病 1 例	315
病例 68	急性心肌梗死合并脑梗死患者的诊治 1 例	320
病例 69	急性心肌梗死后交感电风暴患者的诊治 1 例	325
病例 70	异常血管结构导致房性心动过速 1 例	334
病例 71	多种心律失常？还是一种心律失常？	337

病例 1

运动后昏倒，高血糖，酸中毒，腹泻，肺水肿 1 例

周建中[1]　刘兴红[1]　罗天友[2]　彭　娟[2]　王　丽[3]

重庆医科大学附属第一医院心内科[1]
重庆医科大学附属第一医院放射科[2]
九龙坡区第一人民医院心内科[3]

要点： 患者女，23 岁。因"参加运动后晕倒伴持续胸闷，伴进行性呼吸困难 1 小时"入院，血糖增高，酸中毒，考虑糖尿病酮症酸中毒，但 3 小时后血糖及 HbA1c 正常，查体瞳孔散大，面色青灰，全身湿冷，迅速出现休克、肺水肿时，心脏超声正常，EF 正常，外周静脉压 3cmH$_2$O，排除重症心肌炎心源性休克，肺栓塞，考虑嗜铬细胞瘤危象（休克，酸中毒，急性肾、肝、心功能衰竭，一过性 ARDS），B 超发现左肾上腺占位，CT 证实血供丰富嗜铬细胞瘤可能。嗜铬细胞瘤危象休克需要大量快速扩容补液，与儿茶酚胺性心肌损伤肺水肿治疗矛盾，血流动力学监测下扩容（胶体、晶体）保证有效灌注，迅速纠正休克至关重要，同时使用酚苄明及美托洛尔，危象纠正后，充分扩容，酚苄明等术前准备顺利，手术切除病理证实为嗜铬细胞瘤，儿茶酚胺明显增高，间甲肾上腺素：升高 3.5 倍，去甲肾上腺素：升高 30 倍。

该患者运动前弯腰压腿等动作挤压肿瘤，大量分泌儿茶酚胺导致一系列并发症，可表现为一过性高血糖，误诊为糖尿病酮症酸中毒；儿茶酚胺性心肌损伤可能误诊为重症暴发性心肌炎，或心肌梗死，一定重视追问血压波动情况，有无大汗，皮肤湿冷，以及外周血管收缩导致的大理石样花斑体征，瞳孔散大体征，该病病情变化非常快，血压，血糖，肺部啰音戏剧性变化。

【主诉】 患者女，23 岁。因"参加运动会跑 100m 后晕倒，持续胸闷伴进行性呼吸困难 1 小时"入重庆市某区人民医院。

【现病史】 患者 1 小时前参加运动，跑 100m 后，出现持续胸闷伴心悸、呼吸困难，随即晕倒，无意识丧失，伴恶心、呕吐、腹泻。学校老师送于重庆市某区人民医院。

【体格检查】 T 36.7℃，P 152 次 / 分，R 23 次 / 分，BP 120/78mmHg，神志清楚，反应淡漠，瞳孔散大 4mm，面色青灰，皮肤肢端可见大理石样花斑，全身湿冷，全身浅表淋巴结未扪及肿大，颈软，颈静脉无怒张，肝 - 颈静脉回流征阴性，双肺可闻及散在湿啰音，心尖搏动位于左侧锁骨中线第 5 肋间内约 0.5cm，心音有力，心浊音界正常。HR 152 次 / 分，律齐，各瓣膜听诊区未闻及病理性杂音，腹软，无压痛、反跳痛及肌紧张，腹部无移动性浊音，生理反射存在，病理反射未引出，四肢皮温湿冷，双侧足背动脉搏动对称，双下肢无水肿。

追问病史：院外发病时 BP 152/129mmHg，2 周前血压增高，1 年前偶有头痛，未测血压。

【辅助检查】 急查：血糖 18.3mmol/L；WBC：$18.36×10^9$/L，乳酸增高：21mmol/L；发病 2 小时心肌酶谱：LDH 280.9U/L，CK 101 IU/L，CK-MB 42U/L，HBDH 270 U/L，IMA 56.0U/L，cTnI 阴性。HbA1c：5.6 mmol/L，血气分析：pH 6.93，PO_2 91mmHg，PCO_2 24.4mmHg，HCO_3^- 6.5mmol/L，BE-26.5mmol/L，Lac 17.06mmol/L。予以吸氧、硝酸甘油、胰岛素、维拉帕米等治疗，遂入笔者所在医院。

1. **心电图** 窦性心动过速（图 1-1，发病 2 小时 ECG）。数小时后 ST 段压低伴 T 波倒置（图 1-2）。

2. **急诊头颅 + 胸部 CT 平扫**（图 1-3） ①头颅 CT 未见明显异常；②双肺弥漫磨玻璃密度模糊影、小叶间隔增厚，考虑为肺水肿？炎性病变？建议随访复查。

3. **心肌酶谱** CK-MB 36.7ng/ml，肌红蛋白 66.4ng/ml，肌钙蛋白 2.29ng/ml，BNP 57.9pg/ml，D-二聚体＞5000ng/ml。

4. **血常规** WBC $18.36×10^9$/L，Hb 119/L，PLT $326×10^9$/L，中性粒细胞百分比 92.7%。

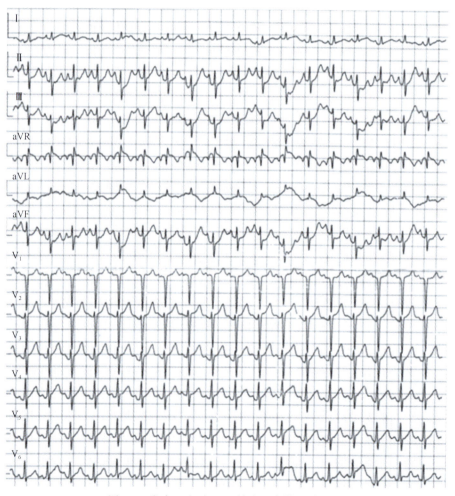

图 1-1 发病 2 小时 ECG 检查，窦性心动过速

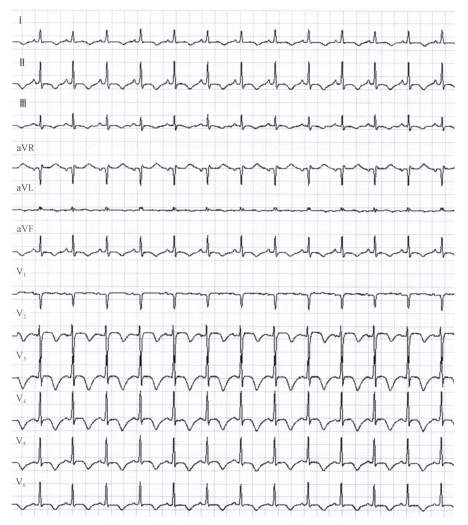

图 1-2　发病 4 小时 ECG，ST 段压低伴 T 波倒置

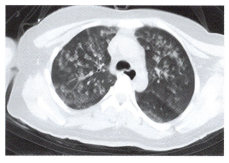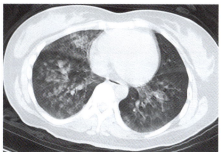

图 1-3　肺水肿，胸部 CT 示双肺弥漫磨玻璃密度模糊影

5. 心脏彩超　二尖瓣轻度反流，未见确切心包积液。LVDM 38mm，左室射血分数 62%。

6. 腹部 B 超　右侧肾上腺见一异常回声，大小约 50mm×43mm，边界欠清，形态规则，内回声不均质，加彩后见点状血流型信号。

7. 腹部增强 CT（图 1-4） 右肾上腺区不规则肿块，与肾上腺分界欠清，与下腔静脉紧贴，血供非常丰富（比肾皮质强化明显），考虑肿瘤性病变，嗜铬细胞瘤可能性大。

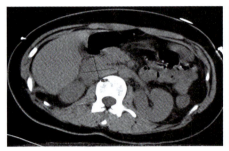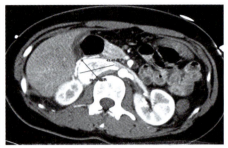

图 1-4 腹部增强 CT 示右肾上腺区肿块，明显强化，与下腔静脉紧贴

8. 免疫组化 CGA（+），Syn（+），S100（+），EMA（-），α-inhibin（+），Melan-A（-）。

【诊疗经过】 患者入院时呈休克状，予以重症监护、呼吸机辅助通气、改善循环、迅速扩容补液，并积极完善检查明确诊断。患者有胸闷、心悸、晕厥，心肌酶谱异常，心电图提示窦性心动过速，白细胞增高，心肌损伤标志物增高，考虑心肌炎可能，但患者无原发感染表现，心脏查体正常，且心肌炎为排除性诊断，不支持。患者 16：00 入院时 BP 153/89mmHg，P 151 次/分，1 小时后血压骤降为 85/55mmHg，P 127 次/分。四肢湿冷伴大汗，双肺未闻及干湿啰音。青年女性；阵发性高血压；末梢循环差；肺部体征变化快，急性肺水肿，闪烁性改变！心力衰竭与心肌收缩有力矛盾！（大量肺水肿时，心音非常有力，UCG 正常。）故考虑嗜铬细胞瘤危象可能性。抢救治疗上矛盾：嗜铬细胞瘤危象：重要原则尽快扩容，与肺水肿矛盾。有医生反对扩容：认为 BNP > 3 万 pg/ml，肺部大量湿啰音，CT 明显肺水肿，我们检测外周静脉压 3cmH$_2$O，明显偏低。立即予以生理盐水 500ml + 中分子羟乙基淀粉 130/0.4（万汶）500ml 扩容，并加快补液速度（500~1000ml/h），同时予以多巴胺升压 [10~20μg/（kg·min）]，密切监测患者血压。继续予以无创呼吸机辅助通气后 1 小时复查血气提示（无创呼吸机辅助通气 CPAP 12mmHg，FiO$_2$ 40%）：pH 7.41，PO$_2$ 199mmHg，PCO$_2$ 21mmHg，HCO$_3^-$ 13.3mmol/L，BE-9.2，Lac3.4mmol/L，SpO$_2$ 100%；考虑患者为代酸合并呼碱，比入院前明显改善，患者目前不能耐受 CPAP 模式，调整呼吸机模式为 S/T 模式（IPAP 10mmHg，EPAP 5mmHg，FiO$_2$ 40%）。00：35 测血压 77/46mmHg，指氧饱和度为 99%，调整多巴胺为去甲肾上腺素升压（根据血压调整用量，多在 3~7μg/min）治疗，并申请血浆 400ml 静脉输注扩容，16 小时共扩容 5000ml（新鲜血浆 400ml，胶体 + 晶体）。

次日全院会诊后，诊断明确，①嗜铬细胞瘤危象；②儿茶酚胺性心肌病；③多器官功能障碍（急性肾功能损伤、ARDS、急性心肌损伤、急性肝损伤、急性凝血功能障碍），高肌红蛋白血症；④肺部感染；⑤电解质紊乱（高钾血症、低钙血症）；⑥乳酸酸中毒。患者休克持续状态，行股动脉穿刺置管术及热稀释 PICCO 血流动力学监测。按 Seldinger 技术置入 PICCO 动脉监测管，设定患者体重及身高参数，CVP 及股动脉压归零后，连续三次冰盐水 15ml 注射，获得 PICCO 监测值参数：CVP 8cmH$_2$O，PCCI 4.29

L/（min·m²），GEDI 515 ml/m²，ELWI 9.2ml/kg。目前患者心脏指数正常，心脏前负荷偏低（已扩容 5000ml），外周血管阻力在去甲肾上腺维持下偏低，血管外肺水指数稍高，需适当补液及利尿减少肺水，继续使用血管活性药物维持血管张力。患者尿少，肾功能损害加重，床旁彩超：双侧胸腔积液，腹水。予以血液净化治疗 4 天。第 1 天：行血液滤过 8 小时，血流量 200ml/min，净脱水 2000ml。置换液总量 24 000ml，5% 碳酸氢钠 1600ml。患者血压 150/90mmHg，心率 123 次/分，治疗中血压波动在 150～173/90～112mmHg，心率 120～132 次/分，使用 α 受体阻滞剂、β 受体阻滞剂，调节酚苄明 10～20mg tid，予以美托洛尔缓释片 1～2 片 qd 减缓心室率，继续监测血压及外周静脉压，嘱患者多饮水，根据患者尿量及外周静脉压调整液体入量，营养心肌、改善循环等治疗后，患者病情稳定后出院。出院后用酚苄明 10～20mg tid，予以美托洛尔缓释片 47.5～95mg qd，积极术前准备共 2.5 个月，血压控制在 120/75mmHg，心率控制在 80 次/分，无阵发性心悸、发热。术前血细胞比容：下降 31.6%，体重增加 5kg。凝血功能、肝肾功能、电解质正常。患者于 2016-7-20 全麻下行肿瘤切除术，术后病检提示（右肾上腺）嗜铬细胞瘤（图 1-5）。

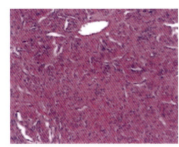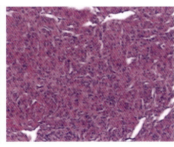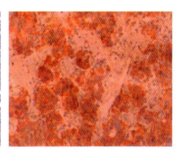

图 1-5 （右肾上腺）嗜铬细胞瘤

【讨论】 临床诊断治疗思维

1. 高血糖 嗜铬细胞瘤起源于交感神经系统的嗜铬细胞，其基本病理生理是肿瘤细胞分泌大量的儿茶酚胺作用于肾上腺素能受体，典型症状是心悸、出汗、头痛和血压增高，但该例患者反复追问病史没有头痛，首发表现即为危象：以血糖增高、酸中毒起病，高血糖是一过性，HbA1c 正常，没有糖尿病病史及服用降糖药物，就可以排除糖尿病，没有糖尿病发生酮症酸中毒可能性非常小，加之该例患者既往身体健康，上午参加运动会，跑 100m 后发病。乳酸非常高，与运动量明显不匹配。

2. 肌红蛋白、肌钙蛋白（TNT）明显增高，急性心力衰竭，急性肾衰竭 该例患者发病第 4 天肌红蛋白增高至正常上限 21 倍，第 10 天增高至正常上限 6 倍；TNT 次日增高至正常上限 100 倍，次日开始逐渐下降，第 10 天 TNT 正常，患者肺部大量湿啰音与心肌收缩力非常有力矛盾，听诊时心音非常有力，UCG 心肌搏动正常，左右心室不大，EF 正常。不同于一般心力衰竭，这是鉴别重症暴发性心肌炎与心源性休克非常重要的一点，同时该例患者肺部大量湿啰音，变化快，在应用无创呼吸机 10min 后肺部湿啰音明显减少，肺水肿短期内好转，变化快也被 2 次 CT 所证实。大量儿茶酚胺分泌，全身血管强力收缩，组织缺氧，微血管通透性增加，大量液体流入肺间质和组织间隙，血容量不足，休克机制复杂，主要是分布性休克与传统心源性肺水肿、心源性休克不同，嗜铬细胞瘤危象病理生理机制要求必须尽快大量扩容。

3. 重症暴发性心肌炎 患者以急性心力衰竭起病，同时出现低氧血症，心肌酶谱明显升高，TNT 数小时增高至正常上限 100 倍，次日开始逐渐下降，第 10 天 TNT 正常，伴有 ECG 改变，肺部改变，急性肝、肾功能受损，这些临床表现提示重症心肌炎，但起病过程中没有上呼吸道感染过程，病情发展太快，最关键的是：所谓心力衰竭、出现肺水肿时，心音非常有力，UCG、EF 均不支持。该例特点是与左心功能不匹配的发作性一过性的肺水肿；严重乳酸酸中毒也无法用重症暴发性心肌炎解释，该例抢救治疗后心功能迅速改善。

4. 心肌损伤 患者心电图，TNT 表明心肌损伤明确，TNT 升高持续 10 天，但心功能快速恢复，嗜铬细胞瘤危象，儿茶酚胺性心肌病（损伤）非常类似于 Takotsubo 心肌病（心尖气球样变综合征或应激性心肌病），起病凶险，ECG 的 ST-T 明显抬高及 TNT 数十倍至百倍增高，表现为心肌损伤重，手术切除后左室功能及结构改变常常是可逆性的，本例患者心功能短时间改善并接受手术治疗，术后 ECG、UCG、胸部 X 线片心脏显示正常。儿茶酚胺性心肌病发病机制尚未完全清楚，可能与大量儿茶酚胺直接心肌损伤和心肌顿抑有关。

5. 低血压和休克 嗜铬细胞瘤危象表现为血压波动大，一会儿是高血压，一会儿是低血压休克，出现这种不明原因戏剧性血压波动一定要警惕该病。低血压休克原因复杂，大量儿茶酚胺使血管强烈收缩，组织缺氧，对内皮损伤，血管通透性增加，有效循环血容量下降；肿瘤出血、坏死，儿茶酚胺释放减少；严重心力衰竭、急性心肌梗死、心律失常等导致心排血量减少；大量肾上腺素兴奋 $β_2$ 受体，周围血管扩张；该肿瘤还可以分泌舒血管肠肽等舒张血管物质等。低血压休克迅速扩容（胶体＋晶体）是抢救成功的关键，最好是在血流动力学监测下进行，既要保证灌注又要顾及心力衰竭，PICC：在低血压休克已经部分扩容基础上，即使收缩压仍然未达到 90mmHg，也可以开始使用 α 受体阻断剂。

参 考 文 献

杜林栋，王文营．2008．嗜铬细胞瘤的诊断和治疗．临床泌尿外科杂志，23（5）：325-328．

杨春明，孔垂泽，孙志熙，等．2005．复发性嗜铬细胞瘤的诊治分析．中国肿瘤临床，32（23）：622-624．

杨德安，李慎勤，李香铁，等．1999．恶性嗜铬细胞瘤的诊断与治疗．中华外科杂志，37（2）：104，105．

Biswas M，Sudhakar S，Navin C，et al. 2013. Two - and three - dimensional speckle tracking echoca rdiography：clinical applications and future directions. Echocardiography，30（1）：88-105.

病例 2

冠状动脉痉挛 1 例

杨　可　赵　刚

重庆医科大学附属大学城医院心血管中心

要点： 冠状动脉痉挛（CSA）是临床许多冠心病的共同病理基础之一，从急性冠脉综合征的防治观点出发，积极预防冠脉痉挛对于稳定斑块、抗血栓形成具有极其重要的意义。冠状动脉痉挛患者的治疗主要采用硝酸酯类及钙离子拮抗剂等药物，早诊断早治疗是关键。

【主诉】 反复胸痛 8 天。

【现病史】 患者男，50 岁。入院前 8 天，患者于静息时出现胸痛，主要位于胸骨后，为紧缩样疼痛，伴心悸、大汗、濒死感，伴背部及双上肢放射，呕吐胃内容物数次，无头昏头痛，无黑矇晕厥，无咳嗽咳痰，无反酸嗳气。舌下含服"速效救心丸 10 粒"约 10min 后缓解，缓解后无不适。入院前 5 天，患者静息时再次出现上述症状，舌下含服"硝酸甘油片 1 片"约数分钟后缓解，当地医院考虑"冠心病"，予"氯吡格雷 75mg qd、阿司匹林 100mg qd、阿托伐他汀钙胶囊 20mg qn、比索洛尔 2.5mg qd、低分子肝素 1 支 qd"等治疗，发作时心电图示Ⅱ、Ⅲ、aVF 导联 T 波倒置。冠状动脉 CTA 示前降支中段局限性非钙化斑块及钙化斑块伴管腔轻度狭窄，回旋支未见有意义狭窄，右冠状动脉远段局限性混合性斑块伴管腔重度狭窄，右冠状动脉近段局限性钙化斑块、中段节段性混合斑块伴管腔轻度狭窄。

【既往史】 有高血压病史 10+ 年，曾有"血脂代谢异常"病史，患病时间不详。有长期大量吸烟史及饮酒史。

【查体】 BP 130/80mmHg，神清，精神可，双肺呼吸音清，未闻及干湿啰音，HR 76 次 / 分，各瓣膜区未闻及病理性杂音，心界不大，腹软，无压痛反跳痛及肌紧张，双下肢不肿。

【辅助检查】 入院时心电图示窦性心律，HR 62 次 / 分，未见 ST-T 异常。心肌损伤标志物未见异常。

【入院主要诊断】

1. 急性冠脉综合征

不稳定型心绞痛

2. 冠心病

右冠重度狭窄

【诊疗经过】 继续予氯吡格雷联合阿司匹林抗血小板、瑞舒伐他汀稳定斑块等冠心病二级预防治疗，并予低分子肝素抗凝，继续予氯沙坦钾氢氯噻嗪联合比索洛尔调节血压。行右、左冠状动脉造影示（图 2-1）：左右冠状动脉开口正常；左主干正常，前降支血管内壁不光滑，全程可见多处轻、中度狭窄病变，最狭窄处约 50%，血流为 TIMI 3 级；回旋支血管内壁不光滑，近段可见中度狭窄病变，最狭窄处约 50%，血流为 TIMI 3 级；右冠状动脉血管内壁不光滑，中段可见重度狭窄病变，最狭窄处约 90%，近段、中段、远段可见多处中度狭窄病变，最狭窄处约 70%，血流为 TIMI 3 级。术中于右冠状动脉推注硝酸甘油后发现右冠状动脉中段重度狭窄病变消失，考虑为冠状动脉痉挛所致，放弃支架植入（图 2-2）。术后加用地尔硫䓬缓释胶囊 90mg bid，分别于出院 1 个月后及 3 个月后进行回访，患者诉症状未再发作。

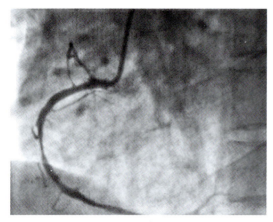
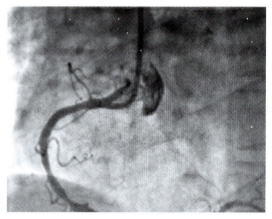

图 2-1　推注硝酸甘油前右冠状动脉造影图像　　图 2-2　推注硝酸甘油后右冠状动脉造影图像

【讨论】　冠状动脉痉挛是指心外膜下冠状动脉张力调节紊乱，由于某些刺激发生过度的收缩反应，造成血管部分或完全闭塞，导致患者出现不稳定型心绞痛、急性心肌梗死，甚至出现猝死等情况。2008 年日本发布了冠状动脉痉挛性心绞痛诊疗指南，该指南对冠状动脉的定义为由于走行于脏层心包下的冠状动脉主干及其主要分支发生一过性痉挛收缩，导致冠状动脉管腔完全闭塞或几乎完全闭塞，使其血流灌注支配的心肌区域产生心肌透壁性或非透壁性缺血，心电图表现为相应导联 ST 段抬高或压低。严重时可出现急性心肌梗死症状及酶学和心电图改变。

1. 目前认为，引起冠状动脉痉挛的原因主要包括冠状动脉内皮细胞功能失调与交感神经活动异常性变化两个方面：①交感神经活动增强：冠状动脉痉挛容易在夜间至凌晨的静息状态下出现，可能与夜间交感神经活动兴奋度显著增强，而白天兴奋性相对较弱有关；②内皮细胞功能失调：主要由于血管内皮细胞受损。血管内皮细胞受损后，内皮细胞衍生收缩因子逐渐增加，而一氧化氮等舒张因子和前列环素减少，从而出现冠状动脉痉挛。

2. 有研究显示，考虑严重冠状动脉痉挛导致急性心肌梗死的患者多具有以下特点：较年轻，吸烟，男性，体重偏重。其原因可能为吸烟使尼古丁直接损伤血管内皮，而高脂血症进一步加重血管内皮损伤，从而诱发冠状动脉痉挛。

3. 对于冠状动脉痉挛的治疗，需要强调的是改善生活方式和控制冠心病相关危险因素。

根据 2008 年日本冠状动脉痉挛性心绞痛诊疗指南，钙离子拮抗剂为预防冠脉痉挛发作的首选药物。地尔硫䓬可以在降低心率的同时发挥钙离子拮抗剂的作用。目前认为其可能的作用机制有：①抑制冠状动脉血管及周围血管平滑肌细胞的钙离子内流，减轻钙超载，发挥扩张冠状动脉，解除冠状动脉痉挛的作用。同时还扩张外周小动脉，减轻心脏后负荷；②直接扩张冠状动脉，降低狭窄部位冠状动脉的阻力；③促进形成侧支循环，提高冠状动脉血流量，改善缺血远端心肌的灌注。

4. 该指南同时推荐短效硝酸酯类作为缓解冠状动脉痉挛的最有效药物。因为硝酸酯类药物可以在体内转换为一氧化氮，尤其适用于因内源性一氧化氮不足所致冠状动脉痉挛的患者。需要特别提出的是，该指南中提到：冠状动脉痉挛引起的心绞痛不宜用 β 受体阻滞剂，因为用药后 $β_2$ 受体阻滞剂可能加重痉挛发作。但在部分同时存在有冠状动脉造影明确的器质性狭窄，$β_1$ 受体阻滞剂可以降低心率，减少心肌耗氧量，必须使用 β 受体阻滞剂的情况下，推荐使用 $β_1$ 选择性高的比索洛尔并与非二氢吡啶钙离子拮抗剂或硝酸酯类药物联合使用。

本例患者短时间内分别行冠状动脉 CTA 提示右冠状动脉器质性狭窄，以及冠状动脉造影提示该狭窄为痉挛所致，差异明显，提示冠状动脉 CTA 对于冠脉痉挛评估仍存在局限性，冠状动脉造影可动态比较血管段病变，目前仍作为诊断冠心病的"金标准"。但是，由于冠状动脉造影为有创性检查，且其检查费用比较昂贵，故部分患者难以接受。虽然目前有大量对比研究结果显示两种方法的一致性较好，但由于冠状动脉 CTA 检查的成像质量会受到患者心率、呼吸运动伪影及图像重建等因素的影响，对病变精细判断上不如冠脉造影。

5. 目前冠状动脉 CTA 检查仍不能完全代替冠状动造影检查。因此，对于需要精确判定病变，需要介入治疗的患者仍建议行冠状动脉造影检查。总之，及时发现、及时诊断，进而及时有效治疗是影响患者预后的关键。

参 考 文 献

刘辉，鲍正宇，陈锐，等 . 2005. 阿司匹林用于冠脉痉挛患者的安全性分析 . 中国临床医学，12（3）：540，541.
武云，魏晓红 . 2014. 冠脉痉挛与变异性心绞痛和急性心肌梗死的关系 . 北方药学，11（8）：165，166.
周海立，郝钟兰，王素珍，等 . 2014. 地尔硫䓬缓解冠脉痉挛的临床疗效 . 心血管康复医学杂志，6（3）：287-291.
曾苗雨，易旦冰，陈晓亮，等 . 2015. 64 层螺旋 CT 冠脉动脉支架成像与冠脉造影诊断再狭窄的价值分析 . 中国 CT 和 MRI 杂志，5（5）：60-62.
Ogawa H，Akasaka T，Okumura K，et al.2010. Guidelines for diagnosis and treatment of patients with coronary spastic angina（JCS 2008）：digest version. CircJ，74（8）：1745-1762.

病例 3

急性心肌梗死后心力衰竭 1 例

李永梅　梅　霞

重庆市人民医院心内科

要点：急性心肌梗死后心力衰竭患者易出现恶性心律失常，慎用洋地黄、米力农等强心药物，常规抗心力衰竭治疗效果不佳。左西孟旦作为新型正性肌力药物，不会增加细胞内钙离子浓度，减少恶性心律失常发生，短期改善患者症状。现有急性心肌梗死后合并心力衰竭患者使用新型正性肌力药物——左西孟旦，收到较好疗效的病例 1 例与大家分享。

【**主诉**】　持续胸痛 6 小时。

【**现病史**】　患者女，73 岁。入院前 6 小时，患者无明显诱因出现胸骨后疼痛，为持续性压榨感，疼痛剧烈，放射至左肩背部，伴大汗，自服"速效救心丸"无缓解，当地医院心电图示"前壁心梗"，予以硫酸氢氯吡格雷（波立维）300mg 口服、哌替啶（杜冷丁）肌内注射后出现呕吐胃内容物一次，静脉滴注硝酸甘油，有所好转，急诊 120 入笔者所在医院。

【**既往史**】　患者有"高血压、冠心病、糖尿病"病史 10 余年，长期口服"阿卡波糖（拜糖平）、硝苯地平（拜新同）、替米沙坦、阿司匹林"及注射胰岛素治疗，从未行冠脉评估。

【**体格检查**】　T 36.3℃，HR 90 次/分，R 19 次/分，BP 150/80mmHg，双肺呼吸音粗，未闻及明显干湿啰音，无胸膜摩擦音。心前区无隆起，未扪及震颤及心包摩擦感。其他阳性体征：无。

【**辅助检查**】

1. 心电图　窦性心律，$V_1 \sim V_6$ 导联 ST-T 抬高，Ⅰ导联 ST-T 抬高。

2. 心肌酶谱　肌红蛋白：982.10μg/L，CK-MB 83.4μg/L，肌钙蛋白 8.73μg/L。

3. 血脂　TC 6.08 mmol/L，LDL-C 4.13mmol/L。

4. NT-proBNP　875.6 pg/ml。

【**诊断**】

1. 冠心病

急性前壁、高侧壁 ST 段高型心肌梗死

窦性心律

Killip Ⅱ级

2. 原发性高血压 3 级 极高危

3. 2 型糖尿病

【诊疗经过】 入院后立即行急诊冠脉造影及支架置入术：左主干管壁不光滑，管腔轻度狭窄。前降支近端闭塞，安置支架一枚，血流恢复，中远段管壁不光滑，多发轻中度狭窄。右冠脉管壁不光滑，多发轻中度狭窄。术后返回病房。给予替格瑞洛片（90mg bid）、阿托伐他汀（40mg qn）、拜阿司匹林（100mg qn）、美托洛尔（6.25mg q8h）、培哚普利（8mg qd）、单硝酸异山梨酯（20mg bid）口服。

术后第 1、2 天：患者睡眠差，可高枕卧位，未诉胸闷、气促、乏力。心电监测生命体征稳定。术后第 3 天：患者烦躁不适，当天下午出现呼吸困难，端坐位，不能平卧。查体：HR 148 次 / 分，R 21 次 / 分，BP 180/105mmHg，双肺呼吸音粗，可闻及明显湿啰音，少许哮鸣音，无胸膜摩擦音。心脏体征：心律不齐，心音强弱不等。心电图：快速房颤，$V_1 \sim V_6$ 导联 ST-T 抬高，较入院时有所回落。床旁心脏彩超：LVEF 35%。心肌酶谱：肌红蛋白 39.6μg/L，CK-MB 83.4μg/L，肌钙蛋白 10.08μg/L；肾功能：CR 123.1μmol/L。电解质：K^+ 4.1mmol/L，NT-proBNP 7211.66pg/ml。

治疗上停用美托洛尔，予以呋塞米（40mg iv qd）、氨茶碱（0.25g ivgtt st）、胺碘酮（300mg 静脉泵入）、硝酸甘油（18mg 静脉泵入）、地高辛（0.125mg qd）、螺内酯（20mg qd）。患者心累气促改善不明显，静脉泵入左西孟旦[负荷剂量：12μg/kg×10min，维持剂量：0.1μg/（kg·min）至 24 小时]。患者病情好转，症状体征：心累气促改善，肺部湿啰音减少。BP 105/65mmhg，HR 85 次 / 分，24 小时尿量 1760ml，NT-proBNP 4361.36pg/ml。继续常规抗心力衰竭治疗 8 天，患者病情平稳，出院时复查彩超：LVEF 40%，较入院时有所改善。

【讨论】 传统的正性肌力药物存在安全范围小、不能提高远期生存率、不能改善心室舒张功能、极易耐受、不能长期用药、容易导致恶性心律失常等弊端。而左西孟旦与传统的正性肌力药相比具有不增加细胞内钙离子浓度、不引起心肌钙超载和耗氧量增加、不易导致恶性心律失常等优势。因此，2014 中国心力衰竭指南推荐左西孟旦（Ⅱa 类，B 级）。其正性肌力作用独立于 β 肾上腺素能刺激，可用于正接受 β 受体阻滞剂治疗的患者（此时不推荐多巴酚丁胺）。该药在缓解临床症状、改善预后等方面不劣于多巴酚丁胺，且使患者的 BNP 水平明显下降。冠心病患者应用不增加病死率。

该患者术后经常规抗心力衰竭治疗的第 2 天，心累气促改善不明显，仍需高枕卧位，心电监测显示窦性心律（HR 98 次 / 分，BP 158/75mmhg），18 小时尿量仅 850ml，肾脏呈低灌注状态，尿量少，患者为急性心肌梗死合并外周低灌注表现。考虑其心脏收缩乏力，射血分数低，心排血量低，但继发交感神经系统 RAAS 过度激活释放大量儿茶酚胺致心率快、血压高、心脏氧耗量增加，多巴胺不宜使用。考虑其为急性心肌梗死合并心力衰竭，易出现恶性心律失常，米力农不宜使用，洋地黄慎用。基于以上逻辑，依据患者病情，在无禁忌证情况下使用左西孟旦治疗。患者病情好转，心累气促改善，肺部湿啰音减少，主要指标趋好（HR 85 次 / 分，BP 105/65mmhg，24 小时尿量 1760ml，NT-proBNP 4361.36pg/ml）。

该患者为心肌梗死后心力衰竭，常规抗心力衰竭治疗效果不佳。左西孟旦治疗短期内其呼吸困难症状改善，尿量增加，提高了抢救成功率。左西孟旦对失代偿心力衰竭患者常规药物治疗而言，可作为一种有益的补充。

参 考 文 献

何芳，杨国杰．2015．左西孟旦对心力衰竭危重患者死亡率影响的 Meta 分析．中国循环杂志，30（5）：422-427.
李朋，李睿，邹永光，等．2015.左西孟旦治疗急性心肌梗死并发心源性休克 54 例疗效评价．中国药业，（17）：46，47.
Parissis J T，Andreadou I，Bistola V. 2008. Novel biologic mechanisms of levosimendan and its effect on the failing heart. Expert Opinion on Investigational Drugs，17（8）：1143.

病例 4

抗磷脂综合征 1 例

殷跃辉　肖培林

重庆医科大学附属第二医院心内科

要点：抗磷脂综合征（antiphospholipid syndrome，APS）是一种非炎症性自身免疫病，临床上以动脉、静脉血栓形成，病态妊娠（妊娠早期流产和中晚期死胎）和血小板减少等症状为表现，上述症状可以单独或多个共同存在。但临床上多数抗磷脂综合征的临床表现并不典型，对于多发血栓栓塞合并多器官功能不全的患者要警惕抗磷脂综合征。

【**主诉**】　反复咳嗽 10 余天，加重伴气促 6 天。

【**现病史**】　患者女，20 岁。10 余天前，患者无明显诱因出现咳嗽，不伴咳痰、咯血，不伴畏寒、寒战、发热，不伴胸闷、胸痛等，未予以特殊处理。6 天前，患者感咳嗽加重伴明显气促，端坐呼吸，夜间阵发性呼吸困难，遂至当地医院治疗，心脏彩超提示：左室、双房增大，室壁弥漫性搏幅减弱，心包积液，考虑"围生期心肌病"，给予利尿、抗感染等处理，但症状无明显缓解。复查心脏彩超提示：左心室、左心耳血栓形成。

【**既往史**】　平素体健。无高血压、糖尿病、冠心病及吸烟饮酒史；40 天前顺产 1 女。

【**体格检查**】　T 36.5℃，P 120 次/分，R 22 次/分，BP 114/72mmHg，急性病容，贫血貌，全身浅表淋巴结未扪及，颈静脉充盈，双下肺呼吸音低，右下肺可闻及少许湿啰音。心界临界大小，律齐，各瓣膜区未闻及病理性杂音。腹软，无压痛及反跳痛，双下肢轻度水肿。

【**辅助检查**】

1. 心电图　窦性心动过速，非特异性 ST-T 改变。

2. 血常规　RBC $3.62×10^{12}$/L，Hb 92g/L，WBC $17.22×10^9$/L，N 82.6%，PLT $663×10^9$/L。

3. 肌钙蛋白三联　TNT 0.337μg/L，CK MB 0.91μg/L，MYO 21μg/L。

4. 肝功能　白蛋白 27.8g/L，AST 21 U/L，ALT 25U/L。

5. N-proBNP 8451 pg/ml；ESR 90mm/H；D-二聚体 2.3mg/L；纤维蛋白原降解产物 9.32g/L。

6. 甲状腺功能、糖化血红蛋白、结核抗体、抗 O 抗体、肾功能、电解质、抗核抗体谱、自身抗体无明显异常。

7. 超声心动图　全心增大（LV51mm、RV27mm），左室内高回声血栓可能，肺动脉高压（51mmHg），二、三尖瓣的轻度关闭不全，少量心包积液，左室收缩功能降低，EF=21%。

8. 胸腹部 CT　双下肺动脉栓塞并双下肺炎，左室主动脉瓣区域及心尖区域结节样低密度充盈缺损，提示血栓形成（图 4-1）。

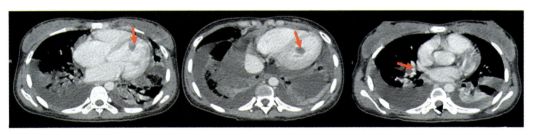

图 4-1　胸部 CTA 示双下肺动脉分支充盈缺损，左室主动脉瓣及心尖区结节样低密度充盈缺损，提示血栓形成

【诊疗经过】　入院后立即完善相关检查，考虑急性心力衰竭，立即给予呋塞米 20mg、螺内酯 40mg 利尿，莫西沙星抗感染等治疗，患者气促症状较前明显改善，但仍有劳力性气促。行心脏彩超及胸腹部 CT 提示全心增大、左室血栓形成及肺栓塞，遂给予低分子肝素抗凝，并完善抗磷脂抗体谱、$β_2$ 糖蛋白 1 抗体及狼疮样抗凝物质筛查，结果提示抗磷脂抗体谱、$β_2$ 糖蛋白 1 抗体均阴性，狼疮样抗凝物质初筛实验（LA1）/狼疮样抗凝物质确诊实验（LA2）=1.36，结合患者多发血栓形成，根据 2006 年悉尼国际抗磷脂综合征的诊断标准，考虑抗磷脂综合征诊断明确，遂给予泼尼松 40mg qd、丙种球蛋白 20g 静脉滴注 3 天，并给予华法林抗凝、拜阿司匹林抗血小板聚集治疗，上述治疗后，患者病情好转出院；出院后继续予以华法林抗凝、拜阿司匹林抗血小板聚集、泼尼松及比索洛尔等治疗。1 个月后患者到门诊随访，患者劳力性气促已完全消失，心脏彩超提示 EF 上升至 58%，左室血栓消失。

【诊断】
1. 灾难性抗磷脂综合征
2. 急性左心衰竭
3. 肺栓塞
4. 低蛋白血症
5. 双肺肺炎

【讨论】　抗磷脂综合征是一种非炎症性自身免疫病，临床上主要以动脉、静脉血栓形成，病态妊娠（妊娠早期流产和中晚期死胎）和血小板减少等症状为表现，上述症状可以单独或多个共同存在。APS 可分为原发性 APS 和继发性 APS，继发性 APS 多见于系统性红斑狼疮（SLE）或类风湿关节炎（RA）等自身免疫病（悉尼标准建议不用原发性和继发性 APS 这一概念，但目前的文献多仍沿用此分类）。此外，还有一种少见的灾难性 APS（catastrophic APS），表现为短期内进行性广泛血栓形成，造成多器官功能衰竭甚至死亡。原发性 APS 的病因目前尚不明确，可能与遗传、感染等因素有关。多见于年轻人，男女发病比为 1∶9，女性中位年龄为 30 岁。

主要临床表现包括：①动、静脉血栓形成：APS 血栓形成的临床表现取决于受累血管的种类、部位和大小，可以表现为单一或多个血管累及。APS 的静脉血栓形成比动脉血栓形成多见。静脉血栓以下肢深静脉血栓最常见，此外还可见于肾脏、肝脏和视网膜。动脉血栓多见于脑部及上肢，还可累及肾脏、肠系膜及冠状动脉等部位。肢体静脉血栓形成可致局部水肿，肢体动脉血栓会引起缺血性坏疽，年轻人发生脑卒中或心肌梗死应排除原发性 APS 可能。②产科表现：胎盘血管的血栓导致胎盘功能不全，可引起习惯性流产、胎儿宫内窘迫、宫内发育迟滞或死胎。典型的 APS 流产常发生于妊娠 10 周以后，但亦可发生得更早，这与抗心磷脂抗体（anticardiolipin antibody，aCL）的滴度无关。APS 孕妇可发生严重的并发症，早期可发生先兆子痫，亦可伴有溶血、肝酶升高及血小板减少，即 HELIP 综合征。③血小板减少：是 APS 的另一种重要表现。④ APS 相关的肾病：肾动脉血栓/狭窄、肾脏缺血坏死、肾性高血压、肾静脉的血栓、微血管的闭塞性肾病和相关的终末期肾病，统称为 APS 相关的肾病。⑤其他：80% 的患者有网状青斑，心脏瓣膜病变是晚期出现的临床表现，严重者需要做瓣膜置换术。此外，APS 相关的神经精神症状包括偏头痛、舞蹈病、癫痫、吉兰-巴雷综合征、一过性延髓麻痹等，缺血性骨坏死极少见。

然而，本例患者主要表现为心功能不全的症状，APS 是否能解释其心脏病变、尤其是心功能不全呢？复习文献，APS 累及心脏可有不同的临床表现，其中以瓣膜病变、冠状动脉病变最为重要，少见的亦有心肌病变及心脏内血栓形成。①瓣膜病变：文献报道发病率为 35%～75%，且随机在心脏瓣膜病变的患者中测定 APL 内皮细胞显示与 APS 有关。临床上多数患者无症状，而仅在体格检查或 UCG 时发现，只有 5% 的患者发展为心功能不全、甚至需要瓣膜置换手术。瓣膜病变与脑梗死高度相关，提示瓣膜损伤形成血栓、易导致动脉系统栓塞。UCG 检查有瓣膜增厚、赘生物 2 个特点，导致瓣膜关闭不全，而瓣膜狭窄者极为少见。本例患者有二、三尖瓣的轻度关闭不全，但是患者年轻，UCG 提示左室仅轻度增大，而左室收缩功能严重减低（LVEF 仅为 21%），很难单纯用慢性瓣膜病变解释，考虑尚存在其他心脏病变的可能。②冠状动脉病变：Hamsten 等在 1986 年首先通过回顾性研究发现 APL 阳性增加心肌梗死的危险性，且在特定人群（年龄 < 45 岁，既往有动静脉血栓病史或不良孕产史）患心肌梗死的患者中测定 APL 阳性者亦达 5%～15%；其机制与多种抗体（包括 APL、抗 β_2 糖蛋白 1 抗体、抗氧化的低密度脂蛋白抗体等）损伤相关；临床表现为不同类型的心血管事件（如心绞痛、心肌梗死等）。本例患者无心肌缺血的典型胸痛，ECG、心肌酶谱可除外心肌梗死，UCG 亦无局限性室壁运动异常，故此次的急性心功能不全很难用冠脉病变解释。③心肌病变：为 APS 累及心脏的少见表现，其机制被认为与微血管血栓性病变导致心肌细胞收缩力下降、甚至心肌大面积坏死有关。主要表现为急、慢性心功能不全，UCG 典型的室壁运动普遍减低具有重要提示意义。该患者的临床特点及 UCG 检查结果相符，特别是对 APS 积极治疗后在瓣膜病变仍存在的情况下，LVEF 明显改善，也间接证实了该患者心肌受累的诊断。

抗磷脂综合征在临床上并不罕见，回顾本例的诊治过程，有值得我们从中加深认识的地方：①思路要开阔，要善于发现诊断的线索。本例以心力衰竭为首发表现，一度使我们更多地关注心脏方面的疾患；但仔细分析病情之后，多发血栓形成则成为寻求诊断的重要线索，最终及时诊断为 APS，为患者赢得了宝贵的治疗时间窗。②有多系统受累的疾病，要想到免疫系统疾患的可能。

参 考 文 献

蔡心珍，顾健. 2014. 抗磷脂综合征与相关血栓形成. 临床血液学杂志，05：813-816.
李茹，周云杉，贾园，等. 2012. 抗磷脂综合征患者血栓事件的危险因素分析. 北京大学学报（医学版），05：788-791.
王金泉，唐政. 2007. 抗磷脂综合征的诊断与治疗. 中国实用内科杂志，11：879-881.
王显，胡大一. 2009. 抗磷脂综合征及其心血管表现. 心血管病学进展，02：211-214.
张晶，周彬. 2011. 抗磷脂综合征发病机制及诊治进展. 实用医院临床杂志，02：45-48.

病例 5

酷似 ST 段抬高型急性心肌梗死 3 例

刘兴斌　蒋利成

四川大学华西医院心脏内科

要点：探讨胸痛患者中心电图表现为 ST 段抬高的非急性心肌梗死的可能原因，提高对 ST 段抬高心电图的认识。

病例 5.1

【**主诉**】　反复胸闷、胸痛 10+ 年，加重 6+ 天。

【**现病史**】　患者刘某，女，66 岁。10+ 年前情绪激动时出现胸闷、胸痛，疼痛位于胸骨后，隐隐作痛，休息半小时后缓解。此后症状间断出现，多于活动后或凌晨发作，每次持续数分钟至数小时不等，可自行缓解。1+ 月前开始出现肩背部疼痛及上腹部疼痛。1+ 周前在当地医院诊断为"胆结石"，并行"胆囊切除术"。术后患者上腹痛缓解，6+ 天前开始出现活动后心累、气促，活动耐量下降，下床活动即出现气喘，伴夜间阵发性呼吸困难，间断出现胸闷、胸痛，发作无明显规律。在当地医院行心电图检查提示"ST 段抬高"，查"肌钙蛋白异常"，考虑"急性心肌梗死"建议转上级医院进一步诊治。

自患病以来精神一般，睡眠、饮食可，近 1 个月来食欲较差，10+ 年来体重增加约 10kg。

【**既往史**】　1 周前因"胆结石"行胆囊切除术。个人史、家族史、婚育史等均无特殊。

【**体格检查**】　T 35.8℃，P 76 次 / 分，R 20 次 / 分，BP 130/88mmHg，神志清楚，肥胖体型，斜坡卧位，呼吸稍急促，皮肤及巩膜无黄染，颈静脉无怒张。心界不大，HR 76 次 / 分，心律齐，心音有力，各瓣膜区未闻及杂音。胸廓未见异常，双肺叩诊呈清音，双肺呼吸音粗，双肺底闻及少许湿啰音，未闻及干啰音及胸膜摩擦音。腹部可见三个微创手术切口，腹软，无压痛，腹部未触及包块，肝脾肋下未触及，双肾未触及。双下肢轻度水肿，神经系统检查（-）。

【**辅助检查**】

1. 胸部 CT　左肺上叶舌段及双肺下叶炎症；双侧胸腔少量积液；扫描所及肝右叶多发钙化；腹腔少量积液。

2. 心肌标志物　肌红蛋白 29.88ng/ml，CK-MB 4.74ng/ml，BNP 2401pg/ml，肌钙蛋白 1185ng/L。

3. 心脏彩超 心脏结构和血流未见明显异常，静息状态下未见确切左室壁运动异常，左室功能测值正常低限，舒张功能降低，LVEF 56%。

4. 血常规 HB 107 g/L，PLT $74×10^9$/L。

5. 生化 TB 59.4 μmol/L，DB 52.2 μmol/L，ALT 130 IU/L，AST 177 IU/L，K^+ 3.04 mmol/L。

6. 凝血常规 抗凝血酶Ⅲ 51.3%，纤维蛋白原降解产物 48.9 mg/L，D-二聚体 16.14 mg/L FEU。

7. 床旁血气分析 pH 7.415，PaO_2 79.4mmHg，$PaCO_2$ 42.6mmHg，SaO_2 98%。

8. 院外心电图 Ⅱ、Ⅲ、aVF 导联呈病理性 Q 波，ST 段上移。

9. 入院后心电图 见图 5-1。

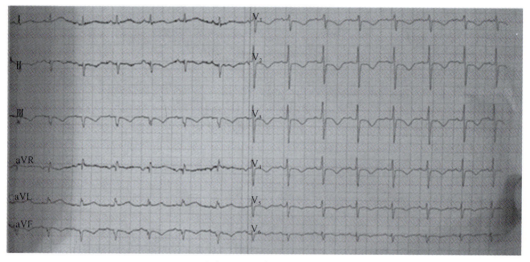

图 5-1 入院后心电图

【初步诊断】

1. 冠心病
2. 急性下壁心肌梗死
3. 心脏不大
4. 窦性心律 Killip Ⅱ级

【诊疗经过】 该患者初步考虑急性心肌梗死，故入院后安排行冠脉造影检查（图 5-2），结果提示左右冠脉未见明显狭窄。

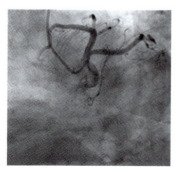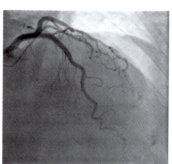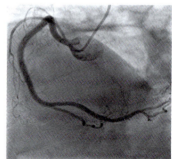

图 5-2 冠脉造影示左右冠脉未见明显狭窄

患者冠脉造影结果未见异常，结合患者有卧床史及心电图提示 $S_1Q_{III}T_{III}$ 表现，应考虑肺栓塞可能。不吸氧情况下血气分析：PO_2 69.1mmHg；PCO_2 36.7mmHg；pH 7.47；SaO_2 89.4%。下肢静脉彩超：双侧部分小腿肌间静脉血栓。行肺血管CTA（图5-3）检查，提示双侧部分上肺动脉及远端分支内见条状充盈缺损，考虑肺栓塞。该患者急性胸痛最后诊断为：肺栓塞、Ⅰ型呼吸衰竭。

病例 5.2

【主诉】 间歇性胸痛1+年，加重3小时。

【现病史】 患者王某，男，45岁。1+年前开始出现胸骨后疼痛，每次持续10+分钟后好转，与情绪激动有关，休息后可好转，

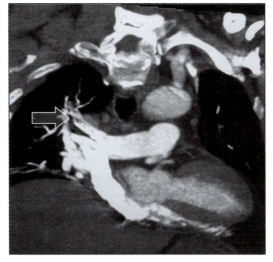

图5-3 胸部CTA示双侧部分上肺动脉及远端分支内见条状充盈缺损（箭头），提示肺栓塞

未进行诊治。3小时前患者情绪激动后再次出现胸骨后疼痛，并牵扯至背部，持续不缓解，无咯血、呼吸困难，无晕厥、黑矇，无恶心、呕吐等，至笔者所在医院急诊科就诊，行心电图检查后以"急性心肌梗死"收入笔者所在科。

患病来精神、饮食、睡眠较差，大小便无明显变化。

2+年前开始，患者多次检查发现血压高，收缩压最高达190mmHg，平时大部分时间血压正常，曾在院外检查怀疑"嗜铬细胞瘤"，未予系统检查及治疗。

【既往史】 20余年前行"阑尾切除术"。吸烟20年，每天20支。家族史、婚育史、过敏史、传染病史等均无特殊。

【体格检查】 T 36.5℃，P 94次/分，R 20次/分，BP 166/107mmHg。余查体未见明显阳性体征。

【辅助检查】 生化：K^+ 2.64 mmol/L，三酰甘油 2.01 mmol/L。心肌损伤标志物：肌红蛋白 753.5ng/ml，肌酸激酶同工酶 113.3ng/ml，肌钙蛋白 2045.0ng/L，尿钠素 53pg/ml。查血常规、凝血常规、大小便未见明显异常。

心电图检查见图5-4。

【初步诊断】
1. 冠心病
2. 急性前壁心肌梗死
3. 心脏不大
4. 窦性心律 Killip Ⅰ级

【诊治经过】 该患者初步考虑急性心肌梗死，且患者发病在12小时内，故入院后安排急诊行冠脉造影检查，结果提示左右冠脉未见明显狭窄，左室造影提示心尖球形改变。

患者冠脉造影（图5-5）提示冠脉未见异常，左室造影提示心尖球形改变，结合患者有可疑嗜铬细胞瘤病史且发病有明显情绪激动诱发，应考虑应激性心肌病可能。入院后多

次查心肌损伤标志物提示肌钙蛋白明显增高，入院时心脏彩超提示左室前壁、前间隔及心尖部搏幅减低。入院后第 4 天复查心脏彩超提示未见节段性室壁运动异常，故进一步支持该诊断。因怀疑嗜铬细胞瘤，行相应检查：血肾上腺素和去甲肾上腺素 8：00、16：00、24：00，PTC，ACTH。醛固酮卧立位试验、甲状腺功能、尿电解质结果均未见异常。肾上腺增强 CT：右侧肾上腺内支及左侧肾上腺体部稍增粗，增生？很遗憾未能明确是否有嗜铬细胞瘤可能。入院后予双联抗血小板、调脂、预防冠脉痉挛等治疗后患者症状缓解出院。

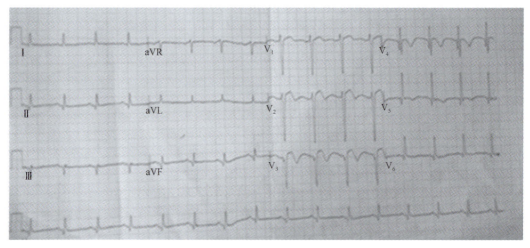

图 5-4　心电图检查

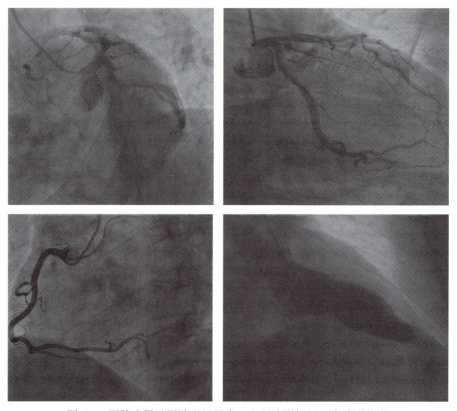

图 5-5　冠脉造影示冠脉未见异常，左室造影提示心尖球形改变

病例 5.3

【主诉】 胸闷伴短暂晕厥 4+ 小时。

【现病史】 患者胡某,男,45 岁。于入院前 4+ 小时起床时感胸闷,为心前区压榨感,无胸痛及放射痛,伴心悸,患者感"心跳快",于开门时突然出现意识丧失,家属发现摔倒在地,呼之不应,全身大汗,无口吐白沫,无口角歪斜,无二便失禁,1min 左右患者意识逐渐清醒,四肢能活动,仍感心悸、胸闷,持续存在,为进一步诊治送往当地医院,行心电图检查后怀疑"急性心肌梗死",当地医院 120 送往笔者所在医院胸痛中心,急诊以"急性前壁心肌梗死"收入笔者所在科。

患者自发病以来,精神一般,未进食,未解大小便,近期睡眠一般,体重无明显下降。

【既往史】 否认高血压病、糖尿病等病史,曾行"右肾结石"及"右锁骨骨折手术"。吸烟 20 年,每天 20 支。偶尔饮酒。

【体格检查】 T 36℃,P 70 次/分,R 20 次/分,BP 122/78mmHg。心肺腹查体未见明显阳性体征。

【辅助检查】 查血常规、生化、凝血、心肌损伤标志物未见明显异常。

心电图检查(图 5-6)如下:

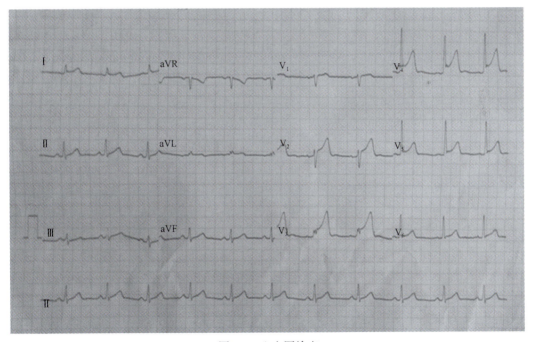

图 5-6 心电图检查

【初步诊断】 急性前壁心肌梗死?

【诊治经过】 该患者初步考虑急性心肌梗死,且患者发病在 12 小时内,故入院后安排急诊行冠脉造影检查,结果提示左右冠脉未见明显狭窄。

患者冠脉造影(图 5-7)未见异常排除急性心肌梗死可能,心电图检查可见 J 点上移,QRS 波后可见不规则电位,应怀疑早期复极综合征或心肌病可能,安排行心脏彩超,提示:

心脏结构和功能均未见明显异常。MRI心脏功能增强扫描提示：心脏结构及心肌信号未见异常，左右心室功能数据测量正常。动态心电图检查未见明显异常。入院后患者未再发作胸闷、晕厥等症状，多次心电图提示Ⅰ、aVL、$V_1\sim V_4$导联ST段上移但无明显动态变化，无Q波形成。多次心肌损伤标志物均未见异常。建议患者行离子通道疾病相关基因筛查但患者拒绝。最后考虑早期复极综合征可能性大。

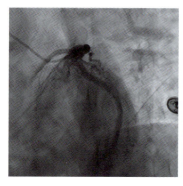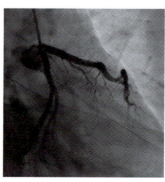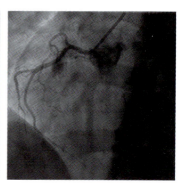

图5-7　冠脉造影未见明显异常

【讨论】 ST段是QRS波终点至T波起点的线段，反映心室肌早期复极过程的电位变化，在心肌细胞动作电位曲线上为2相，相当于缓慢复极期，其形成主要是Ca^{2+}缓慢内流的结果。正常情况下，ST段亦可抬高，肢体导联和$V_4\sim V_6$导联不应超过0.1mV，$V_1\sim V_3$导联不应超过0.3mV。ST段抬高程度超过正常范围是心肌损伤的心电图特征性表现，常见于以下几种情况：ST段抬高性心肌梗死、早期复极综合征、心包炎和继发于异常QRS波群的ST段抬高（左束支传导阻滞，左心室肥厚或预激综合征）。其他可能与ST段抬高有关的原因包括高钾血症、肺栓塞、Brugada综合征、Takotsubo心肌病、心肌炎等。ST段抬高性心肌梗死表现为：①ST段水平型抬高或弓背向上型抬高，连接T波形成圆顶；②宽而直立的T波或者倒置的T波；③病理性Q波；④抬高的ST段或者T波可能会接近或超过QRS的高度；⑤相对应导联的ST段压低。早期复极综合征心电图主要特点为：①锯齿状的J点；②ST段抬高往往≤3mm。心包炎主要特点为：①PR间期压低＞1mm；②ST段抬高＜5mm。而继发于异常QRS波群的ST段抬高如左心室肥大、左束支传导阻滞、预激综合征等的心电图特点为：①ST段和T波方向都和QRS主波方向相反；②ST段抬高＜25%，QRS波高度（左心室肥大中ST段抬高＜2.5mm）；③左束支传导阻滞的ST段可水平型抬高或者弓背向上型抬高；④预激综合征中可见到δ波、短PR间期和假Q波、高钾血症表现为窄而高尖的T波，可伴ST段抬高。Brugada综合征表现为$V_1\sim V_3$导联（至少两个导联）中出现ST段抬高并伴有完全性右束支传导阻滞或假性右束支传导阻滞。

以上三个病例涉及心电图表现为ST段抬高的鉴别诊断。在我们日常工作中应注意引起ST段抬高的疾病除急性心肌梗死外，可包括早期复极综合征、心包炎、左束支传导阻滞、左心室肥厚、预激综合征、高钾血症、肺栓塞、Brugada综合征、Takotsubo心肌病、心肌炎等情况。仔细鉴别有助于避免遗漏急性心肌梗死的诊断和救治，同时避免由于不恰当诊治可能产生的严重后果。

参 考 文 献

杜丽萍，宿静，王融，等.2015.急性肺栓塞误诊为急性心肌梗死6例临床分析.内蒙古医学杂志，03：359，360.
刘仁光.2009.酷似急性心肌梗死的应激性心肌病心电图分析.临床心电学杂志，03：222-225.
卢红涛，李欣，周艳华.2013.应激性心肌病误诊为急性心肌梗死的临床分析.长江大学学报（自科版），03：5，6，11.
王润华，易发井，刘其春，等.2002.早期复极综合征冠状动脉造影结果评价.中国介入心脏病学杂志，02：19，20.
武彩娥，李徽，董建琪.2003.早期复极综合征患者的临床特征.中国综合临床，12：22，23.
杨晶，陈燕.2014.心电图在心肌梗死和肺栓塞早期鉴别诊断中的应用价值.中外医学研究，05：60，61.

病例 6

多发性骨髓瘤引起贫血性心脏病 1 例

傅春江　杨德忠

第三军医大学第三附属医院心内科

要点： 长期贫血可以引起患者诸多症状，心脏就是其受损靶器官之一，引起贫血的原因很多，尤其老年人引起贫血原因较多，我们在临床工作中，必须认真解读检验报告，充分分析，不能放过任何一个可能的病因。

第一次入院：

【主诉】 反复上腹部隐痛、腹胀，伴全身乏力 2 年，加重半月。

【现病史】 患者女，69 岁。入院前两年来无明显诱因出现上腹部剑突下阵发性隐痛，胀满不适，进食后加重，伴活动气促、乏力，可自行缓解，在当地中医院诊断"冠心病"，长期服用阿司匹林、氢氯噻嗪、卡托普利片，上述症状间断、反复发作。半月来感上述症状明显加重，入院前 4 天在当地医院诊断为"风心病、重度贫血"。并予以输红细胞悬液 200ml，自觉症状无明显缓解。

【既往史】 既往有高血压病史 1 年，具体不详，间断服药，未监测血压，余无特殊。

【查体】 查体：T 36.5 ℃，P 80 次/分，R 20 次/分，BP 110/70mmHg，身高 155cm，体重 49kg，重度贫血貌，颌下可扪及一大小约 1cm×1cm 的淋巴结。心界增大，心律不齐，二尖瓣区可闻及收缩期 3/6 级吹风样杂音。腹软，上腹部轻压痛，无明显肌紧张及反跳痛，肝肋下约 2cm，余无特殊。

【辅助检查】

1. 心电图 提示异位心律，心房颤动，HR 84 次/分。

2. 血常规 RBC $1.68×10^{12}$/L，WBC $3.57×10^{9}$/L，HCT 15.6%，MCV 92.9fl，MCHC 308g/L，HGB 48g/L；K^+ 2.81mmol/L，Na^+ 135mmol/L，Cl^- 96.9mmol/L，CREA 60.5μmol/L，BUN 8.3mmol/L。

3. ESR 34mm/h；大便隐血（+）；类风湿因子 30.6 IU/ml；贫血三项提示叶酸：8.2nmol/L，铁蛋白：10.6ng/ml，维生素 B_{12}：138pmol/L。

4. 尿常规、凝血 未见明显异常。

5. 胸部 X 线片提示 心影增大，双侧肺纹理增多，模糊，考虑：风心病二尖瓣双病变，肺淤血（图 6-1）；心脏超声提示：左房、右房增大，二、三尖瓣重度反流，肺动脉高压，左室舒张功能降低（图 6-2）。

6. 胃镜 提示十二指肠球部查见数条钩虫，并有鲜红色血迹，降部查见鲜红色血液，未见溃疡及新生物（图 6-3）；腹部 B 超提示：肝回声稍增强、胆囊窝局限性积液。

病例 6　多发性骨髓瘤引起贫血性心脏病 1 例

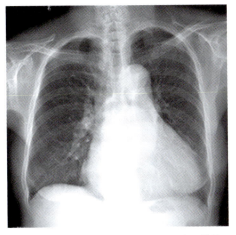

图 6-1　胸部 X 线片示双肺纹理增多、模糊，心影增大

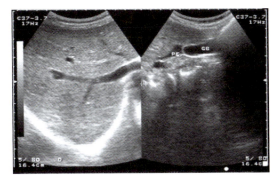

图 6-2　肝回声稍增强、胆囊窝局限性积液

【诊疗经过】　患者入院后完善相关检查后给予输注红细胞悬液、驱虫、补铁等治疗后好转出院，出院时血红蛋白 56g/L。

【出院诊断】
1. 钩虫病
2. 贫血性心脏病
   心脏增大
   二尖瓣、三尖瓣关闭不全
   心房颤动
   心功能Ⅲ级
3. 重度贫血

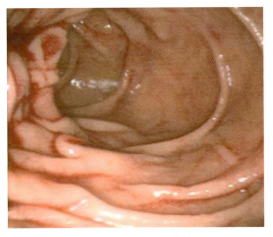

图 6-3　胃镜检查成像结果

第二次入院：

【主诉】　反复上腹部隐痛、腹胀，伴全身乏力 2 年，加重 10 天。

【现病史】　患者出院 1 个月后感病情反复，并在当地行输血治疗，入院前 10 天，感气促症状加重，伴有明显的夜间阵发性呼吸困难，端坐位呼吸后缓解。

【查体】　T 36.0℃，P 60 次/分，R 22 次/分，BP 120/78mmHg。重度贫血貌，颌下可扪及一大小约 1cm×1.2cm 的淋巴结。颈静脉怒张、充盈，肝 – 颈静脉回流征阳性。心界增大，心律不齐，二尖瓣区可闻及收缩期 3/6 级吹风样杂音。腹软，上腹部轻压痛，无明显肌紧张及反跳痛，肝肋下约 2cm。双下肢轻 – 中度凹陷性水肿，余无特殊。

【辅助检查】

1. **入院心电图**　异位心律，心房颤动，HR 69 次/分。
2. **血 常 规**　RBC $2.66×10^{12}$/L，WBC $2.99×10^9$/L，HCT 20.2%，MCV 75.9fl，MCHC 277g/L，HGB 56g/L，PLT $91×10^9$/L；肝功能提示：白蛋白 29.6g/L，球蛋白 48.3g/L；ESR 72mm/h；大便常规、尿常规、大便查寄生虫、贫血三项、自身抗体均未见明显异常。

3. 胸部 X 线片 心影增大。

4. 腹部超声提示 胆囊壁粗糙；浅表淋巴结及腹腔彩超检查提示：左颈部、腋窝淋巴结肿大。

5. 胃镜 慢性胃炎。

6. 骨髓涂片 符合缺铁性贫血表现（第一次）；第二次骨髓穿刺提示：骨髓增生活跃，各阶段比值及形态大致正常，红系增生，以中晚幼红细胞为主，成熟红细胞细胞呈钱串状排列，淋巴细胞形态正常，原浆占10%，考虑：多发性骨髓瘤。

7. 免疫固定电泳 IgG lambda 型。

8. PET-CT 全身骨显像见多处异常分布影，软组织异常摄取，成骨活动轻度异常。

9. 头颅、骨盆及髋关节平片未见明显异常，腰4椎体向前Ⅰ度滑脱。

【诊疗经过】 患者再次入院后完善相关检查，第一次骨髓穿刺提示：缺铁性贫血，继续给予输注红细胞悬液、补铁等治疗后，患者仍然贫血严重，血红蛋白不升反降。再次骨髓穿刺提示：多发性骨髓瘤，予以VACD+沙利度胺化疗后好转出院。

【讨论】 多发性骨髓瘤是浆细胞的恶性肿瘤，骨髓瘤细胞在骨髓内克隆性增殖，引起骨髓骨骼破坏，骨髓瘤细胞分泌单株免疫球蛋白，正常的多株免疫球蛋白合成抑制，本周蛋白随尿排出，常伴有贫血，以及肾衰竭和骨髓瘤外浸润所致的各种损害。

其临床表现主要包括：①骨髓瘤细胞对骨骼及其他组织的浸润和破坏。骨骼破坏：主要在骶部，其次为胸廓和肢体；髓外浸润：器官肿大，神经损害，髓外骨髓瘤，浆细胞白血病。②骨髓瘤细胞分泌单株免疫球蛋白引起全身紊乱。感染：肺部、尿路感染常见；高黏滞综合征：以视网膜、中枢神经和心血管系统尤为显著。出血倾向：以鼻出血、牙龈出血和皮肤紫癜多见；淀粉样变和雷诺现象：可见舌肥大、腮腺肿大、心脏扩大等。③肾脏功能损害：蛋白尿、管型尿和急慢性肾衰竭等。

在本病例中，患者第一次入院时行胃镜检查发现钩虫病：考虑慢性失血引起贫血性心脏病，认为已经确认，放弃了进一步查找病因的检查，经过积极治疗后稍好转，但患者出院后症状进一步加重再次入院，入院后积极治疗后未见明显好转，反而加重，第一次骨髓穿刺提示：缺铁性贫血，第二次骨髓穿刺发现多发性骨髓瘤，给予化疗后好转。本病例中，患者多发性骨髓瘤属于非典型的病例，且患者可能是钩虫病与多发性骨髓瘤并存，在疾病诊断过程中，我们应充分重视每一次检查、检验结果，充分明白检查结果的意义，同时辅助检查的判读一定要仔细，患者第一次骨髓穿刺提示缺铁性贫血，再次穿刺提示多发性骨髓瘤，辅助检查结果影响了患者治疗的措施，从而延误了病情。

参 考 文 献

李森华，单江．1987.多发性骨髓瘤心脏损害20例分析．浙江医学，05：29．
孙方方，李文倩，李建平，等．2013.贫血对心脏的影响及其诊治进展．血栓与止血学，04：187-189．
王谷云，吴巨峰，姚红霞．2011.贫血性心脏病心衰发作的临床特征．海南医学，03：68，69．
于冬雯，郑炜，杨瑛，等．2016.多发性骨髓瘤超声心动图及心脏损害的临床研究．陕西医学杂志，04：440，441．

病例 7

肾血管性高血压并周围血管病变 1 例

冯 雁 陈园园

开封市中心医院心内科

要点：高血压是我国常见的基础疾病之一，是引起心脑血管事件的基石。高血压分为原发性和继发性，原发性较常见，继发性少见。对于顽固性或难治性高血压对靶器官的损害较为突出，所以需完善相关检查明确病因，并进行针对性的治疗，以减少并发症的发生并提高生活质量。但是仅仅血压达标对患者远期预后是不够的，高血压患者需要综合治疗和管理。

【**主诉**】 活动后双下肢疼痛 4 天。

【**现病史**】 患者男，64 岁。4 天前活动后出现双下肢疼痛，呈持续性酸痛，休息后可缓解，门诊查血常规、血凝五项、肝功能、肾功能、血脂无明显异常，下肢血管超声：①双下肢动脉粥样硬化病多发节段性狭窄；②左侧股动脉中、下段闭塞。门诊以"双下肢动脉粥样硬化性狭窄"收治。

【**既往史**】 发现"原发性高血压"20 余年，目前口服"硝苯地平控释片、卡维地洛片"等控制血压，7 年前血压控制不佳住院，查超声提示：右肾动脉狭窄并左锁骨下动脉狭窄，行肾动脉造影及右肾动脉支架植入术，术后规律服药。期间血压有波动，目前调整降压药物为"硝苯地平缓释片"以稳定血压。有吸烟、饮酒史多年。无原发性高血压家族史。

【**查体**】 P 56 次/分，BP 130/85 mmHg（右上肢），神清，双瞳等大等圆，对光敏感，浅表淋巴结未触及，巩膜不黄，颈软，颈静脉无怒张，心界不大，HR 56 次/分，未闻及病理性杂音，肺部听诊无啰音，腹平软，肝脾未触及，下肢不肿，左侧桡动脉狭窄和左侧足背动脉搏动未触及。病理性反射未引出。

【**辅助检查**】

1. 血脂 TC 3.02mmol/L，LDL-C 1.76mmol/L，HDL-C 0.80mmol/L，TG 1.02mmol/L；空腹血糖 6.0mmol/L。

2. 心电图无明显异常。

3. 下肢血管超声 ①双下肢动脉粥样硬化病多发节段性狭窄；②左侧股动脉中、下段闭塞。

4. 自身免疫结缔组织相关检验未见异常。

【**诊断**】

1. 周围血管病变

双下肢动脉粥样性狭窄

左侧股动脉中下段闭塞

左锁骨下动脉狭窄

2. 高血压（肾血管性）很高危

3. 右肾动脉支架术后

【诊疗经过】 第一次（2009年）因"间断头痛，头晕15天"入院，入院后测血压170/100 mmHg（R），110/80 mmHg（L），辅助检查提示高脂血症，超声检查示：右肾动脉狭窄并左锁骨下动脉狭窄，住院期间用药如下：阿司匹林肠溶片100mg qd、氯吡格雷片75mg qd、氨氯地平片（络活喜）5mg qd、琥珀酸美托洛尔缓释片47.5mg qd、瑞舒伐他汀片10mg qd，血压波动在180/100mmHg左右，动态血压结果提示血压控制不理想，呈非构型。行肾动脉造影提示左肾动脉未见狭窄，左肾动脉开口斑块；右肾动脉主干短，主干后分支近端严重狭窄（图7-1）。遂行右肾动脉支架植入术（图7-2）。血压控制稳定后出院，出院用药：阿司匹林肠溶片100mg qd、氯吡格雷75mg qd、氨氯地平5mg qd、琥珀酸美托洛尔缓释片47.5mg qd、瑞舒伐他汀片10mg qd。血压控制在130/80mmHg左右。出院后随访，患者因心室率慢，停用琥珀酸美托洛尔改为卡维地洛10mg qd（阻滞α$_1$受体作用，扩张周围血管）。

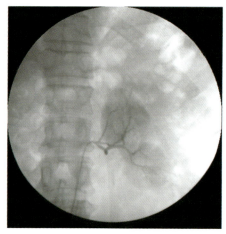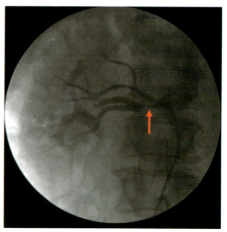

图7-1 2009年肾动脉造影，右肾动脉近段严重狭窄

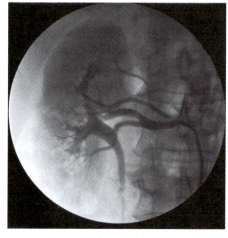

图7-2 右肾动脉支架植入后

第二次（2011年10月）因"间断头痛"入院，血压波动于170/110mmHg（R），入院前口服：氨氯地平5mg qd、卡维地洛片10mg bid、吲哒帕胺2.5mg qd、阿司匹林肠溶片100mg qd、阿托伐他汀20mg qd。辅助检查：①超声：颈动脉粥样硬化并斑块形成；左侧颈总动脉狭窄，双侧肾动脉起始端狭窄；心内结构及血流未见异常。②双肾ECT GFR：总肾=68.02ml/min（正常值>68 ml/min），左侧=33.06 ml/min，右侧=34.96 ml/min。结论：双肾功能基本正常。入院后药物调整，硝苯地平控释片30mg qd（睡前）、卡维地洛片10mg qd、吲哒帕胺片 2.5mg qd、阿司匹林肠溶片 100mg qd，2014 年患者自行将硝苯地平控释片改为硝苯地平缓释片 20mg bid，血压波动控制欠佳，后再次改为硝苯地平控释片 30mg qd 后血压稳定。

第三次（2015 年）因血压控制欠佳入院，血压波动在（150～170）/90 mmHg，双肾动脉起始段狭窄（右侧峰值流速 3.09m/s，左侧峰值流速 2.15m/s），左侧股动脉狭窄，左侧腘动脉、胫前动脉、胫后动脉血流速度偏低，左侧足背动脉闭塞可能。行肾动脉造影提示：右肾动脉支架未见再狭窄，左肾动脉开口轻中度狭窄（图 7-3）。无需再次行肾动脉血运重建，下肢血管缺血症状不明显，坚持调整药物及改善不良生活习惯。

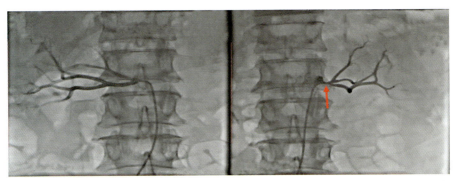

图 7-3　2015 年复查肾动脉造影，右肾动脉支架未见再狭窄，左肾动脉开口轻中度狭窄

第四次（2016 年）因活动后双下肢疼痛入院。继续稳定血压及调脂治疗，同时加用抗血小板聚集药物，用药如下：硝苯地平控释片 30mg/ 次（2 次 / 日），卡维地洛片 12.5mg/ 次（1 次 / 日），瑞舒伐他汀钙片 10mg/ 次（1 次 / 日），氯吡格雷片 75mg/ 次（1 次 / 日），西洛他唑片 100mg/ 次（2 次 / 日），前列地尔静脉应用后双下肢疼痛消失，同时请血管外科及周围介入科会诊，建议 CTA 再评估，患者意愿为药物治疗有效，暂时保守治疗。

【讨论】　高血压是我国最为常见的基础性疾病，在我国近 2 亿的高血压患者中，约 95% 是病因不明的原发性高血压，约 5% 为继发性高血压，而继发性高血压的心脑血管发病率明显高于原发性高血压。继发性高血压中肾源性相关最为常见，其中肾源性高血压包括肾实质性及肾血管性。

肾血管性高血压（RVH）的特征是肾动脉主干或分支狭窄，导致患肾缺血，肾素 - 血管紧张素系统活性明显增高，引起严重高血压及患肾功能减退；尤其是动脉粥样硬化性肾血管病（ARVD）的病情往往进行性加重，肾动脉从狭窄进展为闭塞，肾功能逐渐恶化，一些患者因此进入终末期肾病。RVH 在高血压人群中的患病率各家报道不一，达 1%～3%，在西方发达国家病因以动脉粥样硬化为主（约 90%），其次为纤维肌性结构不良。在我国病因也以动脉粥样硬化为主（约 80%），其次为大动脉炎（约 15%）和纤维肌性结构不良（约 5%）。鉴于我国成人的高血压患病率达 18%，推测 RVH 的患病总数相当大。因此，给予 RVH 患者适当的治疗具有十分重要的意义。当临床上证实患者存在 RVH 时，治疗评估必须基于临床情况进行个体化分析，要根据患者的年龄、伴随的临床疾病、肾功能、患肾体积、血压水平、对降压药的反应及肾动脉狭窄纠正后对血压与肾功能可能的影响这些因素进行综合考虑。治疗的主要目标是保护肾功能,其次是控制血压,最终目标是降低心血管事件和死亡。关于 ARVD 的治疗,药物保守还是进一步经皮介入是近年来争论的焦点。无论是否进行经皮冠状动脉介入重建血运,危险因素改良是基本措施。有关 ARVD 的药物保守治疗,尤其是伴有肾功能不全者,目前尚无公认的"最佳治疗",由于 ARVD 主要通过高血压和加速动脉粥样硬化引发心血管并发症,主要措施为药物降压和降血脂,同时还要处理其他危险因素,包括戒烟、控制糖尿病、抗血小板等治疗。

如患者出现以下情况,需结合临床线索作进一步诊断性检查以做出诊断:①恶性或顽固性高血压;②原来控制良好的高血压失去控制;③高血压并有腹部血管杂音;④高血压合并血管闭塞证据(冠心病、颈部血管杂音、周围血管病变);⑤无法用其他原因解释的血清肌酐升高;⑥血管紧张素转换酶抑制剂 ACE2 或紧张素Ⅱ受体拮抗剂降压幅度非常大或诱发急性肾功能不全;⑦与左心功能不匹配的发作性肺水肿;⑧高血压并两肾大小不对称。本例患者多次入院,出现了①②④三种情况,所以结合临床表现,进一步完善检查明确病因。主要检查方法有:①无创诊断法:解剖诊断(多普勒超声、磁共振血管造影、计算机断层血管造影);功能诊断(卡托普利肾图、分肾小球滤过率、分肾静脉肾素活性)。②有创诊断法:肾动脉造影,其为诊断肾动脉狭窄的金标准,确定诊断及提供解剖细节。肾动脉主干或分支直径狭窄 > 50%,病变两端收缩压差 > 20mmHg 或平均压差 > 10mmHg,则有血流动力学的功能意义。

一般降压药物对 RVH 所致的肾血管性高血压疗效不明显,但血管紧张素转换酶抑制剂或紧张素受体拮抗剂(ARB)是一柄双刃剑,一方面可特异性作用于肾素-血管紧张素系统,控制肾血管性高血压十分有效;另一方面即阻断了出球小动脉的收缩,导致患肾肾小球滤过压下降,肾功能损害,对于双侧或单功能肾肾动脉狭窄患者,可诱发急性肾功能不全,故对这类患者应从小剂量开始,逐渐加量,并密切观察尿量、血肌酐及尿素氮的变化,如服药后血肌酐较基线值上升 > 30%,需要停药。对于对侧肾功能正常的一侧肾动脉狭窄患者,尽管使用 ACEI 或 ARB 使患肾功能减退,因有健肾代偿,仍可考虑应用该类药物,总体上有心血管获益。维持治疗阶段要定期测量肾体积及分肾功能,如患肾出现萎缩趋势或肾功能明显下降,则有血运重建指征。对于禁用 ACEI 或 ARB 的患者,钙通道阻滞剂为较安全有效的降压药物,其他药物如 β 受体阻滞剂、α 受体阻滞剂、非特异性血管扩张剂及中枢性降压药也可考虑适当合用。需要注意的是,无论用何种降压药,如降压过度,均有可能导致患肾功能的严重损害,尤其是 ARVD 患者有可能发生患肾梗死。

因此,药物降压时宜保持血压在适当水平,以保证一定的患肾血流灌注,切忌一味追求血压正常。一些回顾性研究提示,通过药物保守治疗,对于一侧 ARVD 患者可达到长期有效地控制血压和保护肾功能,但对于双侧或单功能肾肾动脉狭窄患者疗效很差。有关 ARVD 治疗的随机临床试验也证实了药物保守较经皮介入有更高的肾动脉闭塞发生率。

本例患者通过高血压个体化治疗,调整降压药物及调脂、改善生活方式,血压稳定达标,血脂达标,患者下肢血压动脉粥样硬化仍有进展,是否需要进一步下肢动脉介入治疗?是否需要加强调脂治疗?是否加用调整神经体液内分泌药物?仍是我们需进一步探讨和论证的问题。

参 考 文 献

李攀, 秦永文. 2009. 肾血管性高血压的诊断与治疗现状. 国际心血管病杂志, 05: 284-288.

李清锋, 黄斌, 吴英宁, 等. 2013. 肾血管性高血压的影像诊断新进展. 心血管康复医学杂志, 03: 303-305.

Galaria I, Surowiec SM, Rhodes JM, et al. 2005. Percutaneous and Open Renal Revascularizations Have Equivalent Long-Term Functional Outcomes. Annals of Vascular Surgery, 19(2): 218-228.

Levin A, Linas S, Luft FC, et al. 2007. Controversies in renalartery stenosis: a review by the American Society of Nephrology Advisory Group on Hypertension. American Journal of Nephrology, 27(2): 212-220.

病例 8

复杂先天性心脏病术后肾上腺嗜铬细胞瘤复发病例 1 例

王德林[1]　杨其欣[1]　周建中[2]　罗天友[3]　彭　娟[3]

重庆医科大学附属第一医院泌尿外科[1]
重庆医科大学附属第一医院心内科[2]
重庆医科大学附属第一医院放射科[3]

要点： 肾上腺嗜铬细胞瘤（pheochromocytoma）为来源于肾上腺髓质的常见肿瘤，肿瘤分泌儿茶酚胺代谢产物亢进引起一系列临床症状及体征，目前笔者所在医院放射科、心血管内科、内分泌内科、泌尿外科多学科（MDT）联合诊治1例世界首例复杂先天性心脏病术后嗜铬细胞瘤复发并再次手术病例。

【主诉】　阵发性多汗、血压高6+年，再发40-天。

【现病史】　患者女，15岁。入院前6+年，患者无明显诱因出现阵发性多汗，发作时测血压高，多在140/100mmHg以上，无畏寒、发热、咳嗽、咳痰，无易饥、多食、乏力、体重下降，无头晕、头痛、心悸、意识障碍，遂至重庆某儿童医院就诊，完善相关检查后诊断为嗜铬细胞瘤，行开放性左肾上腺切除术，术后多汗、血压高等症状均好转，后未再复查。入院前40-天，患者再次出现阵发性多汗，伴血压升高，测血压140/101mmHg，到重庆某儿童医院就诊，行泌尿系彩超：嗜铬细胞瘤术后，左侧腹膜后实质性病变，可见少许血供。入院前10+天，到笔者所在医院门诊就诊，予以多沙唑嗪4mg qn降压治疗，为进一步诊治入笔者所在医院，收入笔者所在医院内分泌科住院治疗，予以间碘苄胍扫描：左侧肾上腺区有异常放射性集聚影像，结合图像融合，考虑左嗜铬细胞瘤可能；全身其余部位未发现异常放射性集聚。泌尿系统CT平扫+增强+三维重建：①左侧肾上腺区软组织密度肿块影，结合病史，考虑嗜铬细胞瘤复发可能性大；②下腔静脉及肝静脉增粗，肝脏不均匀强化，考虑肝淤血可能，请结合临床；③盆腔积液。患者左肾上腺包块考虑为嗜铬细胞瘤复发，无明显手术禁忌，遂于2016年3月23日入笔者所在医院泌尿外科继续治疗。

【既往史】　14年前因先天性心脏病在北京某医院行双向Glenn手术+PDA结扎术。11年前因先天性心脏病在北京某医院行肺动脉闭锁矫治术。6年前在某市儿童医院行左侧肾上腺嗜铬细胞瘤切除术。无糖尿病、冠心病、糖尿病病史，无吸烟、饮酒史。

【查体】　T 36.6℃，P 103次/分，R 20次/分，BP 98/64 mmHg，W 38 kg，H 163cm。

病例 8　复杂先天性心脏病术后肾上腺嗜铬细胞瘤复发病例 1 例

胸廓正常、对称，双肺呼吸音清，未闻及干湿啰音。胸骨正中可见一长约 15cm 纵行手术瘢痕。心前区无异常隆起，心尖搏动位于左侧锁骨中线第 5 肋间内约 0.5cm，心浊音界正常。HR 103 次/分，心律齐，各瓣膜听诊区未闻及病理性杂音。腹部外形正常。左下腹可见一长约 8cm 横行手术瘢痕。腹部触诊无压痛，无反跳痛，未触及肿块，肝肋下未触及，脾肋下未触及，双肾区无叩击痛，未扪及明显包块，双侧输尿管走行区无压痛。

【辅助检查】　入院前：

1. 甲状腺功能　三碘甲状腺原氨酸 3.45ng/ml，甲状腺素 9.70μg/ml，游离三碘甲状腺原氨酸 7.28pg/ml，游离甲状腺素 0.96ng/dl，高灵敏促甲状腺激素 4.86μIU/ml，过氧化物酶抗体 0.60Iμ/ml，甲状腺球蛋白抗体 8.10Iμ/ml，甲状腺球蛋白 2.61ng/ml，皮质醇 506.05nmol/L，ACTH 77.96pg/ml，醛固酮 196pg/ml，肾素 151.9μIU/ml。甲状旁腺素：82.4pg/ml；生长激素 0.19ng/ml。间甲肾上腺素：102ng/L，去甲肾上腺素：3608.8ng/L。

2. 2016-3-9（某儿童医院），泌尿系 B 超：嗜铬细胞瘤术后：①左侧腹膜后实质性病变，可见少许血供；②左肾测值较右肾小，双肾形态结构未见明显异常；③双侧输尿管未见明显扩张显示。

3. 心脏彩超　PA/PDA/ASD/PFO/ 三尖瓣发育不良双向 Glenn 术后：吻合口血流通畅，肺动脉前向血流速度减慢，大动脉水平未见明显残余分流，房间隔置孔，三尖瓣及主动脉瓣轻度反流，左心舒张功能降低，收缩功能未见明显异常，下腔静脉增宽。

4. 间碘苄胍扫描　左侧肾上腺区有异常放射性集聚影像，结合图像融合，考虑左侧嗜铬细胞瘤可能；全身其余部位未发现异常放射性集聚（图 8-1）。

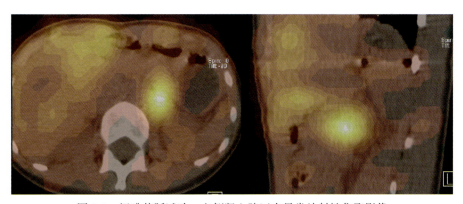

图 8-1　间碘苄胍试验：左侧肾上腺区有异常放射性集聚影像

5. 笔者所在医院肾上腺增强 CT+ 三维重建　左侧肾上腺区软组织密度肿块影，明显强化，结合病史，考虑嗜铬细胞瘤复发可能性大；下腔静脉及肝静脉增粗，肝脏不均匀强化，考虑肝淤血，请结合临床；盆腔少量积液（图 8-2）。

入院后：

1. BNP　285ng/L。

2. 血气分析　PO_2 52mmHg，SpO_2 86%。

3. 血常规　红细胞计数 $5.11×10^{12}$/L↑，血红蛋白 156.0 g/L↑，血细胞比容 45.80 %↑。

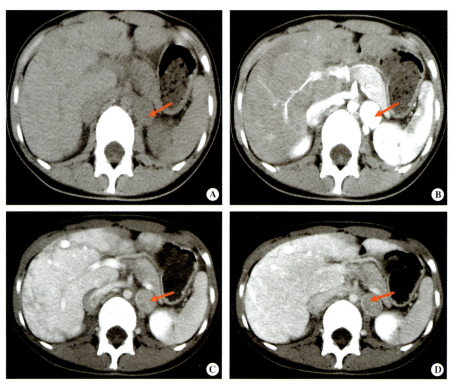

图 8-2　CT 增强示左侧肾上腺区肿块明显强化；下腔静脉及肝静脉增粗，肝脏不均匀强化
A.CT 平扫示左侧肾上腺区稍低密度肿块；B.动脉期；C.静脉期；D.延迟期

4. 凝血象　凝血酶原时间 17.6 s ↑，凝血酶原时间比值 1.33 ↑，国际标准化比值 1.45 ↑，凝血酶原活动度 58.0 % ↓。纤维蛋白（原）降解产物 0.8μg/ml，D- 二聚体 0.18 mg/L FEU 。

5. 心脏彩超　PA/PDA/ASD/PFO/ 三尖瓣发育不良双向 Glenn 术后：吻合口血流通畅，肺动脉前向血流速度减慢，大动脉水平未见明显残余分流，房间隔置孔，三尖瓣及主动脉瓣轻度反流，左心舒张功能降低，收缩功能未见明显异常，下腔静脉增宽。

6. 心电图　①左心房负荷过重；②不完全性右束支阻滞；③左室高电压。

7. 胸部 X 线片　双肺未见明显异常，心影稍增大，胸骨处多条金属丝固定影。

8. 肺功能　①通气功能：轻度限制性通气功能障碍；②残气功能：正常；③弥散功能：重度下降；④最大呼气流速 - 容量曲线：除 MEF25 外，余项均稍有降低；⑤呼吸阻力：周边气道阻力增高。

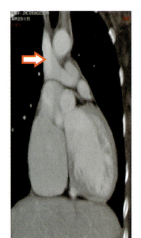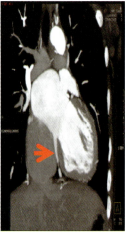

图 8-3　心脏 CTA 示心脏增大，上腔静脉与肺动脉相连（大箭头），冠状窦汇入左心房（小箭头）

9. 心脏 CTA（图 8-3）　心脏增大，左室及右房为主。上腔静脉与肺动脉相连，

冠状窦汇入左心房，下腔静脉及肝静脉明显增粗，纵隔内增多迂曲增粗侧支静脉影，结合临床。左冠状动脉开口处稍迂曲，右冠状动脉近段纤细，中远段显示不清。胸骨柄见环形固定器，考虑术后改变；右心室前壁及部分邻近肺动脉主干起始段片状高密度影，钙化？

10. 左肾上腺免疫组化 CgA（+），Syn（+），CD56（+），NSE（+），Ki-67＜5%（+），CK（-），EMA（-），Vimentin（+），MelanA（+），α-inhibin（-）。

11. 左肾门组织免疫组化 CK（-），EMA（-），Vimentin（+），CD68（+），Ki-67＜5%（+）。

【诊疗经过】 患者入院后完善相关检查，并请笔者所在医院放射科、心血管内科、内分泌内科、泌尿外科多学科联合会诊后，考虑患者左肾上腺包块为肾上腺嗜铬细胞瘤复发，口服酚苄明控制血压、比索洛尔减慢心率，监测血压在120/70mmHg以下，HR 75～90次/分。有手术切除指征，相关科室会诊后无绝对手术禁忌，术前3天常规予以冰冻血浆400ml+羟乙基淀粉500ml+乳酸钠林格液500ml输入扩容治疗，术前1天输入红细胞悬液2U加强扩容，于2016年4月26日在气管插管全麻下行经腹腔和腹膜后联合入路腹腔镜下左侧腹膜后占位切除术，术中首先经腹建立操作通道，见左肾门旁触及一大小为24mm×19mm类圆形肿瘤，质硬，表面包膜完整，与周围组织粘连严重，肿瘤与下腔静脉、腹主动脉、左肾静脉关系密切，在将肿瘤腹侧分离后，见其与腹主动脉、左肾静脉粘连。为暴露肿瘤背侧，便于切除整个肿瘤，在肋缘下腋后线建立操作通道，遂从肾脏外缘分离肾脏，采用后腹腔途径分离肾脏背面至肿瘤背侧面，见肿瘤周围较多小滋养血管，逐一分离，对于较大的采用生物夹处理，逐渐将整个肿瘤从腹主动脉和下腔静脉间分离。完整切除整个肿瘤，术中患者血压平稳，出血约50ml，术中予以400ml红细胞悬液及400ml血浆输注。术后病理结果提示：左肾上腺嗜铬细胞瘤。术后予以补液、抗感染、控制血压、心率等，患者恢复尚可，于术后第8天拔除引流管后出院。术后3个月随访BP120/72mmHg，HR 68次/分。术后病理：（左肾上腺）嗜铬细胞瘤（图8-4）。

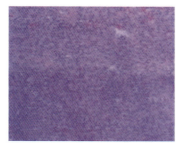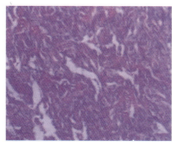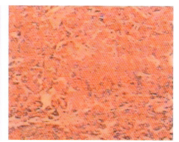

图8-4 （左肾上腺）嗜铬细胞瘤
（左肾门）送检组织示纤维组织增生伴坏死及大量炎症细胞浸润

【出院诊断】
1. 左侧肾上腺嗜铬细胞瘤复发
2. 先天性心脏病

双向 Glenn 手术 +PDA 结扎术术后

【讨论】　嗜铬细胞瘤是一种来源于肾上腺髓质内嗜铬组织的临界性肿瘤，是源于交感神经嗜铬细胞的一种神经内分泌肿瘤，最常见的发生部位为肾上腺，约占 90%，因其在铬酸盐染色时呈阳性反应而得名。本病好发于 20～50 岁，女性略多于男性，多单侧发生。嗜铬细胞瘤最常见的症状为高血压，文献报道有 95% 的患者伴有儿茶酚胺过量分泌所引起的高血压症状，可为阵发性或持续性。其他常见症状包括头痛、心悸、焦虑及出汗等。本例患者临床表现与文献基本一致。嗜铬细胞瘤也有良性及恶性之分，只从组织学上很难判断其良恶性。根据世界卫生组织的分类，3%～13% 的嗜铬细胞瘤被诊断为恶性病变。目前恶性嗜铬细胞瘤被定义为在非嗜铬器官内出现转移性嗜铬组织，或侵袭周围器官及血管组织的嗜铬细胞瘤。也有研究将复发嗜铬细胞瘤归为恶性病变：患者最初诊断为嗜铬细胞瘤行根治性肿瘤切除术，术后生化指标及影像学检查均为阴性，后再次出现恶性嗜铬细胞瘤病变。关于复发性嗜铬细胞瘤报道较少。有研究发现其发生率约为同期嗜铬细胞瘤的 7.9%。复发性嗜铬细胞瘤的诊断需根据病史、临床表现、生化检查与影像学检查综合判断。B 超、CT 及 MRI 对嗜铬细胞瘤的阳性检出率可以达到 90%，而 ^{131}I-MIBG 对嗜铬细胞和组织有特异性亲和力，可被嗜铬细胞瘤选择性吸收，可检出 0.4cm 病灶，同时作用于肿瘤细胞而达到姑息治疗的作用。现在普遍认为嗜铬细胞瘤的复发原因包括：①初次手术时未检出其他部位并存肿瘤；②初次手术肿瘤组织种植或残留；③肾上腺内部或外部副神经节组织中原发肿瘤的多中心、不同时发生；④恶性肿瘤的转移；⑤原发肿瘤腹内破裂伴继发种植；⑥功能性肿瘤切除后，被原功能抑制的静止小病灶的发展。嗜铬细胞瘤病理表现复杂，有些病理表现为恶性特征，如异型性、多见母细胞、瘤体内淋巴管或血管内有瘤栓、局部包膜浸润等，但临床表现良性过程，有些病理表现为良性肿瘤，而临床表现恶性过程，随访发现有转移。一般认为，复发性嗜铬细胞瘤恶性倾向较大。复发性嗜铬细胞瘤以手术治疗为主，恶性肿瘤不能切除或存在手术禁忌时，可以采用放化疗，α 和 β 受体阻滞剂可有效地控制血压和儿茶酚胺，肿瘤动脉栓塞也可用于治疗。为降低复发率，研究认为：①术前应明确肿瘤是否为多发，必要时结合 ^{131}I-MIBG 明确诊断。②术中应避免种植和残留。③根治术后若血压和儿茶酚胺持续高，应考虑其他肿瘤存在的可能。④对恶性或有恶性倾向的肿瘤，应行根治性切除，手术以包膜外切除为主，尽量将周围软组织及局部淋巴结清除。位于膀胱或脐尿管等部位的肾上腺外嗜铬细胞瘤，因恶性倾向较大，手术切除范围应根据肿瘤部位、大小、浸润深度等具体情况而定，尽量达到根治性效果，以降低复发率。

针对本例患者，6 年前曾行左侧嗜铬细胞瘤切除术，本次发病有嗜铬细胞瘤典型表现，儿茶酚胺代谢产物明显升高，泌尿系 CT 提示左侧肾上腺占位性病变，间碘苄胍扫描考虑嗜铬细胞瘤。术前考虑为肾上腺嗜铬细胞瘤复发，较少见，患者同时合并有先天性心脏病，手术难度及风险均较高，经过充分术前准备（酚苄明控制血压、比索洛尔减慢心率，监测血压在 120/70mmHg 以下，HR 75～90 次 / 分。术前 3 天常规予以冰冻血浆 + 羟乙基淀粉 + 乳酸钠林格液扩容，术前 1 天输入红细胞悬液 2U 加强扩容术）后手术非常顺利，未诱发心力衰竭，术中、术后生命体征平稳，手术后恢复良好。手术后病理结果证实为肾上腺嗜铬细胞瘤。

病例 8 复杂先天性心脏病术后肾上腺嗜铬细胞瘤复发病例 1 例

我们查阅 MEDLINE 和中国知网数据库，该例是世界首例复杂先天性心脏病术后嗜铬细胞瘤复发并再次手术成功的病例，是笔者所在医院放射科、心血管内科、内分泌内科、泌尿外科多学科（MDT）联合诊治手术成功病例。

目前肾上腺嗜铬细胞瘤在我国的发病率逐渐上升，肿瘤根治性切除是最有效的治疗方式，目前认为早期发现、早期诊断、早期治疗，术前明确肿瘤是否为多发、术中尽量避免种植和残留、术后定期随访对于提高该病的治愈率及降低复发率具有重要作用。

参 考 文 献

曹万里，黄宝星，孙福康，等 . 2015. 初发恶性与复发恶性嗜铬细胞瘤临床特征的比较分析，上海交通大学学报，35（8）：1169-1173.

杨春明，孔垂泽，孙志熙，等 . 2005. 复发性嗜铬细胞瘤的诊治分析 . 中国肿瘤临床，32（23）：1364-1366.

Brennan MF，Keiser HR. 1982. Persistent and recurrent pheochromocytoma：the role of surgery. World J Surg，6（1）：397-402.

DeLellis RA，Lloyd RV，Heitz PU，et al. 2004. Pathology and genetics of tumors of endocrine organs. World Health Organization Classification of Tumors. 3rd ed. Lyon：IARC Press，164-184.

Ein SH，Shandling B，Wesson D，et al. 1990. Recurrent Pheochromocytomas in children. J Pediatr Srug，25（10）：1063-1065.

Harari A，Inabnet WB. 2011. Malignant pheochromocytoma：a review. Am J Surg，201（5）：700-708.

Mornex R，Badet C，Peyrin L. 1992. Malignant pheochromocytoma：aseries of 14 cases observed between 1996 and 1990. J Endocrinol Invest，15（9）：643-649.

Rowe PH，Loukota PA，Houghton A，et al. 1990. Recurrent pheochromocytoma. Br J Clin Pract，44（11）：521-523.

Sisson JC. 2002. Radiopharmaceutical treatment of pheochromocytomas. Ann N Y Acad Sci，970：54-60.

Van Heerden JA，Roland CF，Carney JA，et al. 1990. Long term evaluation following resection of apparently bening pheochromocytoma（s）/paraganglioma（s）. World J Surg，14（3）：325-329.

Walz MK，Peitgen K，Neumann HP，et al. 2002. Endoscopic treatment of solitary，bilateral，multiple，and recurrent pheochromocytomas and paragangliomas. World J Surg，26（8）：1005-1012.

Wangberg B，Muth A，Khorram-Manesh A，et al. 2006. Malignant pheochromocytoma in a population-based study：survival and clinical results. Ann N Y Acad Sci，1073：512-516.

病例 9

反复晕厥患者的诊治 1 例

耿召华　王　江　刘小燕　成小凤　胡建波　张源萍　何永铭

第三军医大学第二附属医院　全军心血管病中心

要点： Brugada 综合征是一种编码离子通道基因异常所致的家族性原发心电疾病，患者的心脏结构多正常。Brugada 综合征具有较宽的临床疾病谱，从静息携带者、晕厥反复发作者到猝死生还者，提示 Brugada 综合征具有明显的遗传异质性。患者多为青年男性。Brugada 综合征目前缺乏确实有效的药物治疗，ICD 是目前唯一已证实对 Brugada 综合征治疗有效的方法。

【主诉】　突发晕厥 2 次，心肺复苏后 1 个月。

【现病史】　患者男，39 岁。1 个月前患者因上呼吸道感染在当地社区医院输液时出现心搏骤停，立即行心肺复苏后出现急性肾衰竭，给予透析等治疗。后患者转入成都市某医院肾内科治疗，行动态心电图、心脏彩超等检查未见异常。诊断为：急性肾衰竭，心肺复苏后。2 周前 01：00 患者再次出现心搏骤停，妻子立即心脏按压后恢复，再次入住当地医院。行头颅 CT、心电图、脑电图及动态脑电图等检查，未见异常。诊断为：心肺复苏后；缺血缺氧性脑病。为求进一步诊治，患者到笔者所在医院就诊。

【既往史】　既往身体健康，无高血压、冠心病、糖尿病史。吸烟 10 余年，20 支/天。饮酒 12 年，4～5 两白酒/天。

【家族史】　父母健在。否认家族性遗传疾病史及猝死患者。

【查体】　HR 60 次/分，BP 120/80mmHg。双肺呼吸音清，未闻及干湿啰音，心前区无隆起，心浊音界不大，律齐，各瓣膜听诊区未闻及病理性杂音，双下肢不肿。

【辅助检查】

1. 实验室检查　肝功能、肾功能、电解质、心肌酶谱、肌钙蛋白、BNP、甲状腺功能、血脂、空腹及餐后 2 小时血糖、血常规、尿常规、大便常规均正常。

2. 心电图　Brugada 综合征（图 9-1）。

3. 超声心动图　正常。

4. 动态心电图　窦性心动过速及窦性心动过缓，平均 HR 63 次/分；偶发房性期前收缩、室性期前收缩（成对 3 对）；T 波改变：Ⅱ、Ⅲ、aVF、V_5 导联 T 波低平。

5. 动态脑电图　正常。

6. 胸部 X 线片、腹部彩超　正常。

7. 冠脉 CTA　正常。

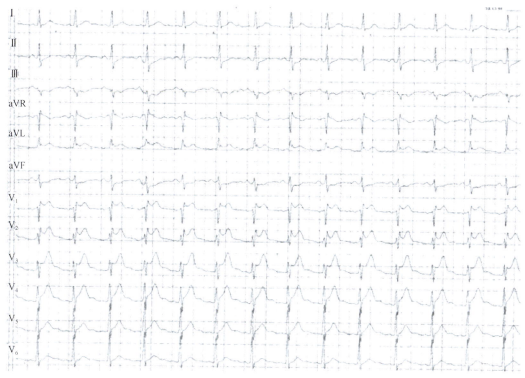

图 9-1　心电图：$V_1 \sim V_3$ 导联 ST 段呈"马鞍型"抬高

【诊断】　Brugada 综合征，心肺复苏后

【诊治经过】　患者入院后第三天行 ICD 植入术（Medtronic Marquis DR 7274）。右心室电极：电压阈值 0.7V，电流阈值 0.9mA，斜率 1.2，R 波振幅 22.4mV，阻抗 586Ω。右心房电极：电压阈值 0.5V，电流阈值 0.5mA，斜率 0.4，P 波振幅 2.8mV，阻抗 540Ω；感知灵敏度 2.7 mV。

ICD 植入后心电图：窦性心律及起搏心律，偶发室性期前收缩（图 9-2）。

出院 1 个月后患者反复心悸不适，并有心脏电击样不适，异常恐惧。在当地医院行动态心电图检查记录到室颤，并在 10 秒后除颤成功。再次入住笔者所在科。

院外动态心电图：多形性室性心动过速、心室颤动，ICD 治疗成功（图 9-3）。

考虑到该患者基础心率偏慢，多数在夜间或休息时发作，提高起搏频率可能是抑制室性心律失常的必要措施。同时给予药物治疗：美托洛尔缓释片 95mg qd。患者出院后未再发作心悸、胸闷等不适，无电击样症状。ICD 术后 5 年随访，患者能正常工作和生活，无心悸等特殊不适，未再发作心脏电击样不适。ICD 多次程控，均无室性心动过速、心室颤动事件发生。

【讨论】　Brugada 综合征是一种编码离子通道基因异常所致的家族性原发心电疾病，患者的心脏结构多正常。心电图具有特征性的"三联征"：右束支阻滞、右胸导联（$V_1 \sim V_3$）ST 呈下斜形或马鞍形抬高、T 波倒置，临床常因心室颤动或多形性室性心动过速引起反复晕厥、甚至猝死。本病于 1992 年由西班牙学者 Brugada P 和 Brugada J 两兄弟首先提出，认为这是一种新的特殊类型特发性室性心动过速，它不但是中青年患者猝死的主要原因之

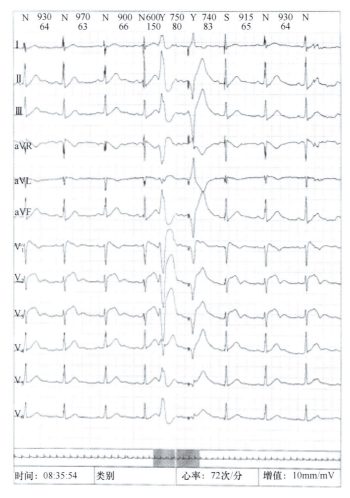

图 9-2 ICD 植入后心电图

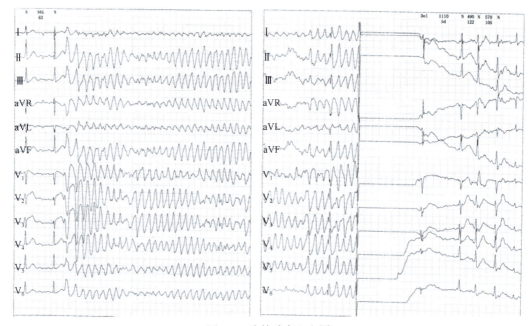

图 9-3 院外动态心电图

一，而且是许多过去认为原因不明的特发性室性心动过速或心室颤动的又一重要病因。1996 年日本 Miyazaki 等将此病命名为 Brugada 综合征。

Brugada 综合征为常染色体显性遗传性疾病。研究认为编码钠电流、瞬时外向钾电流（Ito）、ATP 依赖的钾电流、钙 - 钠交换电流等离子通道的基因突变都可能是 Brugada 综合征的分子生物学基础。

Brugada 综合征具有较宽的临床疾病谱，从静息携带者、晕厥反复发作者到猝死生还者，提示 Brugada 综合征具有明显的遗传异质性。患者多为青年男性，男女之比约为 8∶1，发病年龄多数在 30～40 岁。主要分布于亚洲，尤以东南亚国家发生率最高，故有东南亚夜猝死综合征之称。患者常有晕厥或心脏猝死家族史，多发生在夜间睡眠状态，发作前无先兆症状，发作时心电监测几乎均为心室颤动或多形性室性心动过速。常规检查多无异常，病理检查可发现部分患者有轻度左室肥厚。心脏电生理检查大部分可诱发多形性室性心动过速或心室颤动。

2002 年 8 月欧洲心脏病协会总结了 Brugada 综合征的心电特征并将其分为三型：Ⅰ型：以突出的"穹隆形"ST 段抬高为特征，表现为 J 波或抬高的 ST 段顶点 ≥ 2 mm，伴随 T 波倒置，ST 段与 T 波之间很少或无等电位线分离。Ⅱ型：J 波幅度（≥ 2 mm）引起 ST 段下斜型抬高（在基线上方并 ≥ 1 mm），紧随正向或双向 T 波，形成"马鞍形"ST 段图型。Ⅲ型：右胸前导联 ST 段抬高 < 1 mm，可以表现为"马鞍形"或"穹隆形"，或两者兼有。

详细询问病史和家族史是诊断的关键。不能解释的晕厥、晕厥先兆、猝死生还病史和家族性心脏猝死史是诊断的重要线索。如患者出现典型的Ⅰ型心电图改变，且有下列临床表现之一，并排除其他引起心电图异常的因素，可诊断 Brugada 综合征：①记录到心室颤动；②自行终止的多形性室性心动过速；③家族心脏猝死史（< 45 岁）；④家族成员有典型的Ⅰ型心电图改变；⑤电生理诱发心室颤动；⑥晕厥或夜间濒死状的呼吸。

Brugada 综合征目前缺乏确实有效的药物治疗，ICD 是目前唯一已证实对 Brugada 综合征治疗有效的方法。国际第 2 届 Bmgada 综合征专家共识会议推荐：对有Ⅰ型 Brugada 心电图表现的症状性患者如果曾有过心脏猝死发作史，无需再做电生理检查，应接受 ICD 治疗。患者如果出现相关的症状如晕厥、抽搐或夜间濒死性呼吸，在排除非心脏原因后，可接受 ICD 治疗。无症状患者有Ⅰ型 Brugada 心电图表现时如有心脏猝死家族史怀疑是由 Brugada 综合征导致的应进行电生理检查。如果Ⅰ型 Brugada 心电图表现是自发的，当猝死家族史是阴性时电生理检查可进行明确诊断。如果可诱发出室性心律失常，患者应该接受 ICD 治疗。

本例患者为青年男性，无任何器质性心脏病史，发作心搏骤停，经心肺复苏抢救。患者心电图符合 Brugada 综合征表现，经 ICD 和美托洛尔治疗后随访 5 年，未再发作室性心动过速。

参 考 文 献

黄峥嵘 . 2008. Brugada 综合征的临床、遗传与细胞电生理研究 . 福建医科大学 .
孟娟，雷娟，方昶，等 . 2015. 国人 Brugada 综合征的临床分析 . 中国心脏起搏与心电生理杂志，02：121-127.
郑忠良，高雪玲 . 2009. Brugada 综合征的诊断和现代治疗 . 中外医疗，36：174，175.
Anselm DD, Evans JM, Baranchuk A. 2014. Brugada phenocopy: A new electrocardiogram phenomenon. World Journal of Cardiology，6（3）：81-86.

病例 10

主动脉夹层误诊 1 例

王引利　蒋　毅　吴　镜　唐　炯

成都市第三人民医院心血管内科

要点： 主动脉夹层是急诊胸痛引发死亡的四大病因之一，由于夹层累及部位的不同，临床表现多样，极易被误诊。本例患者青年男性，因弯腰拾重物后发病，心电图有心肌缺血表现，心肌酶升高，被误诊为急性冠脉综合征，急诊冠脉造影检查正常；但由于患者心电图和心肌酶学的变化不同于急性心肌梗死，且幸运地发现了患者上下肢血压的异常，最终影像学确诊为主动脉夹层，避免了可能对夹层病变造成进一步加重的检查手段的开展。本例患者的诊治过程再一次强调了临床医生需要严格遵循相关疾病诊治流程，同时也强调了三基三严工作开展的必要性；而正确临床思维的建立是每一位医生为患者制订正确诊治方案的基础。

【**主诉**】 胸痛 4+ 小时，伴晕厥 1 次。

【**现病史**】 患者男，42 岁。于入院前 4+ 小时（早上 7：50）弯腰拾物时突发心前区疼痛，为绞痛，持续 2min，伴恶心、大汗淋漓，双下肢麻木，无呕吐，无头昏头痛，无视物旋转，无耳鸣。患者随后自行到床上休息，突发意识丧失，约 30s，家人掐其人中后意识恢复，但仍感胸闷，于当地医院（早上 8：30）就诊，心电图检查（早上 8：32）提示急性冠脉综合征，立即给予阿司匹林肠溶片 300mg，硫酸氢氯吡格雷（波立维）300mg 后症状稍缓解，为进一步治疗于笔者所在医院急诊科（早上 8：45）就诊，心电图仍考虑急性冠脉综合征，于 2016-7-6 入院。

有血压升高病史 1+ 年，最高达 140/95mmHg，未正规治疗过。

有反复腰痛病史 5+ 年，诊断"腰椎间盘突出"，间断外院理疗，2 天前患者弯腰拾重物时出现腰部疼痛，未重视。

【**既往史**】 无特殊。

【**查体**】 T 36.7℃，P 77 次 / 分，R 19 次 / 分，BP 88/70mmHg。精神欠佳，神清语晰，查体合作，颈静脉无充盈，肝 - 颈静脉回流征阴性，双肺呼吸音清，未闻及干湿啰音，心界左侧扩大，HR 77 次 / 分，律齐，各瓣膜听诊区未闻及杂音，全腹软，无压痛和反跳痛，双下肢不肿。

【**辅助检查**】 急诊心电图（外院）：窦性心律，HR 68 次 / 分，Ⅰ、aVL 导联 T 波倒置，Ⅱ 导联 T 波低平，Ⅲ 导联 Q 波，$V_1 \sim V_3$ 导联 ST 段抬高 $0.25 \sim 0.5$mV，V_3 导联 T 波正负双向，$V_4 \sim V_6$ 导联 T 波倒置，ST 段压低 $0.05 \sim 0.25$mV（图 10-1）。

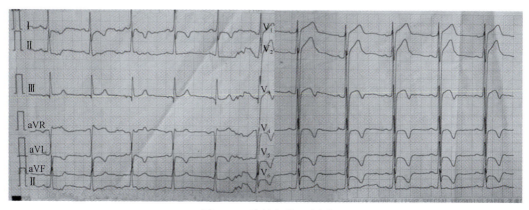

图 10-1　院外急诊心电图

急诊头部 CT（外院）：未见确切异常 CT 改变。

急查心肌酶 CK-MB 7.6U/L（正常 0～24U/L），CK 183.4U/L（正常 24～195U/L），TNT-HS 19.43pg/ml（正常 0～14pg/ml），肌红蛋白 148.8ng/ml（正常 26～72ng/ml），D-二聚体 14.15mg/L（正常 0～0.55mg/L），血常规：WBC $16.66×10^9$/L，N 88.8%，肝功能：ALT 105.8 IU/L（正常 0～40 IU/L），AST 52.4 IU/L（正常 0～40 IU/L），电解质：血钾 4.19mmol/L，血钠 140.2mmol/L，二氧化碳结合率 20.7mmol/L。

【诊治经过】　入院后立即给予吸氧，持续心电监护，阿司匹林肠溶片 100mg qd，氯吡格雷 75mg qd 抗血小板，阿托伐他汀 20mg qn 口服稳定斑块，酒石酸类托洛尔缓释片 23.75mg qd 控制心室率，双氯芬酸钠乳胶剂局部止痛，头孢美唑 2g ivgtt q8h 抗感染。

2016 年 7 月 7 日上午 10：20 患者平卧位咳嗽咳痰，突发呼之不应，双目凝视，大汗淋漓，血压 105/75mmHg，HR 135 次/分，述胸闷，心累，精神差，嗜睡，呼之能应。立即给予生理盐水 500ml 静脉补液，患者意识逐渐恢复。

发作时心电图：窦性心律，HR 125 次/分，Ⅰ、aVL 导联 T 波倒置，ST 段压低 0.1mV，V_2 导联 J 点抬高 0.5mV，V_5 导联 R 波递增不良，T 波倒置或低平，ST 段压低 0.1～0.15mV。

神经内科急会诊考虑突然短暂意识丧失原因待查：建议完善脑 CT，脑电图和动态脑电图，脑 MRI 协助诊断。骨科会诊建议给予对症治疗。

发作时心电图见图 10-2。

再次查体：左上肢血压 135/70mmHg，右上肢血压 130/72mmHg，左下肢血压 110/85mmHg，右下肢 BP 106/90mmHg；血气分析急查：pH 7.291，$PaCO_2$ 37mmHg，PaO_2 89.7mmHg，HCO_3^- 18mmol/L，BE-7.2mmol/L，SO_2 95.4%，给予碳酸氢钠 125ml 纠正酸中毒。尿常规：潜血+，蛋白+。床旁心脏超声：左房 32mm，左室舒末内径 35mm，左室收末内径 27mm，右房 33mm×38mm，右室前后径 17mm，左室 EF46%，主动脉根部内径 33mm，升主动脉内径 44mm，主动脉弓部内径 27mm，降主动脉起始段内径 26mm，升主动脉管腔内疑似光带样回声，主动脉瓣回声增强；左室壁明显肥厚，室间隔厚 21mm，左室前壁厚 19mm，左室下壁厚 19mm，左室后壁 20mm，左室心尖部 15mm。二尖瓣口前向血流未见增快，E 峰随呼吸运动变化率大于 50%，结论：左室壁明显肥厚，左室壁整

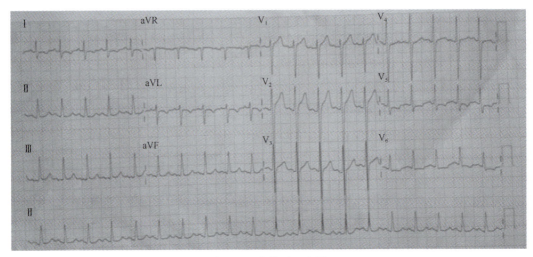

图 10-2　发作时心电图

体活动度降低，升主动脉增宽，升主动脉内疑似光带样回声，左室收缩舒张功能均降低。脑 CT：双侧基底核腔隙性脑梗死？肺 CT：双肺上叶肺大疱影，双肺散在纤维条索影，双肺下叶少量炎性病灶，双侧胸膜增厚粘连，升主动脉增宽，心包积液。急查主动脉 CTA（图 10-3，图 10-4）显示主动脉夹层从升主动脉撕裂至双侧髂总动脉，右侧头臂干、左锁骨下动脉夹层征象，腹腔干、肠系膜上动脉、右侧肾动脉发自真腔，左肾动脉发自假腔。心外科和血管外科建议外科手术治疗，患者因治疗费用昂贵，自动离院。

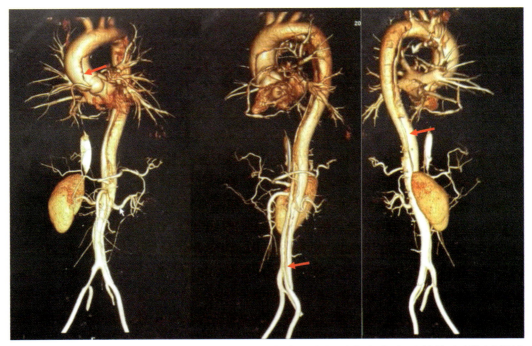

图 10-3　腹部 CTA 示主动脉夹层从升主动脉撕裂至双侧髂总动脉，右侧头臂干、左锁骨下动脉夹层征象，腹腔干、肠系膜上动脉、右侧肾动脉发自真腔，左肾动脉发自假腔

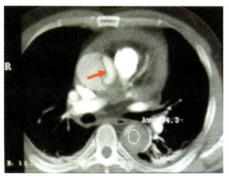
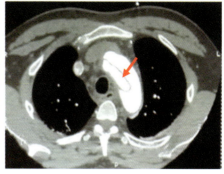

图 10-4 箭头提示撕裂的内膜片

【讨论】 主动脉夹层死亡率极高，由于夹层累积部位的不同，其临床表现形式多样，极其容易造成误诊。

本例患者为年轻男性，以胸痛为主诉，伴短暂意识丧失一次，心电图表现提示高侧壁、前壁心肌缺血，肌钙蛋白有升高；最初诊断为非 ST 段抬高型心肌梗死，GRACE 评分提示高危，拟定急诊冠脉造影检查；患者家属由于经费问题，以及笔者观察患者心电图、心肌酶学动态变化不明显，未行冠脉造影检查，未给予低分子肝素治疗。患者青年男性，既往有明确的腰椎间盘突出病史，每次发作有弯腰拾物的诱因，自述体位的改变疼痛会加重，因此笔者在诊断中还怀疑急性腰椎病变，请骨科会诊。后患者再次意识短暂丧失，双目凝视，但急诊脑 CT 未见颅内病灶。辅助检查显示 D- 二聚体升高，尿常规异常。随着患者四肢血压异常，影像学主动脉疑似光带样回声被发现后，主动脉夹层的诊断才逐渐浮出水面。

结合急诊胸痛可能危及生命的四大病因：急性冠脉综合征、主动脉夹层、气胸、肺梗死。

主动脉夹层死亡率极高，50% 的患者可能在 48 小时以内就死亡。本例患者主动脉夹层累及范围广泛，从升主动脉撕裂至双侧髂总动脉；右侧头臂干、左锁骨下动脉夹层征象，夹层撕裂至冠状动脉开口处，有心包积液，考虑心包积血；腹腔干、肠系膜上动脉、右侧肾动脉发自真腔，左肾动脉发自假腔，为 Debakey Ⅰ 型。本例患者临床上表现为晕厥、胸痛、心肌酶学异常、尿常规异常，分别为头臂干、冠状动脉开口、肾动脉受到夹层累及所致。与冠状动脉病变所致胸痛不同的是：主动脉夹层所致的胸痛常因夹层病变的进展而具有迁移性，当夹层撕裂到冠状动脉开口时，临床会出现类似急性冠脉综合征的表现；夹层多累及右侧冠状动脉，下壁心肌梗死多见，且主动脉夹层所致的冠脉受累，临床多缺乏动态的心电图变化和酶学的动态变化；如没有充分鉴别两种疾病，而给予了溶栓或抗凝治疗，可能对患者造成致命性的打击。所幸本例患者几经周折，下肢血压低于上肢血压，这样的差异让笔者重视了对患者进行大血管影像学检查，入院 24 小时内笔者对患者明确了诊断。但仔细回想，作为临床医生，拥有扎实的基本功、慎密的临床思维，结合经验和指南推荐，对疾病的认识才能更加全面。急诊胸痛可能导致死亡的四大病因中，肢体血压的差异充分提示主动脉夹层的可能，四肢血压测定非常简单快速，发现异常对大血管病变，对继发性血管性高血压及夹层动脉瘤诊断非常有提示意义。临床医生应该高度重视并常规测定四肢血压；肺部体征血气分析的异常充分提示气胸或肺梗死可能，而这些变化只需要临床医生仔细观察就能被发现。

因此，严格遵循临床疾病的诊治流程，细致的查体和慎密的临床思维是每一位临床医生不可缺少的本领，也是患者得到准确治疗的基础。

参 考 文 献

黄文军，叶君明，郑泽琪. 2011. 320例主动脉夹层误诊分析. 实用临床医学，12（05）：8-10.

Chen LW，Wu XJ，Lu L，et al. 2011. Total arch repair for acute type A aortic dissection with 2 modified techniques：open single-branched stent graft placement and reinforcement of the dissected arch vessel stump with stent graft. Circulation，123（22）：2536-2541.

Hiratzka Loren F，George L. Bakris，Joshua A. Beckman，et al. 2010. ACCF/AHA/AATS/ACR/ASA/SCA/SCAI/SIR/STS/SVM Guidelines for the Diagnosis and Management of Patients With Thoracic Aortic Disease. Journal of the American College of Cardiology.

病例 11

年轻人心肌梗死 3 次支架植入术后顽固性高脂血症 1 例

周建中[1]　谭漪扬[1]　王　丽[2]

重庆医科大学附属第一医院[1]
九龙坡区第一人民医院心内科[2]

【要点】：26 岁，男性，两年多时间发生 3 次心肌梗死。无家族性高胆固醇史，姐姐、弟弟血脂基本正常，患者血脂异常高。间断服：他汀类药物 + 依折麦布。三次支架术：第一次：LAD+LCX，第二次：LAD+RCA（2 年 9 个月后），第三次 LAD 补一短支架（1 个月后），因管不住嘴，好吃油腻食品，病变进展迅速。LAD：急性闭塞，有血栓，是支架术后晚期血栓？还是新斑块破裂？如何鉴别（笔者倾向新病变，新斑块）？患者用硫酸氢氯吡格雷（波立维/泰嘉）2 年，停用半年后发生。该例患者：是否氯吡格雷抵抗？手术支架因素？基因水平（层面）：氯吡格雷抵抗。血小板抑制水平（层面）如何？当时没检测血栓弹力图。临床水平（层面）：是否换用替格瑞洛（倍林达）？你如何决策？强化生活方式管理。强化血脂：依折麦布 + 立普妥，此后 2 年随访没有发生心肌梗死。

【主诉】　胸闷胸痛 1 天，加重 6 小时。

【现病史】　患者男，26 岁，入院前 1 天患者无明显诱因出现间断性胸骨后胸闷、胸痛，呈压榨感、紧缩感，伴冷汗、心悸，无放射痛，无濒死感，无恶心、呕吐，无黑矇、晕厥，无喘累、气促。6 小时前加重，持续性胸痛，含服硝酸甘油、哌替啶（杜冷丁）注射有所缓解，以"胸痛待查"收入笔者所在科。

【既往史】　否认高血压、糖尿病、冠心病史。有吸烟史 7 年，每日约 25 支。有饮酒史 7 年，饮酒量少，喜好肥肉、内脏。

【查体】　T 36.8℃，P 86 次/分，R 20 次/分，BP 136/84mmHg。神清，体型肥胖，全身皮肤无苍白黄染，左右上下肢血压大致相等，双肺呼吸音清，未闻及干湿啰音及哮鸣音，心脏叩诊不大，HR 86 次/分，律齐，各瓣膜区未闻及病理性杂音，腹部膨隆，腹软，无压痛、反跳痛、肌紧张，肝脾肋下未触及，双肾区无叩痛，双下肢不肿。

【辅助检查】　第一次心肌梗死：

心电图：窦性节律，未见明显 ST-T 改变（胸痛已明显缓解）。

心肌酶谱：CK-MB 17.7ng/ml，TnT 0.084ng/ml（正常：＜0.03）。

OGTT：空腹 5.6mmol/L；30min 10.0mmol/L；60min 10.6mmol/L；120min 7.4mmol/L。

胸部 CTA：双肺未见明显异常，升主动脉及胸主动脉未见确切夹层征象。

第一次冠脉造影（2012-02-21）（图 11-1）：前降支血管内壁不光滑，密度不均，中远段见约 85% 的狭窄病变，第一、二对角支开口及近中段见不同程度狭窄病变；回旋支中段见闭塞病变；右冠状动脉血管内壁不光滑、密度不均，主干呈串珠样改变，见多处狭窄病变，近段最狭窄处程度约60%，后侧支开口约80%的狭窄病变，远段约60%的狭窄病变，冠状动脉严重三支血管病变：PCI：在回旋支中段及前降支中远段分别植入XIENCE V 2.75mm×23mm、2.5mm×12mm支架各一枚，造影见支架处狭窄基本消失，TIMI血流3级（图11-2）。

心肌梗死后治疗：阿司匹林片100mg qd、硫酸氢氯吡格雷150mg qd双联抗血小板，美托洛尔缓释片47.5mg qd，阿托伐他汀40～80mg qd（80mg×1周，60mg×1个月，此后改为40～60mg，磺达肝癸钠（安卓）1周抗凝，曲美他嗪（万爽力）20mg tid。

2012-2-23复查 TC 11.17mmol/L；LDL-C 8.29mmol/L，强化降脂：阿托伐他汀40mg治疗50天后复查 TC 5.35mmol/L；LDL-C 3.49mmol/L。降幅：TC：52.2%，LDL-C 58.5%，但LDL-C仍然非常高，患者服药依从性差：常常不服药，管不住嘴，喜欢吃大鱼大肉。出院8个月后：TC：8.64mmol/L，LDL 6.70mmol/L，HDL 0.85mmol/L，TG 2.83mmol/L。

患者26岁，心肌梗死，RCA血管迂曲，血管僵硬（与26岁冠脉血管弹性明显不匹配），但没有明显冠状动脉瘤，既往没有多形性红斑，皮肤黏膜受累及淋巴结肿大病史，排除川崎病。考虑年轻心肌梗死与异常增高的LDL-C、吸烟等不健康生活方式有关。

2012-5-16再次复查：TC 6.75mmol/L；LDL-C 5.13mmol/L，加依折麦布，阿托伐他汀改为60mg，治疗1个月后（2012-6-25）再次复查：TC 6.58mmol/L；LDL-C 5.15mmol/L，降幅：TC、LDL-C无明显变化，患者血脂高，他汀类药物加用依折麦布，血脂控制不佳。生活方式干预不好，没管住嘴，仍然长期吃肥肉、内脏。

药物（氯吡格雷、ASA、调脂药物、β受体阻滞剂）治疗1.5年，停用所有药物半年，2年9个月后（2014-11-16）在陕西咸阳突发胸痛，心源性休克，到咸阳当地医院就诊，诊断为急性前壁心肌梗死（第二次心肌梗死）。

心电图：V_1～V_4 ST段抬高0.3～0.5mV（图11-3）。

超声心动图：节段性室壁运动异常；左室舒张功能降低；EF 51%。

2014-11-16第一次PCI：LAD：原支架近端100%闭塞，原支架内轻度不规则增生，支架远端50%狭窄，"罪犯"血管为LAD，立即开通，3.0mm×18mm Excel支架，3.0mm×15mm高压球囊扩张。RCA：全程串珠样改变，近端90%狭窄，中远段多处50%～70%狭窄。

择期（2天后）开通RCA：植入Stent。

冠脉造影（2014-11-18）：冠状动脉严重三支血管病变，前降支急性闭塞，回旋支远端50%狭窄，右冠90%狭窄，于前降支、右冠各植入支架一枚（图11-4）。

第二次PCI后1个月再次胸痛。

第3次入院：

PCI术后32天，再次发作胸痛，持续1小时以上不缓解，于2014-12-25：再次入笔者所在科。

病例 11　年轻人心肌梗死 3 次支架植入术后顽固性高脂血症 1 例

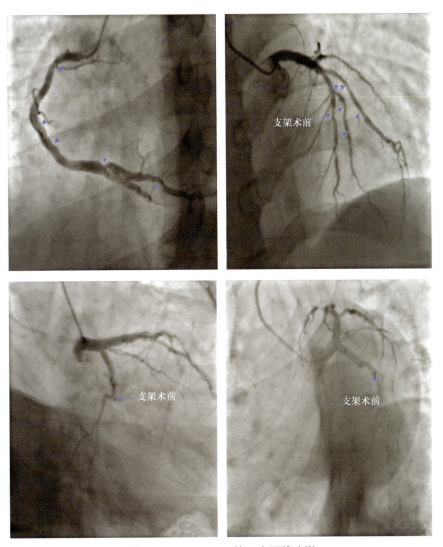

图 11-1　2012-02-21 第一次冠脉造影

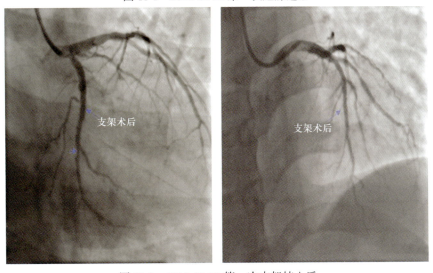

图 11-2　2012-02-21 第一次支架植入后

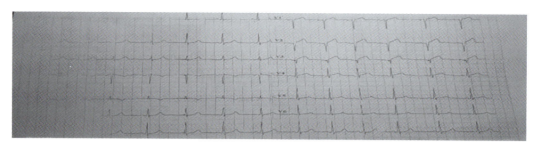

图 11-3　第二次心肌梗死心电图

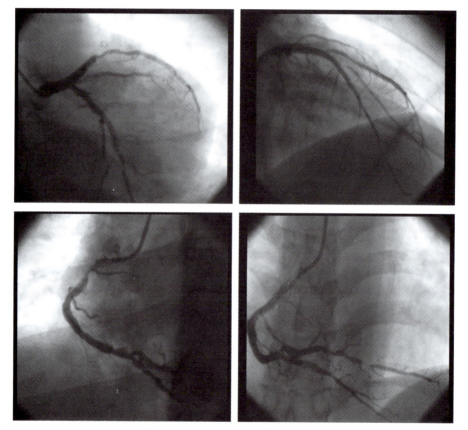

图 11-4　2014-11-18 冠脉造影检查

心电图：$V_1 \sim V_4$ ST 段稍抬高。

2014-12-30 第三次 PCI：（笔者所在医院）左冠状动脉开口、主干未见明显狭窄病变，前降支：血管内壁不光滑，密度不均匀，近段见重度狭窄病变伴斑块影，最狭窄约 70%，中段原支架内未见明显再狭窄病变，第一、二对角支开口及近段见重度狭窄病变，最狭窄约 90%，回旋支：血管内壁不光滑，密度不均匀，近段原支架内未见明显再狭窄病变。右冠状动脉：血管内壁不光滑，密度不均匀，呈串珠样改变，近段原支架内未见明显再狭窄病变，中远段见多处轻中度狭窄病变，最狭窄约 50%，左室后侧支开口及远段见重度狭窄病变，最狭窄约 90%。

术中 IVUS：经侧管追加肝素 4500 U，将 JL3.5 指引导管放至左冠状动脉开口，送

病例 11　年轻人心肌梗死 3 次支架植入术后顽固性高脂血症 1 例

入导丝经前降支近段狭窄处达其远端，沿导丝送入超声成像导管经前降支达病变远端，IVUS 检查示（图 11-5）：LAD 血管管腔不光滑，血管内膜不完整，见斑块破裂影，检查结束，拔出超声导管，TIMI 血流 3 级。院外：第二次 LAD 支架太短，未能覆盖近端病变，是否怕长支架影响边支？患者内皮断裂，血管内膜不完整，可见斑块破裂影，是此次疼痛"罪犯"血管病变。

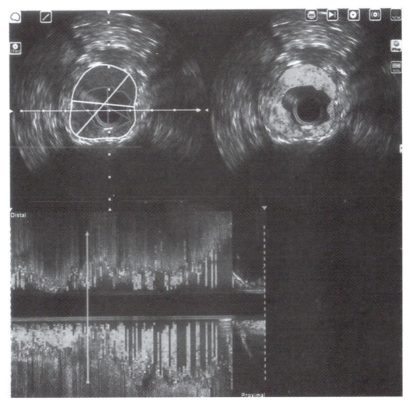

图 11-5　IVUS 检查

PCI 术程记录：将 JL3.5 指引导管放至左冠状动脉开口，术中追加肝素 2000U，送入 BMW 钢丝通过前降支近段狭窄处达其远端，因通过欠佳，续送入 Runthrough 钢丝通过前降支近段狭窄处达其远端，送入 Runthrough 钢丝进入第一对角支以保护，TREK 2.0mm×15mm 球囊在前降支及第一对角支狭窄处植入 Firebird 3.5mm×18mm 支架一枚，续用 VOYAGER 4.0mm×8mm 高压球囊在支架内后扩，造影见支架处未见明显残留狭窄，TIMI 血流 3 级。

【诊断】

1. 急性心肌梗死冠脉三支血管病变冠脉支架植入术后
2. 高脂血症

【诊治经过】　患者第 1 次胸痛后立即收入 CCU，予阿司匹林＋氯吡格雷抗血小板、低分子肝素钙抗凝，阿托伐他汀降脂，美托洛尔稳定心室率等对症处理。因患者入院时查心电图无明显 ST 段抬高，肌钙蛋白接近正常值 3 倍，且予硝酸甘油、哌替啶后胸痛症状缓解，是否有非 ST 段抬高型心肌梗死不能明确，另主动脉夹层、胸膜病变、肋间神经炎等均不能除外。在患者生命体征平稳情况下，我们先行胸部CTA，在排除主动脉夹层后，我们行冠脉造影，结果提示冠脉三支严重病变，并于回旋支、前降支分别植入支架1枚，后继续予冠心病二级预防。因患者胆固醇、低密度脂蛋白明显高于正常值，故将阿托伐他汀由20mg、40mg最后改为80mg qn治疗1周，出院时改为40mg qn。继续观察数天后，患者无明显胸闷、胸痛症状，予以出院。该患者出院后长期于笔者所在医院门诊随访，反复查血脂提示高于正常值数倍，根本无法达到冠心病人群标准，故出院后2个月，在服用60mg qd阿托伐他汀基础上加用依折麦布10mg qd协同降脂治疗，1个月后复查血脂维持在前次复查水平，嘱患者继续目前药物及剂量，3个月后再次复查血脂时，胆固醇不但没下降，反而有升高趋势，考虑患者是否对阿托伐他汀敏感性较低，故我们以瑞舒伐他汀20mg qd替代之，遵上述处方2个月后，患者血脂仍维持在高水平，这次笔者没有怀疑药物问题，而是直接询问患者平素生活饮食习惯，后被告知出院至今仍大量进食肥肉、内脏食物，且几乎不运动。

在高脂饮食基础上，该患者在服用氯吡格雷、阿司匹林、β受体阻滞剂1年半年后，自行停止上述药物治疗。在第一次心肌梗死2年后，再发胸痛，心电图提示前壁心肌梗死，行冠脉造影提示冠状动脉严重三支血管病变，前降支急性闭塞，回旋支远端50%狭窄，右冠90%狭窄，分别于前降支、右冠植入支架一枚。因患者三支血管严重病变，且多支架植入，根据目前文献报道，行CYP2C19基因多态性，检查提示有基因突变，对氯吡格雷抵抗，故换用替格瑞洛90mg bid抗血小板治疗。住院期间，因患者血脂仍高，给予阿托伐他汀80mg qd 1周改为40mg加依折麦布10mg qd治疗，余仍以冠心病二级预防方案治疗，随访2年未再出现心肌梗死。下面是血脂情况：

血脂住院期间：TC 17mmol/L，LDL 8.29mmol/L，HDL 1.06mmol/L，TG 1.63mmol/L。

出院半月：TC 8.19mmol/L，LDL 6.58mmol/L，HDL 0.86mmol/L，TG 1.62mmol/L。

出院1个半月：TC 5.35mmol/L，LDL 3.49mmol/L，HDL 0.73mmol/L，TG 1.16mmol/L。

出院2个月：TC 6.75mmol/L，LDL 5.13mmol/L，HDL 1.00mmol/L，TG 2.14mmol/L。

出院3个月：TC 6.58mmol/L，LDL 5.15mmol/L，HDL 0.89mmol/L，TG 1.45mmol/L。

出院半年：TC 8.72mmol/L，LDL 6.29mmol/L，HDL 0.85mmol/L，TG 4.74mmol/L。

出院8个月：TC 8.64mmol/L，LDL 6.70mmol/L，HDL：0.85mmol/L，TG：2.83mmol/L。

【讨论】 急性心肌梗死发生率逐年增高，且有年轻化趋势，主要病因仍为冠状动脉粥样硬化，也可见于川崎病、系统性红斑狼疮、冠状动脉栓塞、血管畸形等。吸烟、饮酒、高脂饮食、运动减少、劳累等个人生活方式会加速其发生发展。在众多危险因素中，冠心病家族史、高胆固醇血症、高血压和吸烟者，其发生冠心病的危险性为全无者的20倍。针对该患者第一次起病，考虑与其高胆固醇血症密切相关。笔者在行PCI后，于前降支、回旋支分别安置支架。但术后该患者仍未改善生活方式，大量进食高脂类食物，调整他汀类药物种类、剂量及加用依折麦布后血胆固醇仍维持在高水平状态，这是导致其两年后再发心肌梗死、在咸阳第二次支架内血栓的原因之一[LAD支架太短，未能覆盖近端病变（IVS）]。原因之二考虑基因多态性检测中，氯吡格雷低反应（基因层面 *3/ *3 突变）是重要的参考因素之一。

支架内血栓形成是经皮冠状动脉介入治疗少见但极其严重的并发症，根据其发生的时间，可分为急性支架血栓（介入术中或 24 h）、亚急性支架血栓（术后 24 h 至 30 天内）、晚期支架血栓（术后 30 天至 1 年）、晚晚期支架血栓（术后 1 年以上），其发生与介入操作因素、支架因素、临床因素和药物因素等相关。明确诊断可依据造影或病理证实。该患者曾经于 2012 年于前降支、回旋支各植入支架，2014 年再次行冠脉造影提示前降支急性闭死，回旋支通畅，结合 IVS 观察 LAD 血管管腔不光滑，血管内膜不完整，见斑块破裂影，我们认为是动脉粥样硬化新斑块破裂导致再次心肌梗死，其发生晚晚期支架内血栓可能性小。动脉粥样硬化病变再次进展首先与该患者的 LDL-C 控制不佳有直接关系。众所周知，高脂血症为冠心病等疾病的重要危险因素之一。有报道指出，高 LDL 低 HDL 的患者比低 LDL 高 HDL 患者患心肌梗死的危险性较高，与高三酰甘油关系不密切。该患者术后 8 个月随访血脂直至 2 年后再次住院，均提示胆固醇、LDL 高出正常值数倍，无法达到冠心病人群建议控制范围，这为冠脉进一步发生粥样硬化提供了很好的基础。

其次是药物因素。支架作为异物植入血管后必然引起血小板的黏附并激活凝血系统，也可因高压扩张引起斑块破裂、血管损伤，导致血栓物质释放。故抗血小板药物治疗是预防 PCI 术后支架内血栓形成的关键，若维持用药的时间不够，剂量不足，均可导致支架内血栓的发生。因此，药物洗脱支架术后如无出血风险氯吡格雷应至少服用 1 年。另一个与药物相关的不可忽略的问题就是药物抵抗。氯吡格雷抵抗或低反应性是急性冠脉综合征者药物涂层支架（DES）植入后 6 个月内支架内血栓形成和心源性死亡的独立预测因子。如何检测氯吡格雷抵抗？目前国内外尚无明确统一的定义，但因该药 15% 经过肝脏细胞色素 CYP450 酶系统的调节，故可以通过检测其代谢途径 CYP2C19 基因多态性来对其进行初筛。现已发现 CYP2C19*1-*25 等 27 个等位基因，编码正常酶活性的基因是 CYP2C19*1，其余基因型则为突变，以 CYP2C19*2 和 CYP2C19*3 突变多见，根据不同等位基因功能缺失，分为快代谢基因型（*1/*1）、中间代谢基因型（*1/*2，*1/*3）和慢代谢基因型（*2/*2，*2/*3，*3/*3）。若携带两个 CYP2C19 功能缺失等位基因的"慢代谢型"患者中疗效减低，该患者基因型为 *3/*3，提示氯吡格雷对该患者抗血小板聚集功能较弱，有诱发血栓可能。故在氯吡格雷抵抗时，我可以加大氯吡格雷用量或换用新型抗血小板药物，如替格瑞洛等。近来有研究认为，西洛他唑是一种强而有效的血小板抑制剂，但缺乏大规模研究，疗效需进一步验证。

支架本身作为异体在植入人体时，就有发生血栓的风险性。临床上广泛应用的是金属裸支架和药物涂层支架。金属支架表面粗糙，易导致血小板的聚集，药物涂层支架由支架、聚合物涂层和抑制细胞增殖的药物所组成，它延迟血管内皮化，有可能增加迟发性支架血栓发生的概率，但多项研究显示，药物涂层支架并不增加支架血栓。故预防支架因素引起的血栓，就必须选择最优的抗血小板治疗方案。

另外的操作因素，如充盈缺损、支架贴壁不良、支架定位不准、支架边缘夹层等原因引起血栓可见于急性或亚急性期，若术者有熟练的操作技术、丰富的临床判断经验，借助 IVUS 等先进设备，可减少该类病因的发生。

在实际临床工作中，女性高龄（＞75 岁），糖尿病，高血压，左室功能减退，也与支架内血栓形成密切相关。这就要求我们在治疗心脏相关疾病的同时，也需兼顾其他系统疾病，多学科配合，以使各疾病处于平衡状态。

支架术后的血栓并发症是导致 PCI 术后死亡的主要因素。我们需积极预防上述危险因素的发生，研究更适应人体的支架，进一步提高操作者技术，大规模多中心研究抗血小板方案，以减少该类并发症的发生。

参 考 文 献

童保文，林志鸿 . 2012. 冠状动脉支架内血栓形成机制及他汀类药物的防治作用 . 海峡药学，04：128-131.

张梅，姜铁民，田军，等 . 2009. 支架内血栓形成病例的临床特点分析 . 中国循环杂志，04：254-257.

张燕，任艺虹，周超飞，等 . 2013. 经皮冠状动脉介入治疗术后急性、亚急性支架内血栓形成的危险因素分析 . 中国循环杂志，01：17-20.

Zisuh AV，罗裕，陈莎莎，等 . 2012. 细胞色素 P450 2C19*2 基因多态性联合钙通道阻滞剂与冠状动脉支架内血栓形成的相关性 . 临床心血管病杂志，06：439-442.

病例 12

用一元论解释患者临床症状 1 例

周建中[1]　谭漪扬[1]　罗天友[2]　彭　娟[2]

重庆医科大学附属第一医院心内科[1]
重庆医科大学附属第一医院放射科[2]

　　要点：该患者为青年女性，以疑似心肌炎症状入院，病程中血压波动大，考虑继发性因素可能，完善检查提示嗜铬细胞瘤，手术病理活检证实。因嗜铬细胞瘤中，有 25%～30% 有合并甲状腺病变可能，继续筛查，考虑患者合并甲状腺髓样癌。综合诊断为多发性内分泌腺瘤（MEN2 型）。而心肌炎考虑为儿茶酚胺性心肌病。所以，当多种疾病同时存在于一个患者时，应尽量采用疾病一元论解释。

　　【主诉】　心悸、黑矇 1 周，加重 1 天。

　　【现病史】　患者女，20 岁。1 周前，患者受凉后出现咽喉部疼痛，伴心悸黑矇，黑矇时间约 1min 自行缓解，院外口服感冒药物 1 次，咽喉部疼痛缓解，但仍有心悸黑矇。1 天前，患者自觉心悸、心累、气促加重，遂入笔者所在医院就诊，心肌酶谱提示：肌红蛋白 62.3μg/L，肌酸激酶同工酶 23.6μg/L，肌钙蛋白 0.129μg/L，血常规提示：白细胞总数 $17.42×10^9$/L↑，中性粒细胞百分比 89.1%。心电图提示：窦性心律，心率约 100 次/分，遂以"心肌炎"收入笔者所在科。

　　【既往史】　无高血压、糖尿病、高脂血症及吸烟饮酒史。

　　【体格检查】　T 36.5℃，P 96 次/分，R 22 次/分，BP 175/101mmHg。神清，精神差，急性痛苦病容，对答切题，颈软，无抵抗感，无颈静脉充盈，甲状腺未扪及，双肺无干湿啰音，心界不大，HR 96 次/分，心音低沉，节律齐，无杂音，腹部平坦，无腹部压痛，无腹部反跳痛及肌紧张，未触及肝脾，肝-颈静脉回流征阴性，双下肢无水肿。

　　【辅助检查】

1. 心脏彩超（2015-1-16）　各房室内径均在正常范围内，左室肥厚伴顺应性减退（左室后壁舒张末厚度 12mm）。

2015-1-20：①左室壁增厚（左室后壁舒张末厚度 11mm）；②左心功能测值正常，EF：70%。

2015-3-10：各房室内径均在正常范围内（左室后壁舒张末厚度 9mm），左心功能测量正常，EF：70%。

2. 动态心电图　①窦性心律，最快心室率 123 次/分；②部分可见加速性交界性逸搏及逸搏心律伴房室干扰，频率 60～80 次/分；③最大心率时提示右心房负荷过重；④T 波改变。

3. 激素昼夜节律 皮质醇 8 时、16 时、24 时分别为 522.78 nmol/L、310.11 nmol/L、167.56 nmol/L。ACTH 8 时、16 时、24 时分别为 22.95 pg/ml、14.86 pg/ml、6.78 pg/ml。

4. 小剂量地塞米松抑制试验皮质醇 8 时 24.89 nmol/L（抑制）。

5. 三次儿茶酚胺代谢产物 肾上腺素 634.6ng/L、5211.5ng/L、887.5ng/L（正常参考值：12～130ng/L），去甲肾上腺素 4298.2ng/L、5801.2ng/L、2968.8/ng/L（正常参考值：21～150ng/L）。肾上腺素升高 5～7 倍，去甲肾上腺素升高 20～39 倍，以后者增高为主。

6. 卧位肾素 14.60 μIU/ml，立位肾素 30.50 μIU/ml。卧位醛固酮 8.11μIU/ml，立位醛固酮 21.10μIU/ml。

7. 两次降钙素 121.00 pg/ml、112.00 pg/ml（正常参考值：0～5.5pg/mL），明显增高。

8. 腹部增强 CT 左侧肾上腺区明显强化肿瘤性病变，大小约 5.2cm×4.4cm，邻近胰腺体尾部及左肾受压推移，考虑嗜铬细胞瘤可能性大（图 12-1）。

9. 双肾彩超 左侧肾上腺区域实性占位性病变。

10. 甲状腺 B 超 ①甲状腺左、右叶内异常回声，左侧者内可见钙化。②双侧颈部异常回声（肿大淋巴结）。

11. 甲状腺 ECT 甲状腺摄 ^{99m}Tc 功能不均匀，血供正常。结合 SPECT/CT 图像融合，考虑甲状腺恶性病变待除外。

12. 肺部 CTPA 右肺上叶外缘小结节，考虑肉芽肿。扫描层面左侧肾上腺区见软组织肿块样影。CTPA：左肺上叶前段动脉小血栓可能？

13. 电解质、肝功能、肾功能、血糖、甲状腺功能、血沉、C- 反应蛋白、甲状旁腺素、抗核抗体、抗中性粒细胞胞浆抗体、血钙、血磷、癌胚抗原、24 小时尿皮质醇未见明显异常。

【诊疗经过】 患者在感冒受凉后出现心悸、胸闷、黑矇等不适，白细胞、肌钙蛋白轻度增高，心电图无明显 ST-T 改变，初步诊断急性心肌炎，故入院后收入 CCU，给予休息、营养心肌、控制心室率、补液等对症治疗。患者既往无高血压病史，入院时测得血压较高，但 2 小时后，突发心悸，查体：HR 130 次 / 分，BP 65/46mmHg，嗜睡，四肢冰凉，皮肤呈大理石花纹，无尿，考虑由重症心肌炎引起心源性休克可能，多巴胺维持下 [4μg/（kg·min）] 血压仍波动于 100/60mmHg，故予氢化可的松冲击治疗 3 天，并加强营养心肌、补液等对症治疗。后患者病情平稳，复查心肌酶谱逐渐下降，心脏彩超较前无明显改变，心电图逐渐出现 V_2～V_6 T 波改变，心肌炎治疗效果可。但患者心率快，维持于 80～125 次 / 分，血压波动较大，日间血压波动于（90～125）/（55～90）mmHg，夜间较高，维持在（152～163）/（95～100）mmHg，最高达 194/134mmHg，口服降压药控制不理想，无法用心肌炎解释患者心率快、血压波动大的问题。且患者入院时肌钙蛋白仅轻度增高，心电图无明显变化，病程中却有休克发生，症状与实验室检查不一致，仅治疗 3 天，患者生命体征平稳，心脏相关实验室检查均正常，未遗留心悸、胸闷等不适，同样无法用重症心肌炎解释。结合患者青年女性，心脏彩超示左室肥厚，需考虑继发性高血压可能。因患者既往无肾脏病史，尿常规、肾功能均无明显异常，暂时未筛查肾性因素。我们着重以内分泌性因素为主，进一步筛查 ACTH、皮质醇昼夜节律，小剂量地塞米松抑制试验，儿茶酚胺代谢产物，立卧位肾素醛固酮等继发性高血压病因检查。得出结论是儿茶酚胺代谢产物远远高于正常值，且多次测量结果均一致，定性诊断嗜铬细胞瘤可能性非常大，其余内分泌检查均在正常范围内,进一步定位诊断,完善全腹增强CT,提示左侧肾上腺区明显强化的肿瘤性病变,嗜铬细胞瘤可能性大(图12-1)。同时,患者有心悸、潮热、多汗等高代谢表现,完善甲状腺功能检查后,我们进一步对其甲状腺行ECT检查(图12-2),同样提示肿瘤改变,结合其降钙素水平明显增高,考虑其有甲状腺髓样癌可能。经过上述检查,患者同时患有两个内分泌器官肿瘤(肾上腺的嗜铬细胞瘤、甲状腺的甲状腺髓样癌),故诊断多发性腺瘤(MEN-2型)。我们对患者进行充分的α受体阻滞剂控制血压、β受体阻滞剂稳定心室率、补液等处理后,行手术治疗,术中见肿瘤位于左侧肾上腺前方,大小约5.0cm×5.0cm×5.0cm,与周围组织轻度粘连,分离肿瘤过程中血压有波动,最高血压225/123mmHg,静推乌拉地尔后,血压下降至正常范围。病理诊断(图12-3)示:左肾上腺嗜铬细胞瘤,S100部分(+),Ki-67 1%(+),Syn(+),CgA(+)。因患者甲状腺包块较小(右4mm×3mm,左5mm×3mm),故暂未治疗,建议随访。手术后1年随访血压波动于正常范围内,心脏彩超示左室肥厚消退,心电图T波正常(图12-4)。

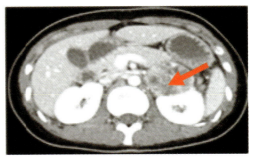

图12-1 腹部增强CT示左侧肾上腺区不均匀明显强化的肿瘤性病变

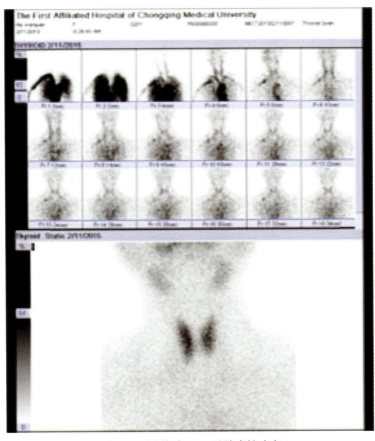

图12-2 甲状腺ECT示肿瘤性改变

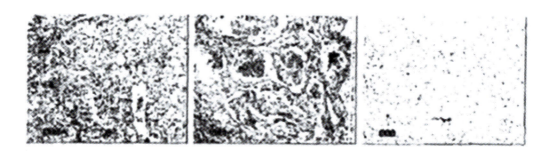

图 12-3　左肾上腺嗜铬细胞瘤病理图片

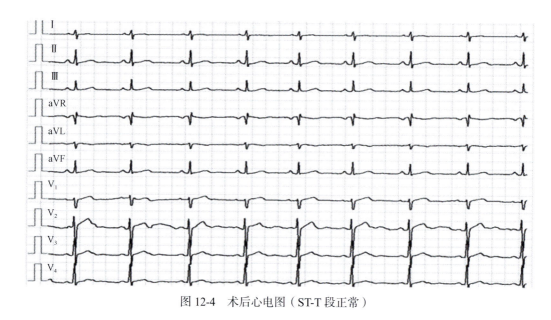

图 12-4　术后心电图（ST-T 段正常）

【诊断】　多发性内分泌腺瘤（MEN-2 型）

【讨论】　该患者为青年女性，以上呼吸道感染后出现心悸、黑矇为主要表现，心肌酶谱提示肌钙蛋白升高，符合心肌炎诊断标准。收入 CCU 后，给予绝对卧床休息，营养心肌，控制心室率、补液等对症治疗。患者既往无高血压病史，入院即刻测血压提示 175/101mmHg，明显高于正常值，但 2 小时后，血压突然降至 65/46mmHg，查体示休克体征，最初首先考虑常见疾病，急性重症心肌炎引起心源性休克可能，予多巴胺等血管活性药物，升压效果欠佳，在给予氢化可的松冲击治疗后，患者生命体征趋于平稳，转入普通病房治疗。在 CCU 治疗期间，为维持患者生命体征平稳，仅针对心肌炎情况进行治疗，并未进一步影像学检查。在普通病房住院期间，心率快，血压波动幅度相当大，以夜间阵发性升高为主，最高可达 194/134mmHg，口服药物血压控制仍不理想，但随访心肌酶谱、心电图、心脏彩超均提示患者心肌炎治疗效果好，趋于好转，不能用心肌炎解释心率、血压问题。且患者病程中有休克发生，仅治疗 3 天后，生命体征平稳，心脏相关指标均好转，不能用重症心肌炎解释。考虑患者年纪轻，血压高，波动大，控制差，需进一步筛查继发性高血压可能。

病例 12　用一元论解释患者临床症状 1 例

继发性高血压，即病因明确的高血压，祛除或控制病因后，高血压可被治愈或明显缓解，大致可分为内分泌性、肾性、大血管病变、药源性等，其中前两者多见。

内分泌性中又以库欣综合征、原发性醛固酮增多症、嗜铬细胞瘤、肢端肥大症多见。在筛查内分泌性病因时，需完善是否是皮质醇、ACTH 增多或昼夜节律改变引起库欣综合征，进一步完善小、大剂量地塞米松试验，将病因分为 ACTH 依赖型或非依赖型；是否是立卧位醛固酮/肾素比值明显增加伴低钾血症引起的原醛症；是否是儿茶酚胺代谢产物增多引起嗜铬细胞瘤；或是垂体瘤分泌过多生长激素引起的高血压。而即使上述内分泌激素指标异常，我们也只是定性诊断，在有初步诊断后，需借助影像学检查，行定位诊断。ACTH 非依赖性库欣综合征、原醛症、嗜铬细胞瘤多见于肾上腺，行该部位增强 CT 可助诊。而 ACTH 依赖型、垂体瘤等需行颅脑 CT 或 MRI 进一步定位诊断。

而肾性高血压中，以急慢性肾小球肾炎、慢性肾盂肾炎、代谢性肾病、结缔组织肾病引起的肾实质性疾病或肾动脉狭窄引起的肾血管源性疾病为主。此类高血压通常在肾脏疾病之后或同时出现，且血压水平高，即使多种降压药物同时作用也难以控制。实验室检查方法包括尿常规、肌酐、尿酸、24 小时尿蛋白定量、内生肌酐清除率等，影像学检查包括肾脏 B 超、CT，以了解肾脏形态，有无肿瘤生长，若涉及肾脏血管则可完善 CTA、MRA 等，最终金标准诊断为肾脏穿刺活检。

针对本患者，既往没有肾脏疾病病史，此次入院肾功能、尿常规无异常，所以我们着重以筛查内分泌性病因为主。患者皮质醇、ACTH 昼夜节律无明显异常，小剂量地塞米松试验被抑制，可排除原发性皮质醇增多症。立卧位醛固酮/肾素 < 4 可排除原发性醛固酮增多症。而反复行三次儿茶酚胺代谢产物检查均提示明显增高，需考虑嗜铬细胞瘤诊断。定性诊断明确，定位诊断：全腹增强 CT 提示左侧肾上腺区肿瘤性病变，嗜铬细胞瘤可能性大。进一步完善甲状腺腺体 ECT，提示肿瘤改变，两次测得患者降钙素水平较高，符合甲状腺髓样癌诊断。在将患者血压、心率控制稳定后，转入泌尿外科行手术治疗，将包块切除行病理活检后，明确诊断为嗜铬细胞瘤。因患者甲状腺髓样癌病变较小，遂未处理。至此，患者高血压病因明确，由左侧肾上腺嗜铬细胞瘤引起继发性高血压，而患者重症心肌炎诊断不肯定，需考虑是否为儿茶酚胺性心肌损伤。

嗜铬细胞瘤起源于神经外胚层嗜铬组织的肿瘤，主要分泌儿茶酚胺。多位于单侧肾上腺，少数位于腹外、腹主动脉旁，良性多见（90%）。高血压为其典型症状，多呈阵发性增高，最高可达（200～300）/（130～180）mmhg，可伴头痛、心悸、大汗淋漓、面色苍白、恶心、呕吐等。除高血压外，本病也可发生低血压，或休克，甚至三者交替出现，这种交替可反复几次到十几次。长期大量儿茶酚胺刺激心脏可引起儿茶酚胺性心脏病，是由于分泌儿茶酚胺的病灶向血液中持续或间断释放大量儿茶酚胺造成的心肌损害。1906 年，Pearee 通过给实验动物静脉注射肾上腺素，证实儿茶酚胺可引起心肌炎，而 50% 人群可以类似心肌炎为嗜铬细胞瘤初发表现。一旦嗜铬细胞瘤诊断明确，病程中若出现心肌损害表现，发生各种心律失常、急性心肌梗死、急性左心衰或休克等，均需考虑该病可能。而长期高血压可引起高血压心脏病，可引起左室肥厚，心脏增大，最终结果都为心力衰竭。其他非特异性表现包括高浓度肾上腺素作用于中枢神经系统，引起基础代谢增高；糖耐量减退、肝糖原异生加强。儿茶酚胺作用于胃肠道使肠蠕动减弱或肠道血管炎症、闭塞性病变。病程长者可引起肾衰竭。该病的定性检查：血、尿儿茶酚胺及其代谢产物如香草基杏仁酸（VMA）及甲氧基肾上腺素（MN）和甲氧基去甲肾上腺素（NMN）的总和（TMN）显著升高，在正常高限的 2 倍以上时诊断更有意义。定位诊断当然靠腹部 B 超或 CT，最终诊断有赖于病理活检。确诊该病后，以手术切除肿块为首选治疗方案。但需积极做好术前准备，目前推荐以 α 受体阻滞剂控制血压，如哌唑嗪、多沙唑嗪等，使用期间需严密监测血压，避免直立性低血压出现，待血压接近正常值后，方可进行手术治疗。

该患者除嗜铬细胞瘤外，还同时合并另一肿瘤性疾病——甲状腺髓样癌。实际上它并非甲状腺癌，而来源于分泌降钙素的甲状腺滤泡旁细胞（又称 C 细胞，是神经内分泌细胞，和甲状腺滤泡细胞无关）。发病原因以 RET 原癌基因突变为主。临床主要表现为单侧或双侧甲状腺肿块，压迫引起呼吸不畅、吞咽困难，侵犯喉返神经引起声音嘶哑，血钙降低引起手足抽搐，肝、肺、骨转移等远处转移较早发生。辅助检查中甲状腺超声、CT、MRI、ECT 等在定性定位鉴别诊断中起着重要作用，金标准检查仍然为组织病理学检查。其治疗方案根据肿块大小、有无淋巴结转移、有无降钙素水平升高等制订。首选治疗措施仍是手术，可辅以放疗、化疗等手段。该病常有家族聚集性。

该患者同时患有两个腺体疾病，嗜铬细胞瘤、甲状腺髓样癌，可统一诊断为多发性内分泌腺瘤（MEN 2）。

多发性内分泌腺瘤病（MEN），即为一组遗传性多种内分泌组织发生肿瘤综合征的总称，有 2 个或 2 个以上的内分泌腺体病变。肿瘤可为良性或恶性，可为具功能性或无功能性。MEN 可分为两种类型：MEN 1 及 MEN 2，后者又分为 2 种亚型：MEN 2A，MEN 2B。此外，还有不能归属于 MEN 1 或 MEN 2 的混合型 MEN。

MEN 1 为常染色体显性遗传疾病，又称 Wermer 综合征，由肿瘤抑制基因 menin（11 号染色体长臂）突变所致，可有甲状旁腺、肠胰、垂体前叶细胞的增生或癌变。其中由甲状旁腺增生或肿瘤引起的甲旁亢常为该型的首发表现，实验室检查可见血钙、甲状旁腺激素升高，同位素扫描可对肿瘤进行定位。而肠胰细胞瘤则以胃泌素瘤多见。垂体瘤则根据其位置不同分为有功能型或无功能型。MEN 2 同样为染色体显性遗传疾病，发病机制系 RET 原癌基因发生突变。由甲状腺髓样癌、嗜铬细胞瘤、甲状旁腺功能亢进组成。MEN 2A 涵盖上述三种疾病，而 MEN 2B 除甲状旁腺功能亢进较少表现外，还包括多发性黏膜神经瘤或类 Marfan 综合征体态等。甲状腺髓样癌是 MEN 2 最常见的肿瘤，也是多数患者的首发肿瘤，对病程进展起着决定性作用，血清降钙素是其诊断的有效实验室指标，B 超或同位素扫描可定位。多发性黏膜神经瘤是 MEN 2B 的特征性表现，好发于口腔黏膜、唇、舌、眼睑等。MEN 所致的内分泌腺体增生或肿瘤，大都需手术切术，术后辅以药物治疗或放疗等。不管哪类 MEN，均为遗传性疾病，在患者诊断后，均需提醒其家人完善相关筛查。

针对该病例，入院时笔者初步诊断患者为心肌炎，病程中出现心源性休克，考虑重症心肌炎。在患者诊断明确后，回顾整个疾病过程，患者入院时肌钙蛋白升高幅度不大，心电图 ST-T 改变不明显，射血分数正常，与患者之后出现的重症心肌炎临床症状不符，而予氢化可的松治疗 3 天后，患者未遗留临床症状，生命体征平稳，肌钙蛋白正常，仅有心

电图 $V_2 \sim V_6$ T 波改变，与普通重症心肌炎治疗过程差别较大。而在患者嗜铬细胞瘤诊断明确后，我们用疾病一元论可将其解释为儿茶酚胺性心脏损伤，心肌炎是心肌细胞损坏的临床表现。

该患者诊断明确后，对其嗜铬细胞瘤行手术治疗，术后随访 1 年，患者血压恢复，心电图各导联 ST-T 段正常，心脏彩超示左室左室壁舒张末厚度 9mm，也恢复至正常范围内。而合并的甲状腺髓样癌，因其占位小，暂未手术治疗，将对其继续随访。

参 考 文 献

蔡洁 . 2013. 多发性内分泌腺瘤病 2 型的临床及遗传学研究 . 上海交通大学 .
曹庆伟，许纯孝，燕东亮，等 . 2001. 以嗜铬细胞瘤为主要表现的多发性内分泌腺瘤 . 临床泌尿外科杂志，03：115-117.
丁莉 . 2013. 嗜铬细胞瘤患者心血管表现的临床研究 . 北京协和医学院 .
朱辉 . 2012. 2A 型多发性内分泌腺瘤临床特点分析 . 中外医疗，10：58.

病例 13

氯吡格雷抵抗 1 例

周建中　谭漪扬

重庆医科大学附属第一医院心内科

要点： 氯吡格雷和阿司匹林双联抗血小板治疗已广泛运用于冠心病支架植入术后，但部分患者可能出现氯吡格雷抵抗，其原因与 CYP2C19 基因多态性密切相关，故对高危患者需行 CYP2C19 基因多态性检测，辅以血栓弹力图检查，以此优化抗血小板治疗方案。

【**主诉**】　胸痛 1 天，加重 2 小时。

【**现病史**】　患者男性，37 岁。入院前 1 天前健身时出现胸痛，持续数分钟自行好转，未予重视。入院前 2 小时健身时再次突发撕裂样胸痛，由胸骨中上段逐渐扩布至下段，疼痛逐渐加重，伴大汗，疼痛持续不缓解，伴背部相应位置放射痛，遂于笔者所在医院就诊，急诊行心电图提示：$V_2 \sim V_5$ ST 段抬高，肌钙蛋白 0.035μg/L。

【**既往史**】　高脂血症病史，平素未服用药物。无高血压、糖尿病史及吸烟饮酒史。

【**体格检查**】　HR 65 次 / 分，血压 100/150mmHg。双肺呼吸音清，未闻及干湿啰音，心前区无隆起，心界不大，律齐，各瓣膜听诊区未闻及病理性杂音，双下肢不肿。

【**辅助检查**】

1. 心电图　$V_2 \sim V_5$ ST 段抬高 0.5 ～ 1.6mV（图 13-1）。

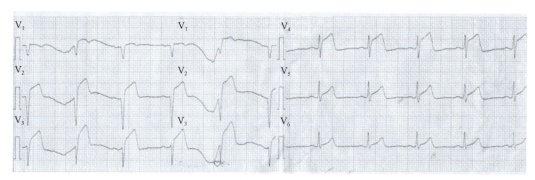

图 13-1　心电图检查示 $V_2 \sim V_5$ ST 段抬高

2. 心肌酶谱（入院后 11 小时）　肌钙蛋白＞ 10.0μg/L。
血脂：总胆固醇 9.75mmol/L，低密度脂蛋白 8.36 mmol/L。

3. 超声心动图　左室顺应性减退；左室阶段性室壁运动异常。

4. 血栓弹力图（使用氯吡格雷+阿司匹林 10 天后）　AA 通道抑制率 0；ADP 通道抑制率 14.9 %；MAADP 值 61.1。提示氯吡格雷抵抗状态。

血栓弹力图（停用氯吡格雷，换用替格瑞洛 3 天后）：AA 通道抑制率 5.1 %；ADP 通道抑制率 97.4 %；MAADP 值 19.6。

5. CYP2C19 基因多态性 CYP2C19*2/*3。在基因层面提示氯吡格雷慢代谢。

【诊治经过】 入院后立即行急诊冠脉造影（图 13-2）：左冠状动脉开口、主干未见明显狭窄病变，前降支近中段以远完全闭塞；回旋支近中段中重度狭窄，最狭窄约 80%；右冠状动脉中段中度狭窄，最狭窄约 50%。行 PTCA 术后返回病房（图 13-3）。给予阿司匹林 100mg qd、氯吡格雷 75mg qd 抗血小板聚集，阿托伐他汀 20mg qd 降脂，美托洛尔 47.5mg qd 稳定心室率，培多普利 2mg qd 减缓心肌重构等对症治疗。术后当天患者心前区闷痛感减轻，随访心电图相关导联 ST 段有所回落，动态检测肌钙蛋白逐渐下降。7 天后，再次行 PCI（图 13-4），于前降支近中段狭窄处植入支架 2 枚，回旋支近端植入支架 1 枚。术后患者胸痛症状缓解，随访心电图、心肌酶谱均趋于正常。考虑患者三支血管病变重，支架植入多枚，故行 CYP2C19 基因多态性及血栓弹力图检查（结果如上），提示患者基因型为慢代谢型，ADP 抑制率低，MAADP 值高，呈氯吡格雷抵抗状态！综上，若继续使用氯吡格雷，则出现缺血事件风险大，故改用替格瑞洛 90mg bid 抗血小板治疗。3 天后复查血栓弹力图：AA 通道抑制率 5.1 %；ADP 通道抑制率 97.4 %；MAADP 值 19.6，提示 ADP 抑制率明显上升，MAADP 下降，说明替格瑞洛 90mg bid 治疗在实验室血小板功能检测水平有效。

【诊断】

1. 急性 ST 段抬高型前壁心肌梗死

2. 家族性高脂血症

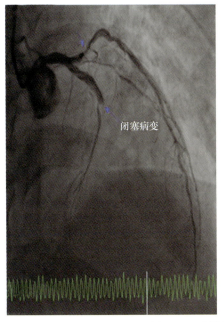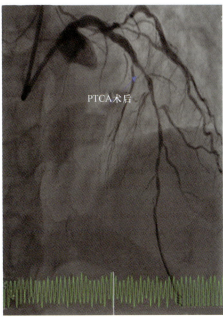

图 13-2 入院后冠脉造影检查

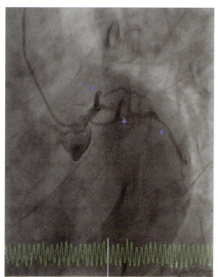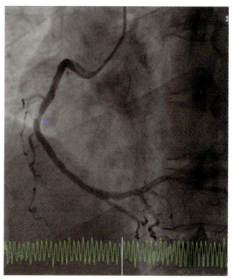

图 13-3　第一次 PCI

【讨论】　氯吡格雷和阿司匹林双联抗血小板治疗已广泛运用于冠心病支架植入术后。氯吡格雷是一种新型的噻吩吡啶类衍生物，本身为无活性的药物前体，在肠道被吸收后，15% 经过肝脏细胞色素 CYP450 酶系统的调节，选择性不可逆地抑制 P2Y12ADP 受体，间接抑制 GPⅡb/Ⅲa 受体与纤维蛋白原结合，导致血小板不能进一步相互聚集。根据大量文献报道，氯吡格雷并不能使所有冠心病患者获益，部分患者会出现氯吡格雷抵抗，原因与代谢途径 CYP2C19 基因多态性有关。基因多态性是指在一个生物群体中，同时并经常存在 2 种或多种不连续的变异基因型或等位基因。目前报道的 CYP2C19 多种突变型均属于单个碱基突变，即单核苷酸多态性。现已发现 CYP2C19*1 ~ *25 等 27 个等位基因，编码正常酶活性的基因是：CYP2C19*1，其余基因型则均为突变型，中国汉族人群中，以 CYP2C19*2 和 CYP2C19*3 突变多见，其中 CYP2C19*2 所占比例更是达到了 25% ~ 35%，认为 CYP2C19*2 与亚临床血栓的发生有关，可能为支架内血栓的独立预测因子。

根据不同等位基因功能缺失，分为快代谢基因型（*1/*1）、中间代谢基因型（*1/*2，*1/*3）和慢代谢基因型（*2/*2，*2/*3，*3/*3）。正常为快代谢基因型（*1/*1），能够使氯吡格雷正常代谢成有活性的代谢产物从而抑制血小板聚集；中间代谢基因型（*1/*2，*1/*3）和慢代谢基因型（*2/*2，*2/*3，*3/*3）不能有效分解代谢氯吡格雷，因此其代谢产物不能有效抑制血小板聚集，即可能出现氯吡格雷抵抗。解决的办法是氯吡格雷加量或换药（不通过 cyp2c19 代谢，活性药物如替格瑞洛）。美国 FDA 于 2010 年发布了有关氯吡格雷在携带两个 CYP2C19 功能缺失等位基因的"慢代谢型"患者中疗效减低的"黑框"警告，并建议这些患者服用加大剂量的氯吡格雷或换用其他抗血小板药物。目前，我们以替格瑞洛 90mg bid 作为替代方案。

病例 13 氯吡格雷抵抗 1 例 65

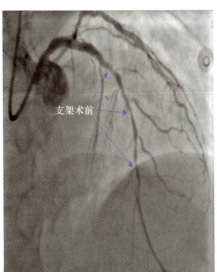
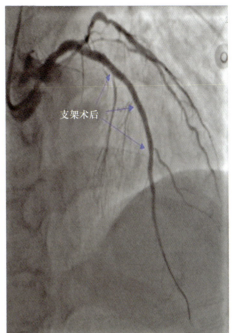

前降支 PCI

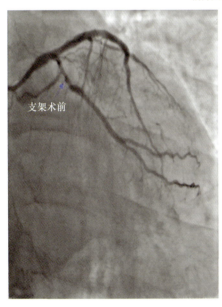
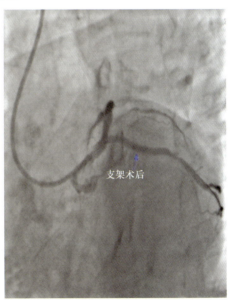

回旋支 PCI

图 13-4 第二次 PCI

出现氯吡格雷抵抗，即药物不能有效抑制血小板聚集或不能有效地预防动脉粥样硬化血栓性事件发生，但目前国内外尚无明确统一的氯吡格雷抵抗定义，临床工作中，我们可以选择血栓弹力图（TEG）来检测血小板功能，从实验室水平评估血栓风险，间接指导抗凝药物的选择。

TEG 是动态凝血过程中切应力大小随时间变化的描记，能比较精确地表达正常及各种病理条件下不正常血栓弹力图的完整变化曲线。氯吡格雷在 TEG 监测过程中需要加入 ADP 作为诱导药，阿司匹林则需要加入花生四烯酸（AA）作为诱导药。需参考的参数是 MAADP（ADP 诱导的血小板抑制率）和 MAAA（AA 诱导的血小板抑制率）。当 MAADP、MAAA 过高，缺血事件发生概率升高；相反，则提示出血风险增高，需要降低药物的剂量或减少药物的种类。

替格瑞洛化学成分是环戊基三唑嘧啶，可逆性地作用于 P2Y12ADP 受体，以抑制 ADP 介导的血小板活化和聚集，停药后血液中的血小板功能也随之快速恢复。大量研究证实，其有效性不受肝脏 CYP2C19 基因多态性影响，理论上能有效解决氯吡格雷抵抗问题。

需要指出的是，CYP2C19 不是唯一一个影响氯吡格雷代谢的基因，ABCB1、CES1、CYP2B6、CYP2C9、P2RY12、PON1 等同样对该药物有影响。到目前为止，世界范围内通过氯吡格雷和安慰剂（CURE）、氯吡格雷和普拉格雷（TRITON）、氯吡格雷和替格瑞洛（PLATO）三大随机对照试验已明确 CYP2C19 功能缺失等位基因与不良心血管事件有关，但由于缺乏长期对照，我们无法判断基于基因筛查（基因层面）结果的治疗能否真正改善临床预后。所以并不是所有 PCI 患者均需行该基因检查。那么在哪类人群中我们需要做该基因检测呢？有文献指出，针对冠脉严重病变、冠脉左主干支架植入、冠脉多支架植入患者均推荐行 CYP2C19 基因多态性检测。

针对本例患者，笔者完善 CYP2C19 基因多态性检测，提示 *2/*3 为慢代谢型。完善血栓弹力图提示血小板抑制率低，MAADP 过高，为氯吡格雷抵抗。认为该患者若继续服用氯吡格雷，缺血事件发生率高，故停用氯吡格雷，换用替格瑞洛。3 天后复查血栓弹力图，血小板抑制率明显上升，MAADP 明显下降，提示目前药物治疗有效。患者坚持服用替格瑞洛 90mg bid+ 阿司匹林肠溶片 100mg qd 一年，一年后单用阿司匹林肠溶片 100mg qd 门诊或电话随访，该患者发病至本文完成之日已有 2.5 年，患者仅 1～2 月发作心前区疼痛数秒一次，自行缓解，程度轻，无支架内或脑梗死等重大缺血事件发生。

冠心病在我国发病率较高，冠脉支架植入人数逐年上升，我们在临床实践中，应对高危人群行 CYP2C19 基因多态性检测及血栓弹力图，找出靶向人群，优化抗血小板用药方案，以减少如支架血栓形成、再发心肌梗死或脑梗死等类似缺血事件发生率。

参 考 文 献

刘涛，李妍，尹涛，等 . 2012. CYP2C19 基因多态性与冠心病危险因素对氯吡格雷抵抗的影响 . 现代生物医学进展，07：1265-1269.

余长永，张勇，邹建军，等 . 2009. 氯吡格雷抵抗原因及对策的研究进展 . 中国临床药理学与治疗学，10：1168-1173.

Wang L，Wang XB，Fenghua C，et al. 2010. Clopidogrel resistance is associated with long-term thrombotic events in patients implanted with drug-eluting stents. drugs，10（4）：219.

病例 14

上皮样血管肉瘤 1 例

周建中[1]　谭漪扬[1]　罗天友[2]　彭　娟[2]

重庆医科大学附属第一医院心内科[1]
重庆医科大学附属第一医院放射科[2]

要点：急性大量心包积液的心电图表现为低电压、ST 段抬高，易被误诊为不典型急性心肌梗死，我们报道一例以大量心包积液为首发症状的病例，完善相关检查提示胸腹部包块、多浆膜腔积液等表现，经过包块反复活检，提示肿瘤血管丰富，细胞呈上皮样，异型性明显；免疫组化 CD31 阳性。诊断为上皮样血管肉瘤。上皮样血管肉瘤是一种极其罕见的恶性肿瘤。因患者基础疾病多，呈恶病质，3 个月后死亡。

上皮样血管肉瘤 1970 年由 Enzinger 首次命名。该病多见于老年人，临床表现无特异性，诊断较困难，在疾病发生早期就可有血运转移。其病理学主要有上皮样血管内皮细胞组成，属于中胚层来源的恶性肿瘤。免疫组化中 CD31、CD34、FⅧAg、UEAⅠ、层黏连蛋白等是血管来源肿瘤的特异性标志物，对诊断该病有重要意义。该病误诊率高，需与转移癌、上皮样血管内皮细胞瘤、恶性黑色素瘤等相鉴别。

【**主诉**】　腹痛 4 个月，加重伴右腰背部疼痛半个月。

【**现病史**】　入院前 4+ 月，患者无明显诱因出现中上腹痛，伴恶心、呕吐，完善 B 超、CT 等相关检查，诊断为"胆源性胰腺炎"，予以治疗 20 天后，患者腹痛好转出院。入院前 3 个月，患者无明显诱因再次出现中上腹疼痛，为持续性胀痛，伴有腰背部疼痛，伴有恶心，无呕吐，无发热、畏寒、寒战等不适，急诊入笔者所在医院，CT 示：胰腺前方占位病变，附近胰腺及胃推挤，考虑感染性病变，脓肿可能。次日突然出现恶心、呕吐、腹痛加重，床旁 B 超考虑胰周假性囊肿破裂，于 2011-08-31 急诊在全麻下行剖腹探查、胰腺假性囊肿外引流、腹腔引流术，术中见胃后壁后"假性囊肿破裂"，于假性囊肿内置 2 根橡皮管引流。患者术后逐渐恢复可。入院前半月，患者又出现右背部疼痛，口服止痛药后，症状难以缓解，遂于笔者所在医院门诊行腹部 B 超（笔者所在医院 2011-11-15）示：胆囊结石伴慢性炎变（充满型）。为进一步诊治，遂来笔者所在科，门诊以"胆囊结石伴慢性胆囊炎"收入笔者所在医院。

【**既往史、家族史**】　30 年前患者因肺结核在外科医院行"左肺切除术"，术后病检提示肺部良性肿瘤（具体未见报告）。入院前 10+ 年患者体检行 B 超检查发现胆囊结石。否认糖尿病病史。否认高血压、冠心病病史。否认乙肝、结核等传染病史，无食物、药物过敏史。有输血史。预防接种史不详。家中无类似患者。

【查体】 T 36.8℃，P 90次/分，R 20次/分，BP 108/68mmHg。皮肤黏膜略苍白，颈静脉怒张，奇脉明显，心脏扩大，心音低钝，腹部平坦，腹部正中有一长约18cm瘢痕切口，左侧肋缘一长约25cm瘢痕切口，无腹壁浅静脉曲张，无胃肠型蠕动波。腹部软，腹无压痛，无反跳痛，无肌紧张，墨菲征阴性，肝脾肋下未及，未触及包块，双肾区有叩痛，移动性浊音阴性，肠鸣音正常。左侧乳头外侧一鸡蛋大小包块。左腹外侧胸腔引流管安置良好。

【辅助检查】

1. 心电图 窦性心律，低电压，Ⅱ、Ⅲ、aVF、Ⅰ、$V_4 \sim V_6$导联ST段稍抬高（图14-1）。

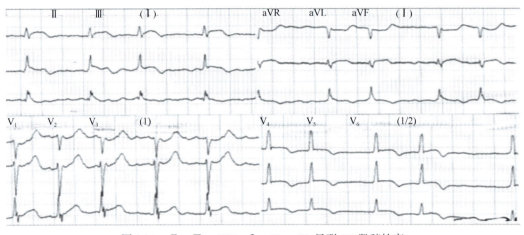

图14-1 Ⅱ、Ⅲ、aVF、Ⅰ、$V_4 \sim V_6$导联ST段稍抬高

2. 心肌损伤标志物 肌红蛋白172.0 ng/ml↑，肌酸激酶同工酶3.0 ng/ml，肌钙蛋白0.025 ng/ml。

3. 血气分析（吸氧状态下） pH 7.283，PCO_2 26.2mmHg，PO_2 145mmHg，HCO_3^- 12.4mmHg，BE−14mol/L。

4. 心脏彩超 ①升主动脉增宽；②主动脉瓣退行性改变；③主动脉瓣关闭不全（极轻度）；④三尖瓣关闭不全（轻度）；PASP 40mmHg；⑤心包积液（少量）；⑥左室舒张功能减退；⑦左室收缩功能测值正常。

5. 心包积液常规 蛋白（李凡他）阳性3+ P，细胞总数$160\,000 \times 10^6$/L，有核细胞数$12\,000 \times 10^6$/L，多核细胞98%，单核细胞2%。

6. 心包积液生化 总蛋白55 g/L，白蛋白30 g/L，乳酸脱氢酶4438 U/L，腺苷脱氨酶43.4 U/L。心包积液癌谱：细胞角蛋白片段36.34 ng/ml↑，铁蛋白3374.00 ng/ml↑。

7. 血常规 白细胞总数29.48×10^9/L，血红蛋白88.0 g/L，血小板395×10^9/L。

8. 血生化 白蛋白33 g/L，总胆红素30.5 μmol/l，直接胆红素22.0 μmol/L，间接胆红素8.5 μmol/L，丙氨酸氨基转移酶1610 U/L，天门冬氨酸氨基转移酶2167 U/L，碱性磷酸酶179 U/L，乳酸脱氢酶8838 U/L，胆碱酯酶2480 U/L，尿素23.10 mmol/L，血肌酐219 μmol/L，尿酸489.3 μmol/L，钾6.1 mmol/L。降钙素原4.80 ng/ml。

9. 左侧胸部彩超 左侧胸壁"包块"处肌层深面异常无回声，与左侧胸腔内容物相通。

10. 胃镜检查 慢性胃窦炎伴隆起糜烂，HP（++）。肠镜：所见肠黏膜未见异常。

11. 腹部彩超 ①肝内异常中强回声（血管瘤？）；②肝内胆固醇结晶；③胆囊结石伴慢性炎变（充满型）；④脾稍大，实质回声增粗；⑤腹腔积液。

12. 胸部 X 线片 左胸呈大片状致密影，考虑为术后改变，其内见斑片状更高密度影，考虑钙化灶可能性大；脊柱向右侧弯。

13. 胸腹部 CT（图 14-2）

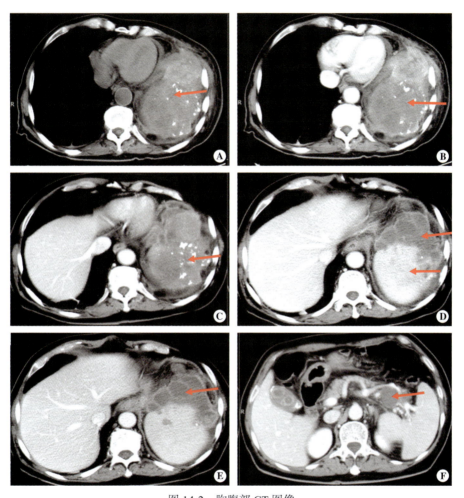

图 14-2 胸腹部 CT 图像

A. 胸腹部 CT 平扫；B～F 为 CT 增强。CT 扫描示左侧胸腔内不规则囊实性肿块，密度不均，含钙化，下缘突入腹腔内，与脾脏分界不清，邻近脾脏上份类圆形异常密度，胰腺后方囊性占位，环形强化（大箭头示脾脏受累）

14. 腹部 MRI（图 14-3）

15. 左胸部包块活检术 病检 3 次结果为纤维脂肪组织，纤维组织增生伴玻变，小血管增生伴充血、出血，并见急慢性炎症细胞浸润。第 4 次腹部包块活检：上皮样血管肉瘤（图 14-4，图 14-5）。

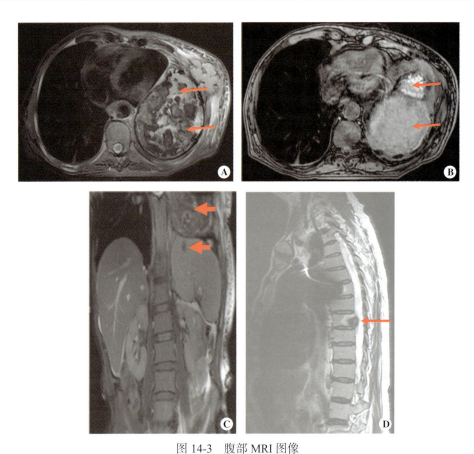

图 14-3 腹部 MRI 图像

A～C. 腹部 MRI 示左侧胸腔内不规则囊实性肿块，信号不均，下缘突入腹腔内，与脾脏分界不清，邻近脾脏上份受侵犯。
D. 胸椎 MRI 示第 8 胸椎椎体骨质破坏，伴左侧椎弓根受累

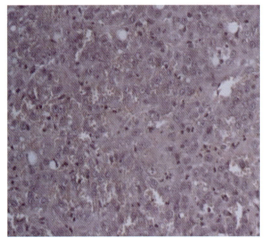

图 14-4 肿瘤血管丰富，细胞呈上皮样

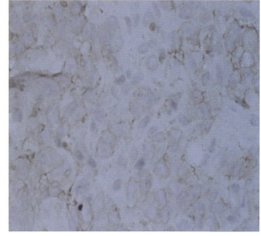

图 14-5 CD31 肿瘤细胞阳性 200 倍异型性明显。考虑上皮样血管肉瘤

【诊断】

1.上皮样血管肉瘤

伴第 8 胸椎及肋骨骨质破坏

多浆膜腔积液

2. Ⅱ型呼吸衰竭

肺性脑病

3. 肺部感染

4. 胆囊结石伴慢性胆囊炎

5. 胰周假性囊肿自发性破裂术后

6. 左肺切除术后

7. 左胸部包块病检术后

8. 失血性贫血

9. 低蛋白血症

10. 高钙、高钾血症

【诊治经过】 病程中因Ⅱ、Ⅲ、aVF、Ⅰ、$V_4 \sim V_6$ 导联ST段稍抬高,外科医生请心内科会诊,会诊医生没有全面了解病史,结合肌红蛋白轻度增高怀疑心肌梗死从外科转入心内科拟行PCI,上级医师查房发现患者无典型胸痛,TNT正常仅肌红蛋白轻度增高,ECG不典型,患者一般情况差,血压偏低,颈静脉怒张,奇脉明显,考虑心脏压塞。立即行床旁B超,证实大量心包积液。立即行心包穿刺术,引流数毫升液体后,患者症状明显缓解,安置引流管14天引流量达4000ml。追问病史患者入院8个月前开始反复中上腹疼痛、腰背部疼痛,前后入外科3次,第一次考虑胰腺炎,药物治疗后好转出院;第二次因剧烈腹痛,入院诊断为胰腺假性囊肿破裂,予以药物、手术、引流后好转出院;第三次因腰背部疼痛入院,入院后诊断为"胆囊炎",因肺部CT提示左侧胸腔内占位病变行活检穿刺,病检未找到异常细胞及癌细胞,此后伤口处持续渗血。几天后再次出现血性胸水,全院会诊后考虑恶性肿瘤可能性大,反复多次血性心包积液及胸水均未发现癌细胞,于2012-01-29第4次包块活检穿刺(左侧腹部皮下)病检结果考虑上皮样血管肉瘤,最终确诊。术后两处伤口持续渗血,结合CT考虑患者恶性肿瘤伴多浆膜腔积液、并骨质破坏,活检证实为恶性肿瘤行1次紫杉醇化疗,效果不佳,病程中患者反复咳血痰、伴反复左侧胸腔积液及高钙血症,予以反复胸腔穿刺引流,患者胸腔积液生长速度快,高钙血症难以纠正。最后患者严重恶病质,呈明显消耗状态伴低蛋白血症,予以持续输血、血浆、冷沉淀、白蛋白等对症支持治疗,病逝前2日开始出现但神志仍不清,出现中枢性高热,最终呼吸循环衰竭死亡。

【讨论】 此患者在死亡前1+年因中上腹疼痛、腰背部疼痛前后入院3次,第一次考虑胰腺炎,行药物治疗后好转出院;第二次因剧烈腹痛,入院诊断为胰腺假性囊肿破裂,予以药物、手术、引流后好转出院;第三次因腰背部疼痛入院,入院后诊断为胆囊炎,病程中因突发心累、气促,心脏彩超提示心包积液,心电图示低电压,ST段抬高,故转入笔者所在科继续治疗。但反复查心肌酶谱等不支持急性心肌梗死,短时间内出现大量心包积液病因不明,结合CT检查示左侧胸腔内不规则囊实性占位,密度不均,并通过肋间隙侵犯邻近胸壁,MRI检查有骨质破坏,考虑为肿瘤源性。既往患者有左肺切除史,家属诉切除左肺后,其内给予填充物填充(具体不详)。腹部包块活检提示上皮样血管肉瘤,病理形态学上类似于上皮来源细胞,本质上是血管内皮细胞肉瘤,病因不清楚,部分可能与滑石粉、石棉纤维慢性炎症刺激有关。第一次外科胰周囊肿破裂出血应与上皮样血管肉瘤累及血管导致破裂出血有关，以后出现的血性胸腔、腹腔、心包积液和胸壁血肿均与上皮样血管肉瘤累及血管导致破裂出血有关。

上皮样血管肉瘤是一类发生率极低的恶性肿瘤，可发生于身体任何部位，皮肤及软组织多见，骨或其余腹腔脏器也有零星文献报道。其临床表现多不典型，大多数表现为以单个逐渐增大的肿物引起的疼痛、消瘦、乏力为主，也可多发，常在早期发生全身转移，肺转移占首位，其次为淋巴转移。其病理组织学形态呈多样性，细胞大部分呈上皮样特征，体积大、多边形、排列成小巢状、片状或条索状，细胞异型明显，易见核分裂象。当光镜下观察发现有原始血管形成时需考虑该疾病可能。免疫组化可协助上皮样血管肉瘤的诊断，CD31、CD34、FⅧAg、UEAⅠ、层黏连蛋白对其诊断有重要意义，其中当FⅧAg为阴性时，CD31阳性对鉴别黑色素瘤、未分化癌有很好的特异性。上皮样血管肉瘤预后较差，若肿瘤瘤体较小，只涉及区域淋巴结转移时，可行手术切除，若瘤体过大不可切除或有全身转移，可辅以多柔比星、紫杉醇或长春新碱等化疗或放疗。

在该病例中，遗憾的是笔者未能获得该肿瘤的大体标本，不能明确其具体原发灶。但根据其既往以反复胰腺炎形成胰腺假性囊肿破裂引流出血性液体的始发表现，结合腹部CT提示邻近脾上部出现类圆形异常密度影，推断脾为原发病灶，且在后期，该病灶向上突破膈肌，转移至肺部、心包等脏器，故在整个病程中，首发的胰周囊肿破裂出血，以后出现的血性胸腔、腹腔、心包积液和胸壁血肿均与上皮样血管肉瘤累及血管导致破裂出血有关。因此，临床上，遇见有不典型胸痛、ST段抬高、心肌酶谱增高的患者，除去最常见的急性心肌梗死外，还应该考虑心包积液、心外膜血管病变等，以免误诊。

参 考 文 献

刘梅，巴恩平，赵坡，等. 2002. 上皮样血管肉瘤的临床病理分析. 中华病理学杂志，31（05）：407-410.

Farin MC，Casado V，Renedo G，et al. 2003. Epithelioid an-giosarcoma of the breast involving the skin：a highly ag-gressive neoplasm readily mistaken for mammary carcino-ma. Journal of Cutaneous Pathology.

Goh SG，Chuah KL，Goh HK，et al. 2003. Two cases of epithelioid angiosarcoma involving the thyroid and a brief review of non-alpine epithelioid angiosarcoma of the Thyroid. Archives of Pathology and Laboratory Medicine，127（2）：70-73.

病例 15

一个青年男性的漫漫求医路——白塞病合并慢性心功能不全 1 例

周建中[1]　谭漪扬[1]　罗天友[2]　彭　娟[2]

重庆医科大学附属第一医院心内科[1]
重庆医科大学附属第一医院放射科[2]

要点： 白塞病是一种全身性免疫系统疾病，属于血管炎的一种，可侵害口腔、皮肤、关节肌肉、眼睛、血管、心脏、肺和神经系统等多个器官，主要表现为反复口腔和会阴部溃疡、皮疹、下肢结节红斑、眼部虹膜炎及关节肿痛等。其表现多样，易误诊漏诊。

【**主诉**】　因"反复心悸 3+ 年，加重伴喘累"入院。

【**现病史**】　患者男，32 岁。入院前 3+ 年出现心悸，伴发热，外院完善心脏彩超提示：先天性心脏病，主动脉二瓣化畸形合并左前瓣叶断裂可能，予抗感染等对症治疗后好转出院。出院后 10+ 天，患者再次因心悸、喘累入院，外院复查心脏彩超提示先天性心脏病合并感染性心内膜炎，在积极抗感染治疗下于 2012-2-7 转入胸外科行 Bentall 手术治疗。该手术 3 个月后，再次出现进行性日常活动受限，静息状态下喘累、咳嗽，伴双下肢凹陷性水肿，反复行强心、利尿等对症治疗后，病情进一步恶化至只能卧床休息，手术医院考虑 Bentall 手术失败致顽固性心力衰竭可能，再次开胸，并行心脏移植术，术后心功能一度有所恢复。入院前 1+ 年，出现反复咳嗽、咯血，完善胸部 CT 提示降主动脉瘤，行血管支架植入术。该手术后 6 个月，静息状态下发现前胸壁出现核桃大小样异常波动，再次行胸部 CT 提示升主动脉瘤，再行该血管支架植入术。此次患者因喘累入笔者所在医院治疗。

【**既往史**】　既往体健，自幼活动无受限，无高血压、糖尿病、高脂血症及吸烟饮酒史。

【**体格检查**】　P 90 次 / 分，BP 119/49mmHg。神清，精神尚可，对答切题，颈软，无抵抗感，无颈静脉充盈，颈、胸部可见散在分布结痂皮疹，无疼痛、瘙痒不适，双肺无干湿啰音，胸骨上缘至剑突处可见长约 35cm 手术瘢痕，左胸部可见长约 9cm 与锁骨平行瘢痕，胸骨上见血管走行，连续性杂音，心脏叩诊向左扩大，HR 90 次 / 分，节律齐，心音低沉，胸骨左缘 3、4 肋间可闻及 3～4/6 级收缩期杂音，向心尖部传导，腹部平坦，无压痛、反跳痛及肌紧张，未触及肝脾，肝 - 颈静脉回流征阴性，双下肢无水肿。

【**辅助检查**】

1. 心脏彩超（2012-1）　先天性心脏病，主动脉二瓣化畸形合并左前瓣叶断裂可能；主动脉关闭不全伴大量反流；双房增大；左室壁增厚；肺动脉增宽；二尖瓣、三尖瓣少量反流；心包积液。

2. 胸部 CT（2012-1）　双肺多发炎症，双侧胸腔积液。

3. 心脏彩超（2012-2）　主动脉瓣二瓣化畸形并重度关闭不全；感染性心内膜炎：主动脉穿孔。

4. 主动脉瓣周赘生物形成　主动脉根部夹层可能。

5. 赘生物术后病检（2012-2）　镜下可见瓣膜坏死伴较多以中性粒细胞为主的炎性细胞浸润。

6. 术后病理结论　感染性（细菌性）心内膜炎。

7. 胸部 CT（2014-3）　降主动脉瘤。

8. 胸部 CT（2015-5）　升主动脉瘤。

9. 针刺反应、抗内皮细胞抗体、ANCA、ANA（2015-5）　阴性。

10. 心脏彩超（2015-11）　左房轻度增大（37mm）；EF：65%。

11. 心电图（2015-11）　左心房负荷过重；$V_1 \sim V_4$ R 波递增不良，T 波改变（图 15-1）。

12. 胸部 CT（2015-11）　心脏移植术后；胸骨骨皮质不连续伴内固定，左侧锁骨上可见血管影及散在高密度影，升主动脉至降主动脉、左侧颈总动脉内可见支架影，考虑术后改变；双肺散在炎症（图 15-2）。

13. 心脏彩超（2016-04）　双房增大（左房 39mm、右房 41mm）；室壁运动不协调，部分搏动减弱；二尖瓣、三尖瓣关闭不全（中度）；左心收缩功能下降（EF：67%；CI：2.1）；右心收缩功能下降。

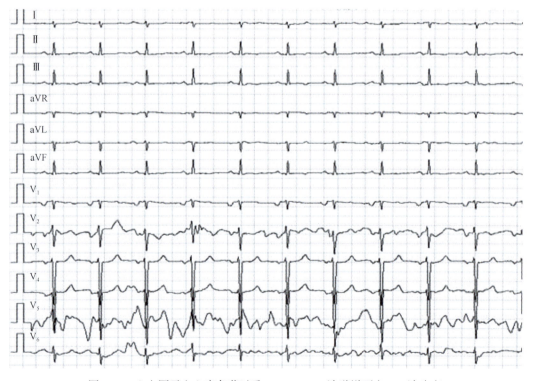

图 15-1　心电图示左心房负荷过重，$V_1 \sim V_4$R 波递增不良，T 波改变

病例15 一个青年男性的漫漫求医路——白塞病合并慢性心功能不全1例

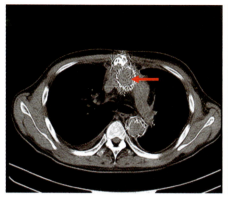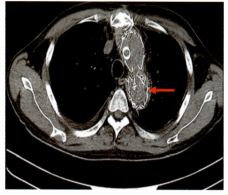

图15-2 升主动脉至降主动脉、左侧颈总动脉内可见支架影

【诊疗经过】 入院前3+年，患者无明显诱因出现心悸，伴发热，最高体温39℃，后伴喘累、乏力等，于外院就诊，完善心脏彩超提示：先天性心脏病，主动脉二瓣化畸形合并左前瓣叶断裂可能；主动脉关闭不全伴大量反流；双房增大；左室壁增厚；肺动脉增宽；二尖瓣、三尖瓣少量反流；心包积液，予抗炎、营养心肌等对症治疗后好转出院，出院后10+天，患者再次因心悸、喘累入院，入院复查心脏彩超提示：主动脉瓣二瓣化畸形并重度关闭不全；考虑感染性心内膜炎：主动脉穿孔，主动脉瓣周赘生物形成；主动脉根部夹层可能，但血培养阴性，在积极抗感染治疗下转入胸外科行手术治疗，术中见主动脉根部扩张、主动脉瓣呈二叶化、瓣膜周边有脓性赘生物，活检后提示镜下可见瓣膜坏死伴较多以中性粒细胞为主的炎性细胞浸润，考虑患者先天性心脏病合并感染性心内膜炎，故行Bentall手术治疗（2012-2-7），术后患者一度有所恢复。该手术3个月后，患者再次出现进行性日常活动受限，静息状态下出现喘累、咳嗽，伴双下肢重度凹陷性水肿，进行性全心衰竭，反复行强心、利尿、扩血管、ACEI等对症治疗后，病情仍进一步恶化，只能卧床休息，医生考虑顽固性心力衰竭诊断（具体BNP、心脏彩超、胸部X线片等结果不详），因查体发现手术伤口有较多脓性分泌物，推断胸腔内感染严重，故外科医生考虑顽固性心力衰竭病因复杂，在与家属积极沟通后，决定在Bentall术后3个月进行心脏移植术，第二次开胸手术，术中见胸腔内广泛粘连，全心增大且弥漫性心搏乏力，体外循环下心脏移植手术成功，术后患者长期服用他克莫司等抗排异药物，喘累、心悸等症状短期明显好转。好景不长，在患者心脏移植术后1+年，再次出现反复咳嗽、咯血，但无胸痛、胸闷，完善胸部CT提示降主动脉瘤，行大血管支架植入术，因血管口径较大，且植入支架为带膜支架，术后未服用抗血小板、抗凝药物。在第一次降主动脉带膜支架植入术后6个月，患者发现前胸壁出现核桃大小样异常波动，与心搏一致，再次行胸部CT提示升主动脉瘤，故再一次行升主动脉带膜血管支架植入术，于升主动脉植入2枚支架隔绝，左锁骨下动脉支架植入扩张，右侧颈总动脉撕裂，植入支架封闭后安置人工血管，与左腋动脉吻合。

【诊断讨论】 整个病程中，患者行Bentall手术、心脏移植术、两次主动脉支架植入术四次大型手术，期间还因心力衰竭反复住院治疗，是什么原因让一个青年男性遭受如此巨大痛苦，四个疾病是否为独立存在或者可用疾病一元论解释，若有共同病因，那致病原因是什么？反复心脏、大血管受累，其病因是否可能为动脉硬化、病毒细菌感染、先天性疾病或自身免疫性疾病？积极追问病史后，得知患者自小体健，无活动受限病史，且既往无高血压、糖尿病、高脂血症、感染等病史，但其自幼左眼视力较差，10 年前反复出现面部丘疹、结节、脓疱，5 年前皮疹蔓延至颈、胸、背部，并反复出现口腔溃疡，2 年前出现阴茎溃疡，伴剧痛，1 年前出现双膝关节疼痛伴发热。得知上述病史后，再次总结：患者青年男性，有反复皮疹、反复口腔溃疡、外生殖器溃疡、大血管病变等病史，考虑患有自身免疫病——白塞病可能性较大，故继续完善相关检查，虽针刺反应、抗内皮细胞抗体、ANCA、ANA 均为阴性，但结合病史，可临床诊断为白塞病。

诊断明确后，患者开始服用甲泼尼龙、沙利度胺行免疫抑制治疗，辅以稳定心室率、利尿、营养心肌等治疗，随访至今，患者病程中有一过性心功能好转，但目前日常活动仍有受限，爬一层楼后喘累明显需休息，且复查心脏彩超双房轻度增大，EF 正常，CI 下降。

【诊断】

1. 白塞病
2. 慢性心功能不全心功能Ⅱ～Ⅲ级
3. 主动脉瓣二叶化伴重度关闭不全 Bentall 术后心脏移植术后
4. 降主动脉瘤支架植入术后
5. 升主动脉瘤支架植入术后

【讨论】　白塞病，又称贝赫切特综合征，是一种全身性免疫系统疾病，属于血管炎的一种，其病因暂不明确，可能与感染、遗传等有关，可侵害口腔、皮肤、关节肌肉、眼睛、血管、心脏、肺和神经系统等多个器官，主要表现为反复口腔和会阴部溃疡、皮疹、下肢结节红斑、眼部虹膜炎、食管溃疡、小肠或结肠溃疡及关节肿痛等。其中口腔溃疡最为多见，可单发也可多发，多有自愈倾向，其次为外生殖器溃疡，眼部受累也较常见，表现为视物模糊、畏光、疼痛等不适，若表现为皮肤病变，可有反复发作的面部、胸背部或其他部位"青春痘"样皮疹，或类似于"疖子"的表现。若患者在输液或抽血针眼局部出现红肿或水疱或脓疱，多数在注射后 24～72 小时内出现，这种现象被称为"针刺反应"阳性。累及血管可表现为动脉瘤，以主动脉瘤多见，其次可有血栓性静脉炎或是深静脉血栓，若血管受累，可有接近一半患者合并心脏受累。该疾病诊断主要依靠临床诊断，其病理改变无特异性，即在反复发作的口腔溃疡基础之上，加上以下任何两条：反复生殖器溃疡、皮肤损害、眼部受累及针刺反应阳性。该患者有口腔溃疡、阴茎溃疡，加之有反复皮肤损害表现，临床可确诊为白塞病，除了上述几个常见症状之外，该患者受累部位还包括心血管系统。白塞病累及心脏主要部位为瓣膜、心肌、传导系统、冠脉系统、心包病变，瓣膜改变最为多见，其中尤以主动脉瓣受累较常见，二尖瓣次之，主要表现为瓣膜关闭不全，主动脉瓣假性二瓣化和假性四瓣化，切除组织细菌培养及特殊染色均不能检出细菌及其他病原体，无赘生物和钙化，若血管炎引起心肌组织代谢障碍及炎性变化，形成心肌炎，并逐渐发生形态学改变，心脏增大，其中以左室系统扩大为主，但也可继发于瓣膜病变，累及传导束，可为传导障碍、异位节律点自律性增高等，其中右束支阻滞者多见。白塞病为临床诊断疾病，其病理改变均为非特异性炎性改变。

在明确患者病史及诊断后，回顾患者首次发病过程，是否可诊断为感染性心内膜炎（IE）？感染性心内膜炎主要诊断标准包括：①血培养阳性：两次不同的血培养均为 IE

的典型致病菌；或非上述细菌但与 IE 一致的微生物持续性血培养阳性（持续性阳性定义为相隔 > 12 小时的 2 次或 2 次以上血培养阳性；或首末次血培养相隔时间 > 1 小时的 3 次血培养全部阳性、4 次全部阳性）。②超声心动图发现感染性心内膜炎的阳性表现：赘生物；心脏脓肿；新发生的人工瓣膜裂开。③新发生的瓣膜反流。次要标准：①易患因素、基础心脏病或静脉吸毒成瘾。②体温 > 38℃的发热。③血管损害征象：大动脉栓塞、脓毒栓塞性肺梗死、霉菌性动脉瘤、颅内出血、结膜出血、Janeway 损伤等。④免疫异常征象：肾小球肾炎、Osler 结节、Roth 出血点及类风湿因子。⑤微生物学证据：血培养阳性但未能达到主要标准要求；或与感染性心内膜炎一致的活动性细菌感染的血清学证据。在主要标准中，该患者超声心动图提示赘生物，但血培养为阴性，次要标准中只有发热、可疑先天性心脏病，综合两点，并不完全符合 IE 或先天性心脏病诊断，应考虑白塞病引起发热，同时累及心脏导致所致主动脉瓣假性二叶化伴重度反流可能，且术后赘生物病理显示非特异性中性粒细浸润，也符合白塞病病理特点。在患者病情进展中，反复发生两次动脉瘤，若用疾病一元论解释，也可考虑为白塞病累及大血管引起动脉瘤可能。在第一次 Bentall 术后，患者之所以病情进展迅速以致出现顽固性心力衰竭需行心脏移植术，考虑也与基础疾病未控制，处于炎症活动期，手术导致伤口、断端愈合欠佳而致，若在疾病控制后再行手术治疗，预后可能大不一样。

患者在行心脏移植术后，服用抗排异药物——他克莫司，客观上对控制白塞病也有一定益处，以致患者在接下来一年时间里心功能有一过性改善，日常活动轻微受限。他克莫司是从链霉菌属中分离出的发酵产物，其化学结构属 23 元大环内酯类抗生素，为一种强力的新型免疫抑制剂，主要通过抑制白细胞介素 -2 的释放，全面抑制 T 淋巴细胞的作用，作为肝、肾移植等器官移植的一线抗排异用药，同时在治疗自身免疫病中也发挥着积极的作用，除了这一主要作用外，他克莫司可抑制钙离子敏感的蛋白磷酸酶，阻止舒张期钙的渗漏，提高心肌收缩力，一定程度上可以抑制心力衰竭的进展，这可能是患者随访心脏彩超 EF 值良好的原因之一。当然并不是所有 EF 值正常的患者心功能都良好。

在这种情况下，有部分患者称为射血分数保留的心力衰竭，即舒张性心力衰竭。其定义为：左室舒张期主动松弛能力受损和心肌顺应性降低，至舒张期充盈受损，每搏输出量减少，左室舒张末期压增高所致心力衰竭相应症状和（或）体征，EF 正常或接近正常（> 45%），心脏彩超或胸部 X 线片未提示左心室或全心增大。其病因与高血压、冠心病、糖尿病、心肌淀粉样病变、心肌纤维化等有关，多见于老年女性。从舒张性心力衰竭的定义上看，该患者并不属于此种情况，该患者既往无高血压、糖尿病等病史，且心脏彩超提示有心脏结构性改变，所以并不能用舒张性心力衰竭来解释患者的症状。心脏彩超中的 EF 受到心率、心脏前后负荷等多种因素的影响，存在很多局限性，敏感性不强，可能导致过高估计了左心室真正的收缩功能。左室心肌由纵行肌与环行肌组成，室壁中层为环行纤维，心内膜下的心肌纤维走行为从心尖到房室环即纵行肌纤维，前者主要对左室短轴的收缩起作用，而后者引起长轴的收缩。由于心内膜下的心肌纤维最易受损，因此长轴方向的心肌纤维的运动速度及幅度是反映左室收缩功能改变的早期敏感指标。由于常规 EF 不能监测到轻度收缩功能障碍的存在（EF 主要测量心肌短轴收缩功能），因此，当心脏有舒张功能不全合并轻微收缩功能减低时，由于心脏代偿机制的激活，导致左室射血分数可能正常。而组织多普勒能够直接定量测量心肌的轻度收缩功能障碍（主要测量心肌长轴收缩功能），可较直接定量测量心肌的收缩功能，比射血分数更能早期敏感地反映左心室局部心肌收缩功能异常。另一常用反映心室功能的指标为心指数，心指数是以每平方米体表面积计算的心排血量，是比较不同个体之间心脏泵血功能的较好指标，一般中等身材的成人体表面积为 1.6～1.7m^2，静息时每分输出量为 4.5～6.0L，心指数则为 3.0～3.5 L/（min·m^2）。心指数可以随生理条件不同而改变，一般 10 岁左右的静息心指数最大，以后随年龄增长而下降。若心指数小于 2.2 L/（min·m^2）则须考虑心力衰竭的可能。在劳动、运动、激动及妊娠时心指数可增大，故比较时应选用静息心指数。但应当指出的是，心指数在测量时并没有考虑心室舒张容积变化，所以就病理状态下对心功能评估不如 EF 值。

虽患者已经历 4 次大型手术，但在确诊白塞病后，加用甲泼尼龙、沙利度胺等免疫抑制剂，确保患者疾病处于稳定期，心功能能有一定改善。我们可以大胆想象，若患者发病之初，能充分询问病史，明确病因，积极对症治疗后，能否避免这数次大型手术？从这个病例中，我们需要总结经验教训，若一个患者，特别是年轻患者，既往无明确病史，突发危急重症，在对症治疗的同时需积极寻找根本病因；若病情复杂，同时罹患多个疾病时，更应该具有打破砂锅问到底的精神，反复询问病史，尽量用疾病一元论解释所有疾病，以更好地为患者提供准确治疗，减少心身痛苦。

参 考 文 献

李媛 . 2008. 白塞病病因分析及治疗进展 . 医学综述，14（12）：1868-1870.
赵星 . 2014. 白塞病心脏瓣膜损害及其超声心动图评价 . 北京协和医学院 .
赵星，王浩，宋民 . 2014. 白塞病的心血管系统损害——附 28 例临床资料分析 . 中国循环杂志，03：213-215.
Hollander S A，Yasnovsky J R，Reinhartz O，et al. 2010. Behcet's disease and heart transplantation：A word of caution. Journal of Heart and Lung Transplantation，29（11）：1306-1308.

病例 16

知人知面不知心——左心室射血分数临床与指南的差异

樊明智　周建中

重庆医科大学附属第一医院

　　要点： 外科进行全身麻醉手术前通常需要完善超声心动图了解心功能情况，左室射血分数（left ventricular ejection fraction，LVEF）是评估心功能的一个重要指标，LVEF 明显降低通常意味着心功能下降，影响外科手术的进行。本病例为 1 例垂体生长激素腺瘤患者术前超声心动图提示 LVEF 明显下降，但运动试验提示患者活动耐量尚可，从而探讨当临床表现与实验室检测结果不一致时需怎样进行综合评估。

　　【主诉】 头痛伴头晕 7+ 年，突发晕厥 1 次。

　　【现病史】 患者男，50 岁，入院前 7+ 年，患者因左侧额颞部外伤于当地医院行"左侧额颞部清创缝合术"，术后反复出现左侧额颞部阵发性隐痛，经休息后可自行缓解，伴头晕，无呕吐。入院前 10+ 天患者无明显诱因出现晕厥、意识丧失、呼之不应，晕厥 1 小时后神志逐渐好转。于三峡中心医院行垂体磁共振检查示（2014-09-23）：垂体左侧占位，考虑垂体腺瘤可能，伴鞍底下陷，垂体柄向右偏移。为求进一步诊治于 2014 年 10 月 9 日入神经外科。

　　【体格检查】 查体：T 36.3℃，P 68 次 / 分，R 20 次 / 分，BP 80/47mmHg。神清合作，对答切题。面部增宽，额部可见痤疮，咽无充血，扁桃体无肿大，双肺呼吸音清，无干湿啰音，心界向两侧增大，HR 68 次 / 分，律齐，心音有力，各个瓣膜听诊区未闻及杂音，腹软，四肢无明显湿冷，双下肢无水肿。

　　【既往史】 有高血压病史 7+ 年，最高血压 160/？ mmHg，平素间断服用降压药物。否认糖尿病病史。否认冠心病病史。有吸烟史 10 年，每日约 10 支，已戒烟 5 年。家族中无类似患者。

　　【入院诊断】

1. 垂体腺瘤？
2. 原发性高血压 2 级　高危组

　　【辅助检查】

1. 垂体相关激素 12 项：生长激素 13.67ng/ml。
2. B 型脑钠肽前体 2643ng/L。
3. 胸部平片正侧位：双肺纹理增多；心影增大。
4. 心脏彩超：①全心增大。②全心搏动减弱。③二尖瓣关闭不全（中度）。④主动脉根径增宽。⑤主动脉瓣关闭不全（中度）。⑥左室舒张功能受损。⑦ LVEF：36%。

【诊疗过程】

1. 患者诊断垂体生长激素腺瘤，有手术指征，完善术前检查示 LVEF 明显降低。考虑患者心功能较差，手术风险高，故出院予以美托洛尔缓释片 11.875mg 起始 qd；门冬氨酸钾镁（潘南金）1 片 tid；培哚普利 4mg qd；呋塞米片 20mg qd 调节心功能，并给予生长抑素抑制生长激素分泌。

2. 2015 年 1 月 22 日患者因"面部增宽，四肢肢端增粗 7 年，发现鞍区占位 4+ 月"再次入神经外科，完善术前检查：

（1）垂体相关激素 12 项：生长激素 1.85ng/ml。

（2）B 型脑钠肽前体 4579ng/L。

（3）胸部平片正侧位：双肺纹理增多，心影增大。

（4）心脏彩超：①主动脉根部内径：37mm，左室舒张末径：85mm，左室收缩末径：70mm，室间隔舒张末厚度：11mm，左室后舒张末厚度：11mm、左房增大；②室壁搏动减弱伴左室功能减退；③主动脉瓣中度、二尖瓣重度反流；④左室射血分数：36%。组织多普勒显像：二尖瓣换舒张期频谱 A′/E′ > 1，且室壁运动速度减慢。

经过抗心力衰竭及抗生长激素治疗 3 个半月复查心脏彩超：①主动脉根部内径：34mm，左室舒张末径：90mm，左室收缩末径：73mm，室间隔舒张末厚度：10mm，左室后舒张末厚度：11mm、左房增大。②室壁搏动减弱伴左室功能减退。③主动脉瓣中度、二尖瓣重度反流。④左室射血分数：36%。组织多普勒显像：二尖瓣换舒张期频谱 A′/E′ > 1，且室壁运动速度减慢。

经过抗心力衰竭及抗生长激素治疗 3 个半月复查心脏彩超，左心室进行性增大，从原来 70mm 增加至 90mm，胸部 X 线片比较变化不大，症状改善不明显（图 16-1）。

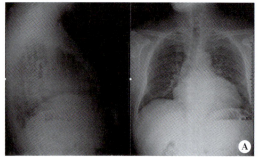 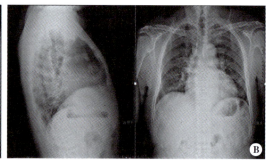

图 16-1 胸部线片正侧位
A. 2014 年 10 月 9 日；B. 2015 年 1 月 23 日

3. 追问病史，患者否认心累、气促，否认呼吸困难，无胸痛、胸闷，夜间可平卧，日常活动不受限。活动耐量测试：患者登 9 层楼后未见明显心累、呼吸困难，无胸痛、胸闷等不适。临床症状与客观检查（心脏彩超、胸部 X 线片、BNP）不匹配，心力衰竭的核心为心累、气促症状，但患者爬楼 9 层不受限，联合评价心肺功能非常不错，在综合全面分析患者病情后，考虑手术风险不大，与家属沟通后，在临时起搏器保护下，行经蝶垂体瘤切除术，术中生命体征平稳，未出现心力衰竭及心律失常，术后安返神经外科 ICU，给予神经营养、抗感染等治疗。患者术后恢复良好，无喘累加重，住院 11 天后平安出院。

病例 16　知人知面不知心——左心室射血分数临床与指南的差异

【出院诊断】

1. 垂体生长激素腺瘤

2. 肢端肥大症

继发性心肌病 全心扩大 心功能代偿（心功能Ⅰ级）

3. 原发性高血压 2 级 极高危

【讨论】　　垂体瘤是颅内第 3 常见的肿瘤，生长激素腺瘤是垂体瘤的一种，其能分泌大量生长激素，可造成特征性容貌改变和全身组织器官肥大。心血管系统方面，生长激素主要能影响心脏和大血管。过量的生长激素早期可降低外周阻力，增加血流量。但随着过量的生长激素持续作用，使血浆容量升高，造成血管平滑肌细胞生长，从而导致外周阻力增加。心脏方面，生长激素能改变心肌细胞的代谢，促进心脏的生长，但过量的生长激素会逐渐造成心室肥大，心脏扩大。此外，动物实验中还证实适量的生长激素对心脏的收缩性有一定的促进作用。

本例患者诊断为生长激素腺瘤，血生长激素水平明显增高。根据患者病史，其生长激素水平升高至少有 7 年以上，长期过量的生长激素作用于心血管系统，一方面使血管外周阻力升高，从而造成血压升高。另一方面，生长激素对心脏的长期作用，使心脏增大，结合超声心动图所示 LVEF 结果，考虑患者心脏病变已经发展到终末阶段。但与此相反，患者行活动耐量测试，登 9 层楼后未见明显喘累不适。

对于本例患者临床表现与实验室结果不一致，可以认为有以下几点原因：第一，LVEF 是评估心肌收缩力较常用的一个指标，是指每搏输出量占心室舒张末期容积的百分比，射血分数与心肌的收缩力有关，因此测定射血分数可较准确反应心肌收缩能力。理论上我们测定射血分数需要获得舒张期与收缩期容积差，但在实际临床工作中，我们很难准确获得这个容积差。因此我们是通过心脏彩色多普勒超声（UCG）测定 LVEF 的，其具体方法是在 M 型超声下测量左室长轴舒张期末径与收缩期末径两点直径差，因此对于 LVEF 的测量，首先在方法学上存在误差。第二，在巨大心脏时，舒张末期容积明显增大，故 LVEF 值相对减小，因此造成 LVEF 值低估。本例患者正因为心脏异常增大，造成左心室舒张末期容积明显增大，而相同体表面积下供应身体重要靶器官，如心、脑、肾等靶器官所需血流量因与射出血的绝对数相关，即每搏输出量或每分输出量，因此尽管每搏输出量可能未见明显改变，但因比值的分母增大，同样造成 LVEF 测量值的明显降低，故患者虽然 LVEF 低，但活动耐量尚可。第三，对于 LVEF 这个值，如果其分子，也就是每搏输出量也减小的话也能造成 LVEF 值低。心力衰竭是心脏基础病变的终末期，心肌细胞本身收缩能力明显减弱，故出现 LVEF 低。但与一般心力衰竭患者不同，生长激素本身对增强心脏的收缩性有一定的促进作用，本例患者由于长期生长激素作用于心脏，虽然心脏异常增大，但本身心肌细胞收缩能力下降不明显，心脏每搏输出量未见明显下降，使供血仍能满足机体需要。

本例也给我们带来了一些启示：第一，在临床上，当患者临床表现与实验室结果不一致时，我们应该相信什么？而这也是我们临床上经常遇到的一个问题，我们应该多方面综合分析。例如，本例患者如果只通过 LVEF 来评估心功能的话，而忽略生长激素增加心脏收缩力的作用的话，那么可以认为本例患者的心功能是难以承受手术操作的。但长期过量生长激素可以因作用于血管增加外周阻力，并且作用于心脏使心脏进一步扩大，加重心力衰竭，从而使心功能进一步减退。然而，如果单纯看患者运动试验结果的话，那么患者心功能和正常人无异？这样的结论肯定是需要深入推敲的，因为患者生长激素分泌增多病史至少有7年，因此如果过量生长激素长时间作用于心脏和大血管的话，必定超过了代偿范围，而患者血压升高、心脏肥厚、心脏扩大也证明了这一点，因此患者心功能必定已受损害，行外科手术风险高也是肯定的。所以，当临床表现与实验室检查结果不一致时，我们要多方面分析。第二，本例患者的高血压是不是也应该考虑与生长激素相关？过量生长激素作用于血管，早期确实能降低外周阻力，增加血流量，但这个过程是相对短暂的。但随着过量的生长激素持续作用，使血浆容量升高，造成血管平滑肌细胞生长，从而导致外周阻力增加，因此将导致血压升高。所以，临床上如果发现患者血压升高，且有指端肥大的表现时，也许治疗原发疾病是延缓高血压进展的有效方法之一。

参 考 文 献

程育博，邢继岩. 2010. 超声心动图 Teichholtz 校正公式与左心室造影测量左室射血分数的对比分析. 中西医结合心脑血管病杂志，（09）：1147，1148.

Akutsu H, Kreutzer J, Wasmeier G, et al. 2010. Acromegaly per se does not increase the risk for coronary artery disease. Eur J Endocrinol, 162（5）：879-886.

Cittadini A, Cuocolo A, Merola B, et al. 1994. Impaired cardiac performance in GH-deficient adults and its improvement after GH replacement. Am J Physiol, 267（2 Pt 1）：E219-225.

Gazzaruso C, Gola M, Karamouzis I, et al. 2014. Cardiovascular risk in adult patients with growth hormone（GH）deficiency and following substitution with GH--an update. J Clin Endocrinol Metab, 99（1）：18-29.

Gotherstrom G, Svensson J, Koranyi J, et al. 2001. A prospective study of 5 years of GH replacement therapy in GH-deficient adults: sustained effects on body composition, bone mass, and metabolic indices. J Clin Endocrinol Metab, 86（10）：4657-4665.

Isgaard J, Arcopinto M, Karason K, et al. 2015. GH and the cardiovascular system: an update on a topic at heart. Endocrine, 48（1）：25-35.

Roncaroli F, Scheithauer B W. 2007. Papillary tumor of the pineal region and spindle cell oncocytoma of the pituitary: new tumor entities in the 2007 WHO Classification. Brain Pathol, 17（3）：314-318.

病例 17

脂蛋白肾病 1 例

樊明智　周建中

重庆医科大学附属第一医院

要点：脂蛋白肾病（LPG）是一种罕见的以肾小球内脂蛋白栓子形成及血脂代谢异常为主要表现的肾脏疾病，由于症状不特异，发病与肾病综合征相似，故临床上容易漏诊、误诊。通过对 1 例脂蛋白肾病患者诊治过程的介绍，加深临床对脂蛋白肾病的认识。

【主诉】　双下肢水肿、夜尿 10 月，加重 2 月。

【现病史】　患者女，52 岁。2 年前无明显诱因发现尿中泡沫增多，未予特殊诊治。10 月前出现双下肢踝部以下对称性水肿，伴夜间排尿次数增多，2～3 次/夜，测血压 160/100mmHg，血常规提示轻度贫血，尿常规：尿蛋白 3+，隐血 2+，血肌酐 106μmol/L，未行肾穿刺活检，予以对症治疗后患者水肿消退。6 月前笔者所在医院门诊随访测血压 180/110mmHg，尿常规：尿蛋白 3+，隐血 2+，肌酐 103μmol/L，双肾 B 超提示：双肾实质回声增强，诊断为慢性肾炎，予口服肾炎康复片 5 片 tid 及硝苯地平（伲福达）20mg bid 治疗，血压控制尚可。5 月前随访测血压 180/120mmHg，调整降压方案为替米沙坦（立文）40mg qd+ 左氨氯地平（施慧达）5mg qd。2 月前患者再次出现双下肢水肿，自双足逐渐蔓延至胫前，颜面水肿，夜间排尿增至 4～5 次/夜，外院对症治疗后好转。4 天前笔者所在医院随访，测血压 160/110mmHg，尿常规示尿蛋白 3+，隐血 3+，肾功能检查提示肌酐 103μmol/L，为进一步诊治以"慢性肾炎"于 2014 年 4 月 21 日收住笔者所在医院肾内科。

【体格检查】　T 36℃，P 70 次/分，R 17 次/分，BP 209/122mmHg。神清，全身皮肤黏膜无黄染及出血点，浅表淋巴结未扪及肿大，颈软，双肺呼吸音清，未闻及干湿性啰音。心界不大，HR 70 次/分，心律齐，各瓣膜区未闻及病理性杂音。腹平软，脐周轻压痛，无反跳痛，肝脾肋下未及，右肾区轻度叩痛，左肾区无明显叩痛，双下肢无水肿，双足背动脉搏动尚可。

【既往史】　有胆囊炎、腰椎骨质增生、病毒性脑炎病史，否认糖尿病病史。否认冠心病病史。否认吸烟史。否认饮酒史。母亲有高血压病史。

【入院诊断】

1. 慢性肾炎综合征

1）慢性肾小球肾炎？

2）骨髓瘤肾病？

2. 肾性高血压？
3. 腰椎骨质增生

【辅助检查】

1. 血常规 白细胞总数 $5.68×10^9$/L，血红蛋白 110.0 g/L。

2. 肝功能 总蛋白 52 g/L，白蛋白 27 g/L。

3. 肾功能 尿素 9.7 mmol/L，肌酐 98 μmol/L，尿酸 452μmol/L。

4. 尿常规 尿蛋白 3+，尿隐血 3+。

5. 血脂 TC 5.84 mmol/L，TG 3.80 mmol/L，LDL-C 3.29 mmol/L。

6. 心脏彩超 左室略大，主动脉瓣、二尖瓣轻度关闭不全，PASP：31mmHg，左室舒张功能减退，左室收缩功能测值正常。

7. 腹部+泌尿系彩超 胆囊息肉样病变，双肾实质回声稍增强。

8. 胸部 X 线片示 双肺纹理增多，双下肺少许炎症。

9. 凝血象、乙肝两对半、大便常规、血糖、尿本周蛋白、抗核抗体谱未见明显异常。

10. 肾活检 肉眼观察：一条灰黄色组织，长为1.8cm，直径为0.1cm；肾小球总数34个，病变明显34个，病变轻微0个，硬化：球性硬化2个。节段硬化9个。病理诊断：①初步考虑脂蛋白肾小球病，弥漫性肾小球毛细血管血管瘤样扩张，腔内见空泡状血栓样物质，需加染 APOE 后再次报告。②轻度肾小管萎缩及间质纤维化：动脉硬化 2 分。

11. 加染 ApoE ①脂蛋白肾小球病。②轻度肾小管萎缩及间质纤维化：动脉硬化 2 分。

【诊疗过程】 入院后完善相关辅助检查，并予以左氨氯地平 5mg qd+替沙米坦（40mg qd 降压治疗，疏血通+阿魏酸钠改善循环，肾炎康复片对症治疗。

2014-4-24 患者于左肾行肾组织活检术,术后予以卡络磺钠+血凝酶（巴曲亭）止血治疗，辛伐他汀 20mg qn 调脂治疗，头孢西丁钠抗感染等治疗。

2014-4-25 患者 24 小时尿总蛋白 4248.0 mg/24h，内生肌酐清除率 107.1 L/24h（74.3ml/min）。治疗上予以泼尼松 50mg qd 降蛋白治疗，并予以补钙、护胃等对症治疗。

2014-5-3 患者再次出现双下肢浮肿，予以 6% 右旋糖酐+呋塞米 20mg qd 对症治疗，并予以口服补钾防止电解质紊乱。

2014-5-4 肾活检结果提示：初步考虑脂蛋白肾小球病，弥漫性肾小球毛细血管血管瘤样扩张,腔内见空泡状血栓样物质。第二次病检加做 ApoE 染色后提示肾小球内 ApoE 阳性，支持脂蛋白肾病诊断。

患者继续予以泼尼松 50mg qd 及对症治疗，复查肾功能、小便常规等提示血肌酐降低、24 小时尿蛋白量减少，血压控制尚可（图 17-1），于 2014-5-9 出院。

【出院诊断】

1. 脂蛋白肾病
肾性高血压
高血压性心脏病
2. 双下肺炎

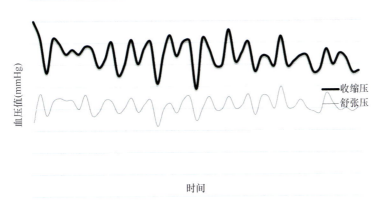

图 17-1 患者住院期间血压情况

【讨论】 脂蛋白肾病（lipoprotein glomerulopathy，LPG）是一种罕见的以肾小球内脂蛋白栓子形成及血脂代谢异常为主要表现的肾脏疾病，其本质是肾脏的微血管病变。LPG 由 Saito 等在 1987 年首次报道，并于 1989 年正式命名，目前全球关于 LPG 的病例报告有将近 200 例，这些病例集中在中国及日本。

研究发现 LPG 存在家族聚集现象，并证明了其是一种常染色体隐性遗传性疾病。随后，有学者证明了 LPG 与载脂蛋白 E（apolipoprotein，ApoE）某些特定氨基位点的突变相关（表 17-1）。

表 17-1 常见 LPG 相关 ApoE 突变

别名	氨基酸替代形式
ApoE Kyoto	ApoE3（Arg25Cys）
ApoE Tsukuba	ApoE3（Arg114Cys）
ApoE Tokyo	ApoE3[del（Leu141-Lys143）]
ApoE Maebashi	ApoE3[del（Arg142-Leu144）]
ApoE Sendai	ApoE3（Arg145Pro）
ApoE Chicago	ApoE3（Arg147Pro）
ApoE Guangzhou	ApoE3（Arg150Pro）
ApoE Okayama	ApoE2 [Arg150Gly）
ApoE Modena	ApoE2（Arg150Cys）
ApoE Las Vegas	ApoE3（Ala152Asp）
ApoE Osaka or Kurashik	ApoE3（Arg158Pro）
ApoE Hong Kong	ApoE3（Asp230Tyr）

注：左列为基因突变命名形式，以 ApoE + 城市名命名，右列为具体基因突变后氨基酸替换表观形式。

ApoE-Sendai 与 ApoE-Kyoto 是 LPG 最常见的 ApoE 突变类型，如 17-1 表所示，二者均为 ApoE 单氨基位点的变化。研究发现，ApoE-Sendai 与 ApoE-Kyoto 同低密度脂蛋白受体（LDLR）结合的能力都明显降低，使 ApoE 从肾小球的清除明显降低。所以，ApoE 突变可以通过造成脂蛋白转运受限引起脂蛋白在肾小球毛细血管袢沉积。其次，ApoE-

Chicago 是另外一种常见的 ApoE 突变类型，在对其的研究中发现，ApoE-Chicago 能增加对肾小球毛细血管壁的结合能力，影响 ApoE 在肾脏的清除，导致 ApoE 在肾小球发生沉积。所以，脂蛋白与肾小球结合力升高是 ApoE 引起肾小球毛细血管袢脂蛋白栓子形成的另一个原因。除此之外，非编码区序列可通过对编码蛋白表达、剪切、修饰折叠进行调节，因此一些 LPG 患者进行基因测序未检测到 ApoE 基因突变可能与非编码区的改变相关。由上可以看出，LPG 的发病机制主要是 ApoE 的异常导致肾内脂肪栓子沉积，但该过程不能以 ApoE 基因编码区突变、蛋白受体识别异常等单一因素来解释，而是一种多因素调控的过程。

目前，病理活检是诊断 LPG 的一个重要手段，LPG 患者肾脏活检可以发现肾小球硬化、间质增生，球内毛细血管袢高度扩张，袢内充满大小不一网状、不嗜银脂蛋白栓子，这些栓子 ApoE、ApoB 染色阳性。然而 LPG 不是单纯的肾小球硬化，其与肾小球硬化症的病理特征不一致，后者表现为肾脏脂质沉积，大量脂蛋白增加，促进巨噬细胞的吞噬，形成泡沫细胞浸润血管壁，而 LPG 是脂蛋白堆积在巨噬细胞外形成栓子。

LPG 的主要临床症状为肾脏损害及血脂异常，但这些临床表现均不特异，患者多以中-重度蛋白尿起病，同时可伴有不同程度的镜下血尿，多数患者表现为肾病综合征。其次，多数患者伴有不同程度的贫血，部分患者血压可升高，但恶性高血压少。除此之外，以三酰甘油浓度升高为主的血脂异常是 LPG 的另一个常见表现。该例患者便是以肾病综合征及肾性高血压表现为主要起病临床表现，若无肾脏活检极易误诊。由此可见，肾脏活检在 LPG 的诊断中有着重要作用。但是，LPG 患者另一显著特点是肾脏之外少见全身血管病变。研究发现，ApoE-Sendai 造成的脂蛋白肾病是通过肾小球脂质沉积导致的肾功能损害，但巨噬细胞中可表达少量 ApoE-Sendai，这不仅不增加脂蛋白肾病发生风险，还能通过降低动脉壁炎症及血脂水平从而降低动脉粥样硬化发生风险。

关于 LPG 的治疗，目前仍然没有有效的手段可以进行，所以对症治疗是控制 LPG 的主要治疗方式。降脂药可以改善高脂血症，尤其认为贝特类对于 LPG 高脂血症的治疗有重要作用，但其在减少蛋白尿、肾脏保护中的效果不肯定。本例中患者给予激素治疗后，肾功能、蛋白尿情况及临床症状似乎有所好转，但更多的研究表明激素、免疫抑制剂和抗凝治疗在 LPG 治疗中均无显著效果，也许本例患者激素治疗有效与突变类型相关，所以基因检测便是对本病例进一步研究的重要手段。但遗憾的是，国内绝大多数地区都未开展 ApoE 的基因诊断，所以这也是 LPG 研究的重要阻力。除此之外，有报道显示应用免疫吸附方法进行治疗的患者，不仅尿蛋白明显减少，且复查肾活检肾小球内脂蛋白栓塞完全消失，但也有学者发现结束该治疗后 12 个月，患者蛋白尿量又回到了基线水平。并且从目前资料来看，本病为慢性进展疾病，可走向终末期肾衰竭，即使予以肾移植后仍可复发。所以，对于 LPG 的治疗，目前仍然存在太多争议，现在很难确定何种治疗方式对 LPG 有效，或者仅仅对某一类突变所致的 LPG 有效。

目前全球对 LPG 的报道较少，但在东亚地区 LPG 并不少见，基因检测技术限制了这类病例的收集与研究。例如，本例患者，首先由于其症状不特异，临床上容易漏诊。其次，给予病理活检确诊其为 LPG 后，未能进行 ApoE 基因检测也是阻碍该疾病进一步诊断的因素。其实，ApoE 在冠心病的发病中也存在着重要作用。所以，普及基因检测并进一步研究基因层面精确治疗是治疗该类遗传相关疾病的重要方式，也是我们未来研究的方向。

参 考 文 献

Magistroni R，Bertolotti M，Furci L，et al. 2013. Lipoprotein glomerulopathy associated with a mutation in apolipoproteine. Clin Med Insights Case Rep，6：189-196.

Oikawa S，Suzuki N，Sakuma E，et al. 1991. Abnormal lipoprotein and apolipoprotein pattern in lipoprotein glomerulopathy. Am J Kidney Dis，18（5）：553-558.

Ricardo SD，Van Goor H，Diamond JR. 1997. Hypercholesterolemia and progressive kidney disease：the role of macrophages and macrophage-derived products. Contrib Nephrol，120：197-209.

Saito T，Sato H，Kudo K，et al. 1989. Lipoprotein glomerulopathy：glomerular lipoprotein thrombi in a patient with hyperlipoproteinemia. Am J Kidney Dis，13（2）：148-153.

Tavori H，Fan D，Giunzioni I，et al. 2014. Macrophage-derived apoESendai suppresses atherosclerosis while causing lipoprotein glomerulopathy in hyperlipidemic mice. J Lipid Res，55（10）：2073-2081.

Xin Z，Zhihong L，Shijun L，et al. 2009. Successful treatment of patients with lipoprotein glomerulopathy by protein A immunoadsorption：a pilot study. Nephrol Dial Transplant，24（3）：864-869.

Zhang B，Liu ZH，Zeng CH，et al. 2008. Clinicopathological and genetic characteristics in Chinese patients with lipoprotein glomerulopathy. J Nephrol，21（1）：110-117.

病例 18

化学消融治疗在梗阻性肥厚型心肌病中的应用 1 例

樊明智　周建中

重庆医科大学附属第一医院

要点： 肥厚型心肌病（HCM）是一种以室间隔非对称性肥厚和左心室流出道狭窄为主要特点的心脏疾病，对于有症状的 HCM，药物治疗是最重要的治疗方式，随着介入治疗的发展，经皮室间隔心肌化学消融术（PTSMA）成为了药物治疗效果欠佳 HCM 患者的重要治疗手段之一。本文旨在介绍 PTSMA 在治疗 HCM 中的适应证掌握、术中注意事项及术后观察指标，从而加深对 PTSMA 的认识。

【主诉】 劳累后胸痛 10+ 年，复发加重 6 天。

【现病史】 患者女，67 岁。入院前 10+ 年，患者反复于劳累后出现胸前区绞痛不适，持续 2～3min 后可自行缓解，6 年前外院就诊行冠脉造影未见狭窄。入院前 1 年，患者因胸痛症状频繁发作于外院就诊，心脏彩超提示梗阻性肥厚型心肌病，予以对症治疗后好转出院，但院外病情反复。入院前 6 天，患者再次出现胸痛不适，疼痛持续约 1 小时，后胸痛发作频率增加，无晕厥发作，外院予以对症治疗后症状缓解。为求进一步治疗于 2015 年 5 月 10 日入笔者所在医院。

【体格检查】 T 36.3℃，P 70 次 / 分，R 20 次 / 分，BP 102/63mmHg。神清合作，对答切题。双肺呼吸音清，未闻及干湿啰音，心界不大，HR 70 次 / 分，律齐，心尖区及主动脉瓣第二听诊区闻及 3/6 级收缩期杂音，腹软，右肾区压痛及叩击痛，左肾区无叩痛，双下肢无水肿。

【既往史】 有高血压病史 9 年，最高血压 180/？ mmHg，近 2 月规律服用"硝苯地平缓释片 10mg bid"降压治疗，血压控制在 130～140/？ mmHg。否认糖尿病病史。否认冠心病病史。否认吸烟、饮酒史。家族中无类似患者。

【入院诊断】

1. 梗阻性肥厚型心肌病
2. 原发性高血压 3 级 很高危
3. 冠心病？

【辅助检查】

1. **B 型脑钠肽前体**　1599ng/L。
2. **心电图**　①偶发房性期前收缩。②左心房肥大。③ ST-T 改变。
3. **心脏彩超**　室间隔舒张末厚度 16mm，左室后壁舒张末厚度 12mm。左室流出道内径变窄，二尖瓣前叶 SAM 征（+）。左室流出道速度增快，V：3.9m/s，最大压差

62mmHg，平均压差 28mmHg。提示梗阻性肥厚型心肌病。

4. 腹部 B 超 ①肝内强回声伴声影。②右肾囊肿。

5. 血常规、肝肾功能、电解质、凝血象、心肌酶谱未见明显异常。

6. 患者左心导管检测 心尖部收缩压 190mmHg，流出道近主动脉瓣收缩压 120mmHg，有创流出道压差测定：70mmHg。

【诊疗过程】 患者入院后考虑诊断梗阻性肥厚型心肌病，暂予以环磷腺苷、左卡尼汀营养心肌，氯吡格雷抗血小板，美托洛尔控制心率，减轻心肌氧耗等治疗。

患者心脏彩超提示室间隔厚度 16mm，左室后壁厚度 12mm，室间隔/左室厚壁厚度 =1.33 > 1.3（诊断标准），SAM 征阳性，静息状态下最大左室流出道跨瓣压差 = 62mmHg > 50mmHg，符合梗阻性肥厚型心肌病血流动力学诊断标准，完善相关检查未见明显手术禁忌，与患者及家属沟通后拟行冠脉造影 + 左心导管检查及室间隔化学消融术。

患者在局麻下经右桡动脉选择性冠脉造影，提示左右冠脉未见明显异常，再将多功能管送至左室，压力检测示心尖部收缩压 190mmHg，流出道近主动脉瓣处收缩压 120mmHg，遂行室间隔化学消融术。术中追加肝素 3000U，经右股静脉植入临时心脏起搏电极（40bmp 起搏备用），送入 JL4.0 指引导管到达左冠开口，送入 BMW 钢丝经左冠前降支到达第一穿隔支远端，经钢丝送入 APEX OTW 1.5mm×8mm 球囊达穿隔支中后段，12atm 压力充盈球囊后，经球囊中心导管造影示无造影剂反流，再注射声学造影剂，在心脏超声下观察室间隔基底部声学增强。考虑球囊堵塞位置合适。给予吗啡 3mg iv 后，将 2ml 无水乙醇经 OTW 球囊导管注射（2min），10min 后复测压力阶差，为 30mmHg。退管，拔动脉鞘，穿刺部位压迫止血，保留临时起搏器，术后暂停用美托洛尔。

化学消融术后 6 小时，复查心肌酶谱提示肌红蛋白 65.6μg/L，肌酸激酶同工酶 16.3μg/L（升高 4 倍），肌钙蛋白 0.729μg/L（升高 24 倍），但患者未诉明显胸闷、胸痛，考虑与人为注射无水酒精闭塞间隔支有关，继续予以吸氧，严密监测心电情况。

术前术后心电图比较，$V_3 \sim V_6$ 导联 ST 段无明显改变，未见异常 Q 波，但 T 波加深，术后 2 天心电图提示为频发房性期前收缩，部分成对，部分呈三联律，偶伴室内差异性传导。ST-T 改变（手术前后心电图见图 18-1）。继续予以氯吡格雷、阿司匹林抗血小板，曲美他嗪减轻心肌氧耗，美托洛尔控制心率等治疗。

患者术后恢复良好，胸痛症状缓解，术后第 6 天平安出院。

【出院诊断】

1. 梗阻性肥厚型心肌病 室间隔化学消融术后

2. 原发性高血压 3 级 很高危

【讨论】 肥厚型心肌病（hypertrophic cardiomyopathy，HCM）是一种常见的常染色体显性遗传性心脏疾病，国外报道普通人群发病率为 0.2%，年猝死率为 2% ~ 4%，中国人群中患病率约为 180/10 万人，是青少年猝死最常见的病因。HCM 主要特点为室间隔非对称性肥厚和左心室流出道（LVOT）狭窄，从而出现 LVOT 梗阻并表现出相应症状，临床上主要表现为劳力性呼吸困难、非典型心绞痛、晕厥、猝死等。目前针对有症状 HCM

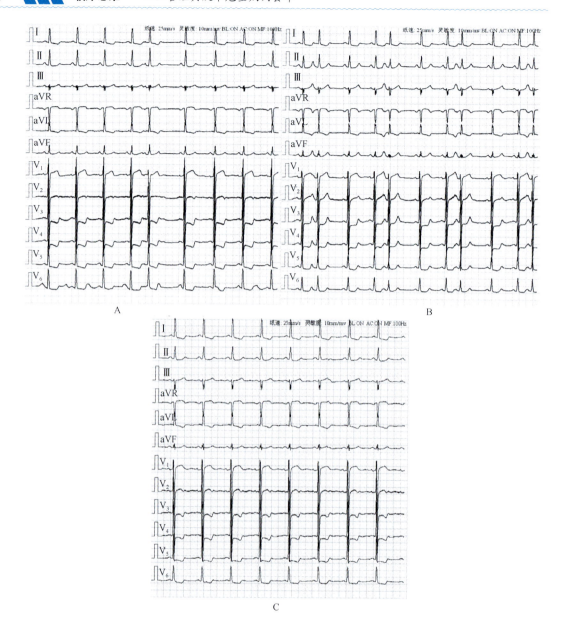

图 18-1 患者手术前后心电图情况
A：手术前；B：术后 2 天；C：术后 6 天

的治疗主要是控制症状、预防猝死，药物治疗仍然是最重要的治疗手段，此外还有起搏器植入、外科手术切除等方式，但药物效果有限、手术风险高等问题限制了其治疗。随着心脏疾病介入治疗的逐渐成熟，经皮室间隔心肌化学消融术（percutaneous transluminal septal myocardial ablation，PTSMA）已经成为了治疗梗阻性肥厚型心肌病的重要手段。

PTSMA 术通过闭塞冠状动脉间隔支，使其支配的肥厚室间隔心肌缺血、坏死、变薄、收缩力下降，从而使心室流出道梗阻消失或减轻，改善患者临床症状。有学者最早于 1980 年提出了该治疗方式的设想，随后，Sigwart 等于 1995 年首先成功应用 96% 乙醇阻塞间隔支治疗肥厚性梗阻型心肌病。

由于 HCM 患者中绝大多数没有症状，需要行手术治疗的只占极少数，所以严格掌控 PTSMA 手术适应证及禁忌证是非常重要的。其主要适应证包括：①经过药物治疗仍有症状、药物治疗效果不佳或有严重副作用的 NYHA Ⅲ/CCS Ⅲ 患者。②有症状且静息状态下 LVOTPG＞30mmHg，或激发状态下 LVOTPG＞60mmHg。③超声显示主动脉瓣下肥厚，排除乳头肌受累和二尖瓣叶过长。④冠脉造影还应该有合适的间隔支。对于没有症状或症状轻微的患者，不应考虑外科手术及介入治疗等减轻流出道梗阻的治疗，而应该以药物治疗为主。

本例患者以反复劳累后胸痛为主要表现，临床症状明显，行心脏彩超提示室间隔明显增厚，虽然患者有高血压病史，但其室间隔增厚呈不对称性，与左室后壁厚度比大于1.3，且最大 LVOTPG＞60mmHg，所以梗阻性肥厚型心肌病诊断明确。常规行冠脉造影后排除了冠心病造成的胸痛，并确定了间隔支，心导管检查测得有创 LVOTPG 为 70mmHg，所以该患者有行 PTSMA 的指征。

由于手术造成室间隔心肌细胞坏死，术中可能出现Ⅲ度房室传导阻滞，因而术前必须安置临时起搏器进行补救预防。其次，因手术既要达到良好的血流动力学的改善，又要尽可能减少并发症的发生，所以确定好靶间隔支至关重要。给予足量肝素，以及监测主动脉和左心室压力了解手术进程是该手术的另一关键点。除此之外，由于消融过程类似于人为心肌梗死，所以手术中需要常规给予吗啡止痛。本例患者使用了 2ml 无水乙醇，临床上使用剂量一般为 1～3ml，有学者认为术后心律失常的风险与注入乙醇的量相关，所以其量需要根据急性血流动力学的影响、超声估计的间隔支分布的大小及患者症状和心律失常情况而定，原则上尽可能少，且注射过程需要缓慢，并密切注意患者血流动力学变化及心律失常情况。当血流动力学不稳定、出现持续时间较长的Ⅲ°AVB、出现反复的恶性心律失常等情况时需要终止手术，而静息状态下 LVOTPG＜30mmHg 是手术成功的标志。

研究表明，化学消融后出现房室传导阻滞多见于术中及术后 24 小时之内，因而术后 24 小时之内需要密切监测患者心电情况，且临时起搏器需至少保留 24 小时。此外，血中的心肌酶谱变化不仅可用于急性心肌梗死的诊断，也可用于评价心肌缺血损伤和坏死的情况，本例患者术后 12 小时内心肌酶谱明显升高，说明心肌细胞缺血缺氧严重，容易出现冲动传导障碍和折返现象而引发心律失常，所以此时需要严密监测心电情况，并保证充分的氧供，对于不良室性心律失常需要及时处理。虽然该患者目前随访时间尚短，但有学者对经过 PSTMA 治疗患者长达 6 年的随访，发现该手术并不增加猝死或心律失常的危险。

由此可以看出，PSTMA 虽然可能出现严重并发症，但其在 HCM 的治疗效果也是肯定的，掌握好手术适应证、禁忌证，充分做好手术准备，术中术后严密监控，相信心脏疾病的介入治疗会越来越成熟的。

参 考 文 献

刘蓉，乔树宾，胡奉环，等 . 2012. 肥厚型心肌病化学消融术后合并晚发三度房室传导阻滞五例 . 中华心血管病杂志，40（12）：1009-1011.

Jensen MK, Almaas VM, Jacobsson L, et al. 2011. Long-term outcome of percutaneous transluminal septal myocardial ablation in hypertrophic obstructive cardiomyopathy: a Scandinavian multicenter study. Circ Cardiovasc Interv, 4（3）: 256-265.

Kuhn H, Seggewiss H, Gietzen FH, et al. 2004. Catheter-based therapy for hypertrophic obstructive cardiomyopathy. First in-hospital outcome analysis of the German TASH Registry. Z Kardiol, 93（1）: 23-31.

Onishi T, Onishi Y, Kobayashi I, et al. 2015. Intracardiac echocardiography for percutaneous transluminal septal myocardial ablation in the treatment of hypertrophic obstructive cardiomyopathy. J Echocardiogr, 13（4）: 151, 152.

Sigwart U. 1995. Non-surgical myocardial reduction for hypertrophic obstructive cardiomyopathy. Lancet, 346（8969）: 211-214.

Takagi K, Mukawa H, Morishima I, et al. 2013. Percutaneous transluminal septal myocardial ablation performed via the right coronary artery rather than the left anterior descending artery for the treatment of hypertrophic obstructive cardiomyopathy. Int J Cardiol, 162（3）: e51, 52.

Van Der Lee C, Scholzel B, Ten Berg JM, et al. 2008. Usefulness of clinical, echocardiographic, and procedural characteristics to predict outcome after percutaneous transluminal septal myocardial ablation[J]. Am J Cardiol, 101（9）: 1315-1320.

Yang YJ, Fan CM, Yuan JQ, et al. 2015. Survival after alcohol septal ablation versus conservative therapy in obstructive hypertrophic cardiomyopathy. Cardiol J, 22（6）: 657-664.

病例 19

利尿剂抵抗病例报告 1 例

周建中 薛 蒙

重庆医科大学附属第一医院心血管内科

要点： 心力衰竭是大多数心血管疾病的最终归宿，而利尿剂是治疗慢性心力衰竭的一大类基础用药，在临床上，常遇到相当一部分人长期应用利尿剂后会出现利尿剂效果减退的现象，称为利尿剂抵抗。临床医师应意识到这一问题，采取积极的措施应对。

【**主诉**】 反复喘累、气促 4 年，加重伴双下肢水肿 1 周。

【**现病史**】 4 年前反复于稍活动后出现喘累、气促，伴双下肢及颜面部凹陷性水肿。1 周前患者症状加重，休息时即可出现喘累，伴夜间不能平卧、夜间阵发性呼吸困难、端坐呼吸，伴双下肢凹陷性水肿。1+ 年前于笔者所在医院发现血糖升高（具体不详），诊断为"2 型糖尿病"，因服用"二甲双胍"出现恶心、呕吐，故院外未继续服药、未监测血糖。

【**既往史**】 ① 15+ 年前因外伤致胸椎骨折，行手术治疗，并有输血史（具体不详），遗留双下肢瘫痪。② 3+ 年前因"干咳 1+ 月，加重伴胸闷半月，咳痰伴血丝 3 天"入笔者所在医院治疗，院外胸部 CT（2012-01-06）示右上肺约 2cm×3cm 块影，双下肺少量肺云雾影，双肺少量胸腔积液，行纤维支气管镜检查未找到肿瘤细胞或抗酸杆菌，考虑患者心脏情况不佳，未行经皮肺穿刺活检。③ 2+ 年前于笔者所在医院诊断"脑梗死"，经治疗后未遗留后遗症。

【**体格检查**】 T 36.5℃，P 91 次 / 分，R 20 次 / 分，BP 87/72 mmHg。BMI：36.7kg/m^2。神清，由轮椅推入病区，体形肥胖，颈静脉无怒张，肝 - 颈静脉回流征阴性，头颈部淋巴结未扪及肿大，双肺呼吸音粗，双下肺可闻及中量湿啰音，HR 115 次 / 分，心律不齐，心界向左扩大，各瓣膜区听诊未闻及杂音。腹部膨隆，无压痛，肝脾肋下未触及。双下肢肌力 0 级，肌张力减低，约自大腿上 2/3 处以远无感觉，双下肢足背有凹陷性水肿。

【**辅助检查**】

1. 胸部 X 线片 双肺纹理增多，双下肺片状模糊影，右肺水平裂增厚。心影增大，纵隔增宽。双侧胸腔少量积液（图 19-1）。

2. 心电图 快速型心房颤动。

3. 彩超 全心增大（左室舒张末径 24mm，左室收缩末径 54mm，右房横径 42mm），室壁搏动减弱伴左室功能减退，三尖瓣轻度反流，PASP：51mmHg，LVEF：31%。

4. 血凝 D- 二聚体 2.38 mg/L FEU ↑，纤维蛋白（原）降解产物 10.6 μg/ml ↑。

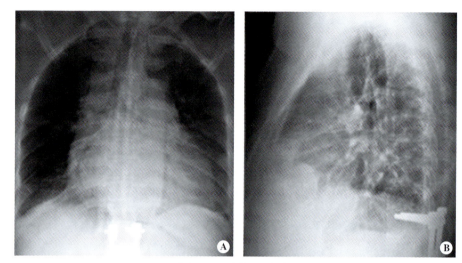

图 19-1　胸部 X 线片

A. 正位示心影明显增大，向左下扩大，肺淤血；B. 侧位示右心室增大

5. 生化　肌酐 59 μmol/L，尿酸 632 μmol/L ↑，钾 4.0 mmol/L，钠 132mmol/L。

6. 免疫　B 型脑钠肽前体 3007 ng/L ↑，肌钙蛋白 0.068 μg/L ↑。

7. 肝功能　前白蛋白 133 mg/L ↓，白蛋白 39 g/L ↓，总胆红素 71.70 μmol/L ↑，直接胆红素 30.20 μmol/L ↑，高密度脂蛋白胆固醇 0.43 mmol/L ↓，低密度脂蛋白胆固醇 1.89 mmol/L ↓，载脂蛋白 A1 0.63 g/L ↓。

【诊断】

1. 心力衰竭

心功能Ⅳ级

扩张型心肌病

心脏扩大

2. 快速型心房颤动

3. 2 型糖尿病

4. 胸 12 椎椎体骨折术后伴双下肢瘫痪

【诊疗经过】　患者入院后立即予以吸氧，呋塞米利尿，美托洛尔缓释片控制心室率等对症处理。患者否认高血压，冠心病，风心病等病史，根据心脏彩超结果，全心增大，全心室壁搏动减弱，考虑该患者诊断为扩心病，急性心力衰竭发作。该患者长期不规律自行口服呋塞米，托伐普坦利尿，尿量维持在 600～800ml，此次入院后主要调整利尿方案（表 19-1），减轻水钠潴留，减轻心脏负担；另外其血压长期维持在（80～90）/（60～70）mmHg，不宜使用 ACEI 类药物；加用螺内酯延缓心室重构、地高辛强心等治疗。

患者心电图示心房颤动，但其有扩心病基础，形成血栓、发生脑卒中风险大，应予以华法林抗凝预防血栓治疗。但入院后患者凝血象异常，考虑患者为心力衰竭所致肝淤血引起凝血功能障碍，若目前使用华法林出血风险大。建议暂缓华法林治疗，首先控制心力衰竭，限制钠水摄入，待心力衰竭控制后再行华法林预防血栓治疗。加用氯吡格雷 50mg qd 抗血小板治疗。

表 19-1　住院期间利尿方案及症状缓解情况

时间	利尿方案	出入量	症状
2015-10-16	利尿合剂 100mg 托拉塞米 20mg（临时） 螺内酯 20mg 托伐普坦 7.5mg	入：1500ml 出：3000ml	静息状态下即喘累、端坐呼吸、高枕卧位、双下肢凹陷性水肿明显
2015-10-17～2015-10-21	利尿合剂 100mg 托拉塞米 20mg（临时） 螺内酯 20mg 多巴胺 2μg/kg·min（20 号改为 3μg/kg·min） 托伐普坦 7.5mg	10-20 入：1000～1500ml 出：6000ml 10-21 入：1000～1500ml 出：9000ml	喘累稍好转，端坐呼吸，高枕卧位、双下肢凹陷性水肿
2015-10-22	利尿合剂 100mg 螺内酯 20mg 呋塞米 60mg qd	入：1600ml 出：10000ml	喘累不明显、无端坐呼吸、双下肢轻度凹陷性水肿
2015-10-23～2015-10-26	利尿合剂 80mg 螺内酯 20mg 呋塞米 60mg qd	10-24 以前　入：1300ml 出：5000～6000ml	喘累明显好转，无端坐呼吸、双下肢轻度凹陷性水肿
2015-10-27～2015-10-28	利尿合剂 60mg 螺内酯 20mg 呋塞米 60mg qd	入：2000ml 出：5000～6000ml	喘累明显好转、无端坐呼吸

【讨论】　心力衰竭是临床上常见的一种疾病，目前临床上指南推荐的对心力衰竭的常规药物治疗，主要是联合 3 大类药物，即利尿剂、ACEI（ARB）、β 受体阻滞剂，地高辛是为进一步改善症状、控制心室率时选用的第 4 个药物，醛固酮受体拮抗剂主要应用于重度心力衰竭的患者。由此可见，利尿剂是心力衰竭标准治疗中不可缺少的组成部分。但在临床上，患者在经过一段时间利尿后，出现利尿效果减弱，从而出现水钠潴留，病情恶化，顽固性水肿，少尿等。在慢性心力衰竭或长期使用利尿剂的患者中，利尿抵抗的发生率为 1/3，并与总死亡率、猝死和泵衰竭导致的死亡独立相关。该患者长期间断口服呋塞米利尿，初期尿量尚可，后期加大呋塞米剂量，尿量维持在 600～800ml，并出现喘累明显、双下肢水肿的表现，是典型的长期服用利尿剂后发生了利尿剂抵抗。分析其原因如下：

（1）对水钠限制依从性差：该患者长期口服袢利尿剂利尿，只要其在管腔液中的浓度足以抑制 Na-K-2Cl 协同转运体，即可产生钠利尿作用。而 6 小时后尿液中呋塞米的浓度降至阈值以下，在随后的几天内将出现代偿性钠潴留，仔细询问该患者，长期自觉口渴而未严格限制水钠的摄入，有研究表明，若钠摄入高，利尿后钠潴留即可完全抵消利尿剂的作用，从而无法达到负钠平衡。影响了袢利尿剂的电解质基础，从而完全抵消呋塞米的利尿效应。

（2）低钠血症：复查该患者电解质水平，血钠多次偏低，这是由于远端肾小管钠盐转运减弱和继发性高醛固酮血症，低钠血症通常伴有利尿作用下降。另外，由于严重心力衰竭导致对渴感的刺激，该患者对水的限制差，并且非渗透性刺激血管加压素系统，使自由水的排出受损，均可使该患者血钠偏低，影响袢利尿剂效果。

（3）低蛋白血症：该患者充血性心力衰竭导致肝淤血，肝功能减退，致使其白蛋白水平下降。低蛋白血症时，进入血液中的利尿剂未能与白蛋白充分结合，分布体积变大，同时漏入小管液的蛋白增多，导致白蛋白在肾小管部位与利尿剂结合。多种原因均可使血中利尿浓度下降，使利尿剂发生钝化，发生利尿剂抵抗。

为此，我们给予多种方式改善利尿剂抵抗并得到了显著效果：

（1）联合应用螺内酯20mg。患者长期自行口服呋塞米这类袢利尿剂，利尿机制单一，易出现低钠低钾、高尿酸血症、低血压等，有研究表明，当单独应用袢利尿剂效果不好时，可以在袢利尿剂的基础上加用噻嗪类利尿剂和（或）螺内酯。患者入院后立即联用螺内酯联合利尿，弥补了袢利尿剂带来的低钾副作用。

（2）使用利尿合剂，将呋塞米用药方式改为持续静脉滴注，并根据尿量情况调整剂量。多个研究及荟萃分析表明，与间歇静脉注射相比，持续静脉滴注呋塞米能获得更好的利尿效果、降低平均住院日、降低肾功能不全的发生风险及病死率。患者入院后即使用利尿合剂持续静脉滴注，并监测患者肌酐、内生肌酐清除率等，根据肾功能调整患者滴注剂量。患者水钠潴留严重，需大剂量使用呋塞米利尿，为减少大剂量呋塞米的毒副反应，采用持续静脉滴注的方式更获益。

（3）在使用袢利尿剂的基础上加用新型利尿剂——V_2受体拮抗剂托伐普坦。该患者长期使用此药尤其适合于合并低钠血症的利尿。患者入院后即联合服用托伐普坦7.5mg，其排除自由水的机制有利于弥补袢利尿剂引起的血容量不足的副作用。正常状态下，肾小管集合管对自由水是不通透的，病理状态下，抗利尿激素增高，作用于肾小管集合管上的V_2受体，打开水通道，让集合管中的自由水重新回到血管中，增加了血管容量导致低钠血症。服用托伐普坦后，托伐普坦与肾脏集合管的V_2受体的结合，阻止了抗利尿激素的作用，水通道蛋白2从内膜上脱落，并使其表达降低，将病理状态下出现的水通道重新封住（图19-2）。

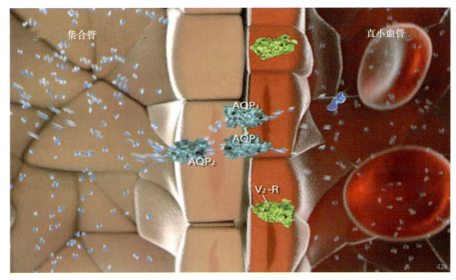

图19-2　水通道与V_2受体拮抗剂作用示意图

（4）静脉滴注呋塞米联合小剂量多巴胺。有研究表明，小剂量多巴胺静脉滴注联合呋塞米静脉滴注的利尿效果优于小剂量多巴胺静脉滴注联合口服呋塞米。且该患者血压偏低，是联合使用多巴胺的强适应证，入院后第 2 天即给予其多巴胺以 2ml/h 速度持续滴注，利用多巴胺扩张肾血管的作用增加肾脏灌注，从而增加尿量。

经过对患者利尿剂抵抗的治疗，目前尿量维持在 5000～6000ml，其喘累、水肿症状有所好转。若经过上述处理后患者仍有明显的水钠潴留，则应通过升高血浆渗透压，静脉输注重组人脑利钠肽（rhBNP），血液滤过等方式治疗利尿剂抵抗。

在慢性心力衰竭患者中，长期利尿剂是一大基础治疗方式，患者可能需增加利尿剂剂量或最终出现利尿剂抵抗。在慢性心力衰竭的治疗中，作为临床医师，我们要注意到利尿剂抵抗的问题，尽量在治疗过程中避免出现利尿剂抵抗，一旦出现，应积极采取措施予以控制。

参 考 文 献

崔伟.2015.心力衰竭患者利尿剂抵抗的处理策略.中国心血管杂志，20：1-3.

Cleland JG，Coletta A，Witte K. 2006. Practical applications of intravenous diuretic therapy in decompensated heart failure. Am J Med，119（12 Suppl 1）：S26-36.

Cox ZL，Lenihan DJ. 2014. Loop diuretic resistance in heart failure：resistance etiology-based strategies to restoring diuretic efficacy. J Card Fail，20：611-622.

Iqbal J，Javaid MM. 2014. Diuretic resistance and its management. Br J Hosp Med（Lond），75：C103-C107.

Shchekochikhin D，Al Ammary F，Lindenfeld JA，et al. 2013. Role of diuretics and ultrafiltration in congestive heart failure. Pharmaceuticals（Basel），6：851-866.

病例 20

脂蛋白肾病 1 例

周建中　薛　蒙

重庆医科大学附属第一医院心血管内科

要点： 脂蛋白肾病自 1987 年首次由日本学者 Saito 报道后，近十几年中报道的病例数累计已达 37 例。尽管其中绝大多数病例来自日本和中国，但是，欧洲白种人中也已有报道。勿容置疑，脂蛋白肾病是一个世界范围的疾病。本病例以蛋白尿、高血压起病，分别对脂蛋白肾病患者的临床病理特征、血清载脂蛋白 E（ApoE）水平等进行了较为系统的阐述，使我们对该病有了更全面的认识。

【主诉】　头晕 10+ 年，双下肢水肿 10 个月。

【现病史】　男，56 岁。10+ 年前患者无明显诱因感头晕，频率从数天一次逐渐发展为每天一次，不伴胸闷、气促、夜尿增多等，予以"阿咖酚散（头痛粉）、复方对乙酰氨基酚片"（具体用量不详）后症状好转，未测血压。4 年前，患者自觉头晕加重，伴眼花、胸闷、心悸，无头痛、恶心、呕吐、喘息、夜间阵发性呼吸困难等，于当地诊所测血压 180/110mmHg，予以"拉西地平 4mg qd"治疗后症状缓解，每日仍感头晕，感冒后加重，平素偶测血压（140～150）/（90～100）mmHg。10 个月前，患者头晕再次加重，双足背、双小腿对称凹陷性水肿，颜面不肿、夜尿未增多，于当地社区医院测血压 160～170/110mmHg，换用"硝苯地平"（具体用量不详）治疗后症状无缓解，于笔者所在医院就诊查尿常规：尿蛋白 3+，尿隐血 2+，肝肾功能：白蛋白 34g/L，血肌酐 112μmol/L，血脂：总胆固醇 6.64mmol/L，低密度脂蛋白胆固醇 4.59mmol/L。考虑"蛋白尿待查"，并予以"金水宝胶囊 3 粒 tid，肾炎康复片 5 片 tid，替米沙坦 40mg qd，辛伐他汀 20mg qn，苯磺酸左旋氨氯地平片 5mg qd，双嘧达莫片 50mg tid"治疗后头晕、水肿较前缓解，但头晕反复发作，偶测血压 120/（90～100）mmHg。2 个月前患者发现双下肢水肿加重，颜面部水肿，于笔者所在医院查尿常规：尿蛋白 2+，尿隐血 1+，肝肾功：白蛋白 28g/L，肌酐 122μmol/L。血常规无明显异常。予以"辛伐他汀 20mg qn，厄贝沙坦 150mg qd，硝苯地平控释片 30mg qd，金水宝胶囊 3 粒 tid"，治疗后水肿缓解不明显，每日仍感头晕。1 天前患者再次于笔者所在医院就诊查尿常规：尿蛋白 3+，尿隐血 1+，肾功能：肌酐 112μmol/L，尿酸 428μmol/L。血脂正常。门诊以"肾功能不全"收入笔者所在医院。

【既往史】　20 年前患"急性黄疸型肝炎"，治疗后复查肝炎指标无异常。家中一姐一妹均有高血压病史。

【查体】　T 36.5℃，P 78 次 / 分，R 20 次 / 分，BP 130/82mmHg。神清，对答切题，

查体合作，面色可，结膜无充血，巩膜无黄染，颈静脉无怒张，甲状腺无肿大。双肺呼吸音清，未闻及干湿啰音；心音有力，律齐，心脏各瓣膜区未闻及病理性杂音，心界稍向左扩大。腹软，无压痛。双下肢不肿，病理征阴性。

【辅助检查】

1. 2014-03-20（门诊）尿常规 尿蛋白 3+。

2. 2014-03-20（门诊）肾功能 肌酐 112μmol/L，尿酸 428μmol/L，胱抑素 C 1.00mg/L。

3. 2014-03-20（门诊）血脂 总胆固醇 4.69mmol/L，三酰甘油 1.13mmol/L，低密度脂蛋白胆固醇 3.10mmol/L。

4. 电解质 K^+ 3.4mmol/L，Na^+ 142mmol/L，Cl^- 107mmol/L。

5. 心脏彩超 左室顺应性减退。

6. 腹部 B 超 右肾大小约 91mm×44mm，左肾大小约 96mm×48mm，肝囊性占位性病变（囊肿），左肾囊性占位性病变（囊肿）。前列腺未见异常。

7. 心电图、胸部 X 线片未见明显异常。

8. 2014-03-21 血常规 白细胞总数 $5.56×10^9$/L，血红蛋白 125.0 g/L，血小板 $233×10^9$/L。

9. 2014-03-21 肝肾功能 白蛋白 29 g/L，肌酐 113 μmol/L，钙 1.97 mmol/L。

10. 2014-03-22 乙肝 乙肝 e 抗体（化学发光）+，乙肝核心抗体（化学发光）+。

11. 定量 乙型肝炎病毒核酸（定量）< $1.0×10e3$ IU/ml。

12. 2014-03-22 尿常规 尿蛋白定性 2+，尿隐血 1+，细菌 53 个/μl。

13. 大便隐血（免疫法）：阳性。

14. 2014-03-23 本周蛋白 λ 轻链 2.93 g/L，κ 轻链 5.18 g/L。

15. 2014-03-23 内生肌酐清除率 136.4 L/24h。

16. 2014-03-23 24 小时尿总蛋白 3259.6 mg/24h。

17. 2014-03-27 肾功能 尿素 6.5mmol/L，肌酐 141 μmol/L，尿酸 434 μmol/L。

18. 2014-03-27 血脂 总胆固醇 4.31mmol/L，三酰甘油 2.52mmol/L，高密度脂蛋白胆固醇 0.93 mmol/l，低密度脂蛋白胆固醇 2.58mmol/L，超敏 C 反应蛋白 15.96 mg/L。

19. 尿培养 有革兰阳性杆菌生长，菌落计数 4000cfu/ml。

【入院诊断】

1. 蛋白尿待查

1）高血压肾病？

2）慢性肾小球肾炎？

2. 原发性高血压 3 级 极高危

3. 尿路感染？

【诊疗经过】 入院后完善相关检查（见上述）。并予以改善循环、辛伐他汀降脂、厄贝沙坦降蛋白、硝苯地平控释片降压治疗，金水宝延缓肾脏疾病进展，治疗期间监测血肌酐示肌酐明显升高，停用厄贝沙坦。住院期间尿培养示：有革兰阳性杆菌生长，菌落计数 5000cfu/ml；复查提示有革兰阳性杆菌生长，菌落计数 4000cfu/ml，因患者无尿路刺激症状，细菌数未达诊断标准，未予抗生素治疗。于 2014-3-24 行肾穿刺活检，手术顺利。考虑患者尿蛋白量大，予以口服泼尼松 60mg qd 治疗 7 天，辅以抑酸、补钙治疗。另 2014-3-27 肾功能示肌酐 141μmol/L，肾内科医生查房后停用厄贝沙坦。住院期间血压稳定，肾穿刺结果回示：①符合脂蛋白肾病伴局灶节段球性肾小球硬化；②轻－中度肾小管萎缩及间质纤维化，动脉硬化 3 分（需加染 ApoE）。根据病检类型，考虑激素治疗无效，予停用；同时停用辛伐他汀，改为普罗布考片 0.5g bid 强化降脂。

【出院诊断】 慢性肾脏病（CKD2 期）脂蛋白肾病伴局灶节段球性肾小球硬化，肾性高血压。

【讨论】

1. 该患者以无症状的大量蛋白尿起病，经过肾穿刺活检证实为脂蛋白肾病，临床上需与 IgA 肾病及各种原发性肾小球疾病相鉴别。

脂蛋白性肾病（lipoprotein glomerulopathy，LPG）是一种以肾小球内大量脂蛋白栓子为组织学特征，伴有明显血清载脂蛋白 E（ApoE）升高的一种肾小球疾病。1987 年 Saito 在第 17 届日本肾脏病学会地区年会上首次报道了本病。1989 年 Saito 等将本病作为独立的疾病，定名为 LPG 并获得公认。目前世界上关于脂蛋白病例报告有 100 例左右。LPG 是一种新型的肾小球疾病。

（1）病因及发病机制：有家族发病倾向，有报道为常染色体隐性遗传病。ApoE 的基因突变和碱基缺失与 LPG 的发病相关。目前具体机制有：

1）apoE 的基因突变和碱基缺失。既往已经发现的与 LPG 发病有关的 apoE 突变基因有 apoE Sendai（Arg 145–pro），apoE2 Kyoto（Arg25–Cys），apoE Tokyo（141–143–0），apoE 基因 4 号外显子 54 bp 的基因缺失引起 18 个氨基酸的缺失（156–173–0）和 apoE Maebashi（142–144–0）。ApoE 的结构和功能的改变在 LPG 的发病中起着基础性的作用，不同基因表现型的 apoE，其受体结合活性可能有所不同，因此具有不同受体结合活性的 apoE 异构体将影响血脂的代谢。

2）氧化应激：在各种肾脏疾病的发病过程中都起着重要的作用。以往的研究表明：正常 apoE 显示重要的抗氧化性能，并且其负责抗氧化的结构域位于基因的受体结合区域。然而，大多数 apoE 基因突变导致 LPG 都发生在受体结合区域附近。因此，apoE 基因突变不仅影响其对脂蛋白受体的亲和力，也可能对 apoE 的抗氧化作用存在不利影响，携带这些突变的 apoE 等位基因可能更易发生氧化损伤，进而可能会导致肾小球毛细血管内脂蛋白聚集。

3）肾脏的特殊结构。肾小球毛细血管网内血液的剪切力极高，使血液循环中的乳糜残粒或极低密度脂蛋白（VLDL）被冲向管壁，造成毛细血管的拥堵乃至栓塞，这也可能是发生肾病而非心脑血管疾病的原因。

（2）临床表现

1）LPG 无特异临床表现，多以中－重度蛋白尿起病，同时可伴有不同程度的镜下血尿，多数患者表现为肾病综合征。

2）多数患者伴有不同程度的贫血。

3）部分患者血压可升高，但恶性高血压少。

4）血脂异常，血清胆固醇处于正常范围或升高，但三酰甘油的浓度均增高。

5）因其临床表现上没有显著的特点，极易漏诊，提示肾脏疾病肾活检的重要性。

（3）诊断：

1）光镜：肾活检是确诊脂蛋白肾病最可靠的方法、脂蛋白肾病的病理改变主要集中在肾小球，表现为肾小球体积明显增大，毛细血管袢高度扩张，袢内充满淡染的、大小不一的脂肪栓子。

2）免疫组化/免疫荧光：脂蛋白染色阳性，襻腔内脂蛋白"栓子"则呈 ApoE 和 ApoB 染色阳性反应。绝大多数患者肾组织免疫球蛋白、补体及纤维蛋白原染色常阴性。

3）电镜：肾小球毛细血管高度扩张，袢腔内充满层状排列的不同数量、不同大小的低电子密度的嗜锇酸物质（脂蛋白"栓子"）。

（4）治疗：脂蛋白肾病目前尚无满意的治疗方案。降脂药可以改善高脂血症，但减少蛋白尿、肾脏保护效果不肯定。有学者试图用激素、免疫抑制剂和抗凝治疗，均无显著效果。目前人们寄希望于免疫吸附疗法。报道应用免疫吸附方法进行治疗的患者，不仅尿蛋白明显减少，且重复肾活检肾小球内脂蛋白栓塞完全消失，但对于这种治疗的复发问题还需进一步探索。

2. 该病例存在的另一问题即为 ACEI/ARB 类药物的使用。病例中血肌酐由 113μmol/L 升至 141μmol/L，肾内科医生即停用了厄贝沙坦。而 RAAS 抑制剂扩张出球小动脉大于入球小动脉，可降低肾小球囊内压，减少肾脏"高滤过"，同时由于肾小球灌注减少，肌酐排出减少，在使用 RAAS 抑制剂初期，部分患者可出现肌酐轻度升高，如果升高幅度低于 30%，不一定是肾功能损害指标，可继续使用，升高幅度为 30%～50%，减量使用，升高 50% 以上，暂停使用。该病例中肌酐上升为 24%，是可以继续使用的。

参 考 文 献

陈育青，张宏，朱世乐，等. 2003. 载脂蛋白 E 上 3 个氨基酸缺失 – 载脂蛋白肾病相关的基因突变. 中华医学杂志，83（9）：774-777.

Bomback AS, Song H, D'Agati VD, et al. 2010. A new apolipoproteinE mutation, apoE Las Vegas, in a Europe-American with lipoprotein glomerulopathy. Nephrol Dial Transplant, 25（10）：3442-3446.

Hagiwara M, Yamagata K, Matsunaga T, et al. 2008. A novel apolipoprotein E mutation, ApoE Tsukuba（Arg 114 Cys）, in lipoprotein glomerulopathy. Nephrol Dial Transplant, 23（1）：381-384.

病例 21

心力衰竭合并肾功能不全 1 例

周建中[1] 薛 蒙[1] 彭 娟[2]

重庆医科大学附属第一医院心内科[1]
重庆医科大学附属第一医院放射科[2]

要点：ACEI/ARB 类药物是一把双刃剑，在适当的时机使用 ACEI 类药物，可以大大减少肾功能进展为终末期肾病的机会，但错误使用也会进一步加重肾损害。另外，目前使用的各种估算 eGFR 的公式都是有一定误差的，会错误地估计肾功能，错过使用 ACEI 的最佳时机。那么该如何正确权衡肾功能与 ACEI/ARB 类药物的关系？

【**主诉**】 反复劳力性胸闷、喘累 40+ 年，加重 1 月。

【**现病史**】 男，89 岁。40+ 年前反复出现胸闷，未重视。1 年前因胸痛先后行两次冠脉造影，并分别于右冠、前降支各植入 1 枚支架，术后规律行冠心病二级预防治疗。1 月前用力解大便后再次出现胸闷、气促等不适，平卧休息时仍气促明显，无双下肢水肿，遂急诊入笔者所在医院治疗。

【**既往史**】 ①40+ 年"慢性阻塞性肺疾病"史，未规律诊治。②10+ 年"慢性肾功能不全"史，未正规治疗。③5+ 年"前列腺增生症"史，长期口服"非那雄胺"治疗。④否认高血压、糖尿病。⑤有吸烟史 70 年，每日约 20 支。否认饮酒史。

【**体格检查**】 T 36.4℃，P 68 次/分，R 18 次/分，BP 121/71mmHg。神清，自主体位，颈静脉无怒张，肝-颈静脉回流征阴性，颈部淋巴结未扪及肿大，双肺呼吸音粗，双下肺可闻及少量细湿啰音，HR 68 次/分，律齐，心界不大，及各瓣膜区听诊未闻及杂音。腹软，无压痛、反跳痛，肝脾肋下未触及。

【**辅助检查**】

1. 2015-10-24 尿常规 尿蛋白（−）。

2. 2015-10-13 肾功能 尿素 14.8 mmol/L ↑，肌酐 314 μmol/L ↑，尿酸 702 μmol/L。

3. 2015-10-13 心肌酶谱 肌红蛋白：101.4 μg/L ↑，cTNT：0.156 μg/L ↑，Pro-BNP：11586 ng/L ↑。

4. 2015-10-13 胸部 X 线片 双肺纹理增多，肺内陈旧灶。右侧肋膈角钝（图 21-1）。

5. 2015-10-13 心脏彩超 ①左室顺应性减退，提示左室节段性室壁运动异常。②右侧少量心包积液。③主动脉瓣钙化。④ LVEF：56%。

6. 2015-10-13 心电图 偶发房性期前收缩，左前分支阻滞，ST-T 段改变。

7. 2015-10-15 双肾及肾血管彩超 右肾大小约 91mm×49mm，左肾大小约 85mm×39mm，包膜光滑，肾皮质变薄，彩色多普勒血流成像双肾血流信号减少。双肾动静脉未见明显异常。

8. 2015-10-14 肾功能 肌酐 278μmol/L，内生肌酐清除率 21.9L/24h。

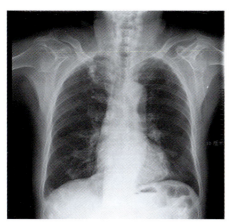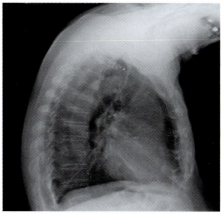

图 21-1 胸部 X 线片示双肺纹理增多，肺内陈旧灶。右侧肋膈角钝

随访：

1. 2015-10-13 肾功能 肌酐 314μmol/L。

2. 2015-10-19 肾功能 肌酐 254μmol/L，胱抑素 C：3.44mg/L。

3. 2015-10-22 肾功能 肌酐 253μmol/L，胱抑素 C：3.28mg/L。

使用福辛普利后随访：

1. 2015-10-25 肾功能 肌酐 236μmol/L，胱抑素 C 2.89mg/L，尿酸 543μmol/L。

2. 2015-10-26 肾功能 肌酐 209μoml/L，内生肌酐清除率 35.5L/24h。

3. 2015-11-2 肾功能 肌酐 178μoml/L，内生肌酐清除率 45L/24h。

【诊断】

1. 心力衰竭　心功能 Ⅲ 级

冠状动脉硬化性心脏病

缺血性心肌病

冠脉支架植入术后

2. 慢性肾功能不全　CKD 3 期

3. 慢性阻塞性肺疾病稳定期

4. 前列腺增生症

【诊治经过】　患者入院后予以抗血小板、调脂稳定斑块、减慢心率及交感兴奋性、改善心肌缺氧、活血化瘀改善循环、扩张动静脉、抑制前列腺增生等对症支持治疗。2015-10-15 大便常规未见明显异常。2015-10-16 电解质：钾 3.5 mmol/L，碳酸氢根 25.9 mmol/L。请肾内科会诊后考虑慢性肾功能不全。建议：①可完善双肾及肾血管 B 超。②避免使用肾毒性、ACEI、ARB 类及头孢类药物，避免高钾饮食，低盐低脂优质低蛋白、低嘌呤饮食，监测尿量，注意出入量平衡，必要时利尿，可予尿毒清 5g tid，碳酸氢钠片 1g tid，百令胶囊 2g tid，复方 α-酮酸片（开同）4 片 tid，苯溴马隆 50mg qd（若无尿路结石可加用）。③长期随访肾功能、电解质、血常规、内生肌酐清除率，注意纠正电解质酸碱平衡紊乱，若内生肌酐清除率小于 10ml/min 可诊断尿毒症期，有行血液净化治疗的指征，同时若患者及家属同意可联系血透室医师查看患者是否可行动静脉内瘘术为今后血液透析治疗做准备。遵肾内科会诊意见加用百令胶囊、复方 α- 酮酸片对症治疗，经上述治疗后，活动后喘累较前稍好转，但仍有活动后胸闷、胸痛，复查血常规未见明显异常，将阿司匹林调整为西洛他唑抗血小板聚集治疗，并予以低分子肝素抗凝。加用单硝酸异山梨酯改善冠脉供血，参麦协助升压，曲美他嗪营养心肌。其后患者仍觉活动后胸闷、头晕，复查肝肾功能、电解质：白蛋白 32 g/L ↓，肌酐 253 μmol/L ↑，尿酸 611 μmol/L ↑，血钾 3.8mmol/L。超敏 C 反应蛋白 4.95 mg/L ↑。患者心血管情况控制不佳，心力衰竭是使用 ACEI/ARB 类药物的强适应证，故拟 2015-10-15 加用福辛普利抑制肾素 - 血管紧张素 - 醛固酮系统，但患者血压偏低，故小剂量加用，继续密切监测患者血压情况。后复查肾功能等情况见上述。患者现仍感胸闷、头晕，拟进一步完善冠脉造影明确其冠脉病变情况，但由于患者肾功能不全，存在造影剂加重肾功能障碍风险，可充分水化减轻对肾脏损伤，但仍不能完全排除加重病情可能。已告知患者及其家属上述风险，患方表示不同意该手术。继续维持治疗后，患者自觉病情好转，复查内生肌酐清除率：肌酐 180 μmol/L ↑，内生肌酐清除率 35.9 L/24h ↓，比治疗前好转，故出院。

【讨论】 该病例的核心问题在于对于心力衰竭合并慢性肾功能不全的患者，是否可以使用 RASS 抑制剂，以及使用后如何随访，如何观察，何时调整剂量或停药？

（1）对于心力衰竭诊断成立的患者，早在 2013 年，美国 ACCF/AHA 为心力衰竭病因治疗提供了指导，指出对于一切无禁忌证的心力衰竭患者，都应使用 ACEI/ARB 类药物。2014 年中国心力衰竭诊治指南更是提出了"金三角"概念，进一步提升了 ACEI/ARB 类药物在心力衰竭治疗过程中的地位。ACEI 类药物主要通过抑制心脏局部 RAAS 及 K-Ks（激肽释放酶－激肽系统），抑制血管紧张素转换酶，阻断肾素转化为血管紧张素，以及减少缓激肽降解。通过以上神经内分泌的调节，达到增加冠脉血流量，降低心肌氧需求，改善心肌代谢，改善心功能，促进病变心肌蛋白成分正常化及保持心肌细胞间质完整性等目的。故从心力衰竭的角度看该患者需使用 ACEI/ARB 类药物。

对于合并有肾功能不全的患者，肌酐＜30 mg/L 时，KDIGO 指南推荐 RAAS 抑制剂作为一线治疗药物；但当肌酐＞30 mg/L 时需慎用 RAAS 抑制剂；当 CKD 进展为终末期肾病，已行透析治疗的患者，如果血压过高，钙通道阻滞剂（CCB）、利尿剂等降压药使用后血压仍不达标，特别是在伴蛋白尿的情况下，则仍然有联合 RAAS 抑制剂的适应证。但遗憾的是对目前公认较准确反映肾功能的内生肌酐清除率（GFR 或 eGFR）降到何种程度不宜使用 RAAS 抑制剂还没有相应指南推荐。

（2）RAAS 抑制剂扩张出球小动脉大于入球小动脉，可降低肾小球囊内压，减少肾脏"高滤过"，同时由于肾小球灌注减少，肌酐排出减少，在使用 RAAS 抑制剂初期，部分患者可出现肌酐轻度升高，如果升高幅度低于 30%，不一定是肾功能损害指标，可继续使用，升高幅度为 30%～50%，减量使用，升高 50% 以上，暂停使用。因此，该患者随访过程中肌酐升高 20%，没有少尿等临床症状，不伴蛋白尿，可继续使用，随访观察。且 6 天后复查肾功能提示肌酐 178 μmol/L，较前明显下降 29.64%，再次验证了不能凭肌酐短期轻度升高就简单判断肾功能损害而停用 RAAS 抑制剂。

（3）广泛使用的 eGFR 到底能否真正反映患者的肾功能？1999 年发表的 MDRD 公式以血清肌酐来估算 GFR 得到广泛的临床应用。但是，随后有研究报道 MDRD 公式会低估实际 GFR、高估 CKD 患者人群。2009 年发表的 CKD-EPI 公式与 MDRD 公式相比，能提高评估水平，减少偏移。另外，胱抑素 C 是一种小分子蛋白，与肌酐类似，其血清浓度与 GFR 呈反比。有研究证实其作为评价 GFR 的指标的临床应用前景。因此，CKD-EPI 协作组织又发表了 2 个公式预测 GFR，一个是单独以 CysC 为基础的 CKD-EPIcys，和另一个 CysC 和肌酐联合应用的 CKD-EPIcreat-cys。KDIGO 指南建议 CysC 为基础的公式可用于肌酐为基础的指标估算出 GFR 在 45～59 mL/(min·1.73m^2)，同时未合并蛋白尿的情况。特别引人注意的是，Pei 等报道了在中国老年人中，CKD-EPIcreat-cys 公式较 CKDEPIcreat 能更精确估算 GFR。但是这些估算指标计算较复杂，临床也较少采用。

临床上主要通过测内生肌酐清除率来监测肾功能，该患者入院时内生肌酐清除率 15.33ml/(min·1.73m^2)，在 KDIGO 分期上属于进展到终末期肾病风险的高危人群。对这类人群，由于 RAAS 抑制剂的血流动力学特点是扩张出球小动脉大于入球小动脉，当血肌酐＞30 mg/L 时，由于囊内压降低，应用 RAAS 抑制剂可能减少肾小球滤过，加速肾衰竭的过程。RAAS 抑制剂应该是慎用，但并非不用。且对 REIN 研究进行回顾性分析发现，雷米普利对于肾脏的保护作用并不依赖于 CKD 的分期，在 GFR 为 10.5～32.7 mL/(min·1.73m^2)的患者中，应用传统降压药组有 60% 进展到终末期肾病，而雷米普利组有 40.4% 患者进展到终末期肾病。该研究证实，RAAS 抑制剂在 CKD 患者各个阶段应用都有延缓进展至终末期肾病的作用。因此，也有专家认为，慎用意味着密切随访，在不因为药物使用加重病情和不引起明显副反应如高钾血症情况下，血肌酐＞30 mg/L 的高血压患者仍可继续由有经验的医生使用 RAAS 抑制剂。

患者在此次治疗过程中获益颇多，在心力衰竭合并肾功能差的情况下谨慎使用 ACEI/ARB 类药物，且选择使用通过肝肾双通道代谢的福辛普利，使患者肾功能较前好转，肌酐下降了 29.64%。

参 考 文 献

Earley A，Miskulin D，Lamb EJ，et al. 2012. Estimating equations for glomerular filtration rate in the era of creatinine standardization：a systematic review. Ann Intern Med，156：785-795.

Pei X，Liu Q，He J，et al. 2012. Are cystatin C-based equations superior to creatinine based equations for estimating GFR in Chinese elderly population?. Int Urol Nephrol，44：1877-1884.

Riella MC. 2013. Kidney Disease Improving Global Outcomes. Clinical practice guideline for the evaluation and management of chronic kidney disease. Kidney Int，3（Suppl）：1-150.

病例 22

特殊起源部位室性心动过速 1 例

周建中　薛　蒙　雷　森　杨海林

重庆医科大学附属第一医院心内科

要点：特发性室性心动过速多发生于无器质性心脏病的患者，包括右室及左室特发性室性心动过速，右室特发性室性心动过速多起源于右心室流出道及其附近区域（包括肺动脉瓣，主动脉窦，左室流出道，冠状窦系统）。该类心动过速发作时一般无明显血流动力学障碍，但若长期持续可能导致心动过速心肌病，但也有报告偶尔可触发心室颤动导致猝死。而射频消融常可治愈该病。该例患者为一例射频消融成功的左冠状窦起源室性心动过速患者。

【主诉】　患者男，22 岁，因"反复心悸 8 天"入院。

【现病史】　8 天前患者无明显诱因出现心悸，自感心脏快速搏动，具体频率不清，持续数小时后逐渐缓解，伴胸闷、出汗、头晕、恶心、烦躁不适，无胸痛、头痛、气促、黑朦、晕厥等不适，病程中反复出现上述不适，为求进一步诊治入笔者所在医院治疗。

【既往史】　无特殊。

【体格检查】　T 36.3℃，P 110 次 / 分，R 20 次 / 分，BP 136/96 mmHg。神清，对答切题，查体合作，结膜无充血，巩膜无黄染，颈静脉无怒张，甲状腺无肿大。双肺呼吸音清，未闻及干湿啰音；心界正常，心音有力，律齐，心脏各瓣膜区未闻及病理性杂音。腹软，无压痛。双下肢不肿，病理征阴性。

【辅助检查】

1. 心电图　图 22-1 为窦性心律，图 22-2 为心动过速，报告为 1 窦性心动过速，2 B 型预激波。但仔细观察心电图，QRS 前均无 P 波，故应为宽 QRS 心动过速。依据宽 QRS 诊断标准（Vereckei 标准），AVR 导联负向波，前向有切迹，故考虑室性心动过速可能，则进一步定位其起源于右室流出道及其附近区域（包括肺动脉瓣，主动脉窦，左室流出道，冠状窦系统）。另外，因心动过速酷似预激，即存在 delta 波，若 delta 波宽大（大于 50ms），则心外膜室性心动过速可能性大。综合来看，该室性心动过速起源于冠状窦系统如前室间静脉，心大静脉可能，另主动脉窦心肌纤维插入心外膜，故其心动过速心电图也似心外膜图形，而 V_1 小 R 波较窦律偏宽，则左冠状窦起源可能性大。

2. 动态心电图　①窦性＋异位心律，最快窦性心室率 127 次 / 分；②室上性期前收缩总数 2 次；③单源室性期前收缩总数 89 310 次，占总心室率 68.9%，室速 1 阵，最长 89 310 次；④ R-R 长间歇≥ 1.5s 有 2 次，最长 1.969s，为室性心动过速终止时或窦性心动过缓伴不齐。

3. 余各项生化检查　心脏彩超等均未见明显异常。

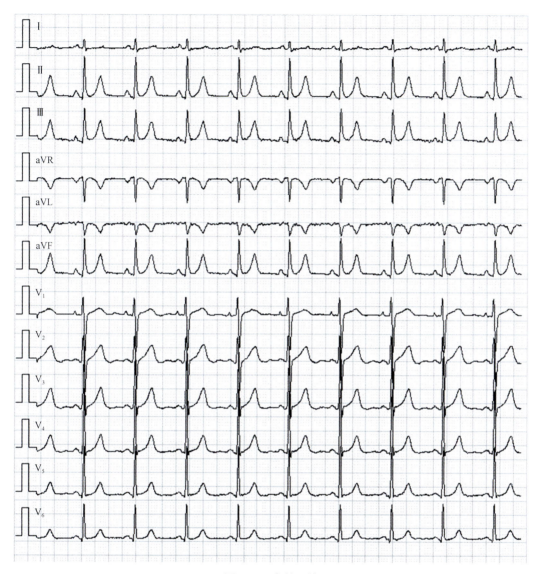

图 22-1 窦性心律

【入院诊断】 右室流出道附近起源室性心动过速 左冠状窦起源？

【诊治经过】 患者考虑室性心动过速，但仍需排除室上性心动过速伴预激可能。故先行电生理检查，窦性心律时室房向心性逆传，程序刺激可见递减传导，心房程序刺激无跳跃。间断宽 QRS 心动过速，滴注异丙肾上腺素后持续，心动过速发作时心房快速刺激见 QRS 变窄，不同频率刺激 QRS 宽度变化，提示融合波，考虑患者室性心动过速。在 CARTO 指导下室速发作时构建激动图，最终于左冠状窦内标测到最早局部心室激动电位，冷盐水灌注下放电 2s 后室性心动过速终止，巩固消融后观察 15min 无室速，静滴异丙肾上腺素及反复刺激均未诱发心动过速。手术结果：左冠状窦起源室性心动过速，射频消融成功。手术成功。

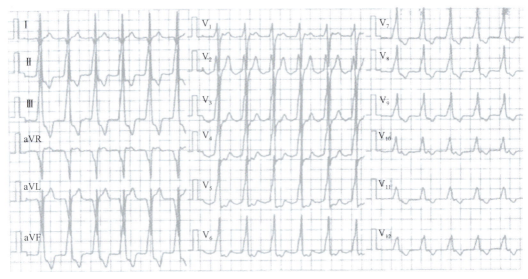

图 22-2 心动过速

【出院诊断】 左冠状窦起源室速,射频消融术后。

【讨论】 主动脉窦位于主动脉根部下方,处于心脏中心部位,前为右室流出道,后为左房,向下与左室流出道延续(图 22-3)。其中主动脉窦的左冠状窦,右冠状窦均有心室肌纤维插入,多可有特发室性期前收缩出现,而无冠状窦,则靠左右心房及房间隔,通常由心房肌插入,常可出现房性心动过速。

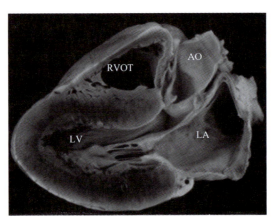

图 22-3 右室流出道及主动脉窦解剖
RVOT:右室流出道;AO:主动脉窦;LV:左室;LA:左房

典型右室流出道起源室性心动过速图形为:V_1 为左束支阻滞图形,下壁导联高 R 波,AVL,AVR 为 QR 形。从图 22-4 示意图可见,从右室流出道开始,向左后为主动脉窦,再向左后为二尖瓣。故上述部位室性心动过速激动越来越靠左,对于 V_1 导联,则 R 波越来越高,到二尖瓣可成右束支阻滞图形。一般来讲,左冠状窦起源室性心动过速为 rS 型,但 r 波与窦性心律相比更宽,如该例患者。

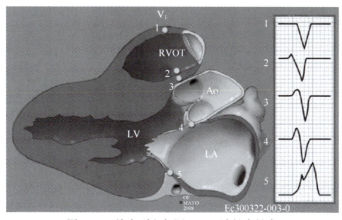

图 22-4 从右到左起源，V_1R 波越来越高

参 考 文 献

Asirvatham SJ. 2009. Correlative anatomy for the invasive electrophysiologist: outflow tract and supravalvar arrhythmia. J Cardiovasc Electrophysiol, 20: 955-968.

Noda T, Shimizu W, Taguchi A, et al. 2005. Ventricular tachycardia initiated by premature extrasystoles originating malignant entity of idiopathic ventricular fibrillation and polymorphic from the right ventricular outflow tract. J Am Coll Cardiol, 46: 1288-1294.

病例 23

年轻人心肌梗死 1 例

周建中　周中政

重庆医科大学附属第一医院心血管内科

要点： 此病例报道一例 32 岁男性患者，疼痛部位不典型，右肩部为主，最终诊断为下壁回旋支梗死。目前心肌梗死的发生趋于年轻化，45 岁以下年轻患者的心肌梗死发病率在逐年升高，这些患者多为有吸烟习惯的男性患者，但这部分患者的临床预后尚可。研究表示吸烟人群及高风险人种接受预防性治疗可控制早发冠心病发病率。

【主诉】　右肩背部疼痛 14 小时，加重 2 小时。

【现病史】　患者男，32 岁。突发右肩部胀痛 14 小时，伴大汗淋漓，持续约 2 小时，自行服用"复方对乙酰氨基酚（散列通）" 2 片后，肩背部疼痛缓解，入院前 2 小时，患者再次出现右肩部疼痛，疼痛较前更为剧烈，无法忍受，遂于笔者所在医院急诊科就诊，完善心电图检查提示：下壁 ST 段损伤性改变，急诊以"急性 ST 段抬高性下壁心肌梗死"收入笔者所在科。

【既往史】　患者平素健康状况良好，自诉偶监测血压在 140/90mmHg 以上，否认糖尿病史。有吸烟史 4 年，每日约 5 支，有饮酒史 4 年，偶有饮酒，已戒酒 1 年。父亲患有高血压、糖尿病。

【查体】　T 36.2℃，P 85 次/分，R 20 次/分，BP 145/100mmHg。神清，对答切题，体形肥胖，皮肤黏膜、巩膜无黄染，浅表淋巴结无肿大。双肺呼吸音清晰，未闻及干湿啰音。心界不大，HR 85 次/分，律齐，各瓣膜听诊区未闻及杂音。腹部丰满，平软，无压痛，未扪及腹部包块，肝脾未扪及，移动性浊音阴性。双下肢无水肿。

【辅助检查】

1. 心电图　急性 ST 段抬高性下壁心肌梗死（图 23-1）。

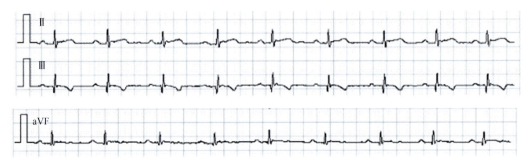

图 23-1　患者入院时心电图检查提示：急性 ST 段抬高性下壁心肌梗死

2. 冠脉造影（2016-04-09） 前降支中段中度狭窄，最狭窄为 60%～70%，回旋支远段次全闭塞，右冠状动脉近段轻度狭窄，中远段中度狭窄，最狭窄处为 50%～60%（图 23-2）。

3. 心肌酶谱 CK-MB 1.2ng/ml，TnT 0.356ng/ml（正常：<0.03ng/ml）。

4. 空腹血糖 6.3mmol/l，参考值：3.9～6.1mmol/L。

5. 糖化血红蛋白 7.30%，参考值<6%。

6. OGTT 试验 空腹 7.3 mmol/L（参考值 3.9～6.0mmol/L），餐后 30min 血糖 13.4mmol/L（参考值 3.9～7.8mmol/L），餐后 60min 血糖 16.7mmol/L（参考值 3.9～7.8mmol/L）餐后 120min 血糖 17.4mmol/l（参考值 3.9～7.8mmol/L）。

7. 血脂住院期间 TC 3.98mmol/L，LDL 2.99mmol/L，HDL 0.64mmol/L，TG 1.99mmol/L。

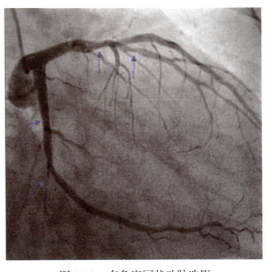

图 23-2 多角度冠状动脉造影

冠脉造影：前降支近中段见中重度狭窄病变，最狭窄为 60%～70%，第一对角支近段见中度狭窄病变，最狭窄约 50%；回旋支近段见轻度狭窄病变，远段见次全闭塞病变，TIMI 血流 1～2 级；右冠状动脉轻度狭窄病变，中远段见中度狭窄病变，最狭窄为 50%～60%，后降支近段见轻度狭窄病变

【诊断】

1. 急性 ST 段抬高性下壁心肌梗死 冠心病（Killip Ⅰ级）

2. 2 型糖尿病

【诊治经过】 患者入院后立即予重症监护，予阿司匹林＋替格瑞洛(倍林达)抗血小板，酒石酸美托洛尔（倍他乐克）减缓心室重构，阿托代他汀钙片稳定斑块，疏血通＋血栓通改善循环等对症处理。因患者入院时查心电图提示明显 ST 段抬高，肌钙蛋白高于正常值 12 倍，予硝酸甘油舌下含服后胸痛症状缓解。考虑到距离发病时间仅 2 小时，且心电图、心肌酶均提示心肌梗死，在患者生命体征平稳情况下，行冠脉造影，结果提示冠脉三支严重病变，前降支中段中度狭窄，最狭窄为 60%～70% 回旋支远段次全闭塞，右冠状动脉近段轻度狭窄，中远段中度狭窄，最狭窄处为 50%～60%。球囊分别在回旋支狭窄处多次扩张之后血流恢复至 TIMI3 级（图 23-3），但因主支血管偏细小，故未植入支架，PTCA 术后患者肩背部疼痛明显好转。给予阿司匹林、替格瑞洛抗血小板聚集，磺达肝癸钠（安卓）抗凝，贝那普利、美托洛尔减缓心室重构，阿托伐他汀钙片降脂稳定斑块等冠心病二级预防。患者有糖尿病家族史，空腹血糖及糖化血红蛋白高，结合 OGTT 试验结果，糖尿病诊断

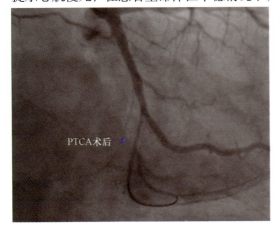

图 23-3 球囊在回旋支狭窄处多次扩张后，复查造影见回旋支远段狭窄减轻，TIMI 血流 3 级

明确，嘱糖尿病饮食，密切监测控制血糖。该患者行 PTCA、冠心病二级预防及抗栓治疗后病情平稳，肌钙蛋白较之前明显回落，遂予以带药出院，院外继续予以冠心病二级预防及降糖治疗。

【讨论】 该患者为 32 岁年轻男性，疼痛部位为右肩背部，部位不典型，在临床工作中我们常常会遇到许多不典型部位的心绞痛，如表现为腹痛（尤其是上腹部疼痛）、左肩疼痛，少数还可以表现为咽喉痛、牙痛等，但多数同时伴有前胸发闷或闷痛，这主要与串痛有关，称之为放射痛。入院后，笔者行冠心病二级预防及抗栓治疗及冠状动脉球囊扩张后，患者的右肩疼痛明显缓解。患者吸烟、高血脂同时合并糖尿病，对冠心病的发生、发展起协同作用。针对相关危险因素对患者进行分析后我们不难发现，患者患冠心病的风险很高。①本病例中，患者有 4 年吸烟史，每日约 5 支，吸烟可以引起内皮功能失调，导致冠状动脉痉挛，促进粥样硬化程度较轻的患者发生急性冠脉事件。②患者自诉曾监测血压提示升高，但未规律持续监测，入院时血压为 148/102mmHg，住院期间患者血压波动在（148～107）/（102～83）mmHg，收缩压较正常值稍偏高，不能排除高血压对该患者心肌梗死的消极影响。③本病例患者的家族史中，父亲曾患有高血压和糖尿病，而高血压、糖尿病是粥样硬化公认的危险因素，所以该患者的高血压、糖尿病家族史同样是其冠心病心肌梗死的不利因素。④患者体形肥胖，血脂检测结果示 TG：1.99mmol/L；明显高于正常值 1.7mmol/L，而 HDL：0.64mmol/L，则是低于正常值 1.04mmol/L，有明确的脂质代谢异常，并且患者在住院期间明确了糖尿病的诊断，而在日常生活中患者并未规律调节血脂，对于自己家族的糖尿病史也缺乏重视，高血脂合并糖尿病会大大加重心血管疾病的发病风险。所以不难发现，本患者发病的危险因素多且典型，各种因素综合作用，最终导致了心肌梗死的发生。

急性心肌梗死发生率逐年增高，且有年轻化趋势，对于年轻性心肌梗死治疗方法大同小异但相关病因及危险因素与老年患者心肌梗死不尽相同。

吸烟是年轻人心肌梗死最普通的危险因子，文献中报道 76%～91% 的青年心肌梗死患者有吸烟史，老年心肌梗死中只有 40%。高血压病是占据年轻人心肌梗死第二位的危险因子，但却是老年心肌梗死的首要危险因子。一系列研究显示在 70～80 年代仅有 14%～30% 的青年心肌梗死患者合并高血压病，远低于老年人心肌梗死合并高血压的发生率。但近期研究却发现，青年心肌梗死合并高血压的发生率已上升到 45%～83%。心血管疾病家族史是第三位危险因子，文献报道 14%～69% 的年轻心肌梗死患者伴有心血管疾病家族史。高脂血症、糖尿病也是公认的冠心病危险因子，但在年轻人心肌梗死中发病率并不高。文献报道发生率占总数的不足 10%。目前的研究证据表明 TG 的升高与动脉粥样硬化密切相关，而 HDL-C 目前已经被证实有抗动脉硬化的作用，目前一致的观点是如果 TG 的升高伴高 HDL-C 下降肯定是心血管疾病的危险因素。由于糖尿病患者常伴高 TG 血症，HDL 颗粒中 TG 含量增高，TG 部分取代了 HDL 颗粒中胆固醇的酯化部位因而使 HDL 颗粒从周围组织转运胆固醇的能力进一步降低，使周围组织细胞如动脉血管壁内胆固醇堆积，促进动脉粥样硬化的发生。

近年来年龄＜35 岁的年轻性心肌梗死的发病率呈逐年上升的趋势，在针对年轻性心肌梗死患者治疗的过程中，我们不仅要积极处理患者梗死的症状和情况，更要关注患者相关危险因素，对于类似于本病例中长期的吸烟史、糖尿病史、血脂代谢异常、高血压倾向都应该积极控制及处理，多管齐下。

参 考 文 献

龙娟，衣为民，王丽丽，等.2005.年轻心肌梗死患者的临床特点和预后分析.实用全科医学，05：405，406.
鲁明，王宁夫，高炎.2011.吸烟与早发冠心病和年轻心肌梗死的关系.心脑血管病防治，04：299-301.
张云，姜莉，华潞，等.2013.30岁以下年轻心肌梗死患者病例特点分析.中国循环杂志，06：427-429.

病例 24

心肌梗死合并心室颤动 1 例

周中政　周建中

重庆医科大学附属第一医院心血管内科

要点： 急性心肌梗死是一种威胁个体生命的急重症，近年来发病率逐渐升高，且发病趋于年轻化，该病病情重且变化快，病死率高。急性心肌梗死极易出现心律失常，特别是广泛前壁心肌梗死极易合并心室颤动，因此早期心电监护，及时发现，以及正确急救是抢救成功的关键。

【主诉】　胸闷，胸痛 3 小时。

【现病史】　患者男，24 岁。入院前 3 小时患者于饮酒后半小时呕吐一次，呕吐物为胃内容物。后出现胸闷、胸痛，部分位于剑突周围，范围约手掌大小，伴心悸不适、大汗淋漓，双下肢乏力，无肩背部放射痛，症状持续未缓解，遂至笔者所在医院急诊科就诊，心电图示"窦性心律不齐，$V_2 \sim V_4$ ST 段抬高 0.25～0.35mV"。血气分析示："pH 7.32，PO_2 119mmHg，PCO_2 15.9 mmHg，Na^+ 141mmol/L，K^+ 2.9mmol/L"。心肌酶谱示"肌钙蛋白 5.470ng/ml，肌红蛋白 437.6ng/ml，肌酸激酶 31.5ng/ml"。患者在急诊科出现意识不清，测不到血压，心室颤动，予以电除颤 2 次转为窦性心律，考虑急性心肌梗死。予以"阿司匹林 300mg、替格瑞洛 180mg 负荷"等治疗，患者自觉上述症状稍好转。

【既往史及家族史】　无特殊。

【查体】　T 36.3℃，P 105 次/分，R 22 次/分，BP 125/82mmHg。平卧位，神清，全身出汗，呼吸稍促，颈静脉无怒张，双肺呼吸音清，未闻及干湿啰音。心界无扩大，HR 105 次/分，律齐，各瓣膜听诊区未闻及病理性杂音。腹软，无反跳痛及肌紧张，肝肋下未及，双下肢无水肿。

【辅助检查】

1. 心电图　窦性心律不齐，HR 81 次/分，间歇性 B 型预激综合征可能，$V_2 \sim V_4$ ST 段抬高 0.25～0.35mV，局限性异常 Q 波（图 24-1）。

2. 血气分析　pH 7.32，PO_2 119 mmHg，PCO_2 15.9 mmHg，Na^+ 141 mmol/L，K^+ 2.9 mmol/L。

3. 冠脉造影（2016-04-09）　前降支近段重度狭窄，右冠细小未见明显狭窄（图 24-2）。

4. 心肌酶谱　CK-MB 5.47ng/ml，TnT 31.5ng/ml。

5. 血糖　5.5mmol/L，参考值：空腹 3.9～6.1mmol/L，餐后 2 小时 3.9～7.8mmol/L。

6. 糖化血红蛋白　5.30%，参考值＜6%。

7. 血脂住院期间 TC 5.12mmol/L，LDL 3.77mmol/L，HDL 1.25mmol/L，TG 0.89mmol/L。

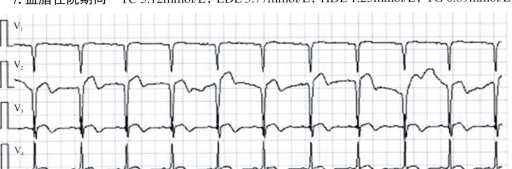

图 24-1　心电图提示：亚急性前间壁心肌梗死

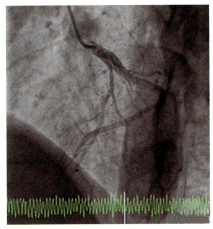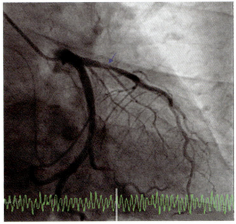

图 24-2　多角度冠状动脉造影

左冠状动脉开口、主干未见明显狭窄病变；前降支血管内壁不光滑，密度不均匀，近段见中重度狭窄病变，最狭窄为 50%～75%；回旋支血管内壁尚光滑，密度尚均匀，未见明显狭窄病变；右冠状动脉分两支，血管细小内壁尚光滑，密度尚均匀，未见明显狭窄病变

【诊断】

1. 急性 ST 段抬高型前壁心肌梗死

2. 心律失常，电除颤后

【诊治经过】　患者入院后完善相关术前检查时出现意识丧失，立即予以双向波 150J 电除颤后转为窦性心律，同时予以胺碘酮（可达龙）、艾司洛尔控制心律失常等对症处理，急诊行冠脉造影提示左前降支近段重度狭窄，右冠细小未见明显狭窄。患者一般情况较差，未行冠脉支架植入术。术后入 CCU 继续予以调脂、抗血小板、营养心肌、改善循环等冠心病二级预防治疗。现患者胸闷、胸痛症状缓解，一般情况可，与患者家属充分沟通后，拟复查冠脉造影 + 必要时 PCI，完善术前相关检查未见明显手术禁忌，于 2016-01-13 行冠脉造影，术中见：前降支近段中度狭窄，最狭窄约 50%，与 2016-01-4 冠状动脉造影比较：病变狭窄程度有所减轻。未行支架植入，术后继续予以控制心率、调脂、抗血小板、改善循环、营养心肌等冠心病二级预防治疗。

【讨论】　心肌梗死（MI）是由于心肌严重缺血引起的不可逆损伤。心律失常是急性心肌梗死（AMI）常见的临床表现，也可以是 MI 的首发症状。有报道 20% 以上 AMI 有心室颤动和持续性室性心动过速（表 24-1）。AMI 合并心律失常的机制与表现有多种，正确的认识和处理心律失常是 MI 诊断治疗的重要内容。在 MI 的早期和后期发生的心律失常，其发生机制、临床表现、预后、处理方法不尽相同，应区别对待。

表 24-1　AMI 合并心律失常的发生率

类型	发生率
室性心律失常	50%～95%
室上性心律失常	30%～70%
窦性心动过缓	10%～40%
窦性心动过速	15%～35%
房室传导阻滞	5%～15%
束支传导阻滞	5%～15%
心脏停搏	0～5%

AMI 并发心律失常的机制：①缺血性心肌细胞的损伤坏死造成患者全身和心肌一系列生理紊乱及病理变化，同时影响自主神经活动改变，改变心肌细胞的代谢产物及心肌的室壁张力，最终导致心律失常；②再灌注心肌局部的缺血损伤心肌再次得到血供时局部心肌组织结构、电生理功能和心肌完整性恢复不均，同时再灌注时大量氧自由基释放造成心肌细胞损伤。

心梗后最常出现的心律失常是室性心律失常，占到总数的 50%～95%，临床上有意识丧失或模糊，脉搏消失，血压测不出或显著降低等血流动力学严重障碍表现，心电图或心电监护表现为心室扑动、心室颤动或多形性室性心动过速或极快室性心动过速，应立即进入高级心肺复苏程序，予电复律和胸外按压。①如复律后血流动力学稳定者，予以静脉应用 β 受体阻滞剂。②血压低、血流动力学不稳定者则应予肾上腺素、加压素等维持灌注压。③对电复律难以控制的心室颤动，使用胺碘酮或利多卡因后重复非同步电复律。④为预防初次心室颤动恢复窦性心律后再次发作，应纠正电解质及酸碱平衡紊乱（使血清钾浓度 > 156mg/L，血清镁浓度 > 2.0mg/dl）。另外，对于室性心动过速或电复律难以纠正的心室颤动也可静脉推注普鲁卡因胺治疗。不主张除 β 受体阻滞剂外预防性抗心律失常治疗。除非有禁忌，MI 后常规给予 β 受体阻滞剂可减少心室颤动的发生。可先给予静脉制剂，继之再给予口服。本次病例中患者在心肌梗死后突发心室颤动，立即予以电复律并予以胺碘酮 + 艾司洛尔口服，之后维持窦性心律，心肌梗死合并室性心律失常病情进展快，需要及时积极判断及处理。

参 考 文 献

胡家全. 2011. 胺碘酮与利多卡因治疗急性心肌梗死并室颤的比较分析. 中国医药导报，19：76，77.
刘庆苏，王洁. 2013. 胺碘酮治疗急性心肌梗死并室颤的临床观察. 贵阳中医学院学报，03：111，112.
刘艳玲. 2013. 2 例急性心肌梗死合并多次室颤电除颤抢救成功报告分析. 中国卫生产业，14：128，129.
罗先润，孙斌，苗莉，等. 2014. 介入治疗急性前壁心肌梗死合并室速室颤临床疗效观察. 医药论坛杂志，01：58-60.

病例 25

血栓栓塞相关性肺动脉高压 1 例

周建中[1]　王　月[1]　罗天友[2]　彭　娟[2]

重庆医科大学附属第一医院心内科[1]
重庆医科大学附属第一医院放射科[2]

要点：慢性肺动脉血栓栓塞性肺动脉高压（CTEPH）是五类肺动脉高压中的一类，发病率较低，由肺血管腔内血栓机化、纤维化增生和血管重构所引起，其肺血管阻力增加，肺动脉压力进行性增高，最终可导致右心室肥厚和右心衰竭的综合征，预后较差。

【**主诉**】　反复喘累、双下肢水肿 9 年，加重 20 天。

【**现病史**】　患者女，66 岁。9 年前患者无明显诱因出现活动后喘累，爬坡及爬 3 层楼梯后明显，伴双下肢水肿，无胸闷胸痛、心悸，无咳嗽咳痰、咯血，无腹痛腹泻、颜面部水肿，无头晕、黑矇、意识丧失等，于重庆市肿瘤医院就诊，完善相关检查提示"胸腔及腹腔积液"，考虑心功能不全给予强心等治疗后转入笔者所在医院，胸腔穿刺等检查后考虑诊断"结核性胸膜炎"（具体不详），行抗结核治疗后症状缓解，此后患者心累气促，双下肢水肿反复发作。20 天前，患者左脚趾感染，心力衰竭症状再次加重，夜间不能平卧，于重庆医科大学附属第二医院就诊，行腹部彩超、心脏彩超、胸部 CT 等检查。考虑诊断"左下肢蜂窝织炎、肺动脉高压、右下肺栓塞、慢性心力衰竭"等，给予抗感染、利尿、营养心肌等处理，现患者为行右心导管检查及进一步诊治入笔者所在医院。

【**既往史**】　既往高血压病史 9 年，血压最高达 180/120mmHg，现血压正常。有结核感染史。2008 年于大坪医院因腹水行剖腹探查术。否认糖尿病、冠心病等病史。

【**查体**】　T 36.5℃，P 75 次/分，R 20 次/分，BP 102/74 mmHg。精神尚可，查体合作，气管居中，甲状腺无肿大，颈静脉怒张，肝－颈静脉回流征阳性，皮肤黏膜黄染，双肺呼吸音粗，闻及干湿啰音及哮鸣音，HR 75 次/分，心音有力，心律齐，腹部外形正常，腹软，无压痛、反跳痛、肌紧张，肝脾肋下未扪及，双下肢凹陷性水肿。

【**辅助检查**】

1. B 型脑钠肽前体　3290 ng/L。

2. 血凝检验报告　凝血酶原时间 62.5 s，国际标准化比值 4.88。

3. 心电图　ST-T 改变。

心脏彩超：①左房（40mm）、右房（45mm）、右室（22mm）增大；②左室顺应性减退；③三尖瓣中度反流，PASP：99mmHg。

4. 6 分钟步行试验（2016-4-14）　240m，最低血氧饱和度 85%。

5. 2016-4-26CTPA　右肺下叶包裹性团块影，边界尚清，增强后未见明显强化，其内散在多发钙化灶，考虑右侧胸膜增厚伴钙化。双肺间质性炎症，双肺门影增大，肺动脉增粗，提示肺动脉高压。心脏体积增大。主动脉弓及胸主动脉管壁钙化灶。肝脏多发囊肿。肝脏多发钙化灶。脾大。CTPA：右肺下叶动脉充盈欠佳，考虑栓塞形成。余肺动脉主干及其主要分支未见明显栓塞征象（图25-1）。

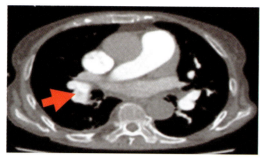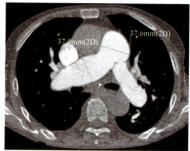

图25-1　CTPA：右肺下叶动脉充盈缺损，肺动脉增粗

6. 肺通气显像（2016-4-15）　肺血流灌注/肺通气显像示右肺下叶后、外基底段部位均可见放射性分布稀疏缺损，结合图像融合，考虑右侧胸腔包裹性积液所致（图25-2）。

【入院诊断】

1. 慢性心力衰竭　右心扩大　心功能Ⅲ级
2. 肺动脉高压
3. 右下肺栓塞
4. 左下肢蜂窝织炎
5. 慢性胃炎
6. 胆囊结石
7. 高血压病3级　很高危
8. 慢性肾功能不全（CDK2期）
9. 肝囊肿
10. 右下肺炎
11. 颈动脉粥样硬化

【诊疗经过】　2016-04-12在局麻下经右颈内静脉行右心导管检查提示肺高压，测定压力SVC 19/14/16mmHg，RA 19/14/15mmHg，RVEDP 24mmHg，PAP 80/40mmHg，mPAP 56mmHg，PCWP 20mmHg，CO 2.8L/min，PVR 12.85W；VC SO_2 51%，RA SO_2 63%，RV SO_2 62%，PA SO_2 63%。

入院后给予患者强心、利尿、补钾治疗，给予他达那非、安利生坦、瑞莫杜林（前列尼尔）降肺高压，富马酸比索洛尔（博苏）减缓心率，左西孟旦强心，华法林抗凝等处理。患者现喘累症状较前明显好转后出院。

【讨论】　慢性肺动脉血栓栓塞性肺动脉高压（CTEPH）是五类肺动脉高压中的一类，发病率较低，由肺血管腔内血栓机化、纤维化增生和血管重构所引起，其肺血管阻力增加，肺动脉压力进行性增高，最终可导致右心室肥厚和右心衰竭的综合征，预后较差。

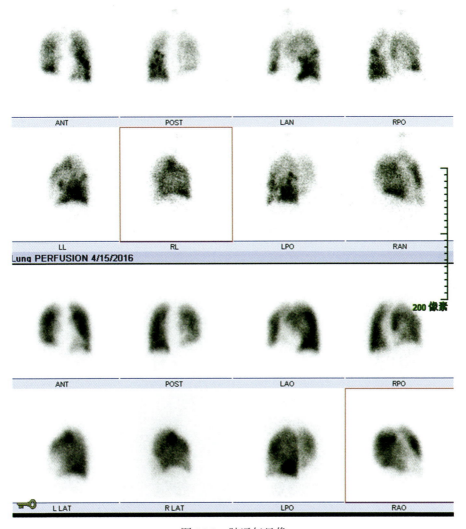

图 25-2　肺通气显像

肺动脉高压：在海平面、静息状态下右心导管测量平均肺动脉压≥25mmHg（1mmHg=0.133kPa），介于 20～25mmHg 为临界肺动脉高压。慢性肺动脉血栓栓塞性肺动脉高压（CTEPH）的诊断需符合两个条件，一是存在肺动脉高压（规范抗凝治疗至少 3 个月，经右心导管测肺动脉平均压≥25mmHg）；二是经影像学检查证实存在肺栓塞。临床上超声心动图：三尖瓣反流速度＞3.4m/s，肺动脉收缩压＞50mmHg 可提示肺动脉高压。本患者超声心动图肺动脉收缩压 99mmHg，右心导管提示肺动脉高压，CTPA、肺通气显像提示肺栓塞，结合常规生化、血液学、免疫学、胸部 CT 等检查血栓栓塞相关性肺动脉高压诊断明确。

一般治疗：限制爬山、跑步等类似运动，女性避孕等。出现右心衰等可加利尿剂和（或）强心剂等，出现缺氧予以吸氧等。抗凝治疗非常重要，也可改善预后。

此患者 BP 低、急性肺血管反应试验无结果，未用 CCB。

新型肺血管扩张剂（3 类）：前列环素类药物（依前列醇、长效贝前列素）最有效，但价格昂贵且输液方面需特别护理；内皮素受体拮抗剂（波生坦、安立生坦）；5型磷酸二酯酶抑制剂（西地拉非、他达拉非）。

外科首选治疗为肺动脉血栓内膜剥脱术（PET），可清除肺动脉及其分支内的血栓及机化内膜，恢复肺灌注，减轻右心室后负荷。

本患者予以他达那非、安立生坦、瑞莫杜林降肺高压。

【出院诊断】

1. 慢性血栓栓塞性肺动脉高压

2. 慢性心力衰竭　右心扩大　心功能Ⅲ级

3. 2型呼吸衰竭

4. 右侧胸膜增厚伴钙化

5. 慢性胃炎

6. 胆囊结石

7. 肝囊肿

8. 颈动脉粥样硬化

参 考 文 献

韩新鹏，陈佩，马文瑞，等.2013.慢性血栓栓塞性肺动脉高压的流行病学研究.中国呼吸与危重监护杂志，12（4）：379-383.

张运剑，陆慰萱.2004.慢性血栓栓塞性肺动脉高压的现状与进展.中国危重病急救医学，08：506-509.

Heinrich M，Uder M，Tscholl D，et al. 2005. CT scan findings in chronic thromboembolic pulmonary hypertension：predictors of hemodynanlic improrement after pulmonary thromboendarterectomy. Chest，127（5）：1606-1613.

病例 26

冠心病合并慢性阻塞性肺疾病 1 例

王 月[1] 王 丽[2]

重庆医科大学附属第一医院心内科[1]
九龙坡区第一人民医院心内科[2]

要点： 该病例患者尽管前后 2 次共植入 7 枚支架，支架最长 7 年，随访冠脉 CTA，冠脉通畅，心功能尚可，心脏不大。

【**主诉**】 反复心累 12+ 年，支架植入术后 11 年。

【**现病史**】 患者男，66 岁。12+ 年患者因活动后心累、气促就诊于笔者所在医院，考虑"冠心病"，后于广东省医院行冠脉造影检查后植入支架 3 枚，并予以药物对症处理，心累、气促好转。7+ 年前，患者再次出现心累、气促，于广东省医院行冠脉造影检查后再次植入支架 4 枚，后症状好转。患者病程中未诉胸痛、乏力、大汗，无头昏、头痛、双下肢水肿等不适，2 年前患者开始出现稍活动心累、气促，未重视，后症状逐步加重，今为进一步治疗入笔者所在医院。

2 年前因活动后心累、气促，于笔者所在医院住院期间行胸部 CT 检查，见双下肺支气管扩张，双肺肺气肿。

11 年前，于笔者所在医院住院期间发现血糖高，诊断"2 型糖尿病"并予以口服药物控制血糖，空腹血糖波动于 7.0mmol/L 左右。

【**既往史**】 有糖尿病 11 年，否认高血压病史，有吸烟史 30 年，近几年稍有控制，每日约 3 支。有饮酒史 20 年。

【**查体**】 T 35.3℃，P 70 次 / 分，R 20 次 / 分，BP 120/62mmHg。神志清楚，步入病房，查体合作，皮肤黏膜完整，颈软，气管居中，颈静脉无怒张，肝 – 颈静脉回流征阴性。胸廓对称，双肺呼吸音粗，双肺底可闻及湿啰音。心脏叩诊不大，HR 70 次 / 分，律齐，各瓣膜区未闻及病理性杂音。腹（-），双下肢不肿。

【**辅助检查**】

1. 2014-06-14 心肌酶谱、BNP、血常规、肝功能正常，糖化血红蛋白：7.2%。

2. 心脏彩超 心脏大小正常，EF 正常，左室顺应性减退。

3. 24 小时动态心电图 ①窦性心律，最快窦性心室率 109 次 / 分；②多源室上性期前收缩 16 次，成对 1 次，室上性心动过速 1 次，最长 4 个；③室性期前收缩总数 3 次。

4. 胸部 X 线片 双肺纹理稍多。心影无明显增大，主动脉钙化。

5. 肺功能检查 ①通气功能：重度阻塞混合性通气功能障碍，以阻塞为主；②残气功能：残气占肺总量稍有增高；③弥散功能：轻度下降；④最大呼气流速 - 容量曲线：各项均有降低；⑤呼吸阻力（强迫震荡法）：各项均有增高。

6. 眼底检查 右眼视乳头鼻下大片、其他视网膜散在微血管瘤点状高荧光；左眼底黄斑颞下小片斑点状透见荧光。

7. 冠状动脉CTA ①心脏为左冠优势型供血；②左冠状动脉主干远段、前降支近中段及左旋支近中段支架影，支架管腔通畅；前降支远端、第一对角支、边缘支、后降支管壁钙化，前降支远端稍细；边缘支、后降支远端见少许软斑，管腔轻度狭窄；③右冠状动脉主干中段管壁见少许钙化，管腔较细；④扫描层面双肺下叶支气管扩张，主动脉钙化，纵隔内淋巴结钙化（图26-1）。

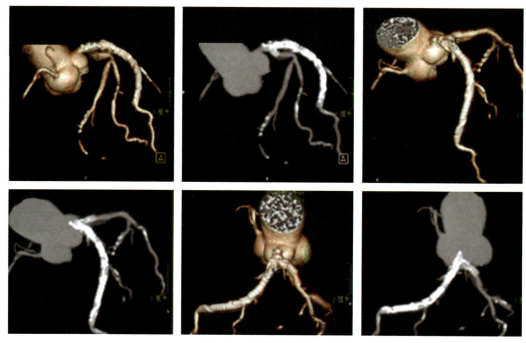

图26-1 冠状动脉CTA

左冠优势型；左冠状动脉主干远段、前降支及左旋支近中段支架影，支架管腔通畅；前降支远端、第一对角支、边缘支、后降支管壁钙化，前降支远端稍细；边缘支、后降支远端少许软斑，管腔轻度狭窄；右冠状动脉主干中段管壁少许钙化，管腔较细

【入院诊断】

1. 心力衰竭　心功能Ⅱ～Ⅲ级
2. 冠心病　支架植入术后
3. 支气管扩张
4. 肺气肿
4. 2型糖尿病

【诊治经过】　入院即予以控制血糖、改善循环、营养心肌及冠心病二级预防治疗，住院期间检查结果回示后考虑患者心累由"COPD重度"导致，心脏彩超提示EF值正常，请呼吸科会诊后给予沙美特罗替卡松气雾剂（舒利迭）50/500 1吸 bid、噻托溴铵（思力华）1吸 qd 对症处理，患者心累气促好转。

【出院诊断】
1. 冠状动脉粥样硬化性心脏病　支架植入术后
2. 慢性阻塞性肺疾病
3. 支气管扩张
4. 2型糖尿病
5. 糖尿病视网膜病变

【电话随访】　（2016-05-27）患者目前一般情况可，每次慢行2～3小时无明显不适，每日都自行外出买菜等。

【讨论】　患者先后植入7枚支架，并伴糖尿病。尽管文献认为多支架、糖尿病等是发生支架内再狭窄的重要原因，但该例患者药物支架术后7年，积极调脂，血脂达标，随诊血管畅通，考虑为COPD所致，通过解痉治疗明显好转。

参 考 文 献

黄丹，黄鹤，肖亚莉，等.2014.直接与择期经皮冠状动脉介入治疗急性心肌梗死安全性的Meta分析.疑难病杂志，10：1062-1065，1070.
张力俨，张翠丽，富路.2011.急性心肌梗死经皮冠状动脉介入治疗研究进展.心血管病学进展，01：64-66.

病例 27

心肌淀粉样变 1 例

周建中　王　月

重庆医科大学附属第一医院心内科

要点： 淀粉样变是以器官和组织细胞外淀粉样纤维沉积为特征的一组疾病，可累及心、肺、骨、皮肤等多个系统、器官等。心肌淀粉样变易误诊为肥厚型心肌病、限制性心肌病等疾病，但该病典型的心电图表现为肢导联低电压，常与心脏超声观察到的心室肥厚不符合；心脏 MRI 延迟增强扫描可直观反映心脏瘢痕或浸润范围；组织活检刚果红染色阳性。以上表现可辅助诊断心肌淀粉样变。本病治疗手段有限，预后不良。

【**主诉**】 反复心累、气促 5 年，双下肢水肿 3 年，加重 2+ 月。

【**现病史**】 患者男，60 岁。5 年前，患者于活动后出现心累、气促，无胸闷、胸痛、咳喘，休息后缓解，遂到当地医院诊治，查心电图示：心律失常、房室传导阻滞，未予治疗。此后多次发生活动后心累气促不适，休息后缓解，未引起重视，未予治疗。3 年前，患者心累、气促症状加重，伴乏力、咳喘、双下肢轻度水肿，无胸闷、胸痛，先后在第三军医大学新桥医院、四川大学华西医院、笔者所在医院及中国医学科学院阜外心血管病医院诊治，心脏超声提示：心肌肥厚。冠脉造影检查：未见明显异常。诊断为："心力衰竭，肥厚型心肌病"。经治病情一度缓解。1 年前，患者在家突发呼吸心跳停止，经当地医院心肺复苏术后，患者病情平稳后转入笔者所在医院行单腔起搏器植入术，经治好转出院。2+ 月前，患者心累、气促、双下肢水肿加重，伴腹胀痛不适，在当地医院治疗，病情无缓解，遂来笔者所在医院诊治，门诊心电图示：缓慢房颤，VVI 起搏器，心室起搏及感知功能良好；心脏彩超示：左房、右房、右室增大，左室肥厚，三尖瓣中度反流；腹部超声示：肝稍增大，胆囊息肉样变，胆囊壁增厚伴胆囊结石，腹水。

【**既往史**】 否认高血压、糖尿病等病史。否认吸烟、饮酒史。否认家族早期猝死史。

【**查体**】 T 36.2℃，P 60 次 / 分，R 20 次 / 分，BP 130/70mmHg。神清神萎，扶入病房，查体合作，右肺呼吸音低，双肺未闻及干湿啰音，心界稍大，HR 72 次 / 分，心律不齐，未闻及病理性杂音，腹微膨隆，肝肋下可扪及，移动性浊音阳性，双下肢凹陷性水肿。

【**辅助检查**】

1. 心肌酶谱 肌红蛋白 71.3 μg/L，肌酸激酶同工酶 3.8 μg/L，肌钙蛋白 0.315 μg/L，B 型脑钠肽前体 29 688 ng/L。

2. 心电图 房性心律；VVI 起搏器，心室起搏及感知功能良好（图 27-1）。

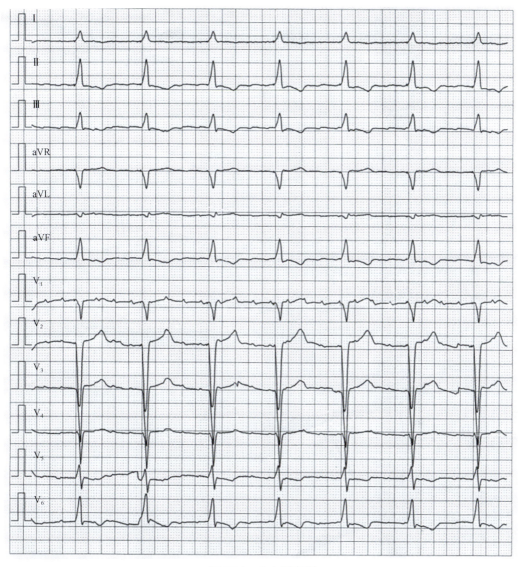

图 27-1　心电图表现

3. 心脏彩超　左房 34mm、右房 42mm、右室 22mm 增大，左室后壁肥厚 17mm，左室间隔肥厚 17mm，三尖瓣中度反流，EF 51%。

4. 胸片　右侧胸腔积液伴粘连。心影增大，心脏起搏器术后（图 27-2）。

5. 腹部彩超　肝稍增大，胆囊息肉样变，胆囊壁增厚伴胆囊结石，腹水。

6. BNP 29 688ng/L，TNT 0.315μg/L。

【入院诊断】

1. 心力衰竭

心功能Ⅳ级

心律失常

缓慢型心房颤动

单腔起搏器植入术后

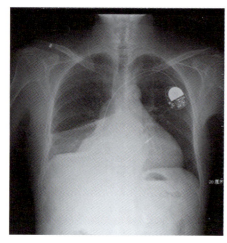
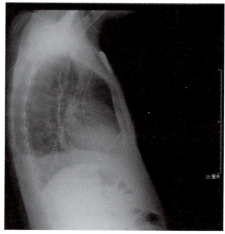

图 27-2　胸部 X 线片示右侧胸腔积液，心影增大，心脏起搏器术后

2. 肥厚性心肌病

心脏扩大

3. 肺部感染?

4. 多浆膜腔积液

5. 肾功能不全

【出院诊断】

1. 心力衰竭

心功能Ⅳ级

2. 起搏器植入术后

3. 淀粉样心肌病

4. 多浆膜腔积液

5. 肾功能不全

6. 高尿酸血症

7. 胆囊息肉

8. 胆囊结石

【诊治经过】　患者入院完善心电图、心脏彩超等检查如上，2014-06-10 在超声定位下进行右侧胸腔穿刺抽液，共抽得 650ml 黄绿色胸腔积液，分别送检胸腔积液常规、生化、癌谱等，结果未见明显异常。2014-06-12 于皮肤科取左肩背部皮肤组织活检，送病检结果（图 27-3）示：送检组织见淀粉样物质沉积，刚果红染色（＋）。住院期间予吸氧、心电监护、复合辅酶粉针 0.2g 静滴 qd 营养心肌、还原型谷胱甘肽（阿拓莫兰）1.2g 静滴 qd 保肝、兰索拉唑 30mg 静滴 qd 护胃、血塞通（络泰）400mg 静滴 qd 改善微循环、氯化钾缓释片 1000mg 口服 tid 补钾、托拉塞米（特苏尼）20mg 静推 bid、后加用托伐普坦 1 片 qd 利尿纠正心力衰竭等对症支持治疗，患者心力衰竭较入院有所缓解。心肌损伤标志物：肌红蛋白 59.2μg/L，肌酸激酶同工酶 2.5μg/L，B 型脑钠肽前体 24 974 ng/L，肌钙蛋白 0.220 μg/L。

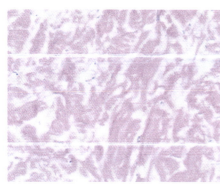 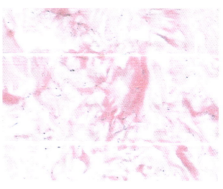

图 27-3 左肩背部皮肤组织活检

【电话随访】 患者于诊断该病后 1 年半（2016 年年初）去世。

【讨论】 淀粉样变是以器官和组织细胞外淀粉样蛋白异常沉积为特征的一组疾病，可累及心、肺、骨、皮肤等多个系统、器官等，沉积于心肌细胞外基质时引起心肌淀粉样变（cardiac amyloidosis，CA）。CA 主要表现类似限制性心肌病。CA 患者心室因淀粉样物质的沉积而变得僵硬，可引起左心室舒张功能异常，最终发展为以限制性舒张功能为主的心力衰竭。CA 可引起心脏形态发生改变，可引起心室壁或室间隔增厚。故 CA 易误诊为肥厚型心肌病、限制性心肌病等疾病。

该病绝大多数患者心电图可见肢体导联低电压、胸导 R 波递增不良和假性病理性 Q 波等改变；但该例患者 ECG 肢体导联低电压不明显，但仔细分析肢体导联电压与 UCG 示左室后壁 17mm 肥厚不对称、胸导 R 波递增不良没有引起重视，也是导致初期笔者没有考虑该病原因之一。该疾病心脏彩色超声检查可见不同程度的左室后壁或室间隔增厚及心肌颗粒样闪光回声增强或毛玻璃样改变，但要求超声医生有经验，该例患者 UCG 仅仅报告室壁严重增厚并没有报告心肌颗粒样闪光回声增强。心脏 MRI 延迟增强扫描可直观反映心脏瘢痕或浸润范围，LGE 显像示弥漫性心内膜和室间隔延迟性强化，延迟强化可以是颗粒样或斑片状；其中心电图肢导联低电压与心脏超声观察到的心室肥厚不符合、心脏彩超见心肌颗粒样闪光回声增强即"闪耀征"、MRI 见颗粒样或斑片状延迟强化为 CA 较特征性的改变，提示 CA 可能性大。组织活检刚果红染色阳性是诊断 CA 的金标准。因心肌组织取材困难、费用高、并发症多等原因使其使用较少，常取心外组织活检，腹壁脂肪组织活检为诊断 CA 最常用的方法。结合患者病史、检查等可辅助诊断心肌淀粉样变。

本病预后不良，治疗手段有限。有研究报道，CA 确诊后平均生存时间为 2 年左右，心脏受累后患者中位生存时间仅仅为 6 个月。

参 考 文 献

毛歆歆，崔全才. 2011. 心肌淀粉样变性的研究及进展. 诊断病理学杂志, 18（06）：468-471.
潘慧超，张丽华. 2010. 心肌淀粉样变性的诊断与治疗. 河北医学, 08：1007-1009.
孙燕淑，刘梅林. 2015. 关注心肌淀粉样变：提高早期确诊率. 中华心脏与心律电子杂志, 03：5-7.
朱孔博. 2012. 心肌活检对心肌淀粉样变诊断价值研究. 北京协和医学院.

病例 28

托伐普坦治疗心力衰竭 1 例

周建中[1]　王　月[1]　彭　娟[2]

重庆医科大学附属第一院心内科[1]
重庆医科大学附属第一院放射科[2]

要点：托伐普坦是 V_2 受体拮抗剂，能够选择性和竞争性地抑制血管加压素与 V_2 受体结合，有排水抗心力衰竭且纠正电解质紊乱的双重效应，可能具有更强的利尿效果，尤其适用于慢性重度心力衰竭合并稀释性低钠血症的患者，且排除自由水而不增加电解质排除。

【主诉】　活动后心累气促 7 年，双下肢水肿 2 年，加重 1 月。

【现病史】　患者男，83 岁。

7 年前患者开始出现活动后（长时间走平路、上坡）心累、气促，不伴有夜间阵发性呼吸困难、腹胀、下肢水肿及乏力等不适，多次就诊于外院，考虑诊断：高血压性心脏病，冠状动脉粥样硬化性心脏病。予以降压、冠心病二级预防等对症治疗后上述症状有缓解。心累、气促症状进行性加重，2 年前出现稍活动后心累、气促，伴有胸闷、双下肢水肿、腹胀、下肢乏力、尿量减少等，反复于笔者所在医院住院治疗考虑"①全心衰竭；②原发性高血压 2 级 极高危，高血压性心脏病，心功能Ⅲ级，心房颤动；③冠状动脉粥样硬化性心脏病？④ 2 型糖尿病糖尿病外周神经病变"，给予强心、利尿等处理后好转出院。出院后患者间歇性双下肢水肿，自行服用利尿剂后水肿可消退。1 月前无明显诱因再次出现双下肢水肿，且自行服用利尿剂后不能消退，1 周前患者出现咳嗽、咳白色泡沫痰，于当地诊所静脉应用庆大霉素 2 天后，咳嗽咳痰稍好转。1 周前患者于当地中医诊所就诊，使用外力压迫下肢，连续治疗 3 次，并停用利尿药，患者双下肢水肿逐渐加重，由胫前逐渐肿至大腿，伴心累、气促较前加重，伴腹围增加，为进一步诊治入笔者所在医院。

15 年前于单位体检发现血压升高，血压最高达 170/95mmHg，不伴有头痛、头晕、视物模糊、夜尿增多等不适，予以"氯沙坦（科素亚）"降压治疗，已停用 5 月，长期口服"酒石酸美托洛尔（倍他乐克）50mg qd"，不规律监测血压，平素血压控制在（130～140）/（70～80）mmHg。

【既往史】　患者 7 年前体检发现血糖升高，空腹血糖最高达 13mmol/L，外院诊断"2 型糖尿病"，目前使用阿卡波糖 50mg tid，门冬胰岛素（诺和锐）30 早晚各 20IU 控制血糖，自诉血糖控制可。

【查体】　T 36.5℃，P 94 次/分，R 20 次/分，BP 135/76mmHg。神清，精神较差，

斜坡卧位,无贫血貌,口唇无发绀,胸廓正常,双肺呼吸音粗,双下肺闻及散在湿啰音,HR 107 次/分,心律不齐,心界向左扩大,腹部膨隆,无压痛、反跳痛、肌紧张,肝脾肋下未触及,双下肢凹陷性水肿至股骨中部。

【辅助检查】

1. 实验室检查

(1)2015-6-20 肾功能:尿素 7.5 mmol/L,肌酐 132 μmol/L。

(2)血常规:白细胞总数 $9.14×10^9$/L,血小板 $76×10^9$/L,中性粒细胞百分比 85.9%。

(3)心肌酶谱:肌红蛋白 142.7 μg/L,肌钙蛋白 0.054 μg/L,B 型脑钠肽前体 7105 ng/L。

(4)2015-6-28 电解质:钾 5.8 mmol/L(暂停螺内酯,予葡萄糖酸钙 1 支静推)。

(5)2015-6-29 电解质:钾 5.3 mmol/L,氯 99 mmol/L,碳酸氢根 23.7 mmol/L。

(6)2015-7-3 肾功能:尿素 16.7 mmol/L,肌酐 265 μmol/L,尿酸 685 μmol/L,钾 4.6 mmol/L。

(7)2015-7-8 肾功能:尿素 13.1 mmol/L,肌酐 203 μmol/L,尿酸 724 μmol/L,钙 1.97 mmol/L,钾 4.1 mmol/L,钠 135 mmol/L,氯 101 mmol/L,碳酸氢根 26.9 mmol/L。

2. 心电图 普通型心房颤动,偶发室性期前收缩。

动态心电图:①快速型心房颤动心律,最快心室率 166 次/分,平均心室率 199 次/分;②多源室性期前收缩总数 8376 次,成对 95 阵,室速 6 阵,最长 3 次;③心率快时 ST 段改变。

3. 胸部 X 线片 双肺纹理增多,模糊,心影增大,主动脉增宽、钙化,侧位片示后肋膈角变钝提示少量积液,考虑心力衰竭,肺淤血(图 28-1)。

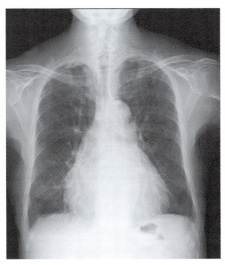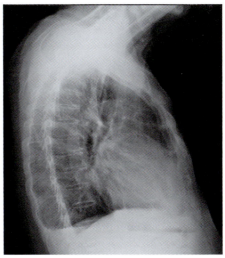

图 28-1 胸部 X 线片示双肺纹理增多,模糊,心影增大,双侧少量胸腔积液

【出院诊断】

1. 原发性高血压 2 级 极高危

高血压性心脏病

心脏增大

全心衰竭

心功能Ⅲ～Ⅳ级

心房颤动

2. 冠状动脉粥样硬化性心脏病？

3. 肾功能不全

4. 2 型糖尿病

5. 脑梗死

【诊治经过】 患者入院后完善相关检查如上，予以托伐普坦，氯吡咯雷（泰嘉）、普伐他汀、曲美他嗪、异丙托溴胺、氨溴索（沐舒坦）、阿卡波糖、预混胰岛素（诺和灵）、环磷腺苷、血塞通、甲钴胺（弥可保）等治疗，患者活动后心累气促、双下肢水肿好转明显（表 28-1）。

表 28-1 患者入院后诊治过程

入院天数	1	2	3	4	5	6	7	8	9	10
托伐普坦		15	15	7.5		7.5	7.5	7.5	7.5	
特苏尼		40	20	因尿量较多停用		20	20	20	20	20
呋塞米静脉										
呋塞米片	20	20	20	20	20	20	20	20	20	20
螺内酯片	20	20	20	20	20	20	20	20	20	因钾高停用
尿量	1200	5950	4100	2600	1500	2850	1600	1500	800	900

入院天数	11	12	13	14	15	16	17	18	19
托伐普坦									出院
特苏尼	20	20	20	20	20	20	20	20	
呋塞米静脉			20						
呋塞米片	20	20	20	20	20	40	40	40	
螺内酯片									
尿量	650	900	1150	1400	1500	1950	1500	1600	

注：空白为未使用。患者入院时双下肢水肿至大腿中段，入院后 3 天（托伐普坦 15mg qd 利尿 2 天），水肿消退明显，遂减量为 7.5mg qd，出院时双下肢水肿基本消退。

【讨论】 目前心力衰竭的治疗包括利尿、扩血管、强心及改善心室重构等，利尿是心力衰竭治疗的基石。但在慢性重度心力衰竭患者中，往往存在利尿剂抵抗现象，治疗效果不佳。

精氨酸加压素（arginine vasopressin，AVP）与心力衰竭的发病机制密切相关，AVP 受体分为 V_1 和 V_2 受体，V_1 受体又称为血管受体，主要分布于血管平滑肌，V_2 受体又称为肾脏受体，通过激动 V_2 受体可导致低钠血症及水潴留。托伐普坦是一种新型非肽类选择性 AVP V_2 受体拮抗剂，通过抑制 AVP 与肾脏集合管 V_2 受体结合，从而抑制结合管对水重吸收，发挥水利尿作用，可在短期内显著改善临床症状，提高心功能。且慢性重度心力衰竭患者长期服用利尿剂，常合并稀释性低钠血症，托伐普坦可通过选择性抑制水的重吸收，排除自由水而不增加电解质排出，尤其适用于慢性重度心力衰竭合并稀释性低钠血症的患者。

参 考 文 献

高倩. 2011. 托伐普坦片治疗低钠血症的效果及安全性观察. 实用医药杂志, 05: 387-389.
马素霞, 毛懿, 梁岩, 等. 2014. 托伐普坦治疗顽固性心力衰竭中严重利尿剂抵抗疗效观察. 中国现代医药杂志, 07: 54-56.
魏立侠, 张英杰, 翟桂兰. 2016. 托伐普坦治疗顽固性心力衰竭的疗效研究. 中国循环杂志, 04: 341-344.

病例 29

重症心肌炎 1 例

周建中　王　月

重庆医科大学附属第一医院心内科

要点：重症心肌炎发展迅速，病情凶险，可予以 IABP 稳定血流动力学状态、激素抑制免疫反应等治疗，易诊断为心肌梗死，需行冠脉造影等协助诊断。本病可发展成为扩张型心肌病，需长期随访，予以对症治疗。

【**主诉**】 全身酸痛 3 天，加重伴心悸、呕吐 1 天。

【**现病史**】 患者男，34 岁。入院前 3 天，患者无明显诱因出现乏力、全身酸痛，无咳嗽咳痰、胸痛胸闷、腹痛腹泻等不适，于外院就诊，心电图未见明显异常，考虑"上呼吸道感染"，给予药物对症支持治疗，无明显缓解。入院前 1 天，患者上述情况加重，并伴有心悸，呕吐 4 次，为胃内容物，无咖啡色、血性液体，伴大汗，无胸痛、呼吸困难等不适，为进一步治疗，今日于笔者所在医院就诊，急诊查心电图：高侧壁、前侧壁异常 Q 波，低电压倾向，心肌酶谱：肌红蛋白 > 500 ng/ml，肌钙蛋白 > 30ng/ml，CK-MB > 80ng/ml。

【**既往史**】 有高血压病史 3 年。否认糖尿病病史。有吸烟史 10 年，每日约 10 支。

【**查体**】 T 36.4℃，P 92 次 / 分，R 21 次 / 分，BP 107/61mmHg。神清，推入病房，颈软，气管居中，颈静脉无怒张，双肺呼吸音清，未闻及干湿啰音，心界叩诊无明显增大，心律齐，各瓣膜听诊区未闻及杂音，腹软，无压痛、反跳痛，肝脾肋下未扪及，双下肢无水肿。

【**辅助检查**】

1. 心电图

（1）院外心电图（2016-01-14，15：28）：窦性心动过速，早期复极（图 29-1）。

（2）笔者所在医院心电图：1）2016-01-15，11：08，出现心悸等症状后约 10 小时，高侧壁、前间壁异常 Q 波，多个导联 ST-T 改变，Ⅰ、aVL、V_5、V_6 导联 ST 段抬高，下壁 ST 段压低（图 29-2）。2）2016-01-15，13：36，出现心悸等症状后约 12 小时，提示急性高侧壁、前壁心肌损伤（图 29-3）。3）2016-01-16，04：53，出现心悸等症状后约 27 小时，提示窦性心动过速，频发房早，急性高侧壁、前壁心肌梗死（图 29-4）。

2. 心肌酶谱（2016-1-15，11：42） 肌红蛋白 > 500 ng/ml，肌钙蛋白 > 30ng/ml，CK-MB > 80ng/ml。

3. 血气分析（2016-1-15） pH 7.54，PCO2 21.3mmHg，PO2 104mmHg，HCO3- 18.3mmol/L，BE-4mmol/L，K 3.8mmol/L，Na 137mmol/L。

4. 2016-01-15 心脏彩超 室间隔增厚（13mm），EF 60%，左房、左室内径正常，左心功能测值正常。

病例 29 重症心肌炎 1 例 | 133

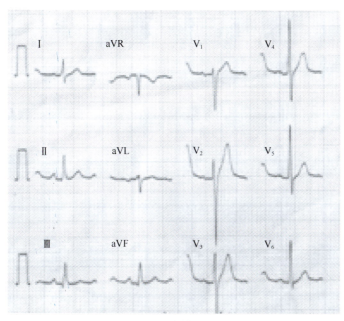

图 29-1 院外心电图

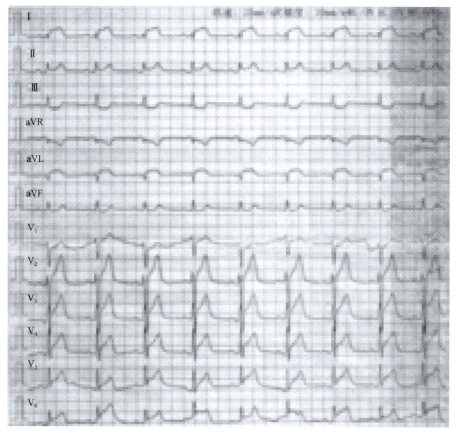

图 29-2 2016-01-15，11：08（距出现心悸等症状时间约 10 小时）

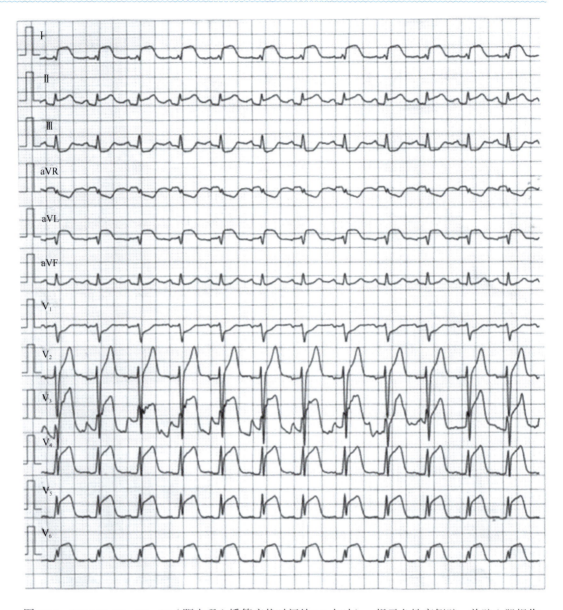

图 29-3　2016-01-15，13：36（距出现心悸等症状时间约 12 小时），提示急性高侧壁、前壁心肌损伤

5. 2016-03-15 随访，心脏彩超示　左房（37mm）、左室（58mm）增大，室壁搏动减弱伴左室功能减退，二尖瓣中度反流。

【诊断】

1. 急性冠脉综合征？

2. 重症心肌炎？

3. 原发性高血压 2 级　很高危

【诊治经过】　患者入院后急诊行冠脉造影，结果提示无异常。据患者心电图、冠脉造影、病史考虑重症心肌炎心源性休克。立即行主动脉内球囊反搏术，予以氢化可的松激素抗炎、多巴酚丁胺持续泵入维持血压、维生素 C、泛癸利酮（能气朗）、黄芪颗粒、果

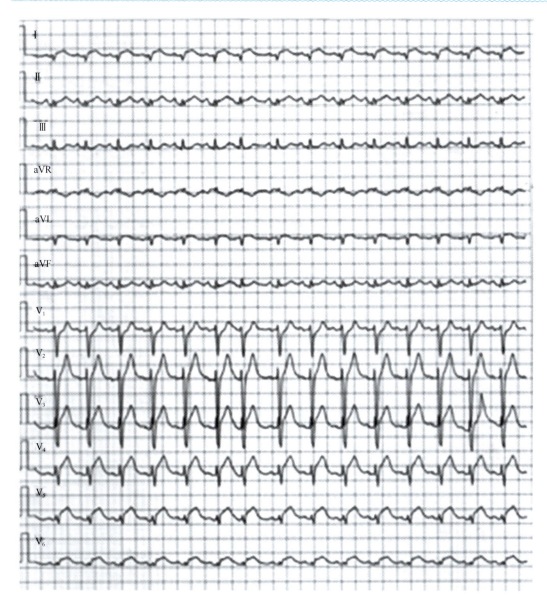

图 29-4　2016-1-16，04：53（距患者出现心悸等症状时间约 27 小时），提示窦性心动过速，频发房早，急性高侧壁、前壁心肌梗死

糖二磷酸钠（瑞安吉）等对症支持，氨溴索（沐舒坦）化痰，左旋肉毒碱（左卡尼汀）改善肾功能，低分子肝素抗凝等治疗。2 天后患者全身酸痛、心悸不适明显缓解。5 天后转入普通病房，2016-01-28 复查心脏彩超：左房（39mm）、左室（57mm）增大，室壁搏动减弱伴左室功能减退（EF 47%）。完善动态心电图：①窦性心律，平均心室率 81 次 / 分；② R-R 长间歇 ≥ 1.5s 有 1 次，长约 1.500s，为期前收缩后代偿。复查肝功能、甲状腺功能逐渐正常，甲状腺球蛋白抗体、过氧化物酶抗体、甲状腺球蛋白、甲状腺彩超：未见明显异常；OGTT +C 肽释放试验确诊 2 型糖尿病，予以培哚普利改善心室重构，二甲双胍降糖等治疗，并继续予以营养心肌等对症治疗。2016-01-18 胸部 X 线片（图 29-5）：双

肺野透光度降低，以右侧明显，双肺纹理显示不清，考虑为胸腔积液可能性大，建议结合其他检查。右上肺斑片状密度增高影，炎症可能，建议结合 CT 检查。7 天后（2016-01-22）复查心肌酶谱：肌钙蛋白 0.301μg/L，增高 10 倍（入院时肌钙蛋白＞30ng/ml，约 100 倍）。2 周后（2016-01-28）复查心肌酶谱：肌钙蛋白 0.0651μg/L。

【出院诊断】

1. 重症心肌炎

心源性休克

IABP 术后

2. 原发性高血压 2 级　很高危

3. 2 型糖尿病

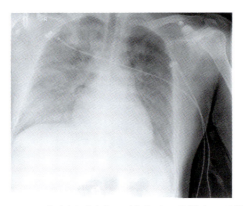

图 29-5　心力衰竭时胸部 X 线片示心脏增大，肺淤血

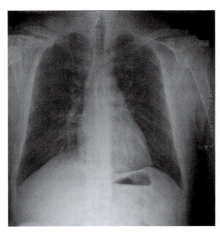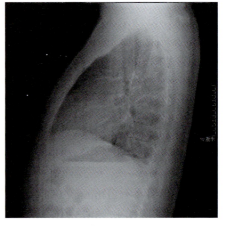

图 29-6　2 月后随访胸部 X 线片示心脏大小轻度增大

【随访】　2016-3-15 心脏彩超示：左房（37mm）、左室（58mm）增大，室壁搏动减弱伴左室功能减退，二尖瓣中度反流。胸部 X 线片示：心脏大小轻度增大（图 29-6）。

【讨论】

1. 重症心肌炎需与急性心肌梗死鉴别　重症心肌炎的临床表现、心电图、心肌酶谱等均可与后者相似，常规检查缺乏特异性；但前者为青壮年好发，多有感染史，心电图 ST-T 改变提示病变部位非常广泛，并且没有心脏供血血管相关定位特点；该例患者 34 岁，起病非常急，几乎全部导联受累及，ST 段抬高非常明显，说明病变累及心外膜。（病变仅仅累及心内膜表现多为 ST 段压低）。急性心肌梗死好发人群为中老年人，有吸烟、高血压、高血脂等高危因素，多无感染史，心脏彩超可有节段性室壁活动异常，且哪一支冠脉病变在心电图上有相应导联对应关系；冠脉造影可以明确受累及的血管。本患者为上感后出现心悸等症状，以及心肌酶谱、心电图改变，且心电图示病变广泛，冠脉造影未见异常，重症心肌炎诊断明确。

2. 重症心肌炎发展迅速，病情凶险 本患者既往有高血压病史，服用厄贝沙坦（安博维）5mg qd，入院时血压正常，入院后很快血压下降，出现心源性休克，于入院当日下午予以多巴胺升压，并及时置入主动脉内球囊反搏（IABP）纠正血流动力学紊乱。

重症心肌炎等危重心脏病患者并发心源性休克时适时应用 IABP 有利于稳定血流动力学状态，我们体会，IABP 抢救心源性休克早期就要及时应用，不要等到休克中晚期才植入。既往类似病例 IABP 植入晚，纠正血流动力学紊乱效果不明显。

同时卧床休息，加强心电监护，营养心肌，维生素 C 抗氧化，提高免疫力，应用激素（氢化可的松 200mg q12h，3 天）抑制免疫反应等治疗。

3. 重症心肌炎有可能发展成为扩张型心肌病 患者入院时心脏彩超仅示室间隔增厚（高血压性心脏病改变），出院前心脏彩超示左房、左室增大，射血分数降低。后随访心脏彩超仍示心室增大，考虑心肌炎后心肌病，需长期随访心脏彩超，若无禁忌需长期予以 ACEI/ARB、β 受体阻滞剂，适当添加螺内酯等利尿剂，心力衰竭标准金三角治疗。

该患者本次入院后肝功能、甲状腺功能均有异常，但在未对症治疗的情况下又很快恢复正常，出院时均较正常，考虑病毒感染引起，具自限性。

参 考 文 献

马文英，顾复生，沈潞华，等 . 2002. 急性重症病毒性心肌炎的临床分析 . 中华心血管病杂志，01：34-36.
王琼涛，金秀，杨海珍 . 2012. 急性重症心肌炎误诊为急性心肌梗死 37 例分析 . 中华全科医学，07：1085-1086+1158.

病例 30

Brugada 综合征 1 例

周建中　童文娟

重庆医科大学附属第一医院心血管内科

要点：Brugada 综合征是一种编码离子通道基因异常所致的家族性原发心电疾病，发病率低，本文将着重介绍该病的诊断及治疗。

【主诉】　突发意识丧失，呼吸、心跳骤停 1 小时。

【现病史】　患者男，25 岁。因"突发意识丧失，呼吸、心跳骤停 1 小时"于 2016-06-07 入笔者所在医院。1 小时前，劳累后突发意识丧失，呼吸心跳停止，血压测不出，双侧瞳孔约 2mm，对光反射消失，立即予胸外心脏按压，纤维支气管镜经气管插管，球囊辅助通气，3 次电除颤（300J，360J，360J）及肾上腺素共 6mg 静脉推注，约 40min 后出现小便失禁，约 50min 后查血气分析 pH 7.21，PCO_2 43.9mmHg，PO_2 225mmHg，HCO_3^- 17.8mmol/L，SPO_2 100%，予碳酸氢钠静滴纠正酸中毒。约 1 小时后，恢复自主心跳，但仍意识丧失，无自主呼吸，双侧瞳孔约 3mm，对光反射消失，急诊以"呼吸、心跳骤停待查"收治呼吸科 ICU。

【既往史】　无特殊。

【家族史】　独生子，其父 10+ 岁时无明显诱因出现晕厥 1 次，自行好转，未就诊。

【体格检查】　T 38℃，P 127 次 / 分，R 16 次 / 分，BP 91/94mmHg。深昏迷状，口唇无发绀。双侧瞳孔约 2mm，对光反射消失。双侧额纹对称，压眶无反应，颈阻无法检查。双肺呼吸音粗，未闻及干湿啰音。HR 127 次 / 分，律齐，未闻及杂音。腹部压痛及反跳痛无法检查。双下肢无水肿。生理反射消失，双下肢巴氏征阳性。四肢皮肤温暖，未见大理石花斑。

【入院诊断】

1. 心肺复苏后
2. 呼吸、心跳骤停待查　心源性？脑源性？肺栓塞？感染性？
3. 低钾血症？
4. 高血糖？

【辅助检查】

1. 2015-6-7 血常规　白细胞计数 $16.44×10^9$/L，血红蛋白 164g/L，血小板 $201×10^9$/L，中性粒细胞百分比 86.0%，中性粒细胞绝对值 $14.15×10^9$。

2. 2015-6-7 肝功能　总蛋白 63g/L，白蛋白 37g/L，丙氨酸氨基转移酶 124U/L，天门冬氨酸氨基转移酶 184U/L，乳酸脱氢酶 1606U/L，胆红素正常。

3. 2015-6-7 肾功能 尿素 4.9mmol/L，肌酐 107μmol/L，尿酸 706μmol/L。

4. 2015-6-7 电解质 血钾 2.8mmol/L，HCO_3^- 18.9 mmol/L，血钠、氯正常。

5. 2015-6-7 心肌酶谱 肌红蛋白＞3300μg/L，肌酸激酶同工酶 53.3μg/L，B 型钠尿肽 196ng/L，肌红蛋白 8.980 μg/L；

6. 2015-6-7 凝血象 纤维蛋白原降解产物 22.3μg/ml，D-二聚体 8.88mg/L FEU，余基本正常。

7. 2015-6-7 大便常规 + 隐血 大便隐血阳性 P。

8. 2015-6-7 尿常规 尿白细胞 1+，尿蛋白定性 2+，尿葡萄糖 4+P，尿酮体 + -P，尿隐血 3+P，尿白细胞 94 个 /μl，细菌 493 个 /μl，红细胞 88 个 /μl（均一型红细胞？）。

9. 2015-6-7 降钙素原 2.54ng/ml；C 反应蛋白＞90mg/L。

10. 2015-6-8 糖化血红蛋白未见异常。

11. 2015-6-7 心电图 窦性心动过速，不完全性右束支阻滞，T 波改变。

12. 2015-6-8 心脏彩超 部分（左室心尖段、室间隔及前壁）室壁搏动减弱；左室舒张功能减退；左室射血分数 58%。

13. 2015-6-11 胸部增强 CT 双肺上下叶炎症，双肺下叶部分肺组织不张；双侧胸膜局限性稍增厚，双侧胸腔积液；所示结肠内积气较明显；CTPA：部分肺动脉分支显示欠清，余肺动脉主干、左右肺动脉及其主要分支未见明显充盈缺损征象。头颅 CT 及 CTA 未见异常。

【诊疗经过】患者突发意识丧失，呼吸、心跳骤停，血气分析提示代谢性酸中毒，积极给予胸外心脏按压，纤维支气管镜经气管插管行球囊辅助通气，先后予 3 次电除颤（300J，360J，360J）及肾上腺素 6mg 静推，碳酸氢钠静滴纠正酸中毒，甘露醇预防脑疝，患者恢复心跳，但仍意识丧失。入住重症监护室，予重症监护、特级护理，有创呼吸机辅助通气（SIMV 模式：f 16 次 / 分，PEEP 4cmH₂O，VT 420ml，FiO₂ 60%），瑞芬太尼镇痛、丙泊酚、咪达唑仑镇静及醒脑静营养神经等治疗。入院后约 2+ 小时，心电监护示室性心动过速，心室率 190～200 次 / 分，BP 90/60mmHg，双侧瞳孔 4mm，对光反射消失，立即予利多卡因 100mg 静脉推注，心脏电除颤（200J），右旋糖酐 40 葡萄糖 500ml 静滴补充血容量，心率恢复窦性，心室率 135 次 / 分，抢救成功，仍意识丧失。复查血气分析（有创呼吸机辅助通气 SIMV 模式：f 16 次 / 分，PEEP 4cmH20，VT 420ml，FIO₂ 60%）：pH 7.41，PCO_2 31mmHg，PO_2 162mmHg，HCO_3^- 19.6mmol/L，SPO_2 99%，K^+ 2.2mmol/L，Lac 3.3mmol/L，BE -4.1mmol/L。积极完善相关检查，心肌标志物异常升高，心电图：窦性心动过速，损伤性 ST-T 改变，提示心肌损害明显。患者既往无糖尿病病史，入院时血糖 18.8mmol/l，糖化血红蛋白正常，考虑应激性血糖升高。大便隐血阳性，考虑 CPR 后继发性损害可能。血象、降钙素原等炎性指标升高，考虑继发性肺部感染，遂治疗上给予亚胺培南 - 西司他汀钠（泰能）1g q8h×3 天，痰培养：耐甲氧西林金黄色葡萄球菌，尿道分泌物：凝固酶阴性葡萄球菌，换用头孢哌酮钠舒巴坦钠（舒普深）3g q8h×6 天联合利奈唑胺 600mg q12h×5 天，以后抗生素降阶梯为头孢曲松 3g qd×7 天停用，同时加用甲泼尼龙 40mg q12h×3 天、乌司他丁 0.1MIU tid×6 抗炎，氨溴索祛痰，还原性谷胱甘肽保肝，奥美拉唑抑酸，磺达肝癸钠（安卓）预防血栓，胞磷胆碱、奥拉西坦护脑，卡文营养支持、维持内环境稳定及康复治疗。患者意识逐渐改善，逐渐脱离有创呼吸机。入院第 9 天转入普通病房，多次复查血常规、肝肾功能、电解质无明显异常，心肌酶谱呈下降趋势。患者青年男性，无基础疾病，近期精神压力大（其爱人患肺癌），突发呼吸、心跳骤停原因不明，先后请多个科室及全院会诊，考虑心源性、暴发性心肌炎、低钾血症诱导心律失常（心室颤动）可能性大，肥厚性心肌病待排，肺栓塞不除外，主动脉夹层、心肌梗死可能性小。完善床旁胸部 X 线片、CTPA、颅脑增强 CT+CTA、心脏彩超等检查，除外脑血管意外、肺栓塞、主动脉夹层、肥厚性心肌病可能。入院第 3 天（图 30-1）及第 9 天（图 30-2）心电图相继记录到 V_1 导联Ⅰ、Ⅱ型 Brugada 波，结合猝死病史，诊断：①心肺复苏术后；② Brugada 综合征。06-24 请全院会诊，心内科建议安装 ICD，另有射频消融术可选，但目前国内开展少，疗效不肯定。患者家属选择安装 ICD 装置，于入院第 22 天在局麻下行 ICD 植入术。现患者能够与人简单对答，对答可切题，基本能按指令行动，能短暂自行行走，家属搀扶下可行走约 200 米。心电图：未见明显异常。安排出院。

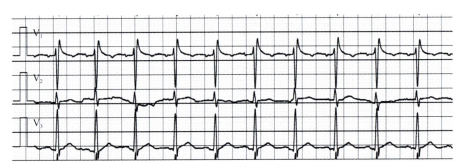

图 30-1　V_1 导联 ST 段呈穹隆型抬高，Brugada Ⅰ型

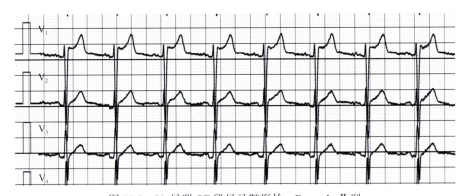

图 30-2　V_1 导联 ST 段呈马鞍形抬，Brugada Ⅱ型

【讨论】　Brugada 综合征（BrS）是一种离子通道基因异常所致的原发性心电疾病，占所有心脏猝死者的 4%～12%，占心脏结构正常者猝死者人数的 20%。本病可以完全无症状，也可以反复晕厥发作，提示具有明显的遗传异质性。患者多为青年男性，常有晕厥或心脏猝死家族史，发作前无先兆症状，发作间期可无任何症状，发作时心电监测几乎均为心室颤动。常规检查多无异常，病理检查可发现大多患者有轻度左室肥厚，心脏电生理检查大部分可诱发多形性室性心动过速或心室颤动。本病可以发生于任何年龄，发病率男

女比例 8∶1，可能与睾酮水平影响外向电流（Ito）密切相关。本病尤其常在夜间、休息或睡眠时发作，这与迷走神经张力增高、心率减慢有关。

BrS 的心电图模式共有 3 个类型：①Ⅰ型：心电图右胸前导联（V_1～V_2）呈穹隆型 ST 段抬高 2 mm，随之 T 波倒置，V_1～V_3 未见等电位线分离；②Ⅱ型：也有 ST 段抬高，逐渐成下斜行，接着出现正向或双向 T 波，形成马鞍形态；③Ⅲ型：右胸前导联 ST 段抬高 ≤ 1 mm，可以表现为马鞍型或穹隆型，或两者兼有。BrS 心电图的 ST 段改变是动态的，不同的心电图图型可以在同一个患者身上先后观察到，因此，BrS 心电图的 ST 段改变具有隐匿性、间歇性和多变性。临床上可以通过将心电图右胸导联放置在胸前高位（直到第 2 肋间隙）、Holter 监测、药物激惹试验协助 BrS 的心电图诊断。

BrS 的诊断标准：主要包括心电图及临床心律失常两部分表现，因此可简单归纳为 1+1/5 的诊断公式。患者必须有心电图Ⅰ型 Brugada 波，还须具 5 个其他标准中的一个，包括：①心室颤动或多形性室性心动过速；②晕厥或夜间极度呼吸困难；③心脏电生理检查阳性；④家族成员有 45 岁以下猝死；⑤家族成员存在Ⅰ型 Brugada 波。但确定第 1 条标准时需注意患者可能存在无症状性心室颤动或无症状性室性心动过速。本例为青年男性，无器质性心脏病，突发呼吸、心跳骤停，心电监护曾记录到持续性室性心动过速，心电图：V1 导联分别见Ⅰ、Ⅱ型 Brugada 波，故 BrS 诊断成立。

BrS 的治疗：迄今为止，ICD 是唯一被证实能预防 BrS 患者发生 SCD 的治疗手段。专家共识推荐对于有症状的，心电图为Ⅰ型 Bmgada 波的患者植入 ICD；对无症状的，有心源性猝死家族史的，自发或诱发的心电图为Ⅰ型 Brugada 波的患者，应行电生理检查，若为阳性应植入 ICD，若为阴性结果，则定期随访。因 ICD 的并发症较为常见，限制了其在儿童患者中的使用。另外，检测时间较长、高感知等问题，增加了 ICD 不恰当放电的风险。也有小样本研究报道，9 例电风暴的 BrS 患者，射频消融消除右心室流出道外膜低电压、碎裂电位区域，能够使大部分的 Brugada 心电图正常化，随访（20±6）个月，无 VT/VF 复发，晕厥发作减少。然而，心外膜消融治疗 BrS 的临床效果还有待进一步验证。对于无法安装 ICD 的患者可适当选择药物治疗。因 I_{to} 在参与形成 BrS 的细胞电生理机制中起重要作用，故具有心脏选择性和特异性阻断 I_{to} 的药物将作为治疗 BrS 的首选。奎尼丁是Ⅰc 类抗心律失常药物，具有阻滞 Ito 的特性和抗迷走神经张力的作用。指南推荐在耐受的情况下，小剂量（600～900mg）奎尼丁能预防有症状患者 VT/VF 的发生，也能够有效治疗电风暴。对于行搭桥和全麻的患者发生的电风暴，异丙肾上腺素为首选药物，可增加Ⅰ的 Ca^{2+} 内流，改善心室复极，降低抬高的 J 点和 ST 段。也有研究认为，磷酸二酯酶Ⅲ抑制剂西洛他唑和替地沙米同样对 BrS 有效，能使抬高的 ST 段复原，控制心律失常发生，并可能会成为将来替代奎尼丁的药物。胺碘酮、β 受体阻滞剂对本病无效，Ⅰc 类抗心律失常药物（如氟卡尼、普罗帕酮）、Ⅰa 类抗心律失常药物（如普鲁卡因胺、双异苯丙胺）为禁忌。同时还应该避免诱发 BrS 的相关因素，如发热、可卡因中毒、电解质紊乱及可导致急性心律失常的非心脏药物的应用。针对本文患者，BrS 诊断明确，为猝死幸存者，有 ICD 植入指针，故行 ICD 植入，术后未再出现晕厥，随访至今 1+ 年未出现不恰当放电。

参 考 文 献

郭继鸿 . 2006. Brugada 综合征诊断治疗的再认识—Brugada 综合征国际第 2 届专家会议特别的解读 . 中国实用内科杂志（前沿版），26：1096-1099.

胡康新，潘洁，姚文亮 . 2016. Brugada 综合征若干临床进展 . 心血管病学进展，37（1）：94-97.

Adler A，Rosso R，Chorin E，et al. 2015. Risk Stratification in Brugada syndrome：Clinical characteristics，electrocardiographic parameters andauxiliary testing.Heart Rhythm，Sep 1.doi：10.1016.

Brugada R，Campuzano O，Serguelia-Brugada G，et al. 2014. Brugada syndrome. Methodist Debakeg Cardiovasc，10（1）：25-28.

Nademanee K，Veerakul G，Chandanamattha P，et al. 2011. Prevention of ventricular fibrillation episodes in Brugada syndrome by catheter ablation over the anterior right ventricular outflow tract epicardium.Circulation，123（12）：1270-1279.

Nunn L，Bhar-Amato J，Lambiase P. 2010. Brugada syndrome：Controversies in Risk stratification and Management.Indian pacing Electrophysiol，10：400-409.

Ohgo T，Okamura H，Noda T，et al. 2007. Acute and chronic management in patients with Brugada syndrome associated with electrical storm of ventriculat fibrillation. Heart Rhythm，4（6）：695-700.

Priori SG，Blomstrom-Lundqvist C，Mazzanti A，et al. 2015. 2015 ESC Guidelines for the management of patients with ventricular arrhythmias and the prevention of sudden cardiac death. Europace，euv319.

Priori SG，Napolitano C，Gasparini M，et al. 2002. Natural history of Brugada syndrome：insights for risk stratification and management. Circulation，105（11）：1342-1347.

Rodriguez-Manero M，De Asmundis C，Sacher F，et al. 2015. T-wave oversensing in patients with brugada syndrome：true bipolar versus integrated bipolar implantable cardioverter defibrillator leads：multicenter retrospective study. Circ Arrhythm Electrophysiol，8（4）：792-798.

Szel T，Koncz I，Antzelevitch C，et al. 2013. Cellular mechanisms underlying the effects of milrinone and cilostazol to suppress arrhythmogenesis associated with Brugada syndrome. Heart Rhythm，10（11）：1720-1727.

病例 31

冠脉搭桥术后桥血管闭塞 1 例

周建中　童文娟

重庆医科大学附属第一医院心血管内科

要点：冠脉搭桥术后桥血管狭窄及闭塞一直是困扰心内、外科的重要问题。本文将着重介绍冠脉搭桥的指征、桥血管狭窄的常见病因及处理。

【主诉】　反复胸闷 2+ 年，冠脉搭桥术后 3 月，反复胸痛 3 天。

【现病史】　患者女，58 岁。2+ 年前，活动后出现反复胸闷，主要表现为胸骨后紧缩感，多于爬坡后出现，每次含服速效救心丸 1～2min 后缓解，长期口服复方丹参片及阿司匹林肠溶片。3 月前，因反复心前区不适于笔者所在医院就诊，行冠脉造影提示左主干、冠状动脉三支血管严重病变，行冠状动脉搭桥术 [主动脉（AO）→大隐静脉→后降支（PDA），主动脉（AO）→大隐静脉→回旋支第二对角支（OM2），乳内动脉→前降支（LAD）]，院外长期服用瑞舒伐他汀（可定）10mg qn、阿司匹林肠溶片 100mg qn、硫酸氢氯吡格雷（波立维）150mg qd、美托洛尔缓释片 47.5mg qd、单硝酸异山梨酯（欣康片）20mg tid 治疗，未再发作胸痛。3 天前，无诱因出现胸痛，心前区紧缩痛，伴左侧肩部及左上肢放射痛，伴心悸、大汗，舌下含服速效救心丸约 10min 缓解，但胸痛反复，每日发作 2～3 次，每次持续数分钟不等。为求进一步诊治入笔者所在医院。

高血压病史 24 年，最高达 160/100mmHg，现美托洛尔缓释片 47.5mg qd 降压，血压控制在 110/70mmHg 左右，HR 80 次 / 分。

【既往史】　8 年前因"阵发性室上性心动过速"在笔者所在医院行"射频消融术"。

【体格检查】　T 37.4℃，P 80 次 / 分，R 21 次 / 分，BP 106/83 mmHg。双肺呼吸音清，未闻及干湿啰音。HR 80 次 / 分，律齐，各瓣膜区未闻及病理性杂音。全腹软，无压痛、反跳痛。双下肢不肿。

【入院诊断】

1. 不稳定性心绞痛　冠状动脉粥样硬化性心脏病

2. 冠脉搭桥术后

3. 原发性高血压 3 级　极高危

【辅助检查】

1. 入院时心肌酶谱　肌钙蛋白 0.088μg/L（升高 3 倍），肌红蛋白及肌酸激酶同工酶正常。

2. 血脂　总胆固醇 4.80mmol/L，三酰甘油 2.37mmol/L，低密度脂蛋白胆固醇 3.09mmol/L。

3. 入院时心电图　窦性心律，V_2～V_4 导联冠状 T 波。

4. 入院第 8 天冠状动脉旁路移植术 [（CABG）术（表 31-1）后 3 月，2013-10-25]冠脉 CTA：冠脉搭桥术后：右侧搭桥血管近段中度狭窄，左侧搭桥血管未见明显狭窄及扩张征象，左冠状动脉主干、前降支、第一对角支、左旋支及右冠状动脉管壁可见钙化伴软斑形成，相应管腔中及重度狭窄。所示左侧胸腔少量积液，伴相邻肺组织不张。

表 31-1　2013-7-3 CABG 手术情况

血管	近段狭窄（%）	中段狭窄（%）	远段狭窄（%）	弥漫性狭窄	RUN OFF（mm）	血管材料	吻合方法	曾经介入治疗
左冠主干（LM）			90					
右冠主干（RM）	80	80						
后降支（PDA）	80				1.5	1	1	
左前降支（LAD）	70	70	70		1.5	2	1	
回旋支（CX）	90		95					
回旋支第二钝缘支（OM2）	90				1.5	1	1	

5. 冠脉造影　前三叉重度狭窄，最狭窄约 95%，LAD 开口重度狭窄 95%，远段通畅，桥基可；RM 近中段重度狭窄 80%，PDA 近段狭窄 80%，桥基可；CX 开口及远段狭窄 95%，OM2 桥基可；根据术中探查所见决定行三支血管搭桥，即：AO→大隐静脉→PDA，AO→大隐静脉→OM2，乳内动脉→LAD。

6. CABG 术后 4 月（2013-11-01）笔者所在医院冠脉造影结果（图 31-1，图 31-2）：冠状动脉三支血管严重病变，左乳内动脉-前降支血管桥细小，几乎完全闭塞，主动脉-大隐静脉-回旋支 OM2 未见明显狭窄病变，主动脉-大隐静脉-右冠状动脉后降支隐约显影，几乎完全闭塞。

7. 2014.12.12CYP2C19 基因多态性检测　慢代谢型 CYP2C19*2/*3 阳性 +P。

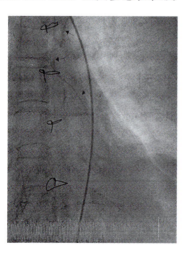
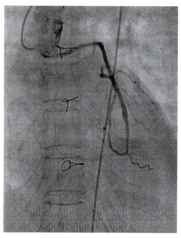

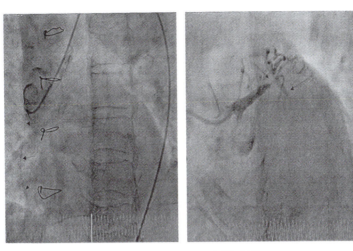

图 31-1 2013-11-01 冠脉造影

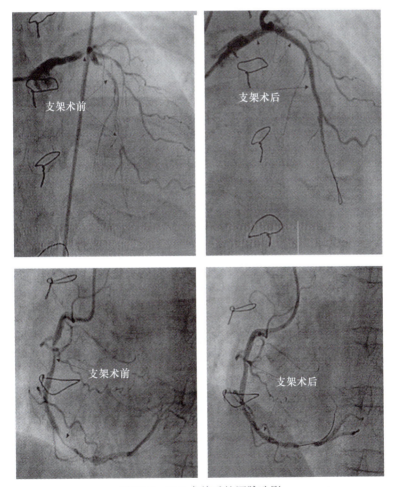

图 31-2 PCI 术前后的冠脉造影

【诊疗经过】 入院后反复发作胸痛,每次持续数分钟至十多分钟不等,发作时心电图提示Ⅱ、Ⅲ、aVF 导联 T 波低平,$V_2 \sim V_6$ 导联 T 波倒置,T 波倒置程度较入院时变浅,随访心肌酶谱无动态变化，考虑不稳定性心绞痛，予以低分子肝素抗凝，硝酸异山梨酯（异舒吉）微量泵入扩冠，美托洛尔控制心室率等二级预防，胸痛发作频率及持续时间均逐渐减少。于入院第 8 天（2013-10-25）行冠脉 CTA 提示右侧搭桥血管近段中度狭窄，胸外科会诊后不考虑再次搭桥。于入院第 15 天（2013-11-01）在局麻下经右股动脉行冠脉造影术，提示冠脉三支血管严重病变，左内乳动脉－前降支血管桥细小，几乎完全闭塞，主动脉-大隐静脉-右冠状动脉后降支隐约显影，几乎完全闭塞。前降支植入支架 3 枚，右冠植入支架 2 枚，术后加用磺达肝葵钠 2.5mg qd 皮下注射抗凝，继续冠心病二级预防。院外长期服用瑞舒伐他汀 20mg qn，阿司匹林肠溶片 100mg qn，硫酸氢氯吡格雷 150mg qd，美托洛尔缓释片 71.25mg qd，单硝酸异山梨酯缓释片 30mg qd，曲美他嗪片 20mg tid 治疗，患者未再发作胸闷、胸痛。

【讨论】 本病例讨论的重点在于冠状动脉搭桥指征、桥血管保护措施及桥血管狭窄的处理。

根据 2011 年 ACCF/AHA 冠状动脉旁路移植术（CABG）指南，急性心肌梗死患者实施急诊 CABG 的指征包括：直接 PCI 失败或不能实施；冠脉解剖特点适合 CABG 治疗；静息时有大面积心肌持续缺血和（或）血流动力学障碍，非手术治疗无效。对于无保护的左主干病变或复杂冠脉病变患者，建议"心脏团队"讨论血运重建治疗方式。建议采用 CABG 提高存活率的指征包括：左主干严重狭窄（直径狭窄≥ 50%）；3 支大的冠脉严重狭窄（直径狭窄≥ 70%），累及或未累及前降支近段；前降支近段病变加另一支大的冠脉病变。该患者三支血管严重病变，有冠脉搭桥指征。

指南要求冠脉搭桥术后应：①抗血小板治疗，继续服用阿司匹林肠溶片（无明确期限），以减少移植物堵塞和不良心脏事件。对非体外循环 CABG 术后，应联合使用阿司匹林（81～162 mg/d）和氯吡格雷（75 mg/d）双联抗血小板治疗 1 年。②抗栓治疗，CABG 术后移植物通畅的情况下，不应常规使用华法林，除非患者有其他长期抗栓治疗的适应证（如心房颤动、静脉血栓栓塞或机械人工瓣膜）。③血脂管理，若无禁忌证，所有 CABG 患者术前和术后早期（重新启动）均应接受他汀类药物治疗。年龄＜ 75 岁的 CABG 术后患者，均应服用高强度他汀类药物（阿托伐他汀 40～80mg，瑞舒伐他汀 20～40mg），对于不能耐受高强度他汀类药物或药物相互作用风险较大的 CABG 术后患者，应使用中等强度的他汀类药物，低密度脂蛋白胆固醇（LDL-C）应降低至＜ 100 mg/dl。④β 受体阻滞剂，若无禁忌，所有 CABG 患者均应在围手术期使用 β 受体阻滞剂以预防术后心房颤动，理想情况是术前开始服用。有心肌梗死、高血压病史及左室功能不全者可考虑长期使用 β 受体阻滞剂。⑤ ACEI，对于心肌梗死、左心室功能不全、糖尿病或慢性肾脏病的患者，不推荐 CABG 术后早期常规给予 ACEI。因为其伤害可能大于获益，且血压反应不可预测。然而近期有心肌梗死、左心室功能不全、糖尿病和慢性肾脏病的患者，CABG 术后给予 ACEI 是合理的，但在决定药物启动时机和剂量时应充分考虑肾功能。该患者 CABG 术后继续服用阿司匹林＋氯吡格雷双联抗血小板，美托洛尔预防心律失常及瑞舒伐他汀调脂是合理的。但从 2014-12-12 氯吡格雷基因多态性检测看，患者存在氯吡格雷抵抗，有必要换成替格瑞洛。此外，瑞舒伐他汀用量较小，低密度脂蛋白胆固醇未降到＜ 100 mg/dl，存在治疗缺陷。他汀类药物及抗栓治疗可有效防止或延缓桥血管狭窄的发生，抗凝药物无效，β 受体阻滞剂及 ACEI 有待于进一步研究。

虽然CABG术后局部心肌供血改善，但血管粥样硬化作为一个全身性疾病的发展过程并没有终止，血管内皮损伤、局部血栓形成、平滑肌细胞增殖迁移、动脉粥样硬化等均可导致桥血管再狭窄性改变。桥血管的病变特点与时间密切相关，早期（CABG术后1月）发生的狭窄多与血栓形成有关，如手术过程中血管内皮的损伤导致多种生长因子的激活、静脉桥血管在动脉高压下的急剧扩张等。中期（术后1月～1年）发生的狭窄多与桥血管内膜肥厚有关，中膜平滑肌细胞增殖、迁移及细胞外基质沉积导致桥血管狭窄。后期（术后1年以上）主要与血管粥样硬化改变有关。该患者在冠脉搭桥术后3月发生桥血管闭塞，冠脉造影未见冠脉及桥血管内血栓形成，故分析桥血管闭塞可能与桥血管自身条件有关，可能在狭窄基础上合并冠脉及桥血管痉挛，另外他汀类药物用量偏小，以及双联抗血小板药物的选择也有一定因素。改进取桥血管的技术，避免桥血管损伤，应用血管外支架以减轻静脉桥血管在短期内的急剧过度扩张，以及优化药物治疗方案有助于预防CABG术后桥血管狭窄。

关于桥血管狭窄的处理，早期大隐静脉桥病变未累及左前降支，首选考虑药物或介入治疗。晚期病变累及左前降支合并左室功能受损者，首选再次CABG。由于大隐静脉桥血管（SVG）病变自身的病理生理特点，SVG介入治疗风险明显高于自身血管，介入过程中极易发生碎屑脱落而导致远端栓塞的发生。血栓保护装置是预防SVG介入治疗远端栓塞和无复流的有效措施。对于存在大量血栓的桥血管病变，介入治疗前在冠状动脉内预防性注射硝酸甘油、维拉帕米（异搏定）等药物可以预防无复流发生，新型抗血小板药物（如GP Ⅱ b/ Ⅲ a受体阻断剂）的使用，也使支架植入术中远端栓塞的发生率明显降低。对于早期静脉桥闭塞，应重新选择血管桥和吻合部位。对于远期SVG，选择动脉血管桥显得更加重要，尤其对于预期寿命较长的患者。至于再次手术，因局部粘连等导致解剖结构改变而操作困难，能用的移植血管有限，且高龄、左室功能不全合并其他全身性疾病等，导致再次手术死亡率较高，且血管通畅率及无事件发生率也较低。该患者再次CABG手术风险高，干预桥血管风险高于自身血管，故选择PCI术，术后至今随访胸痛数月发作1次，每次持续数十秒，自行缓解，程度轻，无重大缺血事件发生。

参 考 文 献

戴龙圣，顾承雄，于洋，等.2014.冠状动脉旁路移植术后静脉桥血管通畅率的研究进展，心肺血管病杂志，33：453-455.
王承，李若谷，方唯一，等.2008.冠状动脉旁路移植术后桥血管再狭窄治疗进展，心血管病血进展，29（2）：238-240.
Hillis LD，Smith PK，Anderson JL，et al. 2011. 2011 ACCF/AHA guideline for coronary artery bypass graft surgery：a report of the American College of Cardiology Foundation/American Heart Association task force on practice guidelines developed in collaboration with the American Association for Thoracic Surgery，Society of Cardiovascular Anesthesiologists，and Society of Thoracic Surgeons. Journal of the American College of Cardiology，58（24）：e123-e210.
Kulik A，Ruel M，Jneid H，et al. 2015. Secondary Prevention After Coronary Artery Bypass Graft Surgery A Scientific Statement From the American Heart Association. Circulation，131（10）：927-964.

病例 32

左主干、三支血管病变、多支架 1 例

周建中 童文娟

重庆医科大学附属第一医院心血管内科

要点： 本文通过介绍一例左主干伴三支血管严重病变的急性冠脉综合征患者，讨论外科搭桥的指征、对严重冠脉病变者的双抗推荐及 GPI 使用的时机选择问题。

【**主诉**】 胸闷 2+ 年，加重伴心前区疼痛 7 天。

【**现病史**】 患者男，74 岁。因"胸闷 2+ 年，加重伴心前区疼痛 7 天"于 2013-8-25 入院。2+ 年前，患者无诱因出现心前区闷胀，持续约十多分钟，休息后自行缓解。7 天前，患者休息时再次发作心前区压榨样疼痛，伴肩背部放射痛，疼痛程度重，伴大汗，持续约半小时，就诊于广安市人民医院，查肌钙蛋白 0.22ng/L（升高 7 倍）；心电图：Ⅱ、Ⅲ、aVF 导联 ST-T 压低，$V_1 \sim V_3$ 导联 ST-T 段抬高（未见报告）。予以抗血小板、抗凝、扩冠等治疗，症状缓解不明显，为求进一步诊治来笔者所在医院。

【**既往史**】 高血压病史 5 年，最高血压 150+/？ mmHg，未正规服用降压药。既往有慢性胃窦炎病史 5 年。

【**体格检查**】   T 36.4℃，P 88 次/分，R 22 次/分，BP 144/81mmHg。呼吸急促，双肺呼吸音粗，双下肺闻及少许湿啰音。HR 88 次/分，节律齐，二尖瓣听诊区可闻及 3/6 级收缩期杂音。腹壁可见一大小约 3cm×3cm 皮下瘀斑（低分子肝素皮下注射部位），双下肢无水肿。

【**入院诊断**】
1. 急性冠脉综合征
2. 原发性高血压 1 级   极高危

【**辅助检查**】
1. **2013-8-25 肾功能**   尿素 10.2mmol/L，肌酐 118μmol/L。
2. **2013-8-25 心肌酶谱**   肌钙蛋白 0.07μg/L（升高不足 2 倍），余项正常。
3. **2013-8-26 血脂**   总胆固醇 3.8mmol/L，三酰甘油 1.19mmol/L，低密度脂蛋白胆固醇 2.4 mmol/L。
4. **2013-8-26 尿常规**   尿蛋白 +。
5. **2013-9-6 CYP2C19 基因多态性检测**   快代谢型 CYP2C19*1/*1 阳性 +P。
6. 血常规、大便常规、肝功能、电解质、空腹血糖、糖化血红蛋白、D- 二聚体均未见异常。

【**诊疗经过**】   入院后立即给予阿司匹林、氯吡格雷双联抗血小板，低分子肝素抗凝，阿托伐他汀调脂稳定斑块，美托洛尔片控制心室率，福辛普利改善心室重构等处理。患

病例 32　左主干、三支血管病变、多支架 1 例

者入院时心电图：Ⅱ、Ⅲ、aVF 导联 ST-T 恢复基线，$V_1 \sim V_3$ 导联 ST-T 段未见明显抬高（图 32-1），故拟行择期 PCI。患者反复发作胸痛，伴肩背部放射痛，每次持续数分钟。考虑患者年龄大，出血风险高，予停用低分子肝素，给予替罗非班微量泵泵入抗血小板聚集，硝酸甘油微量泵入扩张冠脉，继续冠心病二级预防治疗。患者于入院次日凌晨再次诉心前区隐痛，疼痛放射至左上肢，伴气促、大汗淋漓，将硝酸甘油加量后胸痛仍无明显缓解，血压逐渐上升，波动于 150～180/80+mmHg，心率波动于 80～100 次/分，查体：双肺可闻及湿啰音。心电图：$V_4 \sim V_6$ 导联 ST 段较前明显压低，T 波倒置。考虑心力衰竭，给予吗啡注射液 5mg 静推镇静，呋塞米 20mg 静推利尿，乌拉地尔（压宁定）微量泵入降压，胸痛、气促缓解。入院次日行冠脉造影：左冠动脉开口中重度狭窄，最狭窄约 60%，前降支近中段多处重度狭窄，最狭窄约 85%，回旋支近段重度狭窄，最狭窄约 80%，中远段轻度狭窄，右冠近中段多处中重度狭窄，最狭窄约 90%，远端轻度狭窄，于右冠植入 2 枚支架。患者三支血管病变严重，且术后仍有反复胸痛，加用低分子肝素抗凝，美托洛尔缓释片逐渐加量为 95mg qd，氯吡格雷加量为 150mg qd，胸痛仍频发。请胸外科会诊，考虑三支血管病变明确，有手术指征，但目前为急性心肌梗死期，暂不宜手术，建议病情稳定至少 1 月后再联系进一步治疗。于入院后第 7 天再次行前降支及回旋支 PCI，左主干及前降支植入支架 3 枚，回旋支植入支架 1 枚，手术顺利（图 32-2）。术后给予替罗非班、硝酸异山梨酯（异舒吉）微量泵泵入及冠心病二级预防用药，未再发作胸闷、胸痛。患者术后一直服用氯吡

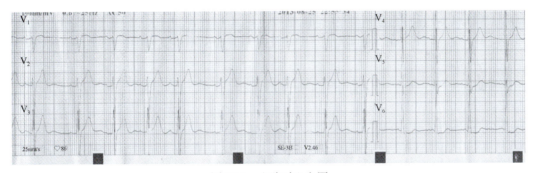

图 32-1　入院时心电图

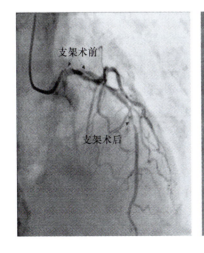
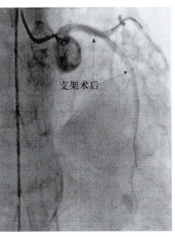

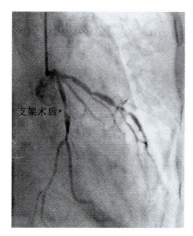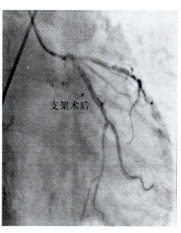

图 32-2　PCI 术前后冠脉造影

格雷片 150mg qd，虽 CYP2C19 基因多态性检测提示对氯吡格雷敏感，但考虑剂量偏大，且指南对多支架植入者 I 类推荐替格瑞洛，故改用替格瑞洛 90mg bid。院外长期服用阿司匹林 100mg qn+ 替格瑞洛 90mg bid，福辛普利钠片 5mg qd，单硝酸异山梨酯缓释片 60mg qd，阿托伐他汀片 40mg qn，美托洛尔缓释片 95mg qd。院外随访至今，未再出现明显胸闷、胸痛症状。

【出院诊断】

1. 急性 ST 段抬高性心肌梗死

Kllip 分级Ⅲ级

冠心病

六支支架植入术后

心功能Ⅲ级

2. 原发性高血压 1 级　极高危

3. 慢性肾功能不全

【讨论】　患者老年男性，本次因急性冠脉综合征入院，入院后择期行冠状动脉造影，提示三支血管严重病变，于右冠植入支架 2 枚，给予最佳药物治疗后，仍有反复胸痛。胸外科会诊后考虑该患者为急性期，手术风险大，暂不考虑外科手术。遂再次行冠脉造影，并于左主干及前降支植入支架 3 枚，回旋支植入支架 1 枚。根据 2011 年 ACCF/AHA 冠状动脉旁路移植术（CABG）指南，建议采用 CABG 提高存活率的指征包括：左主干严重狭窄（直径狭窄≥50%）；3 支大的冠脉严重狭窄（直径狭窄≥70%），累及或未累及前降支近段；前降支近段病变加另一支大的冠脉病变。因此，该患者左冠状动脉直径狭窄＞50%，且三支血管（右冠状动脉、左前降支、左回旋支）直径狭窄均超过 70%，有明确的外科搭桥指征，但患者本人拒绝搭桥，遂给予 PCI，术后冠心病药物二级预防。

该患者左主干合并三支血管严重病变，植入支架数量达 6 个，合并慢性肾功能不全，发生支架内血栓形成的风险高危，故 PCI 术后的双联抗血小板治疗显得尤为重要。目前 PCI 术后的双抗通常选择阿司匹林联合氯吡格雷或阿司匹林联合替格瑞洛。其中，氯吡格雷和阿司匹林双联抗血小板治疗运用于冠心病支架植入术后最为广泛。但大量文献报道，氯吡格雷并不能使所有冠心病患者获益，一部分患者会出现氯吡格雷抵抗，原因与代谢途径 CYP2C19 基因多态性有关。在中国人群中，CYP2C19 等位基因主要是 *1、*2、*3 型。根据等位基因功能缺失，分为：快代谢基因型（*1/*1），中间代谢基因型（*1/*2，*1/*3）和慢代谢基因型（*2/*2，*2/*3，*3/*3）。研究认为，携带 *2 或 *3 任何一个等位基因都会降低氯吡格雷代谢产物的药物活性及抗血小板活性，是支架内血栓形成的高风险因素。中国 ACS 研究也同样显示，携带 CYP2C19 功能缺失等位基因与氯吡格雷治疗中的血小板高反应性相关，能增加接受药物洗脱支架（DES）患者的血栓性不良事件（心血管死亡、心肌梗死、支架血栓和缺血性卒中）风险。对治疗期高残余血小板反应性患者，替格瑞洛疗效优于高剂量氯吡格雷。此外，PLATO 研究遗传亚组分析表明，无论是否携带 CYP2C19 功能缺失等位基因，替格瑞洛治疗急性冠脉综合征的疗效均优于氯吡格雷，对复杂冠脉病变首选替格瑞洛，因此该患者虽基因多态性未提示对氯吡格雷抵抗，但仍换用替格瑞洛抗血小板治疗。

一般情况下，在未知冠脉病变的患者，不推荐行 GPI 预处理。但也有研究表明，在非选择性接受经皮冠状动脉介入治疗（PCI）的急性冠脉综合征（ACS）患者中，血小板糖蛋白Ⅱb/Ⅲa 受体拮抗剂（GPI）应用与院内死亡率降低和出血增加具有相关性。对此，2016 年中国经皮冠脉介入指南中推荐，对直接 PCI 的高危患者、存在无复流证据或发生血栓并发症时，可在 PCI 围手术期使用 GPI。该患者院外查肌钙蛋白升高 7 倍，结合年龄、胸痛特征及心电图表现，高度怀疑急性冠脉综合征可能，故在 PCI 术前早期使用了 GPI。

参 考 文 献

中华医学会心血管病学分会介入心脏病学组，中国医师协会心血管内科医师分会血栓防治专业委员会.2016. 中国经皮冠状动脉介入治疗指南 .Chin J Cardiol，44：5.

Chikata Y，Iwata H，Osborn E A，et al. 2016. Simultaneous subacute coronary artery stent thrombosis in a carrier of two CYP2C19 loss–of function polymorphisms（*2/*3）. International journal of cardiology，212：148.

Giugliano RP，White JA，Bode C，et al. 2009. Early versus delayed，provisional eptifibatide in acute coronary syndromes. N Engl J Med，360（21）：2176-2190.doi：10，1056/NEJMoa0901316.

Hillis LD，Smith PK，Anderson JL，et al. 2011. American Association for Thoracic Surgery；Society of Cardiovascular Anesthesiologists；Society of Thoracic Surgeons. 2011 ACCF/AHA Guideline for Coronary Artery Bypass Graft Surgery. A report of the American College of Cardiology Foundation/American Heart Association Task Force on Practice Guidelines. Developed in collaboration with the American Association for Thoracic Surgery，Society of Cardiovascular Anesthesiologists，and Society of Thoracic Surgeons. J Am Coll Cardiol，58（24）：e123-210.

Liang ZY，Han YL，Zhang XL，et al. 2013. The impact of gene polymorphism and high on-treatment platelet reactivity on clinical follow-up：outcomes in patients with acute coronary syndrome after drug-eluting stent implantation. EuroIntervention，9（3）：316-327.DOI：10.4244/EIJV9I3A53.

Safley DM，Venkitachalam L，Kennedy KF，et al. 2015. Impact of glycoprotein IIb/IIIa inhibition in contemporary percutaneous coronary intervention for acute coronary syndromes：insights from the National Cardiovascular Data Registry. JACC：Cardiovascular Interventions，8（12）：1574-1582.

病例 33

起搏器功能障碍 1 例

周建中　童文娟　雷　森

重庆医科大学附属第一医院心血管内科

要点：起搏器功能障碍包括感知过度，感知不良及起搏不良，其原因纷繁复杂，需对起搏器心电图进行细致分析并结合胸部 X 线片，起搏器程控等方法寻找原因，这里提供 1 例起搏器导线故障导致的起搏器功能障碍。

【**主诉**】　反复头晕 7 年，再发加重 3 天。

【**现病史**】　患者男，72 岁。入院前 7 年，无诱因出现反复头晕，笔者所在医院诊断"Ⅲ度房室传导阻滞"，行 VVI 起搏器植入，术后头昏好转。入院前 3 天，无诱因再次出现反复头昏，伴黑矇，每次均以左手抚右肩或左手抚右侧腋窝的体位时发作，发作时伴大汗淋漓，且头昏较前加重。门诊以"Ⅲ度房室传导阻滞 VVI 起搏器术后"收入笔者所在科。

【**既往史**】　高血压病史 10+ 年。

【**体格检查**】　P 60 次 / 分，BP 115/73mmHg。神清合作。双肺呼吸音清，未闻及明显干湿啰音。心律齐，各瓣膜区未闻及病理性杂音。全腹软，无压痛、反跳痛及肌紧张。双下肢无水肿。

【**入院诊断**】

1. Ⅲ度房室传导阻滞

VVI 起搏器术后

2. 原发性高血压 2 级　很高危

【**辅助检查**】

1. 血常规、肝肾功能、电解质、凝血象、心肌损伤标志物、BNP、甲状腺功能、乙肝两对半、大小便常规、大便隐血等均未见明显异常。

2. 2014-11-23（入院第 3 天）**动态心电图**　窦性＋异位＋心室单腔起搏器心律，长间歇后可见室性逸搏，频率 28 次 / 分；起搏器情况：为心室单腔起搏器，起搏心率占总心率 99%，最低起搏频率为 60 次 / 分；R-R 最长间歇 2.17s，发生在 01：05，为起搏器感知肌电干扰抑制电脉冲发放（图 33-1）。

3. 2014-11-25（入院第 5 天程控起搏器，将心室感知灵敏度从 4.0mV 调至 7.5mV 后）**复查动态心电图**　窦性＋异位＋心室单腔起搏心律，最快心室率 90 次 / 分（心室起搏心律），最慢心室率 39 次 / 分；起搏器情况：心室单腔起搏器，起搏心律占总心室率 99%，起搏频率为 39～90 次 / 分；最长 R-R 间歇 1.968s，发生在 12：35，可见室性逸搏，频率为 31～40 次 / 分；全天 R-R 长间歇多数为起搏频率突然变慢，少数为心室未起搏（图 33-2）。

病例 33　起搏器功能障碍 1 例

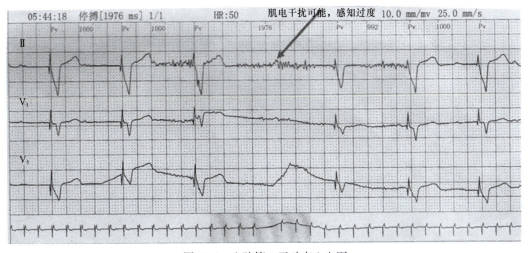

图 33-1　入院第 3 天动态心电图

从程控前的数据看，该患者为最低下限频率起搏（60 次 / 分，即 SS 间期 1000ms），此图中间长间歇约 2000ms，中间有一次起搏没有，考虑感知故障，结合肌电，考虑肌电干扰。结合间期及 QRS 图形，考虑后面第一跳为起搏恢复

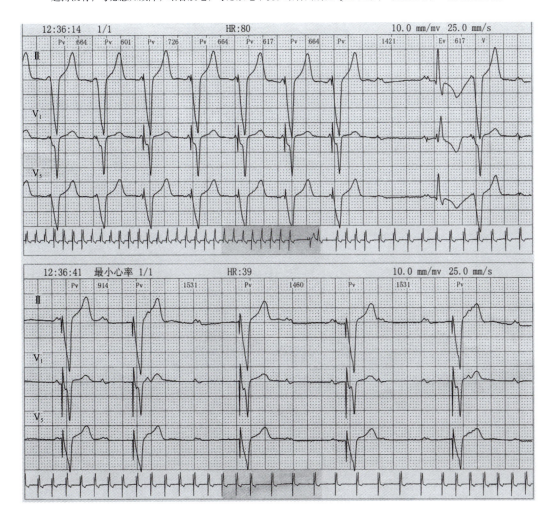

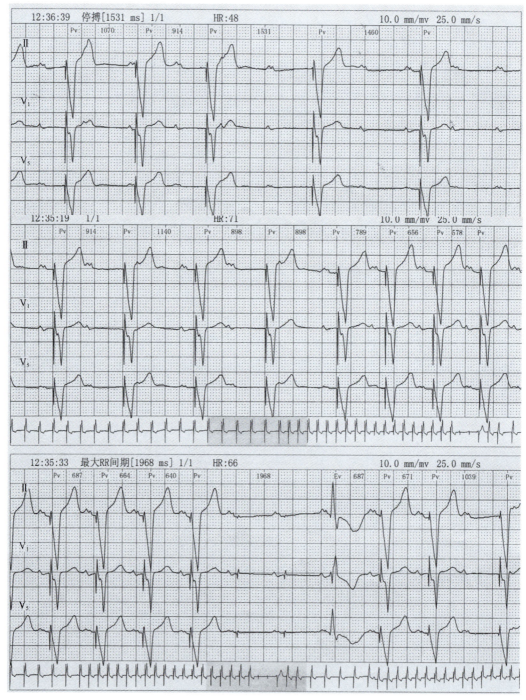

图 33-2　入院第 5 天动态心电图

动态心电图提示，患者起搏器存在间断感知，起搏功能障碍，由于已经升高灵敏度，故不好仅仅考虑为灵敏度设置过低，进一步行程控示电池寿命尚有 1 年 7 月，故电池耗竭可能性不大，最后考虑电极损害可能，更换电极后，起搏器起搏感知功能良好。快心率系程控磁频所致

4. 2014-11-29（入院第 9 天更换单腔永久起搏器后）**复查动态心电图**　窦性 + 异位 +VVI 起搏心律，最快心室率 102 次 / 分；起搏器情况：为 VVI 起搏，心室起搏心率占总心率

99%，最低起搏频率为 60 次 / 分；心室起搏功能及感知功能良好。

【诊疗经过】　患者因反复头昏入院，院外程控起搏器提示有 1 年 7 个月的可用电量。入院第 3 天复查动态心电图，结果示起搏器感知肌电干扰抑制电脉冲发放，故于入院第 4 天行起搏器程控，将心室感知灵敏度从 4.0mV 调至 7.5mV（程控前后的数据见图 33-3）。患者程控起搏器后未再出现头昏及肌电干扰抑制电脉冲发放现象，但动态心电图仍提示起搏器起搏感知功能异常。胸部正位及斜位摄片结合电极阻抗未见电极移位断裂（图 33-4），但不排除微脱位可能，需考虑电极障碍，于入院第 5 天在局麻下行单腔永久起搏器置换术，并更换电极，原电极旷置。术后动态心电图示起搏器感知及起搏功能良好。患者未再出现头晕不适，安排出院。

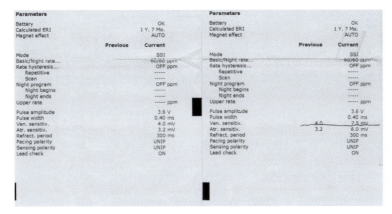

图 33-3　程控参数不完全，电池导线阻抗数据缺失

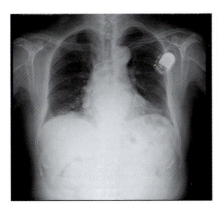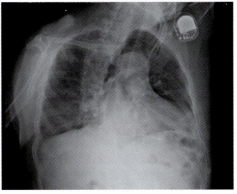

图 33-4　胸部 X 线片提示电极导线未明显脱位，但微脱位不能排除

【讨论】　起搏器感知障碍包括感知不足和感知过度。感知不足是指起搏器对于不应期之外的自身心电信号不能确切的感知，其原因主要有感知灵敏度设置不够灵敏（数值过高），自身心电信号太小，电极导线故障（电极微脱位、电极移位、电极断裂和绝缘层破裂）等。感知过度是指起搏器对不应被感知的信号进行感知。心房过度感知会造成不适当心室起搏，甚至错误的自动模式转换；心室过度感知会造成起搏脉冲发放延迟。其原因包括：感知灵敏度程控不适当，电极绝缘层破裂，电极移位，电磁干扰，肌电干扰。感知过度时，我们可以通过调整感知灵敏度（增加感知灵敏度数值）或感知不应期（延长感知不应期）或感

知极性（程控双极感知）进行纠正，若为导线故障则可能需更换导线。起搏器起搏故障常见原因包括：电池耗竭，电极脱位、导线断裂或绝缘层破裂，以及起搏阈值升高（包括电极头端纤维囊形成或药物影响）。该例患者存在长间歇无起搏的情况，当时心电图可见肌电，故考虑肌电干扰导致心室电极感知过度。但对心室电极感知灵敏度进行调节后，动态心电图提示仍存在长间歇，因已将感知灵敏度降低，故除肌电干扰导致感知过度外，还需考虑其他因素，结合该患者起搏感知功能均有问题，而电池电量尚可，故要警惕电极的问题，考虑导线障碍可能，一般应程控观察导线阻抗，起搏阈值等情况，但该例患者电池寿命也不长，选择直接更换起搏器及电极，后患者起搏器起搏感知功能均好（图33-5）。

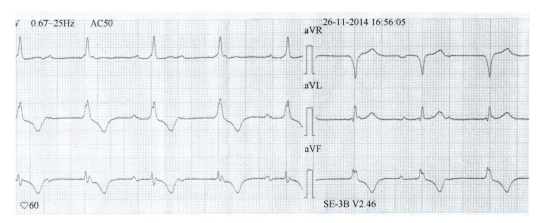

图33-5　更换起搏器及电极后起搏感知功能正常

参 考 文 献

李学斌. 起搏器故障心电图.2003. 心电学杂志，22：162.
Gaita F，Asteggiano R，Boccguardo M，et al. 1984. Holter monitoring and provocative maneuvers in assessment of unipolar demand pacemaker myopotential inhibition.Am Heart J，107：925-928.

病例 34

全身多发血管畸形继发高血压病 1 例

童文娟[1]　周建中[1]　罗天友[2]　彭　娟[2]

重庆医科大学附属第一医院心内科[1]
重庆医科大学附属第一医院放射科[2]

要点：继发性高血压约占所有高血压的 5%，以肾实质性高血压、肾血管性高血压、原发性醛固酮增多症多见，本文介绍一例主动脉缩窄合并先天性多发血管畸形继发高血压病一例。

【主诉】　发现头部包块 17 年，血压升高 10 年，头晕 3 年。

【现病史】　患者女，25 岁。因"发现头部包块 17 年，血压升高 10 年，头晕 3 年"于 2012-11-16 入笔者所在医院。入院前 17 年，患者发现左侧头部数个包块，可扪及搏动，每次血压升高时可见头部包块增大，血压下降后包块可缩小，曾在当地医院检查考虑先天性脑血管狭窄，未再行进一步诊治。入院前 10 年，患者因左侧头部包块就诊时发现血压升高，收缩压最高达 220mmHg，诊断高血压病，长期口服卡托普利、硝苯地平、美托洛尔、氢氯噻嗪等多种降压药治疗，间断监测血压控制欠佳，波动在（150～180）/（90～110）mmHg。病程中，患者有双下肢无力、冷凉感，无间歇性跛行、发热、关节疼痛等。7 年前，患者行走时晕倒在地，伴短暂意识丧失，持续约数分钟后清醒，遂于广州某医院行头颅 CT，提示脑出血。脑血管造影提示颅内动脉狭窄，建议手术治疗。因经济原因未手术，保守治疗后未留脑卒中后遗症。3 年前，患者再次出现阵发性头昏、眼花，症状进行性加重入笔者所在医院诊治。

【既往史】　无特殊。

【生育史】　2 年前行剖宫产产 1 子，健康状况良好，孕期及生产时血压较平时无明显升高。

【体格检查】　T 37.2℃，P 86 次/分，R 18 次/分。立位血压：左上 204/110mHg，右上 188/102mmHg，左下 152/113mmHg，右下 155/111mmHg。急性病容，神志清楚，面唇不绀，呼吸平稳。左侧头部可见数个包块，最大约 3cm×3cm，沿血管走行分布，质软，可扪及搏动，无明显压痛。双侧颈部、胸部及背部肩胛区下部可闻及收缩期血管杂音。全身浅表淋巴结未扪及肿大。颈软，颈静脉无充盈、怒张。双肺呼吸音清，未闻及干湿啰音。心脏临界大小，HR 86 次/分，律齐，胸骨两侧可闻及 3/6 级收缩期杂音，无震颤。全腹软，无压痛。双下肢无水肿。神经系统未见异常。双侧腘动脉、足背动脉搏动减弱。

【入院诊断】

1. 高血压 3 级　高危组

2. 左侧头部包块待诊

【辅助检查】

1. 尿常规示尿白细胞 1+，尿隐血 2+，尿白细胞 27/μl，尿红细胞 29/μl。电解质示血钾 3.8mmol/L。随机血糖：7.2mmol/L。血常规、肝功能、尿微量白蛋白/肌酐、肾功能、血沉、C 反应蛋白、抗核抗体谱、抗中性粒细胞胞浆抗体谱均未见异常。

2. 心电图示窦性心律，正常心电图。

3. 动态血压示夜间收缩压负荷值稍增高，血压昼夜节律异常。

4. 心脏彩超未见明显异常。

5. 胸部 X 线片未见异常。

6. 双肾、颈动脉、双下肢动静脉超声　双肾形态及血流未见异常；双侧颈总动脉血流阻力指数增高；左侧椎动脉内径较右侧偏窄；双下肢动脉及双下肢深静脉未见异常。

7. 胸部，上、下腹及盆腔CTA示腹膜后、肝门部多发团块、结节影（双侧肾门以上较多），轻度强化，考虑血管瘤（静脉来源）可能，（炎性肌纤维母细胞瘤？纤维瘤？）；CTA：胸、腹主动脉管腔变细、狭窄，以胸部降主动脉起始段为明显，局部长约 1.5cm，局部见一半弧形膨出，考虑胸部降主动脉起始段缩窄，双侧胸廓内动脉增粗，与腹壁动脉交通，下端连于双侧髂外动脉。双侧胸椎旁、胸壁、胸背部、侧腹壁、前腹壁见大量增粗、迂曲动脉（图 34-1，图 34-2）。

颈部和颅脑CTA示左侧颞枕部皮下多发增粗血管影，余头颈部CT检查未见明显异常；CTA：左侧颞枕叶颅骨外见多发迂曲增粗血管影，血管主要发自颈外动脉及其分支，流入大脑上矢状窦及横窦内，动静脉瘘形成；左侧椎动脉全程较对侧明显纤细，走行迂曲；余头颈内动静脉未见明显异常（图 34-3）。

【诊疗经过】　患者上肢收缩压明显高于下肢 30～50mmHg，结合上述影像学资料，胸腹主动脉狭窄约 80%，其他全身多处动脉不同程度地严重迂曲、狭窄，现考虑继发性血管狭窄性高血压。最初给予双联降压（氨氯地平片 10mg qd+ 美托洛尔片 50mg qd），疏血通、前列地尔活血等治疗。因血压控制不佳，将降压方案调整为五联降压治疗（氨氯地平片 10mg qd+ 美托洛尔片 50mg qd+ 氢氯噻嗪片 25mg qd+ 呋塞米 20mg qd+ 螺内酯 20mg qd+ 厄贝沙坦片 150mg qd）。入院后 1 周血压波动在（130～140）/（80～90）mmHg，患者头昏症状好转出院。院外随访 3 月，血压波动在（140～150）/（85～95）mmHg。

有关腹膜后、肝门部多发团块、结节影诊断不明。放射科专家分析后考虑血管瘤、纤维化、癌变等均不能除外，但因血管瘤不能排除，穿刺活检可能致腹膜后出血，且患者及其家属拒绝开腹活检，故难以明确其性质。但结合患者年龄，全身多发血管畸形，血管瘤可能性大。请血管外科会诊，考虑存在主动脉缩窄，颅内动静脉瘘，腹膜后、肝门处血管瘤，左侧椎动脉狭窄等全身多发血管畸形，病变广泛、严重且复杂，手术风险极高，难度极大，费用昂贵，患者及其家属选择保守治疗。

【讨论】　一般情况下，我们可根据患者上下肢血压情况初步推定病变血管的位置，如该患者，正常情况下，双上肢血压相差不应超过 10mmHg，上下肢血压不应超过

20～40mmHg，上肢血压应低于下肢血压，但该患者双上肢血压反而明显高于双下肢血压，根据解剖知识，我们可以初步推定是位于主动脉分出左锁骨下动脉之后，左右髂总动脉分叉前（近心端）的某段血管发生了狭窄，该例患者CTA已经证实是狭窄病变在降主动脉起始段（80%）。同样，如果左上肢血压明显低于右上肢，则可初步推断血管狭窄部位在左锁骨下动脉开口的远端。若右上肢血压明显低于左上肢，则推断血管狭窄部位在头臂干或其远端（右锁骨下动脉起源于头臂干）。若左下肢血压明显低于右下肢，则血管狭窄部

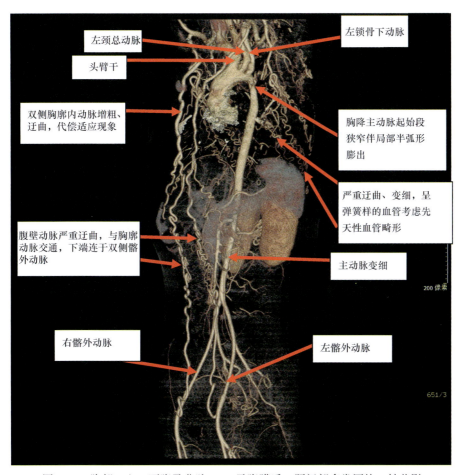

图34-1 胸部，上、下腹及盆腔CTA示腹膜后、肝门部多发团块、结节影

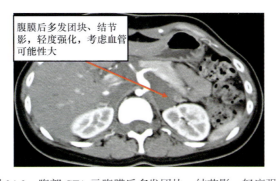

图34-2 腹部CTA示腹膜后多发团块、结节影，轻度强化

位在左髂总动脉或其远端。相反，若右下肢血压明显低于左下肢，则狭窄部位在右髂总动脉或其远端。当然，若狭窄部位在主动脉弓分出头臂干之前，则表现为四肢血压均明显降低。初步推断狭窄部位可指导我们有的放矢地重点检查血管部位，也可为患者节省一定的检查费用。

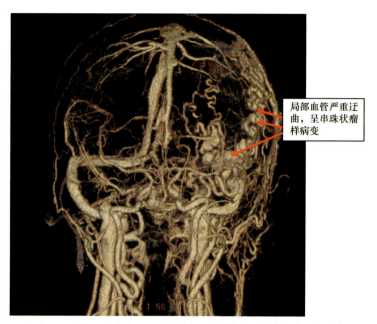

图34-3 颈部和颅脑CTA示左侧颞枕部皮下多发增粗血管影（局部血管严重迂曲，呈串珠状瘤样病变）

主动脉缩窄的诊断，可根据具体情况选择超声心动图、CTA、心血管造影或心导管检查。二维超声心动图所测数据与心血管造影测得的数值比较，除了峡部（锁骨下动脉发出以远端）长度以外两者均呈非常显著相关，测值间无统计学差异。食管超声心动图可以完整的显示整个降主动脉，可以弥补经胸超声对部分患者降主动脉显示欠佳的缺陷。CTA对主动脉弓进行连续扫描，可以显示主动脉缩窄的部位及侧支循环。对于典型的主动脉缩窄不必常规行心血管造影，但目前主动脉造影仍然是观察主动脉缩窄的直观方法，显示缩窄部位、范围、累及的大血管及侧支循环。心导管检查是评估梗阻处阶差的金标准，但由于心导管是一项有创伤性操作，因此仅对怀疑冠状动脉异常的主动脉缩窄新生儿或婴儿才进行心导管检查。

针对主动脉狭窄病因有多种，主动脉夹层、多发性大动脉炎、先天性主动脉缩窄、严重动脉粥样硬化等均需考虑。该患者除主动脉病变外还合并全身多发血管病变，应首先与多发性大动脉炎相鉴别，但追问患者无发热、贫血、关节痛等表现，查血沉、C反应蛋白、抗中性粒细胞胞浆抗体、抗核抗体谱等均未见异常，不支持多发性大动脉炎诊断。而从影像上看，主动脉夹层、严重动脉粥样硬化均可排除。因患者头颅、胸腹部及盆腔CTA检查发现主动脉缩窄、全身多发血管狭窄、严重迂曲、畸形，侧支循环迂曲、扩张，头颅血管过度迂曲呈现瘤样扩张，动静脉瘘畸形，放射科专家分析后考虑降主动脉缩窄合并先天性全身多发血管畸形。

主动脉缩窄是主动脉局限性短段管腔狭窄或闭塞引起主动脉血流障碍，在各类先天性心脏病中占6%～8%。主动脉缩窄常分为导管前型（婴儿型）和导管后型（成人型）。导管后型为动脉导管后的主动脉峡部狭窄，狭窄程度一般较轻，一般动脉导管已闭锁。由于狭窄位于动脉导管闭合口的远侧，所以在胸主动脉与腹主动脉之间存在较高的压差，日久即出现代偿适应现象，表现为主动脉弓部的动脉分支（胸廓的动脉、乳房内动脉及其肋间支）均逐渐扩张并与降主动脉的分支（肋间动脉、腹壁深动脉等）之间发生侧支循环以保证下肢的血液供应。

该患者的胸腹部CTA可清晰地见到双侧胸椎旁、胸壁、胸背部、侧腹壁、前腹壁有大量增粗、迂曲动脉，双侧胸廓内动脉增粗，与腹壁动脉交通，以及头部畸形血管形成的包块等侧支循环均清晰的印证了这一点。从该患者的影像及病史来看，患者出生时很可能主动脉仅有轻度至中度缩窄，早期症状不明显，侧支循环的广泛形成使其具有较强的代偿能力，甚至能顺利地进行妊娠及分娩，但进展为高血压不可避免。该患者的缩窄段位于降主动脉的起始段，该处血管缩窄造成血流阻力增大，于是缩窄近端血压升高，缩窄段远端血供减少，血压降低，这种机械性狭窄是高血压的主要病因（高血压的动物模型即以主动脉缩窄复制）。另外，远端肾动脉血流量减少，肾脏缺血，也可致血浆中肾素含量升高，也是该患者继发高血压病的一个重要原因。在已经继发高血压病的基础上，即使外科手术治疗切除缩窄段，近、远端主动脉压差已告消失，但高血压仍会持续存在，这可能与升主动脉壁压力感受器或肾上腺功能失常有关。患者降主动脉远端血供减少，故有下肢无力、冷凉感，双侧腘动脉、足背动脉搏动减弱的表现，但由于侧支循环供血丰富，尚无间歇性跛行的表现，但后期仍可以出现。因此导管后型主动脉缩窄病例应及早发现，积极治疗。一旦确诊，均应施行手术治疗，尤其3～4岁以上的病例应尽早施行手术。手术时年龄在20岁以上的病例远期生存率明显降低，常见的远期死亡原因有：心肌梗死、主动脉瓣病变、动脉瘤破裂、顽固性高血压、心力衰竭、脑卒中等。治疗方法包括外科修复、球囊血管成形术、支架植入及镶嵌治疗等。支架植入术是治疗成人主动脉缩窄的首选方法，特别适用于变形、成角的缩窄，以及有广泛主动脉旁路循环的患者，同时适用于任何年龄的术后再缩窄治疗。覆膜支架、生长支架装置的研究和临床前实验也已经展开。随着支架植入术的不断发展完善，支架植入治疗及外科和介入治疗相结合的镶嵌治疗将成为主动脉缩窄治疗的新趋势。该患者就诊时已晚，不仅腹膜后、肝门区形成多发血管瘤，而且降主动脉已有局部膨出，颅内也可见多发的瘤样扩张、动静脉瘘畸形，实施手术困难，需神经内科、血管外科、心内科、胸外科共同拟定实施方案，手术风险高，费用花费巨大，患者选择保守治疗。因其血压较顽固，既往发生过脑血管意外，降压方案选择了钙拮抗剂、利尿剂、血管紧张素转化酶抑制剂、β受体阻滞剂联合应用。钙拮抗剂在脑卒中的预防方面更优，故钙拮抗剂、利尿剂均在常规剂量上加倍。患者全身多发血管瘤形成，后期再发脑卒中、主动脉破裂等风险极高，若不实施手术，远期预后极差。

参 考 文 献

杨心蕊，蒋祖明.2012.主动脉缩窄的治疗现状及进展.临床儿科杂志，30（7）：693-696.
姚莉萍，孙锟.2002.先天性主动脉狭窄影像学诊断方法进展.中国医学影像技术，18（12）：1331-1332.
Hermawan H, Dube D, Mantovani D. 2010. Developments in metallic biodegradable stents. Acta Biomater, 6: 1693-1697.
Zanjan K S, Sabi T, Moysich a, et al. 2008. Feasibility and efficacy of stent redilatation in aortic coarctation. Catheter Cardiovasc Interv, 72: 552-556.

病例 35

反复发作高脂血症胰腺炎 1 例

凌雅韵　周建中

重庆医科大学附属第一医院

要点： 自 1952 年 Klaskin 等报告 1 例原发性高脂血症导致胰腺炎反复发作后，现已明确地认识到高脂血症是胰腺炎的病因之一，并可导致其病情不断恶化。在急性胰腺炎诊断基础上，血三酰甘油测定应列为入院常规检查，以便早期诊断高脂血症急性胰腺炎。将降脂治疗与急性胰腺炎综合治疗中的其他手段相结合，同时控制引发高脂血症急性胰腺炎的多种因素，才能显著改善其预后。

【主要表现】 患者女，43 岁。因"持续性腹痛 9 小时"入院。9 小时前食入李子后出现持续性腹痛，吸气时加重，蜷曲位症状可稍缓解，压腹加重，伴腰背部疼痛，无肩背部放射痛，伴恶心、呕吐，呕吐 2 次，为非喷射状呕吐，无咖啡样物质及血凝块，于笔者所在医院门诊检查示：血淀粉酶 171 IU/L，尿淀粉酶 1427 IU/L。

6 年前行"胆囊切除术、阑尾切除术、剖宫产"，3+ 年前行"三叉神经微创手术"，8+ 月前曾患胆源性胰腺炎，7+ 月前曾患急性胰腺炎。余无特殊。

【查体】 T 37.1℃，P 81 次 / 分，R 20 次 / 分，BP 120/80 mmHg。查体合作，神志清晰，对答切题。皮肤黏膜正常，无瘀斑瘀点，全身浅表淋巴结未扪及肿大。HR 81 次 / 分，心肺无异常。腹部外形正常，右上腹可见一 8cm 手术瘢痕，右下腹可见一 4cm 手术瘢痕。左侧及中上腹压痛，左上及中上腹明显，无反跳痛及肌紧张。肝脾肋下未扪及，移动性浊音阴性，肠鸣音减弱，3～4 次 / 分。

【辅助检查】 血常规 WBC 13.77×10^9/L，RBC 3.82×10^{12}/L，Hb 135g/L，PLT 271×10^9/L。血淀粉酶：171 IU/L，尿淀粉酶：1427 IU/L。心肌酶谱、肝肾功能、电解质、凝血象均无明显异常，尿常规：尿葡萄糖 4+，尿隐血 2+，余未见明显异常。

【诊疗经过】 入院经抑酸、抑酶、对症治疗后复查白细胞总数 13.01×10^9/L↑，淀粉酶 79 IU/L，脂肪酶 287 IU/L。血脂示：三酰甘油 6.20mmol/L↑，超敏 C 反应蛋白 > 20mg/L↑。患者无腹痛、腹胀、恶心、呕吐等不适，查体：全腹无压痛、反跳痛、肌紧张。患者家属拒绝继续治疗，要求出院。

查阅该患者既往病例，患者因胰腺炎分别于 2011-11-07，2011-12-04，2012-06-23 反复于笔者所在医院消化内科住院治疗，第一次住院期间 2011-11-06 查血淀粉酶 328U/L，血脂肪酶 1970 IU/L，尿淀粉酶 1300 IU/L。腹部 CT 提示胰腺改变，考虑胰腺炎。予以抗炎、抑酸、抑酶、补液、营养支持等治疗后病情好转出院，出院后患者未随访血脂，未服用降脂药。第二次住院期间 2011-12-4 查血淀粉酶 305 IU/L↑，血脂肪酶 5135 IU/L↑。血脂：

总胆固醇 9.40 mmol/L↑，三酰甘油 45.10 mmol/L↑，低密度脂蛋白胆固醇 0.21 mmol/L↓，脂蛋白（α）2045 mg/L↑。CT 提示：胰体尾部饱满，胰周少许渗出，右侧肾前筋膜增厚，增强后胰腺实质未见明显异常，考虑急性胰腺炎。予患者禁食，补液，生长抑素，加贝酯抑制胰腺分泌，奥美拉唑（洛赛克）保护胃黏膜，氨基酸，维生素 C 支持治疗，氨曲南、奥硝唑氯化钠（奥立妥）抗感染治疗后 2011-12-06 复查：三酰甘油 3.71 mmol/L↑，高密度脂蛋白胆固醇 0.76 mmol/L↓，低密度脂蛋白胆固醇 1.48 mmol/L↓，载脂蛋白 A1 0.90 g/L↓，超敏 C 反应蛋白 14.73 mg/L↑。住院期间患者因自行进食再次发作胰腺炎，后经生长抑素抑制胰腺分泌、加贝酯抑制胰酶分泌等处理后诉腹痛、腹胀明显缓解，病情好转后要求出院，未随访。

【讨论】 急性胰腺炎（acute pancreatitis，AP）是指多种病因引起的胰酶激活，继以胰腺局部炎症反应为主要特征，病情较重者可发生全身炎症反应综合征并可伴有器官功能障碍的疾病，其主要病因包括胆道疾病、乙醇及高脂血症等。随着人们生活水平的不断提高和饮食结构的改变，高脂血症性胰腺炎的发病率呈上升趋势。而高脂血症既是急性胰腺炎的重要病因之一，又是急性胰腺炎代谢紊乱的常见并发症，二者形成恶性循环，加重了对胰腺组织的持续损伤，因此高脂血症所引起的急性胰腺炎与胆道系统疾病所致急性胰腺炎相比，更容易复发，病情更严重，并发症更多，尤其易并发心血管疾病及脂肪肝。而高脂血症可分为 5 型，其中Ⅰ、Ⅴ型以三酰甘油升高为显著特征，Ⅱ、Ⅲ、Ⅳ型则以单纯的胆固醇升高或是合并轻微的三酰甘油升高为特征，临床报道中以Ⅰ、Ⅴ型高脂血症并发急性胰腺炎最为多见，因此在血脂水平特别是三酰甘油水平的控制尤为重要，当三酰甘油≥ 11.30mmol/L 时，临床极易发生急性胰腺炎；而当三酰甘油＜ 5.65mmol/L 时，发生急性胰腺炎的危险降低。

目前尚无针对高脂血症性胰腺炎的统一诊断标准，临床上一般是结合急性胰腺炎临床症状与血脂水平，急性胰腺炎一旦确立，若患者起病时的三酰甘油＞ 11.3 mmol/L 或三酰甘油在 5.65 ～ 11.3mmol/L 之间且血清呈乳糜状，排除其他病因所致胰腺炎者可诊断为高脂血症性胰腺炎，如同时存在高三酰甘油的继发性因素或其他家族性脂蛋白异常有助于诊断。值得注意的是，诊断为高脂血症性胰腺炎甚至影像学上表现为重症急性胰腺炎的患者，淀粉酶水平可低于诊断标准甚至是正常（50% 可正常）。其中原因可能与高脂血症患者血清中存在抑制淀粉酶活性的物质有关，亦或是严重的高脂血症干扰了淀粉酶的检测结果。因此，对于接诊腹痛的患者，如果患者同时有严重的高脂血症，测血淀粉酶正常或未达到诊断标准时亦不能完全除外急性胰腺炎。

基于规范化治疗急性胰腺炎的基础上，高血脂性胰腺炎治疗的关键是降低血三酰甘油水平，有研究表明若能使三酰甘油控制在 5.56mmol/L 以下对胰腺炎患者的症状缓解、改善预后及预防均有帮助。目前最快速最有效地去除高血脂的方法是血浆置换，不仅去除了血浆中的高血脂，还去除了机体病理产生的大部分有害物质，2007 年美国血浆置换学会（American Society for Afheresis，ASFA）指南已将血浆置换（plasma exchange，PEX）作为Ⅲ类证据列入指南，成功用于急性胰腺炎的治疗。有研究证实，一次血浆置换可使三酰甘油水平降低 70%，同时使 46% ～ 80% 患者的临床症状改善，PEX 的预后取决于其开始治疗的时机，血浆置换治疗越早患者的预后改善越显著，目前国外学者推荐确诊后 24h 之内应用 PEX 以期尽快达到把血三酰甘油降至 500mg/dl 的目标。当血脂水平升高不是很明显且患者病情不危急时，可选用降脂药物，主要采用降低血三酰甘油的药物，贝特类药物是临床常用的降三酰甘油药物，但目前也有人认为他汀类药物有更好的降低密度脂蛋白胆固醇和三酰甘油作用。最后需要说明的一点是这类患者的营养支持应更为慎重，一般认为在发病的 72 小时内禁止静脉输注各类脂肪乳剂以防止血三酰甘油值再次升高，胰腺病理损伤进一步加重；当患者腹痛减轻、病情好转，血三酰甘油值≤ 5.65mmol/L，可根据患者情况及血清脂乳廓清试验决定是否用脂肪乳，三酰甘油 1.7 ～ 3.4mmol/L 可用，3.5 ～ 4.5mmol/L 慎用，并且在监测血脂条件下可输注。

高脂血症性胰腺炎复发率高于其他类型的胰腺炎，大多是血三酰甘油控制不佳所致，因此患者治愈后仍要长期检测血脂，对血脂水平高者可口服降脂药物，需严格控制血三酰甘油≤ 5.65mmol/L，同时应避免暴饮暴食和饮酒（春节等节日是高脂血症性胰腺炎高发时段），肥胖者应适当锻炼减肥。

参 考 文 献

吴眽，董占宏，陈效才 .2009. 高脂血症性急性胰腺炎的相关因素分析 . 当代医学，15（33）：43，44.

Syed H，Bilusic M，Rhondla C，et al. 2010. Plasmapheresis in the treatment of hypertriglyceridemia-induced pancreatitis：acommunity hospital Sexperience.J Clin Apher，25（4）：229-234.

Szczepiorkowski ZM，W inters N，Bandarenko N，et al. 2010. Guidelines on the use of therapeutic apheresis in clinicalpracticeevidence-based approach from the Apheresis Applications Committeeofthe American Society for Apheresis.J Clin Apher，25（3）：83-177.

病例 36

囊性嗜铬细胞瘤破裂出血 1 例

周建中[1] 凌雅韵[1] 罗天友[2] 彭 娟[2]

重庆医科大学附属第一医院心内科[1]
重庆医科大学附属第一医院放射科[2]

要点：嗜铬细胞瘤临床表现复杂、多变、易被误诊，其典型症状为头痛、多汗、心悸，并伴有阵发性或持续性血压升高，但临床上具有典型症状的患者不足 10%，8%～23.3%的患者无任何症状，多见于瘤体巨大的囊性嗜铬细胞瘤或家族性发病者。凡是术前无症状，位于腹膜后尤其是肾上腺局域囊性占位性病变时，手术操作中不明原因的血压剧烈波动，停止操作血压可下降，应考虑到无症状嗜铬细胞瘤可能。

【**主诉**】 恶心、呕吐伴尿频、尿急、尿痛 6 天，腹胀 2+ 天。

【**现病史**】 患者男，60 岁。6 天前患者外出西双版纳旅游饮酒后出现恶心、呕吐，呕吐物为咖啡色伴有食物残渣，偶有部分血丝，同时伴有尿频、尿急、尿痛，无发热、寒战、头痛、腰痛、意识丧失、抽搐等不适。就诊于当地医院，查白细胞 32.84×10^9/L 中性粒细胞百分比 85.1%，血糖 30mmol/L，血气分析：pH 7.32，PCO_2 26 mmHg，PO_2 61mmHg，HCO_3^- 13.4mmol/L，BE -10.5mmol/L。尿常规：尿糖 4+，尿酮体 2+，转氨酶及肌酐、心肌酶谱均有升高。考虑糖尿病酮症酸中毒，尿路感染。经抗感染、降糖、纠酸、扩容、补液等对症治疗 1 天后转入重庆某三级医院 ICU 继续治疗，测血压 127/82mmHg，心率 89 次/分，白细胞 18.17×10^9/L，中性粒细胞百分比 94.6%，血糖 17.53mmol/L，心肌酶谱、肝功能、肾功能均有所好转。继续予以抗感染、降糖、补液等治疗后上述症状缓解，2+ 天前患者出现腹胀，无腹痛、腹泻不适，在患者要求下转入笔者所在医院内分泌科继续治疗。

【**既往史**】 发现血压升高 8 年，最高血压达 190/？mmHg，长期服用依那普利降压治疗，血压控制情况不详。发现血糖升高 8 年，平素服用格列齐特、二甲双胍降糖治疗，未监测血糖。8 年前体检 B 超发现肾脏囊肿可能，每年随访，未进行性增大。

【**家族史及个人史**】 有吸烟史 15 年，每日约 20 支。

【**体格检查**】 T 36.5℃，P 110 次/分，R 19 次/分，BP 131/89 mmHg。神志清楚，对答切题。巩膜无黄染，结膜无苍白，甲状腺无肿大，舌津液量少，全身浅表淋巴结未扪及肿大。胸廓对称，双肺呼吸音粗，未闻及明显干湿啰音及哮鸣音。心界不大，律齐，HR 110 次/分，各瓣膜区无杂音。腹部膨隆，腹软无压痛，肝脾肋下未扪及，无反跳痛、肌紧张。双肾区无叩痛，双下肢不肿。四肢肌力正常，病理征阴性。

【辅助检查】

1. 皮质醇 983.93 nmol/L。

2. 甲状腺功能 三碘甲状腺原氨酸 0.42 ng/ml，甲状腺素 2.42 μg/dl，游离三碘甲状腺原氨酸 1.45 pg/ml，游离甲状腺素 0.50 ng/dl，高灵敏促甲状腺激素 0.37 μIU/ml。

3. 甲状腺相关抗体阴性。

4. 立卧位 卧位：醛固酮 31.90，肾素 1.90 μIU/ml；立位：醛固酮 34.70，肾素 1.90 μIU/ml。

5. 电解质 钾 4.2 mmol/L，钠 134 mmol/L。

6. 小剂量地米松过夜法抑制试验 皮质醇昼夜节律 8 时 90.70 nmol/l ↓。二日小剂量地塞米松抑制试验：皮质醇昼夜节律 8 时 61.94 nmol/l ↓。

7. 心电图示左前分支阻滞。

8. 心脏彩超提示 左室肥厚伴顺应性减退，室间隔舒张末厚度 14mm，左室舒张末期厚度 13mm，左室射血分数 60%。

9. 腹部 B 超提示 ①胆囊壁增厚毛糙。②胆囊内异常中强回声，胆囊壁胆固醇结晶？胆囊息肉样病变？③胰腺因气体干扰显示不清。④右肾上极混合性占位性病变，不能排除来源于肾上腺。⑤膀胱壁稍厚毛糙。⑥前列腺增大伴钙化灶形成。⑦右侧肾上腺区域异常低回声，实性占位性病变？

10. 胸腹部增强 CT 结果回示 ①双下肺炎症，以右肺下叶更多。②双侧胸腔积液，以右侧为主。③双侧甲状腺实质内多处斑点状低密度影，肿瘤？结节性甲状腺肿？④右肾前上缘与肾上腺之间囊肿伴出血可能性大。⑤双侧肾上腺内支腺瘤可能。⑥前列腺钙化、主动脉钙化。⑦左侧头臂静脉走行正常，管腔未见明显扩张及狭窄。⑧胰腺形态、大小未见异常，实质密度均匀，胰周脂肪间隙清晰。

11. 甲状腺 B 超提示 甲状腺左右叶内异常回声，TI-RADS 分类：4A 类。

12. 甲状腺 ECT 示 甲状腺肿大，血供正常；右叶中下份及左叶中份凉结节，有血供，结合图像融合，考虑甲状腺良性病变可能。

【入院诊断】

1. 尿路感染

2. 2 型糖尿病

糖尿病酮症酸中毒？

3. 上消化道出血

4. 高血压 3 级　极高危

5. 肝功能不全待查

6. 冠心病？

心功能 Ⅱ～Ⅲ级

7. 急性心肌损伤

【诊疗经过】 入院后查尿白细胞 1+，尿蛋白定性 1+，尿酮体 1+，尿隐血 3+，白细胞 37 个/μl ↑，红细胞 5749 个/μl ↑。血糖 14.7 mmol/L ↑。糖化血红蛋白 10.80 % ↑。胸部 CT 提示双下肺炎症，以右肺下叶更多。先后予以亚胺培南-西司他汀钠（泰能）、头孢唑肟抗感染 12 天，阿托莫兰保肝，泰美尼克抑酸。降糖、补液、维持水电解质酸碱平衡等治疗后患者肝功能、心肌酶逐渐恢复正常，复查胸部 X 线片正常。住院期间再次出现腹胀，查血淀粉酶升高，最高时血淀粉酶 363 U/L ↑。腹部 CT 提示胰腺未见异常。请消化内科会诊考虑急性胰腺炎，予以耐信 + 生长抑素抑酸胰酶、补液、禁食禁饮等对症治疗后腹胀缓解，多次复查淀粉酶逐渐下降至正常。

住院期间行腹部 B 超提示：右肾上极及右侧肾上腺区域实性占位性病变可能。后行 CT（图 36-1～图 36-3）提示：右肾前上缘与肾上腺之间类圆形混杂密度影，与右侧肾上腺外侧支关系密切，大小约 87mm×80mm，CT 值约 8-61HU，增强未见明显强化，考虑肾上腺囊肿伴出血可能；双侧肾上腺内侧支分别见小结节影，最大者长径 22mm，平扫及增强后各期 CT 值约 25HU、44HU、73HU，考虑双侧肾上腺内侧支腺瘤可能性大。完善立卧位醛固酮、肾素、电解质、皮质醇未见异常，小剂量地塞米松抑制试验未能完全抑制，鉴于患者正处于炎症期，考虑皮质醇增多症可能性小，请泌尿科会诊后示右肾上腺病变性质待定，有手术指针。于 2016-03-15

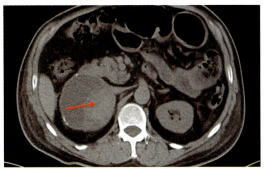

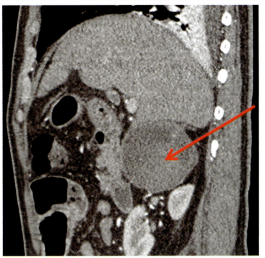

图 36-1　CT 平扫示右侧肾上腺区囊性占位，其内小片高密度出血，囊壁钙化

行腹腔镜下右侧腹膜后区肿瘤探查术，术中见右肾上腺区，一半囊性肿块，壁厚，大小约 8cm 左右，触及包块时时血压迅速升高达 260/160mmHg，心率增快达 130～140 次 / 分，由于血压波动，高度怀疑为嗜铬细胞瘤，故中止此次手术，待充分术前准备后择期手术。

予以酚苄明 20mg tid qd，晶体 + 胶体共 2500ml qd 扩容 8 天后，于 2016-03-24 在全麻下行经腹右侧肾上腺嗜铬细胞瘤切除术，术中见右肾内上方一较大肿瘤，约 10cm 大小，呈囊性改变，推压腔静脉及十二指肠，肿瘤周围有严重粘连，逐步游离肿瘤，处理肾上腺中央静脉后取出肿瘤，术中血压波动明显。术后逐渐减少补液量，患者血压、血糖控制可。术后病检结果回示：右肾上腺嗜铬细胞瘤伴出血。

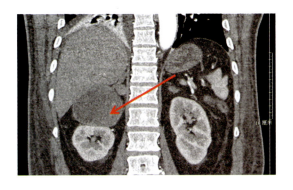

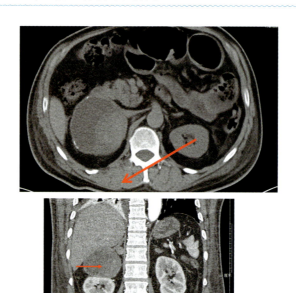

图 36-2　CT 增强示右侧肾上腺病灶未见明显强化（冠状位重建）

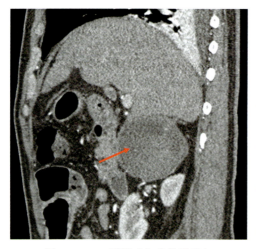

图 36-3　CT 增强（矢状位重建）

【讨论】　回顾病史，患者于 8 年前体检即发现腹部占位，同时出现血压、血糖升高，当时考虑为原发性高血压、2 型糖尿病，未进一步寻找继发性因素，仅予以降压、降糖治疗。现在看来此例患者血压、血糖升高可能与嗜铬细胞瘤相关，该患者巨大囊性肿瘤生长长达 8 年。嗜铬细胞瘤是一种内分泌肿瘤，大多数位于肾上腺，但也有一部分位于肾上腺外，如腹主动脉旁、颈部、胸部、膀胱、心脏等全身各部位，它主要自主分泌儿茶酚胺，包括肾上腺素、去甲肾上腺素及多巴胺。肾上腺素和去甲肾上腺素能作用于肾上腺素能受体，如 α 和 β 受体，影响相应的组织器官，引起一系列临床表现，其典型的三联症状为"头痛、心悸、多汗"。高血压是嗜铬细胞瘤最常见的体征，它可以表现为阵发性、持续性或者在持续高血压的基础上阵发加重，约 50% 的患者为持续性高血压，40%～50% 的患者为阵发性高血压。临床上该病易被误诊为原发性高血压，并且误诊率有随发病年龄增长而逐渐增高的趋势，尤其是在 40 岁以后误诊率增高更明显，可能与 40 岁以后尤其是 50 岁以后是原发性高血压病的高发年龄相关。同时表现为持续性血压升高的更易被误诊。而在血糖代谢上，儿茶酚胺能促进肝脏和肌肉组织中储存能量的糖原分解成葡萄糖，促进肠道对葡萄糖的吸收，促进胰腺分泌胰高血糖素、降低胰岛素的分泌，从而升高血糖。在应激状态下，儿茶酚胺等对抗胰岛素的激素分泌增多，引起应激性血糖增高增加血糖和血酮体的浓度，甚至出现酮症酸中毒，如此例患者，因此嗜铬细胞瘤危象时可表现为高血糖，糖尿病酮症酸中毒等急症，导致医生忽略高血糖、酸中毒背后元凶——嗜铬细胞瘤。故对于中老年人以高血压、高血糖表现者，常规降压、降糖效果不佳者，不能简单诊断为原发性高血压、糖尿病，应首先排除继发性因素。此例患者在治疗过程中血压、血糖控制情况不详，但心脏彩超提示室间隔明显增厚，可以看出既往血压控制不佳，同时8年前即发现腹腔囊性占位，嗜铬细胞瘤表现为囊性者少见，更应积极寻找继发性因素，可惜的是患者未予以重视。

通过病史及相关影像学我们可以看出此例患者因为嗜铬细胞瘤自发破裂，大量儿茶酚胺入血引起嗜铬细胞瘤危象。临床上囊性嗜铬细胞瘤自发破裂罕见，原因暂不明确，推测为长期高血压造成血管功能较差，肿瘤生长快，被膜压力大撕裂后血管破裂，而剧烈运动，过度疲劳，血压一过性升高可能为其诱发因素。肾上腺嗜铬细胞瘤自发性出血的症状缺乏特异性，常见为患侧腰背部、季肋部的剧痛，伴相应部位的压痛及叩击痛，可以因出血破至腹腔而出现压痛、反跳痛等急腹症表现，如出血量大可出现失血性休克。此例患者幸运的是包膜完整，未发生大出血。

对于嗜铬细胞瘤破裂的患者来说，CT是诊断嗜铬细胞瘤破裂出血最有效的手段，表现为肿瘤内部密度不均，新鲜血肿为高密度，肿瘤组织为中等密度，增强后血肿无强化，未坏死的肿瘤组织由于血运丰富可明显强化。而治疗应首选手术治疗，但是手术风险极高，术前应尽快补充血容量，并在补充血容量同时，给予α受体阻滞剂扩张血管，可静脉给药，尽快充分扩容，为手术创造条件。因为嗜铬细胞瘤破裂出血属于急症，无法按常规进行长时间药物准备，但一定要进行必要的术前扩容，不能为了争取时间不扩容而手术，这样反而会增加手术死亡风险；但准备时间也不要过长，因为时间延长可能造成肿瘤周围粘连。同时术中术后因为外周儿茶酚胺的急剧降低，最大的挑战是血压的极不稳定，易发生低血压，所以术后补液支持很关键，总量往往可以达到6000~7000ml，而α受体阻滞剂的作用术后一般会维持至少36小时，必要时可应用血管收缩剂来维持血压。

参 考 文 献

范智东.2008.嗜铬细胞瘤术前治疗是保障手术安全的关键.临床误诊误治，21（03）：45，46.
刘屹立，徐彪，孙强，等.2006.不典型肾上腺嗜铬细胞瘤.中华泌尿外科杂志，27（11）：725-727.
宁光.2009.嗜铬细胞瘤的临床诊治.中国实用内科杂志，10.
唐平.2012.嗜铬细胞瘤误诊原因分析（附20例报告）.中国实用医药，07（19）：54，55.
王庆兵，汪登斌.2007.嗜铬细胞瘤的影像学研究新进展.国外医学（临床放射学分册），30（05）：333-337.
Lumachi F，Tregnaghi A，Zucchetta P，et al. 2006. Sensitivity and positive predictive value of CT，MRI and 123I-MIBG scintigraphy in localizing pheochromocytomas：a prospective study. Nuclear Medicine Communications，27（7）：583-587.

病例 37

小针刀刺激诱发急性冠脉痉挛 1 例

凌雅韵　周建中

重庆医科大学第一附属医院

要点：小针刀医学是中医理论结合西医外科手术原理而创立的一门医学新学科，在我国已有十多年的历史，由于小针刀疗法是在非直视下进行操作治疗，如果对人体解剖特别是局部解剖不熟悉，手法不当，容易造成损伤。

【**主诉**】　胸背部疼痛 2+ 天。

【**现病史**】　患者女，49 岁。患者入院前 2+ 天（2014-10-24）于外院行小针刀治疗途中突发胸背部疼痛，为痉挛样疼痛，背部及剑突下为主，伴气促，心前区不适感，当时测血压 180/？mmHg，无发热、心悸、晕厥、无大汗淋漓、呼吸困难，无反酸、恶心、呕吐，无腹胀、腹痛等症状，立即予硝酸甘油片舌下含服后患者症状渐缓解，行床旁心电图示房性心动过速，频发室性期前收缩，Ⅱ、Ⅲ、aVF 导联 ST 明显抬高（图 37-1A），$V_1 \sim V_3$ 段压低大于 0.5mV，心肌标志物阴性，当地医院考虑急性冠脉综合征，予扩血管、抗凝、抗血小板聚集、抑制心室重构等对症处理（具体药物及用量不详）后患者胸痛症状未再发作，约 1 小时后复查心电图示Ⅱ、Ⅲ、aVF 导联 ST 段逐渐回落，约 4 小时后复查心肌标志物：肌酸激酶同工酶阳性，肌钙蛋白阳性，高敏肌钙蛋白较正常升高约 47 倍，7 小时后复查高敏肌钙蛋白较前降低，较正常升高约 43 倍，1 天后复查高敏肌钙蛋白较正常升高约 18 倍，患者为进一步治疗来笔者所在医院，门诊以"急性下壁心肌梗死"收入笔者所在科。

既往有高血压病史 2+ 年，最高血压 152/?mmHg，未规律服用降压药，未规律监测血压。否认糖尿病、冠心病病史，否认吸烟、饮酒史。

【**查体**】　T 37.3℃，P 67 次/分，R 20 次/分，BP 126/78mmHg。神清，查体合作，颈静脉无充盈或怒张，肝－颈静脉回流征阴性，心前区未见异常搏动，未扪及震颤，心律齐，各瓣膜区未闻及病理性杂音，双肺呼吸音稍粗，未闻及明显干湿啰音，腹软，无压痛、反跳痛及肌紧张，肝脾肋下未扪及，移动性浊音阴性，双下肢无凹陷性水肿。

【**辅助检查**】

1. 2014-10-27 入院，床旁心电图（图 37-1B）：Ⅱ、Ⅲ、aVF 导联 T 波倒置，ST 段压低 0.05mV。急查心肌酶谱：cTNT 0.333μg/L（较正常升高约 10 倍），NT-proBNP 412 ng/L（较正常升高约 3.5 倍），CK-MB 1.4μg/L，MYO<21.00μg/L。

2. 2014-10-27 血常规：WBC 8.03×10^9/L，N 76.6%，L 16.9%，Hb 150g/L，RBC 5.13×10^{12}/L，PLT 255×10^9/L；电解质：K^+ 3.4 mmol/L；血脂：LDL-C 1.98 mmol/L，HDL-C 0.87 mmol/L，TC 3.36 mmol/L，hsCRP 5.08 mg/L，血凝：PT 12.3s，APTT 28.6s，INR 1.00，D-

二聚体 0.12 mg/L FEU，肝肾功能、血糖未见明显异常。

3. 2014-10-28 胸部正侧位片：心、肺未见明显异常。心脏彩超：左室肥厚伴顺应性降低。

【诊治经过】 患者入院后心电图示Ⅱ、Ⅲ、aVF 导联 T 波倒置，ST 段压低 0.05mV。急查心肌酶谱肌钙蛋白明显升高，结合患者院外心电图考虑急性下壁心肌梗死，查看患者，未诉胸痛、胸闷、呼吸困难等不适，立即给予阿司匹林 100mg、氯吡格雷 300mg 负荷剂量抗血小板聚集，依诺肝素钠（克赛）q12h 抗凝，瑞舒伐他汀（可定）20mg 稳定斑块，血塞通、环磷腺苷改善循环等对症处理，于 2014-10-28 行冠脉造影+必要时支架植入术，造影显示（图 37-2）：左冠开口、主干未见明显狭窄病变；前降支、回旋支、右冠状动脉血管内壁尚光滑，密度尚均匀，未见明显狭窄病变；考虑患者心肌梗死为冠脉痉挛可能，2014-10-30 复查心肌酶谱未见明显异常。药物上加用地尔硫卓 90mg qd 扩血管，美托洛尔缓释片 23.75mg qd、培哚普利 4mg qd 改善心室重构等处理后患者病情好转出院。出院诊断：急性下壁心肌梗死。

【讨论】

1. 小针刀是由金属材料做成的在形状上似针又似刀的一种针灸工具。小针刀疗法是一种介于手术方法和非手术疗法之间的闭合性松懈术，是在切开性手术方法的基础上结合针

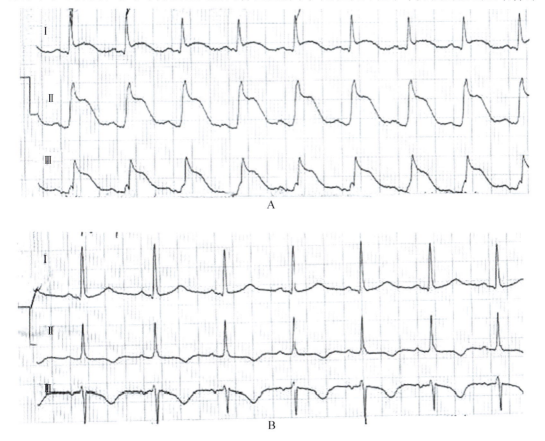

图 37-1 小针刀刺激诱发冠状动脉痉挛（下壁）

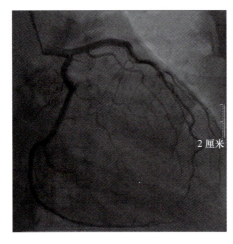 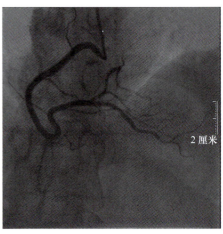

图 37-2　冠脉造影

刺方法形成的，主要适应证是软组织损伤性病变和骨关节病变，其操作的特点是在治疗部位刺入深部到病变组织进行切割，剥离有害组织，以达到止痛祛病的目的。但是由于小针刀疗法在非直视下进行操作治疗，如果对人体解剖特别是局部解剖不熟悉，手法不当，容易造成损伤，因此医生必须做到熟悉欲刺激穴位深部的解剖知识，以提高操作的准确性，提高疗效。近年来因小针刀治疗而出现伤残或死亡的案例频发，但是经过查询近年中国知网及万方医学网尚未见小针刀诱发急性心肌梗死的报道，笔者曾死亡鉴定一例由于针灸刺激胸骨左缘第三肋间导致左心耳损伤心包压塞死亡案件，所以患者若想进行该治疗需寻求正规医疗机构，并且从事小针刀临床治疗及理论工作者应该及时分析已发生的问题，预防再发生，使小针刀沿着健康的方向发展。

2. 冠状动脉痉挛是指各种原因所致的冠状动脉一过性收缩引起血管不完全性或完全性闭塞，从而导致心肌缺血，产生心绞痛、心律失常、心肌梗死及猝死的临床综合征。痉挛易发生于有粥样硬化的冠状动脉，偶发生于正常的冠状动脉，它的任何一个分支或多个分支均可受累。在此病例中，我们仔细回顾观察了患者冠脉造影动态影像，未见明显异常及冠脉痉挛，结合患者心肌酶谱、心电图表现，考虑可能是由于小针刀刺激颈交感神经诱发急性冠状动脉痉挛导致急性心肌梗死。

3. 冠状动脉痉挛容易发生在冠状动脉粥样硬化的基础上。因此，积极防治冠心病、高血压病、高脂血症和糖尿病极其重要，生活上应避免过度劳累、寒冷、精神刺激，戒烟，保持情绪稳定。药物上应选用降低冠状动脉阻力，增加心血流量，降低心肌耗氧量的药物如钙离子拮抗剂、硝酸酯类。对特别严重而且顽固的冠状动脉痉挛，尤其是冠状动脉造影或激发试验引起者，可经导管将硫氮酮或硝酸甘油直接注入冠状动脉内，还可肌内注射吗啡、哌替啶，必要时用冬眠制剂。冠状动脉痉挛合并中等或严重冠状动脉病变，内科治疗无效时可考虑经皮冠状动脉内扩张成形术或主动脉冠状动脉旁路手术，但术后仍应持续服用扩冠药物。

参 考 文 献

公维军,朱剑文.2001.小针刀疗法的临床应用.上海中医药杂志,35(07):38,39.
于红.2010.冠状动脉痉挛的基础与临床研究进展.中国实用疾病杂志,13(05)95,96.
赵迎,孙福成,季福绥,等.2008.变异型心绞痛患者的临床和冠状动脉造影特点及随访.中国全科医学,05:377-379+382.

病例 38

左室占位性病变 1 例

凌雅韵　周建中

重庆医科大学附属第一医院心内科

要点： UCG 发现左心室占位性病变，一般考虑感染性心内膜炎，赘生物左室黏液瘤或附壁血栓，UCG 各有其典型超声表现，但有时鉴别困难，该例患者最初考虑黏液瘤可能性大，但多次复查，随访 UCG 病变完全消失，结合患者为重症心肌炎后心肌病、心衰、早期抗心衰治疗不积极（主要检查找病因），推测左心室内团块状影为血栓可能性大。

【**主诉**】　咳嗽 5 个月，间断咯血 3 个月。

【**现病史**】　入院前 5 个月，患者无明显诱因突发咳嗽、咳痰，痰为白色泡沫痰，以夜间为主，入院前 3 个月，出现咯血，为鲜红色，每日量 5～10ml，并伴轻度活动后喘累、双下肢胫前凹陷性对称性水肿。整个病程中，无发热、胸闷、胸痛，无头痛、头晕、眩晕、意识丧失，无恶心、呕吐、腹痛、腹泻等不适。故于笔者所在医院呼吸科就诊。

【**既往史**】　入院 2 年前曾因血尿、蛋白尿诊断为慢性肾小球肾炎。有高血压病史 1 年，最高达 180/140 mmHg，间断服用"硝苯地平缓释片"，血压波动于 140+/？ mmHg。

【**入院查体**】　神清。结膜无苍白。唇无发绀。颈静脉充盈，无怒张，肝 - 颈静脉回流征阴性。双肺呼吸音粗，未闻及干湿性啰音。心界向左下扩大，HR 114 次 / 分，律齐，各瓣膜听诊区未闻及病理性杂音。腹软，无压痛、反跳痛、肌紧张，肝肋缘下 3cm。双下肢对称性凹陷性水肿。

【**辅助检查**】

1. 2013-3-13

（1）血常规：WBC 13.79×10^9/L，N 78.3%，Hb 110g/L。

（2）尿常规：尿蛋白 2+。

（3）血气分析：pH 7.346，PaO_2 33mmHg，$PaCO_2$ 26.3mmHg，BE -11mmol/L，HCO_3^- 14.4mmol/L，SaO_2 61%。

（4）肝功能：Alb 19g/L，ALT 19U/L，AST 19U/L。

（5）肾功能：Cr 171μmol/L，尿酸 175umol/L，尿素 5.2mmol/L。

（6）电解质：K^+ 6.0mmol/L。

（7）心肌酶谱：肌红蛋白 70.7μg/L，肌钙蛋白 0.815μg/L。

（8）BNP：>35 000ng/L。

（9）24 小时尿蛋白定量：4.6g/24 小时。

（10）体液免疫：λ 轻链：2.82g/L，κ 轻链无明显异常。

（11）血脂：总胆固醇3.69mmol/L，三酰甘油1.12 mmol/L，低密度脂蛋白2.11 mmol/L。

（12）心电图：窦性心动过速，ST-T改变（图38-1）。

（13）腹部B超：双肾无缩小。

（14）胸部X线片：双肺纹理增多，右侧左下肺斑片影，右上点状影，左肺中野斑片影，心影增大，主动脉轻度增宽。右侧膈面胸膜粘连，右侧肋膈角变钝，左侧少～中量胸腔积液（图38-2）。

（15）心脏彩超（2013-3-11）：左房（37mm）、左室（60mm）、右室（21mm）增大，左室肥厚，室壁搏动减弱伴左室收缩功能减退，左室内异常回声提示黏液瘤可能（左室近心尖处一2.6cm×4.0cm中等异常回声团块），左室假健索，EF 46%（图38-3）。

（16）胸部CT：①两侧肺野散在斑片模糊影、磨玻璃影及条索影，部分病灶内见环形透亮影，考虑慢性感染性病变，抗炎后复查。部分磨玻璃样，考虑肺泡积血。②左肺上叶下舌段见片状软组织密度，肺不张可能，建议必要时增强扫描。③左肺下叶肺不张。左侧少～中量胸膜腔积液，右侧少量积液。④心包少量积液，心脏增大，左心房、左心室增大为主。

（17）抗中性粒细胞胞浆、抗核抗体、癌谱、抗酸抗体等无明显异常。

2. 2013-4-1

（1）血常规：WBC 12.21×10^9/L，N 80.3%，Hb 126g/L。

（2）尿常规：尿蛋白2+。

（3）肝功能：Alb 19g/L，ALT 173U/L，AST 53U/L。

（4）肾功能：Cr 137umol/L，尿酸476umol/L，尿素9.4mmol/L。

（5）电解质：K$^+$ 3.2mmol/L。

（6）心肌酶谱：肌红蛋白108.6μg/L，肌钙蛋白0.098μg/L。

（7）血脂：总胆固醇7.15mmol/L，三酰甘油1.69mmol/L，低密度脂蛋白5.48mmol/L。

（8）尿微量白蛋白/肌酐：643.2mg/g Cr。

（9）内生肌酐清除率：72.4L/24h。

（10）心脏彩超：左房（37mm）、左室增大（58mm），室壁搏动减弱伴左室功能减退，左室内异常回声（1.5mm×2.5mm），左室假腱索，EF 40%。

（11）胸部X线片：双肺纹理增多，右侧左下肺斑片影，右上点状影，左肺中野斑片影。心影增大，主动脉轻度增宽。右侧膈面胸膜粘连，右侧肋膈角变钝，左侧少-中量胸腔积液（图38-2）。

3. 2013-5-29

（1）血常规：WBC 10.24×10^9/L，N 65.6%，Hb 142g/L。

（2）尿常规：蛋白尿3+。

（3）肝功能：Alb 39g/L，ALT 19U/L，AST 18U/L。

（4）肾功能：Cr 129umol/L，尿酸489umol/L，尿素5.1mmol/L。

（5）心肌酶谱：肌钙蛋白0.015μg/L。

（6）血脂：总胆固醇5.66mmol/L，三酰甘油1.86mmol/L，低密度脂蛋白2.65mmol/L。

（7）内生肌酐清除率：105.7L/24h。

（8）胸部X线片：双肺纹理增多，右下肺见3.9cm×4cm阴影，建议进一步检查（图38-2）。

（9）心脏彩超：左房（39mm）、左室增大（61mm），室壁搏动减弱伴左室功能减退，左室内异常回声（1.2mm×0.5mm），左室假腱索，EF 42%（图38-3）。

4. 2013-7-1

（1）肝功能：Alb 30g/L，ALT 25U/L，AST 28U/L。

（2）肾功能：Cr 163μmol/L，尿酸 412μmol/L，尿素 4.1mmol/L。

（3）心肌酶谱：肌钙蛋白 0.012μg/L。

（4）心电图：①窦性心动过速；② ST-T 改变；③左室高电压。

（5）心脏彩超：左房（37mm）、左室增大（59mm），室壁搏动减弱伴左室功能减退，左室内异常回声（0.5mm），左室假腱索，EF 43%（图38-3）。

（6）胸部 X 线片：双肺纹理增多，左肺散在多发结节及斑片状密度增高影，左侧胸腔少量积液伴包裹，肺结核伴结核性胸膜炎待排。

5. 2013-11-30

（1）肾功能：Cr 179μmol/L，尿酸 567μmol/L，尿素 9.7mmol/L。

（2）心肌酶谱：肌钙蛋白 0.013μg/L。

（3）内生肌酐清除率：70.1L/24h。

（4）心脏彩超：左室未见异常回声。

（5）胸部 X 线片：双肺纹理增多。

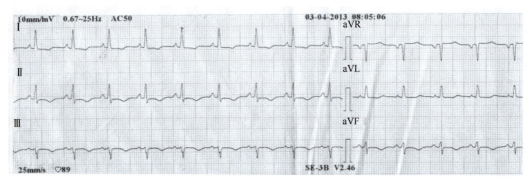

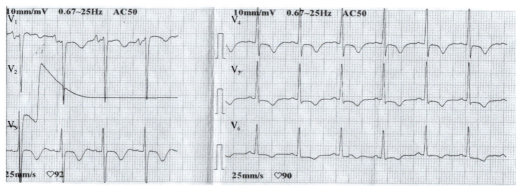

图 38-1　起病时心电图

6. 2014-4-9

（1）肾功能：Cr 162μmol/L。

（2）内生肌酐清除率：138.1L/24h。

（3）尿总蛋白：2239 mg/L。

（4）心脏彩超：室间隔及左室后壁均增厚，前室间隔基部至左室后壁近心尖处可见一条索样回声。左室收缩功能正常。

（5）胸部 X 线片：双肺纹理增多（图 38-2）。

7. 2014-8-27

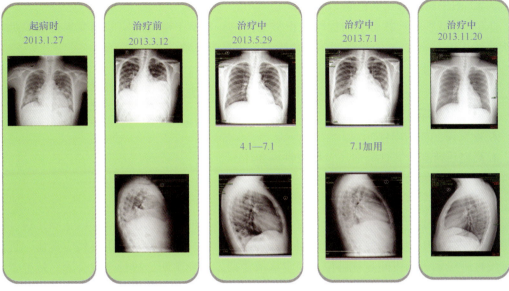

图 38-2　随访胸部 X 线片情况

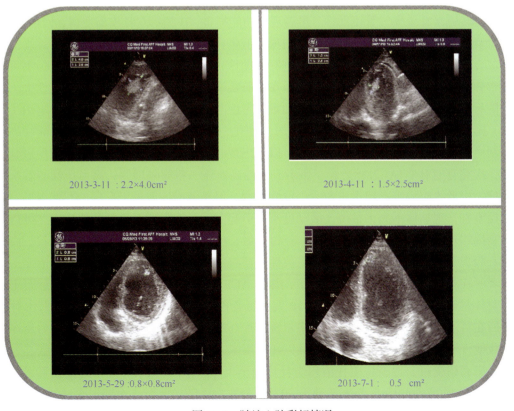

图 38-3　随访心脏彩超情况

（1）肝功能：Alb 45g/L，ALT 79U/L，AST 31U/L。

（2）肾功能：Cr 179μmol/L，尿酸 553μmol/L，尿素 6.0mmol/L。

（3）血脂：总胆固醇 3.26mmol/L，三酰甘油 1.49mmol/L，低密度脂蛋白 1.41mmol/L。

（4）尿总蛋白：1156mg/L。

（5）内生肌酐清除率：88.3L/24h。

（6）心脏彩超：各房室内径均在正常范围内。左室下壁与后室间隔交界近心尖处见一大小约 1.0cm×0.5cm 的稍强回声团块附着，边界尚规则，不活动。

【初步诊断】

1. 心力衰竭　心肌炎？扩张型心肌病？高血压性心脏病？

2. 急性冠脉综合征？

3. 肾衰竭　肾病综合征

4. 高血压待查　肾性高血压？原发性高血压？

5. 左室占位性病变　左室黏液瘤？

6. 肺部感染

【治疗过程】　患者第一次于笔者所在医院呼吸科住院治疗，期间予以止咳化痰、抗感染、利尿、降压、胸腔穿刺抽液等对症处理后，咳嗽稍有好转，但仍有痰中带血，且出现阵发性呼吸困难，夜间高枕卧位，患者病情复杂，诊断不明，故行全院会诊。就患者肺部情况而言，肺部感染、胸腔积液存在，但病因不明确，是否单纯由心力衰竭引起，或是一般细菌感染、结核、肿瘤、自身免疫病等引起尚不明确，需在积极广谱抗感染治疗同时，待病情好转完善纤维支气管镜助诊。患者现肾功能损害，B超示双肾皮质变薄，回声增强，慢性肾衰竭明确，究其病因，有大量蛋白尿、低蛋白血症、血脂增高、重度水肿，均支持肾病综合征可能性大，可进一步完善肾脏穿刺助诊，现肾衰竭与贫血程度一致，但不可解释严重肺部感染、心力衰竭，患者高血压在肾脏疾病后出现，考虑肾性因素可能性大。患者入院后心功能进行性变差，心力衰竭加重，考虑与多种病因有关，首先入院心电图（图38-1）提示广泛 ST-T 段压低，动态随访未见变化，伴肌钙蛋白明显增高，结合既往高血压控制尚可，考虑患者存在心肌炎可能，以致出现心脏扩大，但不能完全排除急性冠脉综合征，应完善冠脉 CTA/冠脉造影，患者有肾性高血压，室间隔增厚，高血压性心脏病诊断明确，患者入院心脏彩超提示左室占位性病变，但黏液瘤一般见于左房，左室少见，需与血栓鉴别，现瘤体不大，蒂短，活动度小，引起主动脉瓣阻塞至晕厥可能性小，可待其心力衰竭纠正后行外科手术干预治疗。经讨论后，考虑患者心力衰竭引起上述症状，而病因与心肌炎、高血压性心脏病、左室占位性病变有关，故转入笔者所在科进一步治疗，转入笔者所在科后在积极营养心肌情况下，加用 ACEI+β 受体阻滞剂，患者稍好转后要求出院。院外是否继续服药不详。出院后 10 天，患者再次因喘累、端坐呼吸、双下肢水肿于笔者所在科治疗。入院后起始予美托洛尔缓释片 0.25 片联合缬沙坦 40mg 治疗心力衰竭，阿托伐他汀钙片（立普妥）调脂，并辅以托拉塞米（特苏尼）利尿、营养心肌、强心等治疗，后患者耐受可，逐渐将美托洛尔缓释片加至 1 片、缬沙坦 80mg，在此方案下，患者血压波动于 140/80mmHg，心率波动于 90 次/分左右，随访肌酐、血钾无明显增高，2 周后患者心功能恢复、水肿、消化道淤血症状消失，完全可胜任日常活动。因此次患者入院后心脏彩超提示左室占位病变缩小，故考虑该病变极有可能为血栓，目前情况下，告知患者心力衰竭纠正，可于外科行手术了解左室占位性病变性质，同时完善纤维支气管镜、肾脏穿刺，但患者以症状好转为由，拒绝完善上述手术，要求内科治疗。继续上述方案治疗近一月后，复查肾功能、内生肌酐清除率均未增加，心脏彩超（图38-3）虽未提示各腔室大小明显回缩，但患者无咳嗽喘累、高枕卧位、水肿、恶心等心力衰竭症状，特别是左室占位性病变经多次随访均提示进一步缩小后至全部消失，再次提示其性质为血栓，从发现左室占位至病变完全消失，并没有对患者使用任何抗凝药物，这在对该患者整个病情进行回顾分析时，笔者认为是十分危险的事，只是幸运的是血栓并没有掉落至栓塞。在经美托洛尔缓释片1片联合缬沙坦80mg治疗3月后，患者虽肌酐无明显增高，但蛋白尿增多，加用肝肾双通道药物福辛普利10mg，随访患者至今，心脏腔室回缩至正常范围内，蛋白尿减少，心功能、肾功能均稳定，心率波动于70～75次/分，血压波动于（130～140）/80mmHg。就该患者而言，对医师的挑战是如何调整RAAS药物种类及剂量、停药问题。

【修正诊断】
1. 慢性心力衰竭
心功能Ⅲ～Ⅳ级
重症心肌炎后心肌病
2. 左心室血栓形成
3. 慢性肾功能不全
肾性高血压
高血压心脏病

【讨论】　急性重症心肌炎亦称"暴发性心肌炎"，可引起严重的血流动力学损害，进展快、病死率高，其急性期病死率达10%～20%，若不及时救治，常在数小时至2～4天内死亡，因此早期诊断并及时施治，是其抢救成功的关键。

2013年欧洲心脏病年会首次提出了临床拟诊心肌炎的标准：①临床表现：急性胸痛，数天至3个月新发生的心力衰竭，心悸，无明显诱因的心律失常，晕厥或心源性猝死，无其他原因可解释的心源性休克。②辅助检查：心电图ST-T改变、房室传导阻滞、异常Q波、室上性心动过速等，心肌损伤标志物肌钙蛋白Ⅰ或T升高，超声心动图或心脏磁共振等影像学检查示心脏结构和功能异常，心脏磁共振T_2WI示心肌水肿和（或）心肌延迟强化扫描呈强化信号。疑似心肌炎的诊断标准：有≥1个临床表现并有≥1项辅助检查异常者；若无临床症状，则需符合≥2项辅助检查异常者；同时均需排除其他疾病。在实际临床工作中，年轻患者多不易误诊，而中老年人群易与急性冠脉综合征相混淆，出现以下多种情况，应高度怀疑急性重症心肌炎的可能：①既往无冠心病高危因素，胸闷、气促明显而胸痛不剧烈者，发病前有呼吸道或胃肠道感染病史，发病后短时间内出现低血压或心源性休克者；②心电图有类似心肌梗死样改变，但无明显心肌梗死定位特征，相应导联无对应抬高，短时间内心律变化多样；③发病后出现多器官功能障碍，如明显肝肾功能不全，既往无相关病史；④心脏彩超提示室壁运动普遍性或节段性减弱，室壁增厚伴有心肌回声增强者。另外，在血流动力学不稳定情况下，及时行冠脉造影。若确诊急性重症心肌炎后未得到及时治疗，心脏可能产生以下变化：①心室增大：重症心肌炎患者常在出现非特异上感症状后，迅速出现心腔扩大，此时如及时给予有效治疗，90%患者可完全恢复；②室壁运动异常：多数表现为弥漫性室壁运动减低，多见于室间隔、心尖部或左室后壁；③室壁厚度增加、心肌回声不均匀：主要表现为左室壁均匀性向心性肥厚，回声减低，重症心肌炎患者，病程早期心肌厚度可正常，随着病情进展厚度逐渐增加，但此为可逆性变化，应与肥厚型心肌病相鉴别，但一般肥厚型心肌病患者表现为左室壁非对称性肥厚，左室后壁一般不增厚；④左心室内血栓形成：约25%重症心肌炎患者左心室内可见血栓形成，常位于左室心尖部；⑤左室收缩、舒张功能降低：左室收缩功能异常是重症心肌炎最多见也是最早出现的改变，其特点是当心脏不大或增大不明显时心功能减低；⑥房室瓣反流：二、三尖瓣反流常见；⑦伴或不伴有心包积液。

就这个年轻患者而言，以咳嗽、咯血、喘累入院，无胸闷、胸痛不适，院内心电图提示全导联ST-T段压低、肌钙蛋白升高明显，随访心电图无动态改变，故诊断为心肌炎，虽患者病程已达5月，但心脏彩超提示全心增大、搏动减弱、左室血栓形成，故考虑重症可能性大，入院时可诊断重症心肌炎后心肌病，所以困扰医生许久的左室占位性病变可用重症心肌炎后血栓形成解释，加之心衰时血流速度缓慢，可增加血栓发生概率，但我们也是回顾性分析时明确患者这一诊断，若医生能及早认识到重症心肌炎，心力衰竭左室血栓形成并不少见这一点，则需进行华法林抗凝治疗，若血栓体积过大，则需外科手术治疗，但这个患者幸运之处在于血栓自行溶解，并未脱落至实质脏器栓塞。

从这个病例中我们应当总结和学习心脏占位的鉴别诊断：①黏液瘤：常规声像图表现为心腔内实性团块状回声，肿块内部回声强弱不均，可见大小不等的低回声区，瘤体表面较光滑，多呈分叶状，常有蒂，瘤蒂长短粗细不一，多数附着于房间隔卵圆孔边缘，活动度较大，瘤体随心脏舒缩运动发生位置和形态改变，可引起房室瓣相对狭窄及房室扩大，M型超声显示，黏液瘤在舒张期房室瓣前后叶间呈"云雾状"回声，彩色多普勒血流成像显示，较大瘤体内可见细条状血流信号。②赘生物：多见于合并发热、胸闷等感染性心内膜炎症状患者，主要超声表现为瓣膜或心内膜上附着一个或多个团块状回声，形态不规则，附于瓣膜上的赘生物与瓣叶一起运动，多为中等回声，陈旧的赘生物机化程度较高，回声较强。瓣膜受赘生物影响可出现相对狭窄和（或）关闭不全。③血栓：主要超声表现为心腔内团块状回声，多附于心房顶部或房室侧壁，基底部较宽，一般无蒂，回声较强，活动度低，形态变化小，彩色多普勒血流成像检查在团块内无血流信号显示。④转移性肿瘤：心包腔内探及实性团块或心包增厚、凹凸不平，心包腔内有不同程度积液。以上都是常见情况，从这个病例中，我们也需了解，虽然左室压力大、血流速度快，但在重度心力衰竭时也有血栓形成可能，临床工作中应重视这一点。在治疗方面，急性重症心肌炎的一般治疗包括充分卧床休息、改善心肌代谢、清除氧自由基、抗心力衰竭药物等，如出现血流动力学不稳定与心源性休克，及时启动机械辅助及抗休克治疗，包括血管活性药物、主动脉内球囊反搏、心室辅助装置或体外膜肺氧合等，糖皮质激素治疗仍存在争议，JCS2009针对心肌炎的指南提到，如果重症心肌炎患者在机械辅助治疗下心功能不全及传导阻滞无法改善，可以短期使用高剂量糖皮质激素或免疫球蛋白。

这个患者存在第二个重要问题，即肾功能问题。根据患者内生肌酐清除率，其肾功能损害已达3期，根据患者大量蛋白尿、低蛋白血症、水肿、血脂异常，考虑病因肾病综合征可能性大，反复建议患者行肾脏穿刺均遭拒绝。根据患者肾功能损坏程度，认为它并不是引起心力衰竭的病因，在临床中，大多只有终末期肾脏病及尿毒症期患者才有容量负荷过多引起循环血量增多导致心力衰竭可能。在降蛋白尿治疗方面，各大指南均推荐使用RAAS抑制剂，其中ARB联合ACEI效果显著，中至大剂量使用可达到更好的肾脏保护作用。RAAS抑制剂治疗肾脏病机制为：①血流动力学作用：有效降低系统高血压，同时扩张出球小动脉＞扩张入球小动脉，降低球内高压；② Ang Ⅱ能改变肾小球滤过膜孔径屏障，增加大孔物质通透性，RAAS抑制剂阻断了Ang Ⅱ的效应，能减少尿蛋白的滤过；③ RAAS抑制剂可抑制细胞增殖、肥大，减少肾小球细胞外基质蓄积，延缓肾纤维化进展。多项临床研究证实，联合应用ACE Ⅰ和ARB可明显降低患者的尿蛋白水平，同时可有效减低血压。多国、多中心、随机对照研究了血压正常或高血压的慢性肾脏病患者，证实ACE Ⅰ和ARB联用的降蛋白尿及延缓肾功能下降的作用强于单一用药，且耐受良好。虽各大高血压、心力衰竭指南不推荐两者联合运用，但对该患者而言，若蛋白尿持续增多可使肾功能进行性损害，而这一肾脏恶化可使高血压持续升高难以控制，继而又成为引发心力衰竭发生的诱因，所以综合评估，我们需要积极控制患者蛋白尿，查阅指南后嘱其服用缬沙坦联合肝肾双通道代谢药物福辛普利。但两者连用时需注意低血压、肾小球滤过率下降及高血钾、使用过程中的监测频率取决于患者的基础水平及随访波动情况。该患者随访1年多时间，肾功能稳定，无高血钾、低血压发生。

病例 39

肾血管性高血压并周围血管病变 1 例

冯 雁 陈园园 樊旺祥

开封市中心医院心内科

要点：高血压是我国常见的基础疾病之一。高血压病理生理作用的主要靶器官是心脏和血管，同时长期的高血压及伴随的危险因素可促进动脉粥样硬化的形成和发展。本例患者有多年高血压病史及长期吸烟史，合并有高脂血症，于 2009 年出现血压不稳，超声提示右肾动脉狭窄，综合患者辅助检查，考虑动脉粥样硬化性右肾动脉狭窄，行肾动脉成形术及血脂控制达标、稳定血压、抗血小板聚集等综合治理，至 2016 年期间患者多次因血压波动住院治疗，周围血管尤其下肢血管动脉硬化进行性加重。针对本例患者的肾血管性高血压的诊断及治疗进行讨论，探讨患者周围血管狭窄进行性加重的病因及下一步治疗方案。

【**主诉**】 间断头痛，头晕 15 天。

【**现病史**】 患者男，56 岁。15 天前出现间断头痛，自测血压波动于 180/100mmHg，口服"雷米普利，氨氯地平"等疗效差，门诊超声心动图（UCG）：右肾动脉狭窄并左锁骨下动脉狭窄，拟"高血压病"收住院。

【**既往史**】 高血压病史 10 年余，口服利舍平，自觉血压控制尚可。无糖尿病病史。有吸烟、饮酒史多年。无高血压病家族史。

【**查体**】 P 72 次 / 分，BP（右上肢）170/100 mmHg，（左上肢）110/80mmHg。神清，瞳孔等大等圆，光敏，浅表淋巴结未触及，巩膜不黄，颈软，颈静脉无怒张，心界不大，HR 72 次 / 分，未闻及病理性杂音，肺部听诊无啰音，腹平软，肝脾未触及，腹部未闻及血管性杂音，下肢无水肿。病理性反射未引出。

【**辅助检查**】

1. **入院心电图** 未见明显异常。
2. **尿常规无蛋白尿** 肝肾功能、血凝：正常范围。
3. **血脂四项** TC 5.58 mmol/L，TG 1.05 mmol/L，LDL 3.60 mmol/L，HDL 0.70 mmol/L。
4. **ESR** 6 mm/h；CRP：3.37mg/L（0～5mg/L）；ASO：7 IU/ml（0～200 IU/ml）。
5. **空腹血糖** 5.8 mmol/L；糖化血红蛋白：5.92%。
6. **自身免疫结缔组织相关检验未见异常**。

【**诊断**】

1. **高血压病 3 级 很高危**
2. **周围血管病变**
3. **右肾动脉狭窄**（动脉粥样硬化性）

4. 左锁骨下动脉狭窄

【诊疗经过】 2009年第一次入院，询问病史既往无肾脏疾患史，主诉无肉眼血尿、泡沫尿史，入院后查肾脏相关指标（肾功能、尿蛋白、GFR等）、抗链O、自身免疫均提示正常，排除大动脉炎可能；血脂四项提示高脂血症，超声检查示：右肾动脉狭窄并左锁骨下动脉狭窄，有长期吸烟史，考虑患者存在动脉粥样硬化危险因素，住院期间用药如下：阿司匹林肠溶片100mg qd、氯吡格雷片75mg qd、氨氯地平片（络活喜）5mg qd、琥珀酸美托洛尔缓释片47.5mg qd、瑞舒伐他汀片10mg qd，血压波动在180/100mmHg（R）左右，动态血压结果提示血压控制不理想，呈非杓型。为进一步明确病因指导治疗，行肾动脉造影提示左肾动脉开口斑块，未见明显狭窄；右肾动脉主干短，主干后近端严重狭窄。血管造影未见大动脉炎特征性的"串珠样"表现（图39-1），遂行右肾动脉支架植入术（图39-2）患者血压控制稳定后出院，出院用药：阿司匹林肠溶片100mg qd、氯吡格雷75mg qd、氨氯地平5mg qd、琥珀酸美托洛尔缓释片47.5mg qd、瑞舒伐他汀片10mg qd。出院后期间随访，右侧血压控制在130/80mmHg左右。患者因心室率慢，停用琥珀酸美托洛尔改为卡维地洛12.5mg qd（阻滞α_1受体作用，扩张周围管）。

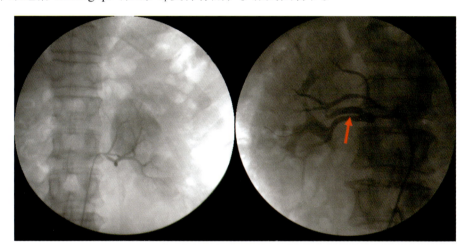

图39-1　2009年肾动脉造影，右肾动脉近段严重狭窄

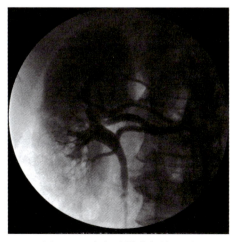

图39-2　右肾动脉支架植入后

2011年10月第2次因"间断头痛"入院,血压波动于170/110mmHg(R),入院前口服:氨氯地平5mg qd、卡维地洛片12.5mg qd、吲哒帕胺 2.5mg qd、阿司匹林肠溶片100mg qd、阿托伐他汀20mg qd。辅助检查:超声示颈动脉粥样硬化并斑块形成;左侧颈总动脉狭窄,双侧肾动脉起始端狭窄;心内结构及血流未见异常。双肾ECT GFR(99Tcm-DTPA肾动态显像法):总肾=68.02ml/min(正常值>68 ml/min),左侧=33.06 ml/min,右侧=34.96 ml/min,左右肾血流灌注无差异。入院后药物调整,硝苯地平控释片 30mg qd(睡前)、卡维地洛片 10mg qd、吲哒帕胺片 2.5mg qd、阿司匹林片肠溶片 100mg qd,血压控制稳定后出院,期间随访血压在 130/80 mmHg。2014年由于血压波动,患者自行将硝苯地平控释片改为30mg bid后血压稳定。

2015年第3次因"血压控制欠佳"入院,血压波动在150~170/90 mmHg,辅助检查:超声示双肾动脉起始段狭窄(右侧峰值流速3.09m/s,左侧峰值流速2.15m/s),左侧股动脉狭窄,左侧腘动脉、胫前动脉、胫后动脉血流速度偏低,左侧足背动脉闭塞可能。血脂控制达标:TC 4.22mmol/L、LDL-C 1.6mmol/L、HDL-C 0.98mmol/L、TG 1.56mmol/L。行肾动脉造影提示:右肾动脉支架未见再狭窄,左肾动脉开口轻中度狭窄(图39-3)。无需再次行肾动脉血运重建,下肢血管缺血临床症状不明显,坚持调整药物及改善不良生活习惯。

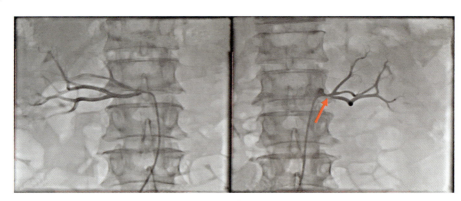

图39-3 2015年复查肾动脉造影

2016年第4次因"活动后双下肢疼痛"入院,首次不是因为血压不稳入院。下肢血管超声:双下肢动脉粥样硬化病多发节段性狭窄;左侧股动脉中、下段闭塞。血脂控制达标:TC 3.02mmol/L、LDL-C 1.76mmol/L、HDL-C 0.80mmol/L、TG 1.02mmol/L。继续稳定血压及调脂治疗,同时强化抗血小板聚集药物,用药如下:硝苯地平控释片 30mg bid,卡维地洛片 12.5mg qd,瑞舒伐他汀钙片 10mg qd,氯吡格雷片 75mg qd,西洛他唑片 100mg qd,前列地尔静脉应用后双下肢疼痛消失,同时请血管外科及周围介入科会诊,建议CTA再评估,患者的意愿为药物治疗有效,暂时保守治疗。

【讨论】 高血压是我国最为常见的基础性疾病,在我国近2亿的高血压患者中,约95%是病因不明的原发性高血压,约5%为继发性高血压,而继发性高血压的心脑血管发病率明显高于原发性高血压。继发性高血压中肾源性相关最为常见,其中肾源性高血压包括肾实质性及肾血管性。

如患者出现以下情况，需结合临床线索作进一步诊断性检查做出诊断：①恶性或顽固性高血压；②原来控制良好的高血压失去控制；③高血压并有腹部血管杂音；④高血压合并血管闭塞证据（冠心病、颈部血管杂音、周围血管病变）；⑤无法用其他原因解释的血清肌酐升高；⑥血管紧张素转换酶抑制剂或紧张素Ⅱ受体拮抗剂降压幅度非常大或诱发急性肾功能不全；⑦与左心功能不匹配的发作性肺水肿；⑧高血压并两肾大小不对称。本例患者多次入院，出现了①②④三种情况，对其高血压的原因进行更深入检查，检查方法有：①无创诊断法：解剖诊断：多普勒超声、磁共振血管造影、计算机断层血管造影；功能诊断：卡托普利肾图、分肾肾小球滤过率、分肾静脉肾素活性。关于分肾肾小球滤过率的计算，临床中采用肾动态显像法与双血浆法测定肾小球滤过率，本例患者采用99Tcm-DTPA肾动态显像法，其具有安全、无创、方法简便等优点，最大的优势是可以有效评价分肾、总肾功能及泌尿系统排泄情况。但同时受多种因素的影响，如药物本身、所选的仪器、注射药物测量的准确性等。②有创诊断法：肾动脉造影，其为诊断肾动脉狭窄的金标准，确定诊断及提供解剖细节。肾动脉主干或分支直径狭窄＞50%，病变两端收缩压差＞20mmHg或平均压差＞10mmHg，则有血流动力学的功能意义。本例患者原本控制良好的血压失去控制，血压波动在180/100mmHg左右，且双侧血压不对称。肾脏彩超提示右肾动脉狭窄，肾动脉造影提示右肾动脉开口处重度狭窄，行右肾动脉介入治疗狭窄解除后，血压控制良好，考虑肾血管性高血压。

肾血管性高血压（RVH）的特征是肾动脉主干或分支狭窄，导致患肾缺血，肾素血管紧张素系统活性明显增高，引起严重高血压及患肾功能减退；尤其是动脉粥样硬化性肾血管病（ARVD）的病情往往进行性加重，肾动脉从狭窄进展为闭塞，肾功能逐渐恶化，一些患者因此进入终末期肾病。RVH在高血压人群中的患病率各家报道不一，达1%～3%，在西方发达国家病因以动脉粥样硬化为主（约90%），其次为纤维肌性结构不良。在我国病因也以动脉粥样硬化为主（约80%），其次为大动脉炎（约15%）和纤维肌性结构不良（约5%）。

当临床上证实患者存在RVH时，治疗评估必须基于临床情况进行个体化分析，根据患者的年龄、伴随的临床疾病、肾功能、患肾体积、血压水平、对降压药的反应及肾动脉狭窄纠正后对血压与肾功能可能影响的因素进行综合考虑。治疗的主要目标是保护肾功能，其次是控制血压，最终目标是降低心血管事件和死亡。关于ARVD的治疗，一是药物保守，二是经皮介入治疗。目前的临床资料对于介入治疗对大多数肾动脉狭窄患者可带来的临床获益有待商榷，介入治疗的适应证：①有显著血流动力学异常、合并下述情况的RAS患者：急进性高血压、顽固性高血压、恶性高血压、合并不明原因单侧肾脏缩小的高血压，以及不耐受药物治疗的高血压；②合并进展性慢性肾脏疾病的双侧RAS或孤立肾的RAS患者；③有显著血流动力学意义的RAS患者，以及合并RAS的不明原因、复发性充血性心力衰竭或不明原因的突发肺水肿患者；④合并不稳定性心绞痛、有血流动力学意义的RAS患者。有关ARVD治疗的随机临床试验也证实了经皮介入治疗的有效性。也有资料表明，肾动脉介入治疗是有限的，对于肾功能稳定或无明显下降，血压能被药物控制的不推荐介入治疗，本例患者肾动脉介入治疗后血压控制良好，同时处理其他危险因素，包括抗血小板聚集、调脂等治疗及生活方式改良，期间再次出现血压波动，再次入院后查外周血管提示双肾动脉起始段狭窄，左侧股动脉狭窄，左侧足背动脉闭塞可能，复查肾动脉造影提示右肾动脉原支架未见狭窄，左肾动脉开口轻中度狭窄。患者经控制危险因素及生活方式的改良，外周血管尤其下肢血管狭窄进行性加重，对其病因及治疗需进一步探讨。患者是否合并有不典型性大动脉炎，需临床进一步论证。所以对于本例患者再次介入治疗的必要性有待进一步探讨。

有关 ARVD 的药物保守治疗，尤其是伴有肾功能不全者，目前尚无公认的"最佳治疗"，由于 ARVD 主要通过高血压和加速动脉粥样硬化引发心血管并发症，主要措施为药物降压和降血脂。结合中国专家共识，对于 RVH 所致的肾血管性高血压，血管紧张素转换酶抑制剂（ACEI）和钙离子拮抗剂可有效控制，并延缓了肾脏疾病的发生，但 ACEI 或血管紧张素受体拮抗剂（ARB）是一柄双刃剑，一方面可特异性作用于肾素血管紧张素系统，控制肾血管性高血压十分有效；另一方面阻断了出球小动脉的收缩，导致患侧肾肾小球滤过压下降，肾功能损害，对于双侧或单功能肾肾动脉狭窄患者，可诱发急性肾功能不全，故对这类患者应从小剂量开始，逐渐加量，并密切观察尿量，血肌酐及尿素氮的变化，如服药后血肌酐较基线值上升＞30%，需要停药。对于对侧肾功能正常的一侧肾动脉狭窄患者，尽管使用 ACEI 或 ARB 使患肾功能减退，因有健肾代偿，仍可考虑应用该类药物，总体上有心血管获益。禁用 ACEI 或 ARB 的患者，钙通道阻滞剂为较安全有效的降压药物。β受体阻滞剂也被明确用于肾动脉狭窄患者。一些回顾性研究提示，通过药物保守治疗，对于一侧 ARVD 患者可达到长期有效地控制血压和保护肾功能，但对于双侧或单功能肾动脉狭窄患者疗效很差。对于本例患者，出于患者一侧肾动脉严重狭窄，对侧肾动脉硬化的考虑，避免出现肾功能急剧损害造成不可逆的损伤，未使用 ACEI 类药物，介入后血压控制良好，患者肾脏 ECT 提示双肾 ECT GFR：左侧 =33.06 ml/min，右侧 =34.96 ml/min，即左右肾血流灌注无差异，暂未加用 ACEI 类药物，维持原降压治疗方案。患者血运重建后，肾动脉狭窄解除。此外，小剂量开始使用 ACEI 类药物患者是否获益更大，也是临床工作中需进一步探讨的问题。

无论是否进行介入重建血运，控制危险因素、矫正不良生活方式是基本措施。本例患者稳定血压、他汀类调脂血脂达标、阿司匹林抗血小板聚集及生活方式改良，周围血管狭窄仍有进行性加重，对于周围血管狭窄的原因及治疗值得我们在临床中思考。

参 考 文 献

蒋雄京 . 2012. 肾血管性高血压治疗新进展 . 中国实用内科杂志，01：12-14.

王城，王雪梅，王春梅 . 2014. 介入速尿肾动态显像在肾积水诊断及治疗中的临床应用价值 . 浙江临床医学，16（5）：683-685.

吴强 . 2008. 肾动脉狭窄的诊断和治疗的中国专家共识 // 贵州医学会心血管病学分会、心电生理与起搏学分会 2008 年学术年会专题讲座及论文摘要汇编 .

张春丽，李乾，左力，等 . 2004. 肾动态显像法与双血浆法测定肾小球滤过率的对比分析 . 北京大学学报（医学版），06：612-615.

张颖 . 2010. 肾动脉狭窄诊治的研究进展 . 继续医学教育，24（3）：64-66.

郑友祥，刘秀凤，戴伦，等，2012. 肾血管性高血压是药物治疗还是介入治疗？. 中华高血压杂志，02：107-111.

Shetty R，Biondi-Zoccai GG，Abbate A，et al. 2011. Percutaneous renal artery intervention versus medical therapy in patients with renal artery stenosis：a meta-analysis . Euro Intervention，7（7）：844-851.

病例 40

重视原发性醛固醇增多症的筛查——原发性醛固酮增多症 1 例

宋 颖 李启富

重庆医科大学附属第一医院内分泌科

要点：我们报道 1 例原发性醛固酮增多症（简称原醛症）患者，通过分析不同条件下的筛查结果，强调醛固酮/肾素浓度比值（ARR）的影响因素。该患者未停用 CCB、利尿剂类药物时 ARR 的筛查结果为假阴性，停用 4 周后立位 ARR 明显升高，说明 ARR 受药物影响显著。临床医生需熟悉原醛症的高危人群，在门诊应对高危人群首先进行充分的药物准备，然后再进一步筛查，可明显提高诊断效率。

【主诉】 血压升高、乏力、口齿不清 3 月。

【现病史】 患者女，46 岁。入院前 3 月患者夜间突发右侧肢体乏力、口齿不清，入当地医院查血压 180/112mmHg，头颅 CT 提示左侧基底核区脑出血（出血量约 7ml），急查血钾 3.3mmol/L，给予相应处理 1 周后病情稳定，进一步行双侧肾上腺 CT，提示右肾上腺区可疑低密度影，复查头颅 CT，提示出血有所吸收，为进一步诊治转入笔者所在医院，患病后患者口服硝苯地平控释片 30mg，bid，氢氯噻嗪 25mg qd，血压控制在（120～150）/（80～90）mmHg。

【查体】 BP 146/65mmHg，BMI 25.3kg/m^2，余生命体征无异常。甲状腺未扪及肿大，双肺呼吸音无异常，心尖搏动位于左锁骨中线第五肋间内约 0.5cm，HR 77 次/分，律齐，各瓣膜区未闻及病理性杂音。腹部平软，无压痛，未触及包块，肝脾肋下未扪及，未闻及肾动脉杂音，右侧肢体肌力下降（Ⅳ级），左侧肢体 V 级，病理征可疑阳性。

【既往史】 否认糖尿病、冠心病病史。

【家族史】 父亲、母亲、4 个姐妹均有高血压病史。

【辅助检查】

1. 空腹静脉血糖 5.2mmol/l 血脂：TC 6.31 mmol/L，TG 1.22 mmol/L，HDL-C 1.7 mmol/L，LDL-C 4.53 mmol/L；血钾 3.4 mmol/L，血钠 142mmol/L，血氯 105 mmol/L，HCO$_3^-$ 26mmol/L。

2. 24h 尿电解质 尿钠 48.1 mmol/24h，尿钾 10.9mmol/24h。

3. 皮质醇昼夜节律 8am 皮质醇 364.05nmol/L，16pm 皮质醇 142.04 nmol/L，0am 皮质醇 35.48 nmol/L，8am ACTH 33.23pg/ml，16pm ACTH 10.23 pg/ml，0am ACTH 7.86 pg/ml（节律均正常）。

4. 1mg 地塞米松抑制试验后皮质醇 17.48 nmol/L（<50nmol/L 为可被抑制）。

5. 血儿茶酚胺代谢产物（MNs） 正常。

6. 立位血浆醛固酮 235pg/ml（30～400pg/ml），立位血浆肾素浓度：17.6μIU/ml（4.4～46.1μIU/ml），立位醛固酮/肾素比值（ARR）：13.4（pg/ml）/（μIU/ml）（正常值为<40pg/ml）。

7. 心脏彩超 左室顺应性减退。

【诊治经过】 患者中年女性，以"高血压伴低血钾、脑出血"为主要特点，虽然有高血压家族史，仍需排查内分泌性高血压，尤其是原醛症，但患者入院后立位ARR正常，即筛查阴性，同时相关激素测定可排除嗜铬细胞瘤及皮质醇增多症，至此是否就可以排除原醛症了？考虑到患者目前服用的降压药（CCB+利尿剂）对ARR影响较大，建议患者停用并换用多沙唑嗪缓释片 4mg bid，同时口服补钾，4周后复查ARR。

4周后再次入院，复测立位血浆醛固酮：333pg/ml（30～400pg/ml），立位血浆肾素浓度：0.7μIU/ml（4.4～46.1μIU/ml），立位醛固酮/肾素比值（ARR）：476（pg/ml）/（μIU/ml）（正常值为<40pg/ml），本次筛查为阳性！

进一步行确诊试验，结果见表40-1。

表 40-1　确诊试验结果

检查项目	时间	醛固酮（pg/ml）	肾素（μIU/ml）	皮质醇（nmol/L）	血钾（mmol/L）	备注
卡托普利试验	8am	86.9	1.7	132.74	—	醛固酮抑制率<30%为原醛
	10am	138	4.4	195.81	—	
盐水负荷试验	8am	236	0.5	279.4	3.6	负荷后醛固酮>50pg/ml为原醛
	12am	159	<0.5	125.68	3.6	
氟氢可的松试验	10am	86.6	<0.5	134.77	—	醛固酮>60pg/ml为原醛

结论：三个确诊试验均为阳性，诊断原醛症明确。

肾上腺增强CT提示右肾上腺小结节，大小10mm×8mm，平扫CT值7HU，增强轻度强化，左肾上腺正常，考虑右侧肾上腺腺瘤可能性大（图40-1，图40-2）。

复查头颅CT提示左侧外囊区低密度影，考虑陈旧性出血灶。

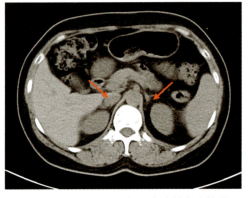 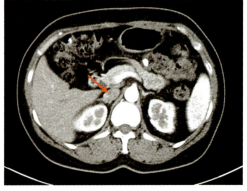

图40-1　平扫CT显示右肾上腺稍低密度结节，左侧正常　　图40-2　增强CT显示右侧肾上腺结节轻度强化

泌尿外科会诊后，建议手术切除，患者于 2014 年 3 月 18 日在腹腔镜下行右侧肾上腺结节切除术，术后病检：右肾上腺皮质腺瘤（图 40-3～图 40-6）。

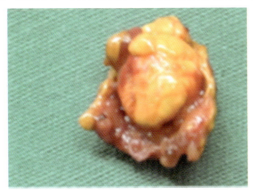

图 40-3　大体标本（外观）

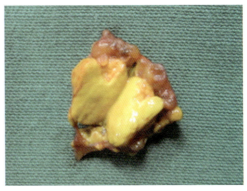

图 40-4　大体标本（剖面）

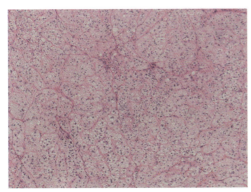

图 40-5　病检提示皮质腺瘤（100×）

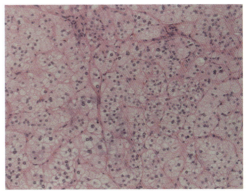

图 40-6　病检提示皮质腺瘤（200×）

术后 1 月随访：血钾 4.0mmol/L，血压（120～140）/（70～90）mmHg。

【诊断】

1. 原发性醛固酮增多症

2. 右肾上腺皮质腺瘤

【讨论】　本例患者以典型的"高血压伴低血钾"为主要特征，同时合并脑出血、右肾上腺意外瘤，符合最常见的内分泌性高血压 - 原醛症的临床表现。国际原醛指南推荐原醛症的诊断包括筛查、确诊和分型三部分。筛查为整个诊断流程的起始环节，其重要性显而易见。只有找到筛查异常患者，才会从随后正确诊断及相应治疗中获益。2016 最新国际指南推荐针对以下高危患者进行原醛症筛查：①持续性血压 >150/100mmHg（非同日，至少三次）；服用 3 种降压药（包括利尿药）血压仍 >140/90mmHg，或服用 4 种及以上降压药血压可被控制在 140/90mmHg 以下；②高血压伴低钾血症（自发性或利尿药使用后）；③高血压伴肾上腺意外瘤；④高血压伴睡眠呼吸暂停综合征；⑤高血压伴青年高血压家族史，或伴有青年（<40 岁）脑卒中家族史；⑥原醛一级亲属。本例患者同时满足以上①②③三条，属于高危人群，故是原醛症重点筛查的对象。

不容乐观的是，目前国内原醛症的发现率低、误诊率高，其原因包括：对原醛症的认识和重视不够；诊断流程较复杂；血浆醛固酮 / 肾素测定开展不广泛；血浆醛固酮 / 肾素测定标准不统一等。1981 年 Hiramatsu 首次采用血醛固酮与肾素活性比值（ARR）作为原醛症筛查指标，成功地从 348 例高血压患者中筛查出 9 例醛固酮瘤患者。随后，Gordon 等利用 ARR 对包括正常血钾水平在内的高血压人群进行筛查，结果发现该病的检出率增加了 10 倍，而且这一方法可以在血醛固酮水平处于正常范围时对原醛症做出早期诊断。因此，我们推荐将 ARR 作为原醛症首选筛查指标。目前国际上多采用立位 2 小时血浆醛固酮浓度（PAC）/ 肾素活性（PRA）比值，或醛固酮浓度（PAC）/ 肾素浓度（DRC）比值进行筛查。但由于 ARR 受年龄、体位、药物等诸多因素影响，国内外关于最佳筛查切点的报道尚未完全统一。一般推荐立位 PAC/PRA 比值最佳切点为 30 $ng·dl^{-1}/ng·ml^{-1}·h^{-1}$。我们先前发表的资料显示中国人立位 PAC/DRC 比值 43 $pg·ml^{-1}/\mu IU·ml^{-1}$ 是原醛症初筛的最佳切点。但必须高度重视的是，血浆醛固酮、肾素测定容易受到一些降压药物、血钾水平、钠摄入量、年龄等因素的影响，因此，筛查前需注意：①纠正低钾血症（口服氯化钾缓释片）；②不限制钠盐摄入（>6g/d）；③停用利尿药（包括螺内酯）≥ 4 周；④停用 β 阻滞剂、可乐定、NSAID 类、二氢吡啶类钙阻滞剂、ACEI 及 ARB ≥ 2 周；⑤使用其他对 ARR 影响较少的降压药（非二氢吡啶类、α 受体阻滞剂、直接血管扩张剂），如维拉帕米缓释片、哌唑嗪、特拉唑嗪、肼屈嗪；⑥早晨起床后 2 小时坐位采集血标本。临床医生筛查前需根据患者用药情况做好充分的准备，否则就会像本例患者第一次筛查那样，导致筛查结果呈假阴性，造成漏诊、误诊。为了避免出现 ARR 的假阴性，临床工作中除了控制以上影响因素外，还应重视第一次筛查结果阴性但又有原醛症高危因素的患者，需要择日复查立位 ARR，因个别患者醛固酮甚至呈周期性分泌，需要反复多次随访 ARR 才能获得证据。对于控制影响因素后检测 ARR 为阳性的患者应进一步行确诊试验及分型诊断。

总之，立位 ARR 作为原醛症最常用的筛查指标，已被广泛应用于临床，特别是门诊开展随机 ARR 测定时，需做好充分、标准的筛查前准备工作，从而很大程度上提高该病的检出率，使部分患者得到早期诊断和治疗。

参 考 文 献

宋颖，何文雯，杨淑敏，等 . 2016. 化学发光法测定血浆醛固酮浓度 / 肾素浓度比值筛查原发性醛固酮增多症的价值 . 中华内科杂志，55（1）：6-10.

Funder JW，Carey RM，Fardella C，et al. 2008. Case detection，diagnosis，and treatment of patients with primary aldosteronism：an endocrine society clinical practice guideline.J Clin Endocrinol Metab，93（9）：3266-3281.

Funder JW，Carey RM，Mantero F，et al. 2016.The Management of Primary Aldosteronism：Case Detection，Diagnosis，and Treatment：An Endocrine Society Clinical Practice Guidelines. J Clin Endocrinol Metab，jc20154061.[Epub ahead of print].

Hiramatsu K，Yamada T，Yukimura Y，et al. 1981. A screening test to identify aldosterone-producing adenoma by measuring plasma renin activity. Results in hypertensive patients. Arch Intern Med，141：1589-1593.

病例 41

AVS 在原醛症分型诊断中的地位——原发性醛固酮增多症 1 例

宋 颖 李启富

重庆医科大学附属第一医院内分泌科

要点： 我们报道一例以"高血压伴低血钾"为主要特征，经过生化检查确诊为原发性醛固酮增多症（简称原醛症），进一步通过 CT 及双侧肾上腺静脉取血术（AVS）明确分型的双侧肾上腺皮质增生（简称特醛症）患者。该患者初筛立位醛固酮 / 肾素比值（ARR）为阳性，进一步行盐水负荷试验、卡托普利试验、氟氢可的松试验均可确诊原醛症，虽 CT 提示左侧结节，但 AVS 提示双侧分泌型，最终诊断为特醛症，无需手术，药物治疗效果好。

【主诉】 血压升高 30 年，乏力 6 年，加重 7 月。

【现病史】 患者女，62 岁。患者 30 年前偶然发现血压增高，先后硝苯地平、非洛地平、氢氯噻嗪降压，血压控制不佳。6 年前突发四肢乏力、剧烈头痛，外院测血压 218/100mmHg，血钾 3.3mmol/L，诊断为"原发性高血压、低钾血症"，长期予降压、口服补钾治疗，平日血压仍有波动。7 月前无诱因乏力加重，持续时间较前延长，血压波动在（130～150）/（80～100）mmHg。2 周前患者于笔记所在医院门诊调整为多沙唑嗪缓释片 4mg bid，地尔硫䓬胶囊 90mg bid，同时继续口服补钾至今。为进一步明确病因入笔记所在医院内分泌科。

【查体】 BP147/72mmHg，BMI 23.1kg/m^2，余生命体征无异常。甲状腺未扪及肿大，双肺呼吸音无异常，心尖搏动位于左锁骨中线第五肋间内约 0.5cm，HR 72 次 / 分，律齐，各瓣膜区未闻及病理性杂音。腹部平软，无压痛，未触及包块，肝脾肋下未扪及，未闻及肾动脉杂音。脊柱四肢、关节均无异常，病理征阴性。

【既往史及家族史】 有骨质疏松症 1 年，已予药物治疗。否认高血压家族史。

【辅助检查】

1. 空腹静脉血糖 5.4mmol/l，HbA1c 5.8%；血脂：TC 3.48 mmol/L，TG 1.64 mmol/L，HDL-C 0.99 mmol/L，LDL-C 2.15 mmol/L；血钾 3.7 mmol/L，血钠 143mmol/L，血氯 107 mmol/L。

2. 皮质醇昼夜节律 8am 皮质醇 282.14nmol/L，16pm 皮质醇 158.75 nmol/L，0am 皮质醇 134.5 nmol/L，8am ACTH 21.58pg/ml；1mg 地塞米松抑制试验后皮质醇：43.48 nmol/L（<50nmol/L 为可被抑制）。

3. 血儿茶酚胺代谢产物（MNs） 正常。

4. 空腹立位血浆醛固酮 315pg/ml（30～400pg/ml），立位血浆肾素浓度：1.3μIU/ml（4.4～46.1μIU/ml），立位醛固酮 / 肾素比值（ARR）：242.3（pg/ml）/（μIU/ml）（正

常值为 <40pg/ml）。

【诊治经过】 患者老年女性，以"高血压伴低血钾"为主要特点，以上相关激素测定可排除嗜铬细胞瘤及皮质醇增多症，需进一步重点排查原醛症。排除常见影响因素（药物）后，初筛立位 ARR 提示明显增高，即初筛为阳性，需进一步行确诊试验（表 41-1）。

表 41-1 三个确诊试验检查结果

检查项目	时间	醛固酮 pg/ml	肾素 μIU/ml	皮质醇 nmol/L	血钾 mmol/L	结果判断
卡托普利试验	8am	109	1.4	212.0	—	醛固酮抑制率 <30% 为原醛
	10am	270	3.4	315.0	—	
盐水负荷试验	8am	108	1.1	251.9	3.0	负荷后醛固酮 >50pg/ml 为原醛
	12am	374	1.6	188.5	3.1	
氟氢可的松试验	10am	379	<0.5	137.77	—	醛固酮 >60pg/ml 为原醛

结论：三个确诊试验均为阳性，诊断原醛症明确。

心电图：ST 改变。

心脏彩超：左室顺应性减退。

肾上腺增强 CT 提示左肾上腺 8mm×9mm 小结节，平扫 CT 值为 17HU，增强后为 34HU，考虑肾上腺小腺瘤可能性大，肾上腺增生待排（图 41-1～图 41-4）。

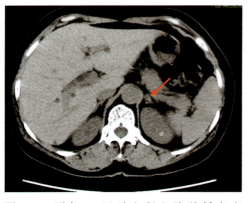
图 41-1 平扫 CT 显示左肾上腺稍低密度小结节

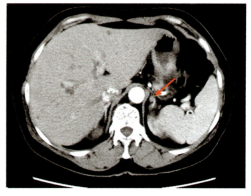
图 41-2 增强 CT 显示左侧肾上腺小结节轻度强化

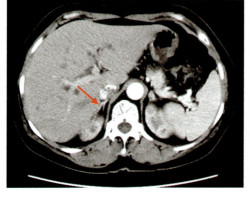
图 41-3 增强 CT 显示右肾上腺正常

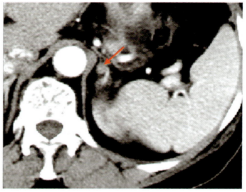
图 41-4 增强 CT 放大显示左侧肾上腺结节与肾上腺分界不清

但由于原醛症的最常见类型为醛固酮瘤（APA）和双侧肾上腺皮质增生（特醛症），且 CT 无法有效区分这两种类型。AVS 才是区分 APA 和特醛症的"金标准"，故对患者进一步行 AVS（表 41-2），结果提示双侧肾上腺均有高分泌醛固酮，并非左侧优势，故诊断为特发性原醛症，无需手术，给予螺内酯 20mg bid、厄贝沙坦 150mg qd 治疗。

1 个月后随访：乏力症状消失，血钾 3.7mmol/L，血压（123～140）/（78～80）mmHg。

表 41-2　双侧肾上腺静脉取血结果

样本	醛固酮 pg/ml	皮质醇 nmol/L	AV/PV 皮质醇	AV 醛固酮/皮质醇	PV 醛固酮/皮质醇	（AV 醛固酮/皮质醇）/（PV 醛固酮/皮质醇）
下腔静脉（PV）	807	366.48	—	—	2.20	—
右肾上腺静脉（AV）	41000	6174.6	16.85	6.64	—	3.02
左肾上腺静脉（AV）	11800	2065.29	5.64	5.71	—	2.60

注：插管成功标志：皮质醇 AV/PV ≥ 3；优势分泌侧：（AV 醛固酮/皮质醇）/（PV 醛固酮/皮质醇）≥ 2，同时另一侧（AV 醛固酮/皮质醇）/（PV 醛固酮/皮质醇）≤ 1。

结论：双侧肾上腺均有高分泌醛固酮。

【讨论】　本例患者以典型的"高血压伴低血钾"为主要特征，符合最常见的内分泌性高血压 - 原醛症的临床表现，但原醛症的诊断步骤复杂，而目前中国尚无原醛症的诊治指南，临床工作中一般参照 2008 和 2016 国际"原发性醛固酮增多症诊治指南"及中华医学会内分泌学分会"原发性醛固酮增多症诊断治疗的专家共识"。在原醛症的常见病因中，醛固酮瘤（APA）占 30%，双侧肾上腺皮质增生（特发性醛固酮增多症）占 60% 左右。值得注意的是，对后者"顾名思义"常常会导致错误，因特发性醛固酮增多症在 CT 上常无"双侧肾上腺增生"，其肾上腺可以完全正常，或局部增生（呈腺瘤样），也可为单侧肾上腺增粗。因此，不能完全依靠 CT 结果决定是否手术治疗。临床工作中，医生最容易犯的错误就是只要 CT 明确了肾上腺结节，即行外科手术切除，殊不知可能会误判相当一部分特醛症患者，使得这部分患者本不该手术而接受了手术，虽花费了高昂的手术费用却无法根治疾病。

目前可对原醛症分型诊断的方法包括肾上腺 CT、肾上腺静脉取血（AVS）等措施，AVS 是区分原醛症有无优势分泌的唯一方法，且对治疗方案的选择至关重要，而 CT 并不能有效区分 APA 和双侧增生。几乎所有 APA 行单侧肾上腺切除后血钾水平均能恢复正常，血压下降或完全恢复正常比率也可达到 30%～60%。而对双侧肾上腺皮质增生而言，单侧或双侧肾上腺全切并不能降低患者血压，药物治疗才是首选方法。

在一项 203 例原发性醛固酮增多症患者中进行了 CT 及肾上腺静脉取血的研究发现：CT 诊断的准确率只有 53%；基于 CT 的检查发现，有 42 例（22%）本应该选择肾上腺切除术的患者没有行手术治疗；有 48 例（25%）本不必手术的患者进行了手术治疗。而 AVS 则是区分单侧或双侧分泌最可靠、最准确的方法。目前 AVS 的敏感性和特异性均可达到 90% 以上，要明显优于肾上腺 CT（78% 和 75%），因此 AVS 被公认为原醛症分型诊断的"金标准"。本例患者的 CT 即表现为单侧结节，但 AVS 结果提示双侧分泌型，无需手术，仅需药物治疗。

由于 AVS 属有创检查、价格昂贵，且需要经验丰富的专科医生操作，一般应在确诊原醛症且有手术意愿的患者中进行。2014 年《双侧肾上腺静脉取血专家共识》建议以下人群可不行 AVS 检查：①年龄小于 40 岁，肾上腺 CT 显示单侧典型腺瘤且对侧肾上腺正常的患者；②肾上腺手术高风险患者；③怀疑肾上腺皮质癌的患者；④已经证实患者为家族性醛固酮增多症 I 型或家族性醛固酮增多症 III 型。

总之，原醛症的分型诊断一直是临床上的难点，在很大程度上影响了治疗方案的选择，临床医生不能仅依靠影像学来判定病变的类型，而要结合生化指标、影像学表现及双侧肾上腺静脉取血结果进行综合分析。

参 考 文 献

中华医学会内分泌学分会肾上腺学组 .2016. 原发性醛固酮增多症诊断治疗的专家共识 . 中华内分泌代谢杂志，32（30）：188-195.

Funder JW，Carey RM，Mantero F，et al. 2016. The Management of Primary Aldosteronism：Case Detection，Diagnosis, and Treatment：An Endocrine Society Clinical Practice Guidelines. J Clin Endocrinol Metab，jc20154061.[Epub ahead of print]

Rossi GP，Auchus RJ，Brown M，et al. 2014. An expert consensus statement on use of adrenal vein sampling for the subtyping of primary aldosteronism. Hypertension，63（1）：151-160.

Young WF Jr. 2003. Minireview：primary aldosteronism-changing concepts in diagnosis and treatment. Endocrinology，144（6）：2208-2213.

Young WF，Stanson AW，Thompson GB，et al. 2004. Role for adrenal venous sampling in primary aldosteronism. Surgery，136（6）：1227-1235.

病例 42

Leriche 综合征误诊为腰椎间盘突出症 1 例

韩海生[1] 张 彬[2] 肖 航[3]

兰州军区机关门诊部[1]
重庆市九龙坡区第二人民医院心血管内科[2]
第三军医大学西南医院老年病科[3]

要点：Leriche 综合征即腹主动脉血栓形成综合征，又称主动脉分叉闭塞综合征，临床主要表现为下肢间歇性跛行或静息痛，男性阳痿，女性会阴坏死，股动脉搏动减弱或消失三联征。因其患病人群多为老年、并且症状常常不典型，易与椎间盘突出等老年常见疾病相混淆，作为外周动脉病的常用诊断工具 ABI（踝臂指数），在该疾病的诊断上有重要价值。

【主诉】 腰臀部疼痛伴双下肢活动后乏力、疼痛 3 年余，加重 2 月。

【现病史】 患者男，58 岁。3 年前患者活动后感腰臀部疼痛，伴双下肢乏力、疼痛，以左大腿后部明显，休息后可缓解，无双下肢放射痛、麻木感等症状，多次在多家医院就诊均诊断 "腰椎间盘突出症"，给予止痛、理疗、针灸、牵引或推拿等方法治疗后，患者上述症状无明显缓解。2 月前，患者上述症状加重，平路行走不足 50 米，便需要休息 1 次，仍以左侧大腿后部为重，仍无麻木感、下肢放射痛等症状，为进一步诊疗入住笔者所在科。

【既往史】 冠心病病史 4 年，吸烟 30 支/天 ×40 年，无高血压、糖尿病、脑血管疾病等病史，无饮酒史。

【查体】 BP 115/51mmHg，HR 68 次/分，律齐，各瓣膜听诊区未闻及病理性杂音，双下肢无皮肤苍白、发绀、破溃及水肿，双侧股动脉、腘动脉、足背动脉搏动均未扪及。

【辅助检查】

1. 腰椎 MRI 腰 3/4，腰 4/5 腰椎间盘变性、膨出。

2. ABI 右侧 0.63，左侧 0.58。

3. 腹主动脉及双下肢 CTA 腹主动脉末端、双侧髂总动脉及分支多发斑块形成伴管腔狭窄、局部闭塞（图 42-1）。

【诊断】 Leriche 综合征

【诊治经过】 给予口服阿司匹林、

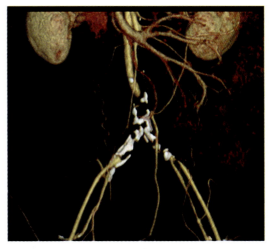

图 42-1 腹主动脉及双下肢 CTA

氯吡格雷双联抗血小板聚集，阿托伐他汀钙稳定斑块等治疗。于2016年5月20日行腔内治疗，造影显示：腹主动脉远端、双侧髂总动脉完全闭塞。予以腹主-双髂总动脉支架植入术（SKS支架技术）。术后患者腰臀部及双下肢疼痛缓解，双侧股动脉、腘动脉及足背动脉均可扪及。复查ABI：左侧0.91，右侧0.95（图42-2）。

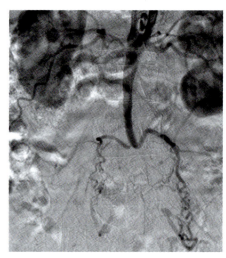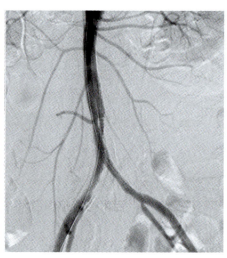

图42-2 介入手术前后DSA影像比较

【讨论】 1923年Leriche首先报道腹主动脉末端闭塞及其引起的症状而得名Leriche综合征。其是一种少见的动脉狭窄或闭塞性疾病，又称为主动脉分叉闭塞综合征、末端主动脉血栓形成综合征、渐进性主动脉末端部分血栓形成综合征、终末主动髂动脉闭锁综合征、慢性腹主动脉髂动脉阻塞、孤立性腹主动脉髂动脉病等。现特指腹主动脉下段闭锁导致盆腔和下肢动脉缺血并引起临床症状的疾病。疾病的危险因素包括吸烟、糖尿病、高血压、肥胖、个人或者家族性心脏病史、高脂血症、缺乏运动、高同型半胱氨酸及高龄。Leriche综合征典型表现为"三联征"，即双下肢乏力、跛行和静息痛；双下肢动脉搏动减弱或消失；男性阳痿或女性会阴坏死。本例患者以腰臀部疼痛伴双下肢乏力、疼痛为首发表现，是腰椎间盘突出伴有Leriche综合征的症状，容易造成误诊。3年以来，患者辗转多家医院均诊断为"腰椎间盘突出症"，未行ABI检查，未能做出正确诊断。

踝臂指数（ABI）是通常用于外周动脉疾病（PAD）的诊断，下肢动脉疾病诊疗的中国专家共识建议所有下肢动脉疾病的高危人群，年龄≥70岁；年龄在50～69岁，有吸烟或糖尿病史；年龄<50岁，有糖尿病和1项其他动脉粥样硬化的危险因素（吸烟、血脂异常、高血压、高龄）或糖尿病病史≥10年；劳累相关的腿部不适或缺血性静息痛；下肢脉搏检查异常；确诊的动脉粥样硬化性心血管疾病，建议测量静息ABI。若ABI正常，推荐至少5年测定一次；间歇性跛行的患者，已诊断外周动脉疾病的患者及已接受下肢动脉血管成形术的患者应定期测量静息ABI，必要时测量运动后的ABI。ABI测量就像普通测量血压一样，是方法简便、价格低廉、敏感性及特异性高，重复性好又无创伤的一种检查方法。ABI的临床应用价值在国外已得到广泛认可，而在国内仍未引起足够的重视和普及，因此积极推广普及ABI筛查，对预测和早期检出外周动脉粥样硬化性疾病，从而更

好地进行早期防治，以便最大限度降低外周动脉闭塞性疾病的危害，以及评价药物或手术治疗后疗效都具有重要意义。本例患者的诊疗经过，提醒临床医师，患者为PAD高危人群，并且有活动后双下肢乏力、疼痛的表现，应该常规行外周血管的体格检查及ABI检测，以便及时诊断及治疗，以免贻误病情。

参 考 文 献

杨士伟, 胡大一. 2006. 踝肱指数检测规范. 中国医刊, 41（4）: 52, 53.

Kumagai S, Amano T, Takashima H, et al. 2015. Impact of cigarette smoking on coronary plaque composition.Coron Artery Dis, 26: 60-65.

Sugimoto T, Ogawa K, Asada T, et al. 1997. Leriche syndrome: surgical procedures and early and late results. Angiology, 48（7）: 637-642.

病例 43

维持性血液透析患者顽固性高血压 1 例

余少斌

四川大学华西医院肾脏内科

要点：目前维持性血液透析患者中，越来越多的患者出现血压管理困难，那么这些长期血液透析患者血压控制靶目标是什么？血液透析患者发生高血压的影响因素？如何对血透患者进行干体重评估？通过这个病例来分析。

【主诉】 糖尿病病史 20+ 年，维持性血液透析 1+ 年。

【现病史】 患者女，71 岁。患者糖尿病病史 20+ 年，长期使用赖脯胰岛素（优泌乐）6U tid 三餐前皮下注射，空腹血糖 8mmol/L。2015 年 1 月发现肌酐升高并开始维持性血液透析至今，每周透析三次，每次 4 小时，同时隔周一次行血液透析滤过。采取的透析模式为：血流速 260ml/min，超滤 2000～3500ml，透析器为 Gambro 中空纤维透析器 Polyflux14L，采用碳酸氢盐透析液，透析液流速 500ml/min，透析温度 36.5℃。血管通路为右颈内静脉带涤纶套的中心静脉留置导管，伴有肾性贫血、肾性骨病、肾性高血压。平时药物控制下 [硝苯地平（拜新同）60mg bid，替米沙坦 80mg bid，酒石酸美托洛尔（倍他乐克）47.5mg qd，特拉唑嗪 2mg bid] 血压波动在（150～170）/（70～90）mmHg。透析后体重波动在 56～58kg。患者于 2016 年 1 月透析后体重 63.2kg，家庭监测血压波动在（70～200）/（100～110）mmHg。透析过程中血压波动在 199/100mmHg。

【既往史】 否认肝炎、结核或其他传染病史，否认过敏史，

【体格检查】 T 36.6℃，P 71 次 / 分，R 20 次 / 分，BP 191/103mmHg。神志清楚，慢性病容，皮肤巩膜无黄染，全身浅表淋巴结未扪及肿大。颈静脉正常。心界向左扩大，心律齐，各瓣膜区未闻及杂音。胸廓未见异常，双肺叩诊呈清音，双肺呼吸音清，未闻及干湿啰音及胸膜摩擦音。腹部外形正常，全腹软，无压痛及反跳痛，腹部未触及包块。肝脏肋下未触及。脾脏肋下未触及。双肾未触及。双下肢对称性、凹陷性水肿。

【辅助检查】 血红蛋白 101g/L，白蛋白 33.3g/L，钙 2.14mmol/L，磷 1.32mol/L，铁蛋白 344.7ng/ml，铁饱和度 33.7%，PTH 35pmol/L，KT/V 1.2。心脏彩超：EF 60%，左房增大，左室增大，室间隔增厚，二尖瓣钙化。颈动脉彩超：双侧颈动脉可见动脉粥样硬化斑。胸部 CT：主动脉弓钙化。

【目前诊断】

1. 慢性肾功能不全（尿毒症期）

肾性贫血

肾性骨病

肾性高血压
2. 2 型糖尿病

【诊疗计划】 每次透析后下调体重 0.3～0.5kg，同时调整降压药为硝苯地平 60mg bid，替米沙坦 80mg bid，酒石酸美托洛尔 47.5mg qd，特拉唑嗪 4g bid。1 月后患者透析后体重 55.9kg，家庭监测血压 145/76mmHg，透析中血压波动在 150/80mmHg 左右。期间逐步调整降压药物，到 2016 年 6 月：患者家庭监测血压波动在（140～150）/（65～80）mmHg，服用硝苯地平 30mg bid，替米沙坦 80mg qd，酒石酸美托洛尔 47.5mg qd，特拉唑嗪 2mg qn（表 43-1～表 43-4）。

表 43-1 动态血压监测结果（白昼 6-21～6-22）

收缩压（最高）	167（02：01）	舒张压（最高）	125（16：35）
收缩压（最低）	124（14：37）	舒张压（最低）	72（20：10）
收缩压（平均）	145	舒张压（平均）	82
夜间血压下降率	-6.29%	夜间血压下降率	-2.44%

表 43-2 动态血压监测结果——日间分析（06：00-22：00）

名称	平均值	最大值	最小值
收缩压（mmHg）	143	159（16：35）	124（14：37）
舒张压（mmHg）	82	125（16：35）	72（20：10）
心率（BPM）	65	71	60

表 43-3 动态血压监测结果——夜间分析（22：00-06：00）

名称	平均值	最大值	最小值
收缩压（mmHg）	152	167（02：01）	130（04：01）
舒张压（mmHg）	84	89（02：01）	76（04：01）
心率（BPM）	62	64	62

表 43-4 2016-6-24 透析中血压记录

时间	血流量（ml/min）	透析液温度（℃）	静脉压（mmHg）	跨膜压（mmHg）	超滤量（ml）	血压（mmHg）	呼吸（次/分）	心率（次/分）
13.30	260	36.0	85	-16	0	127/75	18	64
14.35	260	36.0	90	-20	200	135/83	20	62
15.30	260	36.0	95	-12	580	147/87	19	63
16.25	260	36.0	90	-15	910	143/87	20	61
17.30	100				1300	151/81	20	59

【讨论】 从这个病例中可以得出很多信息，笔者将从以下三个方面进行讨论：①血液透析患者血压控制靶目标？②血液透析患者发生高血压的影响因素？③如何对血液透析患者进行干体重评估？

1. 血液透析患者血压管理（表 43-5）

表 43-5　血液透析患者血压管理

指南	时间	目标水平	ABPM
CSN（2006）	血液透析前	＜140/90 mmHg	仅当控制困难时
KDOQI（2005）	血液透析前	透析前＜140/90 mmHg；透析后＜130/80 mmHg（如果无直立症状或透析中低血压）	可能更好，但是存在实践和财政限制
KDIGO 报告（2010）	血液透析前和透析后的测量应当慎重	推荐进一步研究	可能优于透析单元，但不方便世界各地许多患者使用
英国肾脏协会（2011）	透析前、透析中和透析后；两次透析之间	＜160/90 mmHg；避免 SBP ＜120mmHg	如果透析前后持续升高
CARI	无指南	无指南	无指南
ERA-EDTA	无指南	无指南	无指南

注：ABPM，动态血压监测；CARI，澳大利亚肾功能不全患者照护；CSN，加拿大肾脏病学会；ERA-EDTA，欧洲肾脏学会-欧洲透析和移植协会；KDIGO，改善全球肾脏病预后组织；KDOQI，肾脏病患者生存质量指导组。

在 2014 年美国成人高血压治疗指南（JNC8）中提出 18 岁以上的 CKD 患者在收缩压≥140 mmHg 或舒张压≥90 mmHg 时应开始药物治疗，并将血压目标值设定为 140/90 mmHg。

中国台湾心脏病学会（TSOC）和高血压学会（THS）联合出台 2015 年高血压管理指南（JAMA 杂志）。亚洲高血压患病率的增长速度超过了世界其他地区，因此血压控制在亚洲有重要意义，尤其对于卒中的预防具有更重要的意义；强调家庭血压监测（HBPM）和动态血压监测（ABPM）的重要性，以便更好地检出夜间高血压、晨起高血压、白大衣高血压和隐性高血压；未采纳欧洲与美国降压目标宽松化的观点，认为糖尿病、冠心病、合并蛋白尿的慢性肾脏病，以及接受抗栓治疗预防卒中的患者，血压靶目标值＜130/80 mmHg，其他患者血压目标值＜140/90 mmHg，80 岁以上老年人血压目标值＜150/90 mmHg。

SPRINT 研究：将没有糖尿病有心血管风险的患者分成两组，强化降压组血压靶目标血压＜120mmHg，标准降压组血压＜140mmHg。结论是尽管强化降压组可能带来一些副作用，但可以降低致死性和非致死性心血管事件。

而在 2015 年中国血液透析充分性临床实践指南中提出了血压管理：推荐血压控制目标：透前收缩压＜160mmHg（含药物治疗状态下）。

DOPPS：（透析预后与实践模式研究）一项国际性的前瞻性观察研究，涵盖全世界近 70% 的透析人口，阐明血液透析实践中与透析患者最佳预后相关的问题，是研究透析患者各项指标与预后关系的最大的观察性研究。在 2011 年 DOPPS 研究中如果按照血压收缩压＜140mmHg，美国的达标率仅有 40%（图 43-1）。

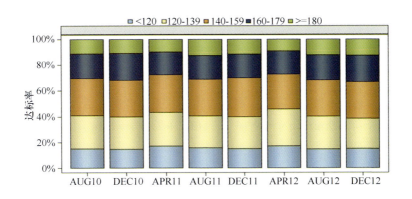

图 43-1　透析前收缩压分类

在 2015 年中华医学会肾脏病分会 2016 年血液净化年会上，我国透析前血压平均值为 147/84mmHg，达标率 44.4%。

2. 维持性血液透析患者的高血压机制　细胞外液容量过多/容量超负荷；肾素-血管紧张素系统激活；交感神经功能亢进；内皮素依赖性血管扩张受损；尿毒症毒素（ADMA，同型半胱氨酸）；高价钙磷酸盐产品/继发性甲旁亢；血管钙化和硬化；鼻减充血剂和拟交感神经药；重组人红细胞生成素（EPO 抗贫血）；盐的摄入/透析液 Na^+ 和 K^+ 浓度。

容量负荷被认为是透析患者持续性和难治性高血压的主要原因，由于透析患者干体重评估不准确，以及达到目标干体重的困难性，一些学者提出高血容量本身可能是透析过程中血压升高的主要原因。然而超滤量与血压下降呈非线性关系，且具有个体差异。容量依赖性高血压约占 65%。一项纳入了 338 例 CKD3-5 期患者的前瞻性的队列研究中，分为容量负荷过重及等容量组。结果发现等容量组 vs 容量负荷过重组收缩压（133 ± 15mmHg vs 142 ± 18mmHg，$P < 0.001$）。

肾素血管紧张素（RAS）对于透析中高血压更为接受的理论之一是：RAS 反调节的过度激活刺激肾素血管紧张素Ⅱ的大量生成，透析超滤容量减少时肾素水平增加说明肾衰患者保留 RAS 功能的完整性，肾素水平升高更易出现在基础肾素水平高的患者。然而，肾素对超滤的反应是迟钝的，在所有透析患者中超滤对 RAS 系统的作用存在个体差异。

交感神经系统（SNS）对透析患者高血压发挥重要作用，可能对透析中高血压也起一份作用，透析期间血浆容量的减少和血清钠的清除可通过压力反射感受器和化学反射感受器传入中枢神经系统下丘脑、室旁核，兴奋交感神经系统，导致高血压发生。

促红细胞生成素（EPO）的使用：自 EPO 广泛使用以来，透析患者高血压发生率增加了 20%～30%。发病机制可能包括：红细胞压积增加，血液黏滞度增加、外周血管阻力和 ET-Ⅰ水平的增加。

3. CLIMB（crit-line intradialytic monitoring benefit，透析中监测收益）**研究**　对于 442 例血液透析患者进行 6 个月随访。多因素分析显示，透析间期体重每增加 1%，透析前血压升高 1 mmHg（95%CI ± 0.24，$P < 0.001$），血压变化值增加 1.08 mmHg（95% CI ± 0.22，$P < 0.001$）。

DRIP 研究——终点透析间期收缩压改变透析方式：每次透析中每 10 kg 体重多超滤 0.1kg。若患者不耐受，将多超滤部分下调 50%；若仍不耐受继续下调，直至每次透析在原干体重基础上多超滤 0.2kg。结果 4 周后加强超滤组患者透析后体重下降 0.9kg；与基线血压相比，SBP 下降 6.9mmHg（$P=0.16$），DBP 下降 3.1mmHg（$P=0.048$）。超过一半的加强超滤组患者 SBP 下降 10 mmHg（图 43-2）。

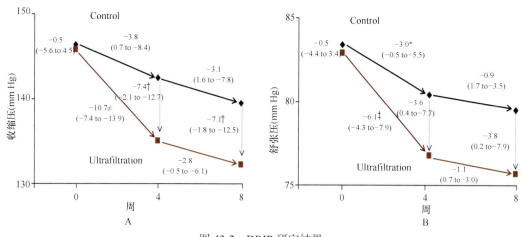

图 43-2 DRIP 研究结果

干体重的标准：①透析过程中无明显的低血压；②透析前血压得到有效控制，临床无水肿表现，胸部 X 线无肺淤血征象，心胸比值：男性 <50%，女性 <53%；③有条件者可以应用生物电阻抗法进行评估。基于生物电阻抗测量人体成分分析仪：身体水分总量：科学评估干体重、蛋白质、无机盐、人体脂肪含量、骨骼肌、肌肉量、去脂体重、体质、营养评估、目标体重、重量控制、肌肉控制、健康评估、每个节段的电阻抗值。利用 8 点接触电极，4 种不同的测量频率；操作简便，测试速度快，20s 左右即可完成全部测量。

图 43-3 是人体成分分析仪报告。从这个分析报告可以看出以下几个关键内容：①人体成分分析仪可以分析双上肢、双下肢、躯干五个节段的水负荷，由此可以得出是哪一个节段水负荷过重，再采取相应的检查。②可以得出患者的营养信息 BCM，以及骨密度 BMC。③最后在报告的左下角得出这个患者的干体重是多少，同时给出体型评价及营养状况评价，指导临床。

干体重不达标的治疗策略：强化超滤脱水，缓慢达到干体重值；低盐饮食，每日钠摄入量 < 5g，以 3g 以下为宜；透前血钠 < 135mmol/L 的患者应限制饮水；延长透析时间或增加透析次数，保持较低的超滤率；采用低温透析（透析液温度 < 35℃）；合理用药，减少大量药物导致摄水量增加；个体化透析液钠浓度（3 次透析前血钠的平均值乘以 95%）。

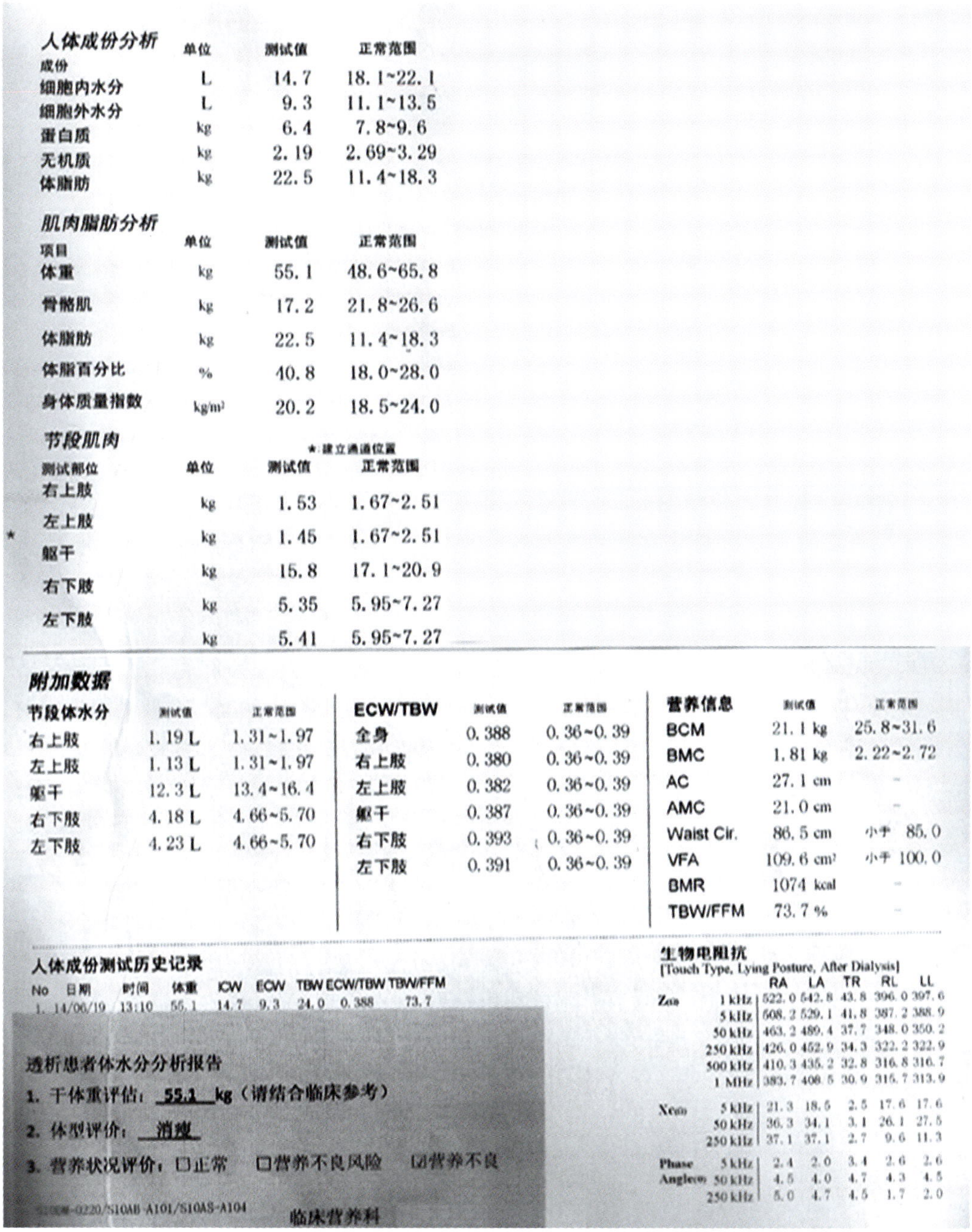

人体成份分析

成份	单位	测试值	正常范围
细胞内水分	L	14.7	18.1~22.1
细胞外水分	L	9.3	11.1~13.5
蛋白质	kg	6.4	7.8~9.6
无机质	kg	2.19	2.69~3.29
体脂肪	kg	22.5	11.4~18.3

肌肉脂肪分析

项目	单位	测试值	正常范围
体重	kg	55.1	48.6~65.8
骨骼肌	kg	17.2	21.8~26.6
体脂肪	kg	22.5	11.4~18.3
体脂百分比	%	40.8	18.0~28.0
身体质量指数	kg/m²	20.2	18.5~24.0

节段肌肉

★:建立通道位置

测试部位	单位	测试值	正常范围
右上肢	kg	1.53	1.67~2.51
★ 左上肢	kg	1.45	1.67~2.51
躯干	kg	15.8	17.1~20.9
右下肢	kg	5.35	5.95~7.27
左下肢	kg	5.41	5.95~7.27

附加数据

节段体水分	测试值	正常范围
右上肢	1.19 L	1.31~1.97
左上肢	1.13 L	1.31~1.97
躯干	12.3 L	13.4~16.4
右下肢	4.18 L	4.66~5.70
左下肢	4.23 L	4.66~5.70

ECW/TBW	测试值	正常范围
全身	0.388	0.36~0.39
右上肢	0.380	0.36~0.39
左上肢	0.382	0.36~0.39
躯干	0.387	0.36~0.39
右下肢	0.393	0.36~0.39
左下肢	0.391	0.36~0.39

营养信息	测试值	正常范围
BCM	21.1 kg	25.8~31.6
BMC	1.81 kg	2.22~2.72
AC	27.1 cm	-
AMC	21.0 cm	-
Waist Cir.	86.5 cm	小于 85.0
VFA	109.6 cm²	小于 100.0
BMR	1074 kcal	-
TBW/FFM	73.7 %	-

人体成份测试历史记录

No	日期	时间	体重	ICW	ECW	TBW	ECW/TBW	TBW/FFM
1.	14/06/19	13:10	55.1	14.7	9.3	24.0	0.388	73.7

生物电阻抗
[Touch Type, Lying Posture, After Dialysis]

		RA	LA	TR	RL	LL
Z(Ω)	1 kHz	522.0	542.8	43.8	396.0	397.6
	5 kHz	508.2	529.1	41.8	387.2	388.9
	50 kHz	463.2	489.4	37.7	348.0	350.2
	250 kHz	426.0	452.9	34.3	322.2	322.9
	500 kHz	410.3	435.2	32.8	316.8	316.7
	1 MHz	383.7	408.5	30.9	315.7	313.9
Xc(Ω)	5 kHz	21.3	18.5	2.5	17.6	17.6
	50 kHz	36.3	34.1	3.1	26.1	27.5
	250 kHz	37.1	37.1	2.7	9.6	11.3
Phase Angle(°)	5 kHz	2.4	2.0	3.4	2.6	2.6
	50 kHz	4.5	4.0	4.7	4.3	4.5
	250 kHz	5.0	4.7	4.5	1.7	2.0

透析患者体水分分析报告

1. 干体重评估：55.1 kg（请结合临床参考）
2. 体型评价：消瘦
3. 营养状况评价：☐正常　☐营养不良风险　☑营养不良

…-0220/S10AB-A101/S10AS-A104　临床营养科

图 43-3　人体成分分析仪报告

透析间期体重的控制标准：K/DOQI 建议患者工作日体重增长不超过 1kg；周末不超过 1.5 ～ 2kg；推荐透析间期体重增长率＜ 5% 干体重。

参 考 文 献

刘绛，苏勇，谭全达，等 . 2012. 血液透析滤过治疗尿毒症顽固性高血压的临床观察 . 中国实用医药，03：44，45.

谭云芝 . 2014. 不同血液净化方式治疗尿毒症患者顽固性高血压的疗效对比分析 . 实用医院临床杂志，03：96-98.

谭震武 . 2013. 血液透析 - 灌流串联治疗尿毒症顽固性高血压的临床研究 . 中国当代医药，22：21，23.

病例 44

反复晕厥患者的诊治 1 例

耿召华 王 江 刘小燕 成小凤 胡建波 张源萍 何永铭

第三军医大学第二附属医院 全军心血管病中心

要点： Brugada 综合征是一种编码离子通道基因异常所致的家族性原发心电疾病，患者的心脏结构多正常。Brugada 综合征具有较宽的临床疾病谱，从静息携带者、晕厥反复发作者到猝死生还者，提示 Brugada 综合征具有明显的遗传异质性。患者多为青年男性。Brugada 综合征目前缺乏确实有效的药物治疗，植入型心体转复除颤器是目前唯一已证实对 Brugada 综合征治疗有效的方法。

【主诉】 突发晕厥 2 次，心肺复苏后 1 月。

【现病史】 患者男，39 岁。1 月前患者因上感在当地社区医院输液时出现心搏骤停，立即行心肺复苏后出现急性肾衰竭，给予透析等治疗。后患者转入成都市某医院肾内科治疗，行动态心电图、心脏彩超等检查未见异常。诊断为：急性肾衰竭，心肺复苏后。2 周前凌晨 1 点患者再次出现心搏骤停，妻子立即心脏按压后恢复，再次入住当地医院。行头颅 CT、心电图、脑电图及动态脑电图等检查未见异常。诊断为：①心肺复苏后；②缺血缺氧性脑病。为求进一步诊治，患者到笔者所在医院就诊。

【既往史】 既往身体健康，无高血压、冠心病、糖尿病史。吸烟 10 余年，20 支/天。饮酒 12 年，4～5 两白酒/天。

【家族史】 父母健在。否认家族性遗传疾病史及猝死患者。

【查体】 HR 60 次/分，BP 120/80mmHg。双肺呼吸音清，未闻及干湿啰音，心前区无隆起，心浊音界不大，律齐，各瓣膜听诊区未闻及病理性杂音，双下肢不肿。

【辅助检查】

1. 化验检查 肝功能、肾功能、电解质、心肌酶谱、肌钙蛋白、脑利钠肽、甲状腺功能、血脂、空腹及餐后 2 小时血糖、血常规、尿常规、大便常规均正常。

2. 心电图 Brugada 综合征（图 44-1）。

3. 超声心动图 正常。

4. 动态心电图 窦性心动过速及窦性心动过缓，平均 HR 63 次/分；偶发房性期前收缩、室性期前收缩（成对 3 对）；T 波改变：Ⅱ、Ⅲ、aVF、V_5 导联 T 波低平。

5. 动态脑电图 正常。

6. 胸部 X 线片、腹部彩超 正常。

7. 冠脉 CTA 正常。

病例 44　反复晕厥患者的诊治 1 例

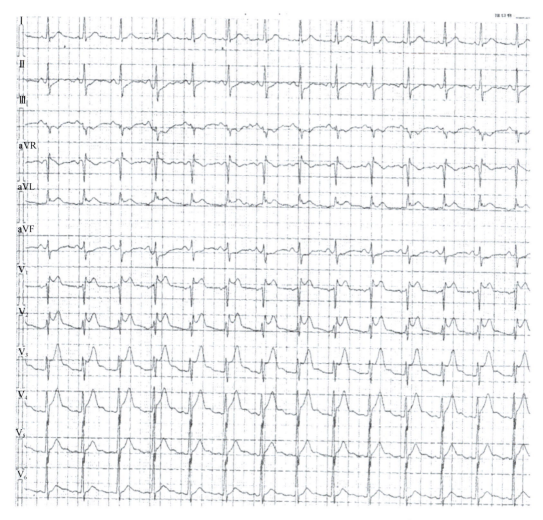

图 44-1　心电图：$V_1 \sim V_3$ 导联 ST 段呈"马鞍型"抬高

【诊断】

1. Brugada 综合征
2. 心肺复苏后

【诊治经过】　患者入院后第三天行 ICD 植入术（Medtronic Marquis DR 7274）。右心室电极：电压阈值 0.7V，电流阈值 0.9mA，斜率 1.2，R 波振幅 22.4mV，阻抗 586Ω。右心房电极：电压阈值 0.5V，电流阈值 0.5mA，斜率 0.4，P 波振幅 2.8mV，阻抗 540Ω；感知灵敏度 2.7 mV。

ICD 植入后心电图：窦性心律及起搏心律，偶发室性期前收缩（图 44-2）。

出院 1 月后患者反复心悸不适，并有心脏电击样不适，异常恐惧。在当地医院行动态心电图检查记录到心室颤动，并在 10s 后除颤成功。再次入住笔者所在科。

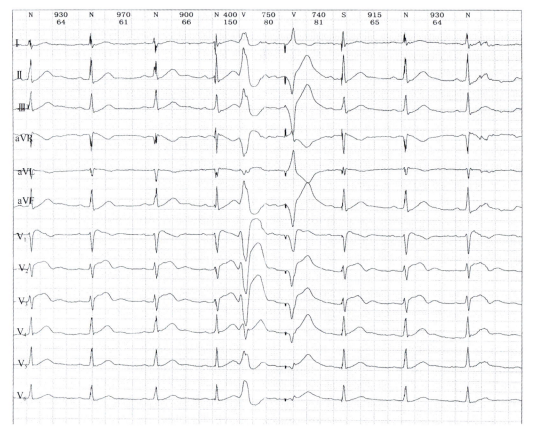

图 44-2 ICD 植入后心电图

院外动态心电图：多形性室性心动过速，心室颤动，ICD 治疗成功（图 44-3）。

考虑到该患者基础心率偏慢，多数在夜间或休息时发作，提高起搏频率可能是抑制室性心律失常的必要措施。同时给予药物治疗：美托洛尔缓释片 95mg qd。患者出院后未再发作心悸、胸闷等不适，无电击样症状。ICD 术后 5 年随访，患者能正常工作和生活，无心悸等特殊不适，未再发作心脏电击样不适。ICD 多次程控，均无室性心动过速、心室颤动事件发生。

【讨论】 Brugada 综合征是一种编码离子通道基因异常所致的家族性原发心电疾病，患者的心脏结构多正常。心电图具有特征性的"三联征"：右束支阻滞、右胸导联（$V_1 \sim V_3$）ST 呈下斜形或马鞍形抬高、T 波倒置，临床常因心室颤动或多形性室性心动过速引起反复晕厥、甚至猝死。本病于 1992 年由西班牙学者 Brugada P 和 Brugada J 两兄弟首先提出，认为这是一种新的特殊类型特发性室性心动过速，它不但是中青年患者猝死的主要原因之一，而且是许多过去认为原因不明的特发性室性心动过速或心室颤动的又一重要病因。1996 年日本 Miyazaki 等将此病症命名为 Brugada 综合征。

Brugada 综合征为常染色体显性遗传性疾病。研究认为编码钠电流、瞬时外向钾电流（Ito）、ATP 依赖的钾电流、钙-钠交换电流等离子通道的基因突变都可能是 Brugada 综合征的分子生物学基础。

Brugada 综合征具有较宽的临床疾病谱，从静息携带者、晕厥反复发作者到猝死生还者，提示 Brugada 综合征具有明显的遗传异质性。患者多为青年男性，男女之比约为 8∶1，发病年龄多数在 30～40 岁。主要分布于亚洲，尤以东南亚国家发生率最高，故有东南亚夜猝死综合征之称。患者常有晕厥或心脏猝死家族史，多发生在夜间睡眠状态，发作前无先兆症状，发作时心电监测几乎均为心室颤动或多形性室性心动过速。常规检查多无异常，病理检查可发现部分患者有轻度左室肥厚。心脏电生理检查大部分可诱发多形性室性心动过速或心室颤动。

2002 年 8 月欧洲心脏病协会总结了 Brugada 综合征的心电特征并将其分为三型：Ⅰ型：以突出的"穹隆型"ST 段抬高为特征，表现为 J 波或抬高的 ST 段顶点≥2 mm，伴随 T 波倒置，ST 段与 T 波之间很少或无等电位线分离。Ⅱ型：J 波幅度（≥2 mm）引起 ST 段下斜型抬高（在基线上方并≥1 mm），紧随正向或双向 T 波，形成"马鞍型"ST 段图型。

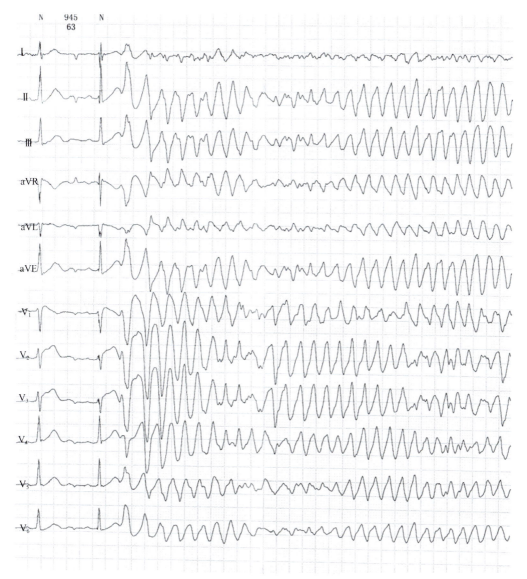

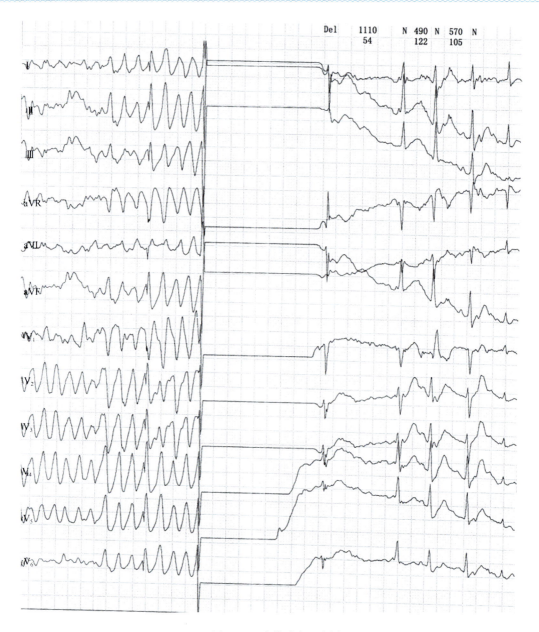

图 44-3 院外动态心电图

Ⅲ型：右胸前导联 ST 段抬高 < 1 mm，可以表现为"马鞍型"或"穹隆型"，或两者兼有。

详细询问病史和家族史是诊断的关键。不能解释的晕厥、晕厥先兆、猝死生还病史和家族性心脏猝死史是诊断的重要线索。如患者出现典型的Ⅰ型心电图改变，且有下列临床表现之一，并排除其他引起心电图异常的因素，可诊断 Brugada 综合征：①记录到心室颤动；②自行终止的多形性室性心动过速；③家族心脏猝死史（<45 岁）；④家族成员有典型的Ⅰ型心电图改变；⑤电生理诱发心室颤动；⑥晕厥或夜间濒死状的呼吸。

Brugada 综合征目前缺乏确实有效的药物治疗，ICD 是目前唯一已证实对 Brugada 综合征治疗有效的方法。国际第 2 届 Bmgada 综合征专家共识会议推荐：对有 I 型 Brugada ECG 表现的症状性患者如果曾有过心脏猝死发作史，无需再做电生理检查，应接受 ICD 治疗。患者如果出现相关的症状如晕厥、抽搐或夜间濒死性呼吸，在排除非心脏原因后，可接受 ICD 治疗。无症状患者有 I 型 Brugada ECG 表现时如有心脏猝死家族史怀疑是由 Brugada 综合征导致的应进行电生理检查。如果 I 型 Brugada 心电图表现是自发的，当猝死家族史是阴性时电生理检查可进行明确诊断。如果可诱发出室性心律失常，患者应该接受 ICD 治疗。

本例患者为青年男性，无任何器质性心脏病史，发作心搏骤停，经心肺复苏抢救。患者心电图符合 Brugada 综合征表现，经 ICD 和美托洛尔治疗后随访 5 年，未再发作室性心动过速。

参 考 文 献

郭成军，李国庆，张英川，等 . 2006. Brugada 综合征快速心律失常的发病机理与射频消融治疗 . 中国心脏起搏与心电生理杂志，06：481-486.

郭继鸿 . 2013. 获得性 Brugada 综合征 . 临床心电学杂志，02：131-142.

张凤祥，陈明龙，杨兵，等 . 2010. Brugada 综合征在中国大陆发病与临床特征的文献统计分析 . 中国心脏起搏与心电生理杂志，02：122-124.

Antzelevitch C. 2007. Role of spatial dispersion of repolarization in inherited and acquired sudden cardiac death syndromes. American Journal of Physiology Heart and Circulatory Physiology，293（4）：2024-2038.

病例 45

心包囊肿 1 例

陈 林[1] 周建中[2]

重庆市长寿区中医院[1]
重庆医科大学附属第一医院[2]

要点：心包囊肿发病率估计为 1/10 万，多数作者认为心包囊肿为先天性良性病变，各个年龄组均可发病，绝大多数病例在 30 岁以上发现，生长缓慢，未见恶变报道。通过此病例共同了解心包囊肿。

【主诉】 腹痛 1 周。

【现病史】 患者女，49 岁。1 周前无明显诱因出现中上腹疼痛，疼痛不剧烈，伴胸闷、气短，于当地医院就诊。胸部 X 线片：心脏右侧明显增大，病变边缘光滑考虑心包内病变。进一步行胸部 CT：右侧心包囊肿；右肺中叶炎症，为行手术治疗转入笔者所在医院治疗。

【既往史】 否认胆囊结石，否认外伤手术史。否药物食物过敏史。

【查体】 生命体征平稳，步入病房，营养可，神清，应答切题，平卧体位，查体合作，全身皮肤无黄染、蜘蛛痣，心界不大，HR 64 次 / 分，各瓣膜区未闻及病理性杂音，腹软，中上腹稍压痛，无反跳痛及肌紧张，未触及包块，肝脾肋下未触及肿大，双下肢无水肿，双肺未查见阳性体征。

【辅助检查】

1. **随机指血糖** 5.6 mmol/L。

2. **心电图** 窦性心律，电轴正常。

3. **肝功能提示** 谷草转氨酶 11.3U/L、总胆红素 30.1μmol/L、间接胆红素 24.6μmol/L。血流变提示高黏滞血症。

4. **腹部彩超** 右肾小结石。

5. **胸部 X 线片提示** 右侧改变考虑心包内病变，请进一步结合其他检查（图 45-1）。

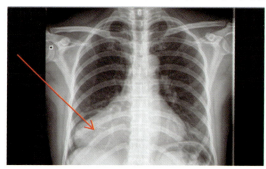

图 45-1 右心缘旁见椭圆高密度影，其外缘边界清楚，内缘与右心室分界不清，邻近肺组织受压

6. 胃镜提示 慢性非萎缩性胃炎伴糜烂。幽门螺旋杆菌阳性。

7. 胸部 CT 提示 右侧心包囊肿；右肺中叶炎症（图 45-2）。

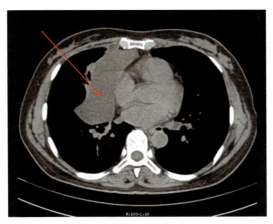

图 45-2 中纵隔右侧区见不规则稍低密度影，边界清楚，其外缘邻近肺组织受压不张，CT 值 10HU，提示右侧心包囊肿；右肺中叶炎症改变

【临床诊断】

1. 心包囊肿

2. 慢性非萎缩性胃炎伴糜烂

幽门螺杆菌感染

【治疗经过】 患者因腹痛就诊，就诊后按急腹症诊疗程序完善相关检查。胸部 X 线片无意中发现心脏右侧占位性病变、然后经胸部 CT 平扫发现右心室外囊性占位性病变，CT 值：10HU，提示心包囊肿，遂由当地医院转笔者所在医院行开胸手术切除囊肿，术后患者恢复良好。

【讨论】

1. 临床特征 本病临床多无典型症状和体征，大部分患者没有临床相应症状，但如囊肿体积较大或部位特殊也可有胸部不适、呼吸困难及咳嗽等压迫症状，有的可出现腹水，甚至全身水肿。如囊肿位于升主动脉和上腔静脉之间可出现上腔静脉综合征。囊肿也可继发感染、出血。

2. 影像学检查 X 线对肿瘤的定性诊断有一定的参考价值。但诊断阳性率低考虑与纵隔内部结构复杂且 X 线片影像重叠有关，也可能与常规正位片的局限性有关，多体位检查能提高对该病的诊断率。二维超声心动图诊断心包囊肿可明确囊肿与心包位置关系，实时动态观察及心脏是否受压，对诊断有一定帮助。如果经胸超声心动图不能确定诊断，经食管超声心动图是有帮助的，可确定不典型部位的心包囊肿，并与其他位置靠后的病变进行鉴别。CT 是诊断本病的重要手段，不但有准确的定位和一定的定性价值，还能准确了解肿瘤与周围脏器的关系及其外侵和转移情况。CT 表现多呈单房囊性肿块，圆形或卵圆形，水样密度。壁薄而均一，边缘光滑；与其他纵隔囊肿的 CT 表现相近，但是囊肿发生的部位有助于它们之间的鉴别。如支气管囊肿和食管囊肿位于中后纵隔，淋巴管囊肿多发者常跨越多个纵隔区，呈攀藤样生长。胸腺囊肿多位于前纵隔。因此，CT 对诊断心包囊肿具有重要价值，具有良好的诊断率，可作为常规检查手段。

3. 治疗　心包囊肿发病率估计为 1/10 万，多数作者认为心包囊肿为先天性良性病变，各个年龄组均可发病，绝大多数病例在 30 岁以上发现，该囊肿生长缓慢，未见恶变报道。治疗上可行心包穿刺抽液，因其不能提供准确的组织学诊断，有可能延误潜在的可治愈性肿瘤的治疗。现在多以手术治疗为主，临床上主要有胸腔镜微创手术和开胸手术两种方式。胸腔镜手术具有创伤小、术后并发症少、住院时间短、恢复快等优点，如囊肿直径较小，位置较固定而局限，黏连较轻，分离容易，可考虑行此方法治疗；如囊肿直径 > 10cm，常有周围脏器受压、受侵、瘤体与血管粘连较重等，术中容易损伤血管造成不良后果，应采用常规开胸手术切除。

参 考 文 献

罗运成，汤服民，熊健，等 .2008. 胸腔镜手术治疗纵隔肿瘤 . 实用医药杂志，25（3）：292.
孙衍庆，吴兆荣，朱大雷，等 .1994. 原发性纵隔肿瘤与囊肿的诊断与鉴别诊断，中华外科杂志，22 ：581-583.
周卫祥，杨光钊 .2007. 纵隔囊肿的 CT 诊断与鉴别诊断 . 实用放射学杂志，23（3）：321- 323.
Padder FA，Conrad AR，Manzar KJ，et al. 1997. Echocardiographic diagnosis of pericardial cyst. Am J Med Sci，313（3）：191, 192.
Patel J，Park C，Michaels J，et al. 2004. Pericardialcyst：casere-portsandaliteraturereview. Echocardiography，21（3）：269- 272.
Stoller JK. 1986. Enlarging atypically located pericardial cyst. Recentexperience and literature review. Chest，89 ：402-406.

病例 46

继发性高血压 3 例

雷 森 周建中

重庆医科大学附属第一医院 心血管内科

摘要：嗜铬细胞瘤为起源于神经外胚层组织的肿瘤，主要分泌儿茶酚胺。当患者血压对药物无反应或呈阵发性升高，特别是伴有头痛心悸面色苍白大汗时。若存在家族早发高血压史，则该类嗜铬细胞瘤患者需警惕为多发性内分泌瘤综合征。

病例 46.1

要点：该病例以突发心悸头痛血压高为主要表现入院，入院出现急性左心衰表现，检查结果为心肌损害（心肌酶谱增高），故开始考虑为急性冠脉综合征，行冠脉造影结果正常，入院后一直发现患者汗较多（当然心力衰竭患者也可出现），血压波动较大（甚至有偏低血压出现），遂考虑儿茶酚胺突发过多分泌导致心肌损伤及左心衰，而进一步儿茶酚胺耗竭后则使得患者乏力，血压偏低。通过生化及影像诊断，最终手术后病理检查确诊。故对于高血压，出现心力衰竭心肌酶谱增高的患者，若血压波动大，需考虑嗜铬细胞瘤可能。

【现病史】 患者女，52 岁。因"发现血压升高 3 年，心悸、头昏、头痛 5+ 小时"入院。

患者 3+ 年前发现血压升高，最高血压为 170/?mmHg，予以"卡托普利 1 片，qd"对症处理，自诉血压控制尚可。3 年来偶有心慌及头痛等不适，无胸痛、双下肢水肿及夜间呼吸困难。5+ 小时前患者突感心悸、头痛及头昏，伴胸前不适，伴呕吐胃内容物 2 次，不伴胸痛、活动后气促，无视物模糊，无双下肢水肿，就诊于笔者所在医院，测得血压 208/107mmhg，入笔者所在科。

【查体】 T 36.4℃，P 70 次/分，R 25 次/分，BP 200/80mmHg。神志清醒，呼吸急促，对答切题，口齿清晰，查体合作。全身皮肤黏膜无黄染，无全身浅表淋巴结肿大。颈软，无抵抗感，无颈静脉充盈，气管位置居中，无肋间隙增宽，叩诊双肺呈清音，未闻及干湿啰音，未闻及哮鸣音，心界叩诊无扩大，HR 70 次/分，节律齐，无杂音，腹部平坦，无腹部压痛，无腹部反跳痛，未触及肝，未触及脾脏，肝-颈静脉回流征未做，双下肢无凹陷性水肿。

【诊疗经过】 入院即予以乌拉地尔静脉降压，1+ 小时后患者血压逐渐降至 166/98mmHg，心悸、头痛较前减轻，但仍有大汗，乏力。查体：BP 140/90mmHg。双肺呼吸音粗，未闻及湿啰音，HR 102 次/分，节律齐，无杂音，腹部平坦，无压痛及腹部反跳痛，双下肢无水肿。

入院后查血气分析提示：pH 7.33，PCO_2 36mmHg，PO_2 148mmHg，K^+ 2.9mmol/L，

HCO_3^- 19mmol/l，BE -6.2mmol/l，SO_2 99%，GLU 22.7mmol/l。肌红蛋白 141.7 μg/L ↑，肌酸激酶同工酶 48.1 μg/L ↑，肌钙蛋白 0.993 μg/L ↑。考虑急性非 ST 段抬高性心肌梗死予以相关治疗。

入院后患者持续大汗，无水肿，入院后 12 小时左右，出现呼吸困难（入院后液体入量约 1000⁺ml，尿量约 500ml），考虑急性左心衰可能，立即吸氧、呋塞米静脉推注，但症状缓解不明显，进一步出现咳粉红色泡沫痰，测 BP 198/116mmHg，HR 118 次 / 分，双肺呼吸音粗，闻及大量湿啰音（较前增多），再次给予呋塞米 10mg 静推 st 处理，10 分钟后测 BP 160/95mmHg。患者喘累有所减轻。

待呼吸困难基本缓解后，行冠脉造影：左右冠状动脉未见明显狭窄。心脏彩超：①提示室壁节段性运动异常。②三尖瓣关闭不全（轻度）。③左室舒张功能减退。④左室射血分数 55%。

遂停用冠心病相关药物，考虑患者存在急性心肌炎。住院期间密切观察患者生命体征，发现血压阵发性升高，且波动大，结合病史考虑嗜铬细胞瘤可能性大。

进一步行相关检查：皮质醇昼夜节律 24 时 198.66 nmol/l，皮质醇昼夜节律 8 时 508.55 nmol/l，皮质醇昼夜节律 16 时 303.30 nmol/l。ACTH 31.47 pg/ml，醛固酮 <0.97（6am 卧位），肾素 1.30μIU/ml。醛固酮 4.05（8am 立位），肾素 <0.5μIU/ml。肾上腺增强 CT 示左肾上腺明显强化肿块影，考虑肿瘤性病变，嗜铬细胞瘤可能性大（图 46-1）。B 超左肾上份可见一个异常回声，大小约 39mm× 37mm，边界清楚，形态规则，以低回声为主，内回声不均质，其内见小片状无回声，彩色多普勒血流成像其内及周边未见血流信号。右侧肾上腺区未见异常回声，加彩后未见异常血流信号。转外科手术见左肾上方一约 5cm× 5cm× 5cm 直径大小的肿瘤，圆形，包膜完整，与肾上腺相连，病检示嗜铬细胞瘤。

术后出院，出院随访患者 BP 130/80mmHg，无不适。

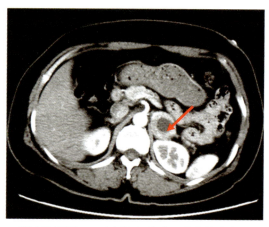

图 46-1 肾上腺增强 CT 示左肾上腺明显强化的肿块，中央坏死

病例 46.2

要点：该病例临床表现及思路几乎相同，根据血压高及波动大为突破口，锁定嗜铬细胞瘤可能。但进一步，对于早发高血压者（未能详细询问出是否有家族史），需进一步考

虑多发性内分泌瘤综合征。

【现病史】 患者女，20岁。1周前患者受凉后咽痛，伴心悸黑矇，黑矇时间约1min自行缓解，院外口服感冒药物（具体不详），咽痛好转，但仍感心悸、黑矇，逐渐出现活动后心累气促，入笔者所在医院，门诊查心肌酶谱提示：肌红蛋白62.3μg/L，肌酸激酶同工酶23.6μg/L，肌钙蛋白：129μg/L，血常规提示：白细胞总数17.42×10^9/L↑，中性粒细胞百分比89.1%，以"心肌炎"收住笔者所在科。

【查体】 T 36.5℃，P 96次/分，R 22次/分，BP 175/101mmHg。神清，精神差，急性痛苦病容，对答切题，查体合作。颈软，无抵抗感，无颈静脉充盈，气管居中，叩诊双肺呈清音，双肺无干湿啰音，心界不大，HR 96次/分，心音低沉，节律齐，无杂音，腹部平坦，无腹部压痛，无腹部反跳痛及肌紧张，未触及肝，未触及脾脏，肝-颈静脉回流征阴性，双下肢无水肿。

【诊疗经过】 入院初步诊断急性心肌炎，予以营养心肌，控制心室率治疗。当天凌晨1点患者突发心悸，HR 130次/分，测BP 65/46mmHg，临时以多巴胺微量泵入。次日查P 106次/分，BP 104/52mmHg。精神萎靡，痛苦病容，全身湿冷，对答切题，叩诊双肺呈清音，双肺无干湿啰音，心界不大，心音低沉，节律齐，无杂音，腹软，无压痛、反跳痛及肌紧张，肋下未触及肝、脾脏，双下肢无水肿。考虑存在休克表现，继续多巴胺微量泵入，同时查血LDH、AST增高，考虑重症心肌炎可能，予氢化可的松及适当补液后病情平稳，心肌酶谱较前有所下降，停氢化可的松，继续酒石酸美托洛尔减慢心率治疗后，患者症状、生命体征逐渐好转，住院过程中观察到血压波动于90～159/50～100mmHg，波动较大。遂行腹部增强CT示：左侧肾上腺区肿瘤性病变，嗜铬细胞瘤可能性大。转入内分泌科，查两次降钙素均明显升高，行甲状腺B超筛查，提示甲状腺左、右叶内异常回声，左侧者内可见钙化，提示患者甲状腺髓样癌可能，进一步查甲状腺ECT：甲状腺摄锝-99m功能不均匀，血供正常。故考虑诊断多发型内分泌腺瘤。后转入泌尿外科行左肾上腺包块切除，手术病理检查证实嗜铬细胞瘤后，敬悉随访。

以上两例患者均以血压升高入院，住院过程中出现心肌酶谱增高表现，出现心力衰竭甚至心源性休克，曾被误诊为急性冠脉综合征及急性心肌炎，其实，文献报道嗜铬细胞瘤以心血管疾病临床表现为主的情况并不少见，包括心肌炎、心肌梗死、扩心病等。然而，下面一例病例提示，同样临床表现的患者，还可能存在其他病因。

病例46.3

【现病史】 患者女，43岁。因"头昏头痛4天"入院。

患者入院前4天休息时突发头昏头痛，头痛为双侧颞部疼痛，伴恶心、呕吐、心悸、持续性胸前区发紧不适，未诊治。2天前持续性出现上述症状，于当地医院就诊，测血压升高（BP 160/90mmhg），考虑高血压。期间出现呼吸困难，面色苍白、大汗淋漓、全身冷汗，BP 140/80mmHg，急诊行CT：双肺呈磨玻璃样密度改变，考虑肺水肿可能，经相关处理后症状逐渐恢复，并行腹部CT，报告示：患者右侧肾上腺占位，考虑嗜铬细胞瘤。患者及其家属为求进一步治疗，遂转入笔者所在医院笔者所在科继续治疗。

【查体】 T 36.5℃，P 70次/分，R 20次/分，BP 119/81mmHg。神清合作，精神可，

颈软，颈静脉无充盈，双肺呼吸音清，双下肺未闻及明显干湿性啰音，HR 70次/分，心律齐，各瓣膜未闻及病理性杂音，腹平，右上腹包块，未腹部触诊，移动性浊音阴性。双下肢凹陷性水肿。

【诊疗经过】　入院期间无明显不适，血压波动于99～140mmHg，心脏彩超未见明显异常，心肌酶谱轻度升高（TNI大于2倍，几天后复查恢复正常），动态随访心电图T波逐渐倒置明显。病程中未出现低钾血症。

腹部B超示：右肾上腺占位。生化检查示：两次MNs均为阴性（间甲肾上腺素96.2ng/L，去甲变肾上腺素111.3ng/L），皮质醇节律未见明显异常（皮质醇昼夜节律24时23.93 nmol/L；16时52.77 nmol/L；8时212.94 nmol/L；ACTH 9.47 pg/ml），肾素醛固酮比值未见明显异常[醛固酮23.30，肾素19.41（卧位），肾素39.57（立位）]甲状腺全套未见明显异常。2016-6-26 血常规：血红蛋白87.0 g/L↓。2016-6-28 血常规：血红蛋白55.0 g/L↓。血常规：血红蛋白49.0 g/L↓。考虑患者重度贫血，输注800ml红细胞悬液。完善检查，骨穿示：红系增生活跃，内外缺铁阴性。余抗核抗体谱、抗中性粒细胞胞浆抗体，Coombs试验均未见明显异常。血液科会诊考虑慢性失血性贫血可能性大。结合患者平素月经量多，经期长，妇科B超提示子宫增大，考虑为子宫腺肌症引起月经量过多可能，予以输血后，贫血纠正，建议妇产科门诊随诊。进一步在全麻下行腹腔镜下右嗜铬细胞瘤切除术，术后心率快，考虑肾上腺代偿不足，现予以氢化可的松20mg bid替代治疗；术后病检回示：皮脂腺瘤伴坏死；术后恢复可，出院。结合病检考虑该患者为原发性醛固酮增多症，肾上腺皮脂腺瘤伴坏死。

该例患者发病时初步线索仍为高血压，但测得的血压为162mmHg，并有较大波动，同样出现心力衰竭样表现，心肌损伤标志物及心电图异常，CT及B超均提示肾上腺肿瘤，考虑嗜铬细胞瘤可能，但病检最终为肾上腺皮脂腺瘤伴坏死，可见对于血压升高值不十分明显的情况下，肾上腺肿瘤需考虑原发性醛固酮增多症，肾上腺皮质腺瘤可能。需要注意的是，该病例并没有血钾异常，有报告表明，约1/3醛固酮增多症没有低钾血症表现。另外，该患者心电图动态改变，未行冠脉造影，故不能完全排除急性冠脉综合征，但结合病史，仍考虑心肌损伤导致心电图改变可能性大。

参 考 文 献

Prejbisz A，Lenders JW，Eisenhofer G，et al. 2011. Cardiovascular manifestations of phaeochromocytoma. J Hypertens，29（11）：2049-2060.

Waguespack SG，Rich T，Grubbs E，et al. 2010. A current review of the etiology, diagnosis, and treatment of pediatric pheochromocytoma and paraganglioma. J Clin Endocrinol Metab，95（5）：2023-2037.

病例 47

肿瘤合并肺栓塞 2 例

周建中　陆　凯　董　倩

重庆医科大学附属第一医院心内科

要点：肺栓塞（pulmonary thromboembolism，PTE）是恶性肿瘤的常见并发症。对于恶性肿瘤患者如出现呼吸困难、胸痛、D-二聚体异常升高等，需考虑肺栓塞的可能性，尽快完善相关检查，明确诊断。

病例 47.1

【主诉】　发作性心前区疼痛 7 天。

【现病史】　患者男，63 岁。7 天前患者出现发作性心悸、气短、心前区疼痛，伴紧闷感，疼痛向肩颈部放射，持续数分钟，自行缓解。未予治疗，上述症状反复，尤以劳累、情绪激动后明显。入院当天（2016-02-26）在重庆市九龙坡区中医院行胸部 CT 示：右肺下叶背段斑片灶，心影增大，心包积液，右侧少量胸腔积液。心脏彩超：心脏肥大伴室壁节段性运动异常；心包少～中量积液；右室内实性占位性病变（右室黏液瘤？右室附壁血栓？）。为进一步诊治来笔者所在医院。

【既往史】　既往有高血压、糖尿病病史 10 年，长期规律口服药物治疗，血压、血糖控制可。

【查体】　T 37.4℃，P 78 次/分，R 20 次/分，BP 117/71mmHg。神志清楚，精神可。全身皮肤黏膜无黄染，无瘀斑、出血点，气管居中，颈静脉无怒张，肝-颈静脉回流征阴性。双肺听诊无干湿啰音。心界不大，心律齐，HR 78 次/分，各瓣膜听诊未闻及明显杂音。腹软，肝脾不大，双下肢不肿。

【辅助检查】

1. 心电图（笔者所在医院）　示下壁导联 ST 段抬高 0.05mV，V_1 可见异常 Q 波，胸导联 T 波低平或倒置（图 47-1）。

2. 心脏彩超（笔者所在医院）　室壁节段性运动异常，全心增大（LA 34mm，LVEDD 50mm，RA 41mm，RVEDD 30mm），右室血栓可能，心包少量积液，三尖瓣轻度关闭不全。PASP44mmHg（图 47-2）。

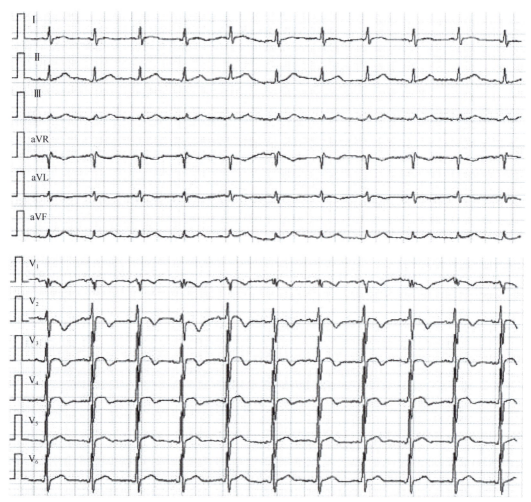

图47-1 患者入院心电图示：Ⅱ、Ⅲ、aVF 导联 ST 段轻度抬高，V_1 可见异常 Q 波，$V_1 \sim V_4$ 导联 T 波低平或倒置

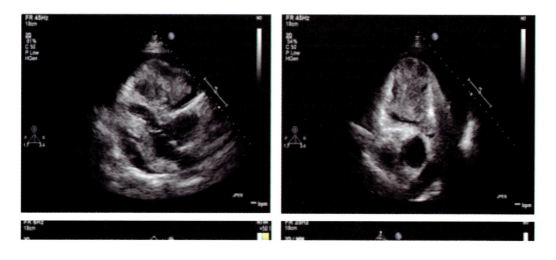

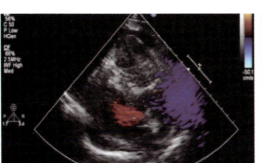
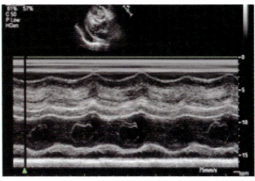

图 47-2　患者超声心电图示右室心尖搏动消失，室壁变薄，其内可见一异常回声团，大小约 63mm×27mm，活动度小（箭头处）

【诊断】

1. 急性 ST 段抬高型心肌梗死　冠心病？
2. 肺栓塞？
3. 右室壁血栓形成？
4. 原发性高血压 3 级　很高危
5. 2 型糖尿病

【诊治经过】　患者入院后完善相关辅助检查：血常规：RBC $3.19×10^{12}$/L，Hb 88g/L，WBC $6.85×10^9$/L，PLT $109×10^9$/L。凝血象：PT 14.4s，D- 二聚体 24.45mg/L FEU，FDP 83.1μg/L，余未见异常。心肌酶谱：cTnT 0.077μg/L，CK-MB 0.9 μg/L，Mb 22.9 ug/L。BNP 1079ng/L。肝功能：ALB 33g/L，ALT 6U/L，AST 9U/L，余未见异常。肾功能：BUN 13.7mmol/L，Cr 122 mmol/L，尿酸 469 mmol/L。电解质：K^+ 4.8 mmol/L，Na^+ 135 mmol/L，Cl^- 96 mmol/L，HCO_3^- 23.1 mmol/L。癌谱：铁蛋白 1582.0ng/ml，鳞状细胞癌抗原 3.2ng/ml，神经元特异性烯醇化酶 58.1ng/ml，余未见异常。输血前检查示抗 HIV 抗体阳性。患者有典型心绞痛症状，心肌酶谱轻度升高，且心电图提示缺血性改变，不排除急性冠脉综合征，因患者入院时体温略高，且右室可见占位，暂缓冠脉造影检查。患者有胸痛症状，凝血象检查提示 D- 二聚体显著升高，右室占位不排除血栓，故高度怀疑肺栓塞，行 CTPA 检查示：右心室局部膨隆伴其内肿块影，向上达肺动脉圆锥，无明显强化，考虑室壁瘤伴血栓形成？肿瘤性病变？心包高密度影，积血不除外。左肺动脉干远端、左上肺动脉起始段、舌段动脉、左下肺动脉及其多个分支、右肺下叶背段及多个基底段动脉内多发栓塞。右侧胸腔脊柱旁及斜裂上份区域结节、团块影，考虑肿瘤性病变。双侧胸腔积液，右侧较多（图 47-3）。该患者涉及多系统疾病，遂请全院会诊。放射科医师认为患者右室和右胸壁占位测 CT 值提示强化，故考虑右室及右胸壁占位肿瘤可能性大。心室黏液瘤虽然也可强化，但一般不伴心包积液，与本例不符。肺动脉栓子测 CT 值提示无明显强化，考虑该处血栓可能性大。建议完善 PET-CT 检查。呼吸科医师考虑胸部占位为肿瘤性病变的可能性大，但需要活检证实。但患者占位附近有大血管，且位置深，经皮肺穿刺难度较大，风险高。建议反复行痰、心包积液的脱落细胞学检查寻找证据。遵会诊意见进一步完善 PET-CT 示：①右肺下叶内基底段胸膜下占位性病变，代谢活性增高，考虑恶性肿瘤；②右侧胸膜下多发结节影，代谢活性增高，考虑转移；③纵隔 7 组肿大淋巴结，代谢活性增高，考虑转移。④左心室密度不均，代谢活性增高，考虑恶性肿瘤，转移可能。⑤双肺尖肺大泡，右侧胸腔积液；心包积液。2016-06-03 行心包穿刺，引出红色不凝液体 40ml。多次痰及心包穿刺液脱落细胞学检查为阴性。痰培养示肺炎克雷伯杆菌。肿瘤科医师会诊考虑该部位肿瘤化疗效果不佳，无放疗指征，建议予以免疫抑制治疗。胸外科医师考虑患者肿瘤已转移，无手术指征。予以患者抗感染、降糖、利尿、纠正电解质紊乱、控制心室率等治疗后，患者心前区疼痛缓解，患者及家属拒绝进一步治疗，自动出院。

【出院诊断】

1. 右肺恶性肿瘤伴全身转移？
2. 肺栓塞？
3. 心包积液
4. 冠心病？
5. 原发性高血压 3 级　很高危
6. 2 型糖尿病
7. 肺部感染
8. 获得性免疫缺陷综合征

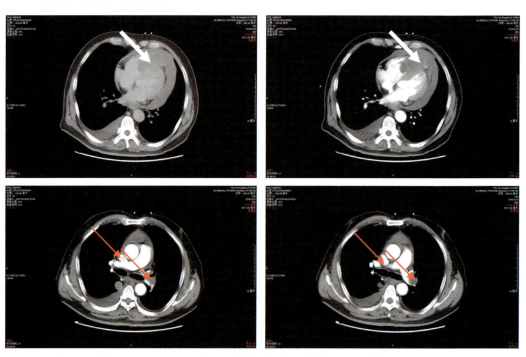

图 47-3　胸部 CT 及 CTPA 示右心室占位性病变（白箭），双肺多发肺栓塞（红箭）

病例 2

【主诉】　活动后呼吸困难 10 天，加重 2 天伴晕厥 1 次。

【现病史】　患者男，43 岁。入院前 10 天患者无明显诱因出现活动后呼吸困难，上楼梯时症状明显，未予治疗，症状逐渐加重，2 天前开始于平路步行及坐位休息时亦感明显气促、乏力、干咳。到当地社区医院输液治疗（具体方案不详）后，症状无明显缓解。1 天前患者咳嗽剧烈时出现意识丧失，持续约 1min 后自行苏醒，伴小便失禁，意识恢复后无心悸，肢体活动障碍等症状。患者为进一步治疗，于 2016 年 7 月 29 日夜间入笔者所在医院急诊就诊，以"心累待查"收入笔者所在科住院治疗。

3 年前因便血诊断为直肠腺癌并行腹腔镜直肠癌根治术，术后定期予放疗及化疗治疗。1 年前胸腹部 CT 及腹部 MRI 示肝转移癌，20 天前患者行 PET-CT 诊断肝脏和骶尾骨前软组织转移。

【既往史】 否认冠心病、高血压、糖尿病等病史。余无特殊。

【查体】 T 37.5℃，P 105 次 / 分，R 20 次 / 分，BP 88/67mmHg。神清，精神差，颈软，颈静脉无怒张，肝 - 颈静脉回流征阴性。双肺呼吸音粗，左肺呼吸音偏低，双肺未闻及干湿性啰音。心前区无异常隆起，心尖搏动位于左侧锁骨中线第五肋间内约 0.5cm，心界不大，心律齐，约 105 次 / 分，各瓣膜听诊区未闻及病理性杂音。腹部可见造瘘口，双下肢无明显水肿。

【辅助检查】 2016-7-30（笔者所在医院急诊）：胸部 X 线片检查示双肺纹理增多，双肺尖小点状影，左下肺小结节，右肺门结节影（血管可能）。心电图提示窦性心动过速。BNP 9247pg/ml，心肌酶谱未见异常，血气分析提示 pH 7.377，PO_2 73mmHg，PCO_2 18.2mmHg，BE-14mmol/L，HCO_3^- 10.7mmol/L。

【入院诊断】

1. 呼吸困难原因待查 心力衰竭 心功能Ⅳ级；肺栓塞？

2. 代谢性酸中毒

3. 直肠癌根治术后 直肠癌伴肝脏及骶前转移

【诊治经过】 入院后完善相关检查：血常规：WBC 8.64×10^9/L，RBC 4.7×10^{12}/L，Hb 106.0 g/L，PLT 137×10^9/L，NEU% 81.7 %。尿常规：尿白细胞 2+P，尿隐血 3+ P。大便常规未见异常。凝血象：PT 16.5 s，PTR 1.36，D- 二聚体 2.92 mg/L FEU，FDP 13.3 μg/ml。GLU 5.0 mmol/L。HbAlc 6.20 %。肝功能：Alb 39 g/L，ALT 172 U/L，AST 139 U/L，LDL-C 1.96 mmol/L，余无异常。肾功能：Urea 8.0 mmol/L，Cr 132 μmol/L，UA 685 μmol/L。电解质：K^+ 4.5 mmol/L，Na^+ 138 mmol/L，Cl^- 106 mmol/L。PCT 0.08 ng/ml。CPR 42.90 mg/L。入院心电图提示：窦性心动过速，短 PR 间期，T 波改变。心脏彩超：右房室增大（RA 38mm，RV 49mm），右室壁搏动减弱伴收缩功能下降，三尖瓣异常回声团（赘生物可能性大），三尖瓣中度关闭不全，重度肺动脉高压（PASP 78mmHg）（图 47-4）。

患者入院后主要给予继续利尿、补钾、静脉营养支持治疗。患者心脏彩超提示三尖瓣赘生物，不排除感染性心内膜炎，完善血培养检查后，预防性给予青霉素 400 万 U q8h 联合依替米星 300mg qd 抗感染治疗。同时考虑到患者右房室增大，右室壁搏动减弱伴收缩功能下降，以及重度肺动脉高压，D- 二聚体水平显著升高，高度怀疑肺栓塞，遂完善 CTPA，结果显示：右肺各叶肺动脉、左肺上叶前段、舌段、下叶各段肺动脉广泛栓塞（图 47-5），立即给予低分子肝素 4000IU 皮下注射，吸氧等处理。患者入院后第二天突发呼吸、心跳骤停，抢救无效死亡。

【死亡诊断】

1. 大面积肺动脉栓塞　心力衰竭　心功能Ⅳ级　重度肺动脉高压
2. 三尖瓣赘生物原因待查　癌栓？感染性心内膜炎？
3. 直肠癌根治术后，直肠癌伴肝脏及骶前转移

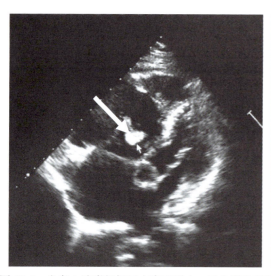
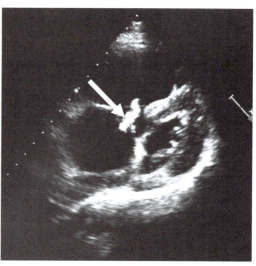

图 47-4　患者心脏彩超提示右房室增大，三尖瓣及其所连腱索表面毛糙，其前瓣上可见一异常回声团（箭头），呈中强回声，大小约 2.5cm×1.2cm，活动度大（随心动周期运动）

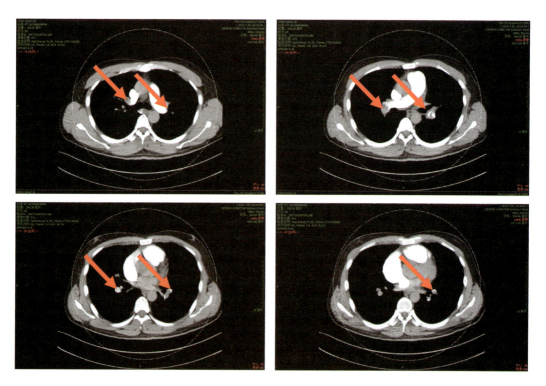

图 47-5　患者 CTPA 示双肺动脉广泛造影剂充盈缺损（箭头）

【讨论】 肺栓塞（pulmonary thromboembolism，PTE）是恶性肿瘤的常见并发症，有研究指出，癌症患者发生深静脉血栓的风险是普通人群的4～7倍。对于恶性肿瘤患者，要充分评估患者发生肺栓塞的风险并进行积极预防。

研究发现恶性肿瘤患者易发生深静脉血栓及肺栓塞的机制在于如下几个方面：①肿瘤细胞自身可异常分泌或者促进炎症细胞分泌组织因子（TF），造成肿瘤患者体内TF的水平显著增高，启动外源性凝血途径，促进血栓形成；②肿瘤细胞还可分泌癌性促凝物质（cancer procoagulant），促进凝血X因子激活，形成血栓；③另外，肿瘤患者的恶病质状态、脱水、长期卧床及放化疗等均可导致深静脉血栓的形成。

在该类患者的治疗上，需要特别指出的是，与非恶性肿瘤患者相比，恶性肿瘤合并肺栓塞患者使用抗凝剂后发生致命性大出血的概率明显增加（6.5%～18%），而不用抗凝剂的情况下恶性肿瘤患者肺栓塞再发的可能性较非肿瘤患者又明显升高（20.7% vs. 6.8%）。因此，对于该类患者治疗上具有一定的难度，需仔细权衡出血和栓塞风险，谨慎使用抗凝剂。

本文中病例1患者的遗憾之处在于未取得病理学证据。虽然PET-CT检查结果已高度提示患者恶性肿瘤且伴全身多处转移，但该患者本身合并AIDS，免疫力低下，且存在较为少见的右心室占位，不排除罕见肿瘤类型的可能性。病例2患者的血培养未见细菌生长，未达到右心感染性心内膜炎的诊断标准。该病例需行多次血培养来明确右心感染性心内膜炎的诊断，如诊断成立，则患者肺栓塞亦有可能是右心感染性心内膜炎所致。遗憾的是患者在确诊肺栓塞后不久即猝死。

参 考 文 献

Donadini MP，Squizzato A，Ageno W. 2016. Treating patients with cancer and acute venous thromboembolism. Expert Opin Pharmacother，7（4）：535-543.

Ikushima S，Ono R，Fnkuda K，et al. 2016. Trousseau's syndrome：cancer-associated thrombosis. Jpn J Clin Oncol，46（3）：204-208.

病例 48

隐藏的杀手——全心力衰竭、心肌梗死、肺栓塞 1 例

陈施羽[1] 封盼攀[1] 彭 娟[2] 夏 睿[2]

重庆医科大学附属第一医院心内科[1]
重庆医科大学附属第一医院放射科[2]

要点： 多发性骨髓瘤临床表现多样，易误诊，临床医师对于反复无明显诱因静脉血栓形成，冠脉造影未见血管闭塞但肌钙蛋白持续升高或是与心脏基础疾病严重程度不符的心力衰竭，应考虑本病可能。

【**主诉**】 反复胸闷、心悸、呼吸困难 4 个月，加重半月。

【**现病史**】 患者女，59 岁，入院前 4 个月，因"右下肢水肿"在当地医院住院治疗，B 超发现"右侧髂外、股、腘静脉内低回声，考虑血栓形成"，CTPA 未发现肺栓塞，后行下腔静脉滤网植入术并抗凝治疗。术后患者反复出现胸闷、心悸，与活动无关，伴呼吸困难、咳嗽、痰中带血，心肌酶谱正常，心电图示"ST-T 改变"，心内科会诊考虑"冠心病"，未行冠脉造影及心脏彩超检查，院外服用华法林治疗。入院前 3 个月，患者休息时突发心悸、伴胸痛及气促，活动时更明显，较前加重，伴咳嗽、咯血，痰中带血，再次出现右下肢水肿，遂往外院治疗。住院期间发现血压升高，最高 160/100mmHg，完善检查如下：CTPA：右下肺动脉栓塞；心脏彩超提示：左房增大，室间隔增厚，二尖瓣关闭不全，左室下壁搏动减弱，考虑高血压性心脏病合并缺血性心肌病可能，诊断为"肺栓塞，原发性高血压 2 级，极高危，高血压性心脏病，心功能 3 级，二尖瓣反流"，后因腰椎压缩性骨折转往该医院骨科行腰椎骨水泥固定术。入院前半月患者无明显诱因出现一般活动后心累、气促不适，夜间不能平卧，有夜间阵发性呼吸困难，伴胸闷，感心前区压榨感，再次出现双下肢水肿，遂到笔者所在医院就诊。

【**既往史**】 否认高血压、糖尿病及冠心病病史。2 年前患者反复出现腰背部酸胀性疼痛，伴双下肢肌肉痉挛，常服用布洛芬（芬必得）止痛，半年前症状加重，腰前屈后伸功能受限，双下肢麻木、乏力明显，出现胸肋部疼痛，到万州区人民医院就诊，完善 MRI 及骨密度检查，诊断为"1. 胸腰椎压缩性骨折，2. 绝经后骨质疏松症"。个人史及家族史无特殊。

【**查体**】 T 36.3℃，P 80 次 / 分，R 20 次 / 分，BP 99/69mmHg，身高 158cm，体重 50 kg。精神差，全身浅表淋巴结无肿大。睑结膜稍苍白，巩膜无黄染。颈静脉怒张，肝-颈静脉回流征阳性。双肺呼吸音清，未闻及干湿啰音，右下肺呼吸音稍低。胸肋骨有按压痛，心尖搏动点位于左锁骨中线第五肋间上，HR 80 次 / 分，心律齐，二尖瓣区可闻及收缩期 4/6 级吹风样杂音。全腹软，无压痛，肝脾肋下未扪及，腰椎有压痛。双下肢对称性

凹陷性水肿。

【辅助检查】

1. 血常规 白细胞 5.68×10^9/L，血红蛋白 76g/L，血小板 78×10^9/L；尿常规：蛋白1+；大便常规及隐血：正常；肝功能：AST 112U/L，白蛋白 37g/L，球蛋白 19g/L；肾功能：尿素 11mmol/L，肌酐 74μmol/L，UA 445μmol/L；钙 2.29mmol/L；血脂：TC 4.05 mmol/L，TG 2.90mmol/L，LDL-C 2.11mmol/L，HDL-C 1.05mmol/L；心肌酶谱：肌红蛋白 92.8μg/L，CK-MB 5.0μg/L，肌钙蛋白Ⅰ 0.285ng/L，NT-proBNP 17252ng/L；凝血象：D-二聚体 4.38mg/L；纤维蛋白原 11.9μg/ml；蛋白S活性：89.2%，蛋白C活性：135.3%，抗凝血酶Ⅲ活性 133.4%；甲状腺激素T3 0.66ng/mL。血气分析（未吸氧）：pH 7.50，PCO_2 28mmHg，PO_2 75mmHg，HCO_3^- 21.8mmol/L，SO_2 96%。

2. 入院心电图提示 ST-T改变。

3. 心脏彩超提示 ①左房、左室增大；②左室壁搏动减弱；③二尖瓣重度关闭不全；④左室舒张功能受损；⑤左室射血分数53%。

4. 腹部彩超 肝实质性占位性病变（血管瘤可能）。

5. 双下肢深静脉彩超 左侧股浅静脉、腘静脉、胫后静脉少许血栓形成。

6. CTPA ①双肺各叶多发斑片模糊影,右肺上叶尖段小叶间隔增厚。②双侧胸腔积液，以右侧明显。③右肺下叶肺动脉部分分支栓塞。

【入院诊断】

1. 冠心病
急性非ST段抬高性心肌梗死
二尖瓣脱垂
全心力衰竭
心功能Ⅲ级

2. 肺栓塞
肺动脉高压

3. 下肢深静脉血栓形成
下腔静脉滤网植入术后

4. 贫血原因待查

5. 绝经后骨质疏松

6. 腰椎压缩性骨折
骨水泥注入术后

【诊疗经过】

入院后给予氯吡格雷 50mg qd po，阿托伐他汀钙 20mg qd po，低分子肝素钠 0.4ml 皮下 q12h，托拉塞米 20mg 静推 qd，螺内酯 20mg qd po，氯化钾 1000mg bid po。由于血压偏低，并未使用ACEI、ARB及β受体阻滞剂。通过利尿治疗后，患者呼吸困难明显缓解，夜间可平卧入睡，双下肢水肿消退。心力衰竭症状向着好转的趋势发展，复查心肌酶谱：肌红蛋白 101.1μg/L，CK-MB 5.2μg/L，肌钙蛋白Ⅰ 0.301ng/L，NT-proBNP 21 328ng/L。复查心电图提示：①普通型心房颤动；② ST-T改变。心力衰竭指标BNP较入院时反而上升，心肌梗死指标肌钙蛋白Ⅰ也较入院时有所升高，客观的检查指标与主观症状并不相符，建议患者行冠状动脉造影进一步明确心脏血管情况以查明病因，冠脉造影结果提示：前降支近中段轻度心肌桥。行铁蛋白三项检查：铁蛋白 286.9ng/ml，血清维生素 B_{12} 1549pg/ml 血清叶酸 5.8ng/ml，提示造血原料并不缺乏；骨代谢检查仅提示降钙素轻度升高；25 羟维生素 D、骨钙素、β-胶原特殊序列、总 I 型胶原氨基酸延长肽等检查未见明显异常。骨穿检查考虑多发性骨髓瘤，血本-周蛋白 κ 轻链 5.95g/l，λ 轻链 2.81g/l；尿本-周蛋白 K 轻链 5.34g/l，证实多发性骨髓瘤的诊断，行心肌 MRI 提示室间隔局部增厚伴搏动减弱，舒张末期 17mm，其内见点状及条状异常信号影；心尖可见片状长 T_2 信号影，提示心肌水肿；延迟期心尖及心肌下壁心内膜下可见条片状强化影（图 48-1）；二尖瓣反流，EF：43.8%，每搏输出量 42.5ml，证实了心脏淀粉样变性，终于确定了患者最终的诊断为多发性骨髓瘤 κ 轻链型 III 期 B 组 心脏淀粉样变，立即转入血液内科进一步治疗。

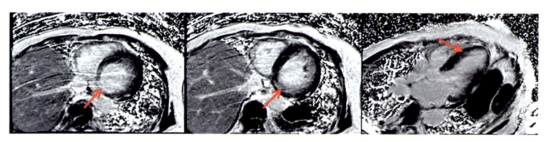

图 48-1　心脏 MRI 结果：室间隔局部增厚，舒张末期 17mm，其内见点状及条状异常信号影。延迟期心尖及心肌下壁心内膜下可见条片状强化影

【讨论】　多发性骨髓瘤（multiple myeloma，MM）是一种浆细胞克隆性恶性增生性疾病。主要特征为骨髓内浆细胞恶性增生并浸润髓外软组织及浆细胞分泌大量 M 蛋白引起一系列临床表现。MM 可累及造血系统、骨骼、肝脏、肾脏、心脏、神经系统等，引起如贫血、骨痛、感染、肾脏损害及淀粉样变性等表现。其中以心脏受累最为严重，主要病理特征为心肌淀粉样变，其严重程度与本病的预后密切相关。

此例患者以全心衰、肺栓塞、下肢深静脉血栓形成为主要表现，曾经多家医院诊治均未能明确诊断。回顾此病例，发现在诊治过程中有被忽略的地方：①结合患者心电图前壁导联 T 波改变及心脏彩超左室壁搏动减弱，考虑此次心肌梗死主要累及左室，为何体循环淤血体征如此明显？肌钙蛋白不降？②外院心脏彩超存在室间隔增厚（13.4mm），笔者所在医院心脏彩超室间隔高限（11mm），但患者并无高血压病史，入院血压偏低，外院血压一过性增高也不排除腰椎骨折疼痛影响。而心电图并无左室高电压，反而存在低电压现象（图 48-2）。③患者存在中度贫血，但无出血部位，且血常规为正细胞正色素性贫血。贫血何来？同时伴有血小板减少，为何？④患者胸肋骨压痛、腰椎骨折，真的是绝经后骨质疏松引起的？⑤肾功能损害及尿蛋白何来？⑥既往右下肢血栓，后左下肢血栓，服用华法林，为何反复血栓形成？患者同时具有全心衰、贫血、骨痛、肾功能不全、反复血栓形成、冠脉造影正常而心肌酶谱持续升高，可以用多发性骨髓瘤一种疾病来解释。

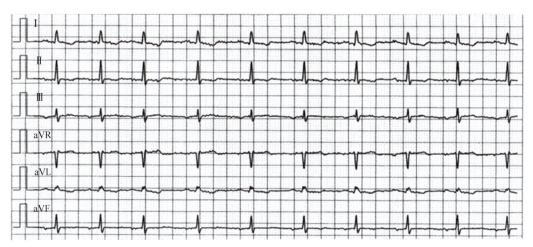

图 48-2　心电图低电压与彩超左室肥厚不符合

心脏淀粉样变性（cardiac amyloidosis，CA）是恶性骨髓瘤细胞分泌的异常单克隆免疫球蛋白（Ig）的轻链[κ 和（或）λ]片段在心脏沉积所致。轻链的沉积可能与氨基酸结构和周围环境因素有关。轻链蛋白侵蚀所沉积部位正常的心肌细胞，破坏其正常的结构和功能，可能改变心肌细胞的代谢，直接激活细胞内受体，引起细胞水肿。CA 主要表现为心肌、电生理和心包的异常。心力衰竭是常见的发病形式，早期主要为心脏舒张功能障碍，类似于限制性心肌病，随着疾病的发展，后期发展为收缩功能障碍。患者常有右心衰竭体征，如低血压、颈静脉高压、右心第三心音、肝脏增大、外周水肿等，同时也可发生左心衰竭。心绞痛或急性心肌梗死也可作为首发症状（11%），部分患者可有冠状动脉淀粉样变性，并导致血管狭窄。淀粉样变性沉积物累及传导系统可致心房颤动（25%），分支阻滞和不同程度的房室传导阻滞，甚至室性心律失常及猝死。骨髓瘤侵犯心包可引起心包积液，晚期亦可引起肺动脉高压。中位生存期仅 6 个月。

心脏淀粉样病变的诊断方法：BNP 及心肌损伤标志物，以心力衰竭及急性心肌梗死为主要表现的患者可有阳性改变；心电图，CA 主要表现为 QRS 波低电压、胸前导联 R 波递增不良、假心肌梗死图形、传导异常等；超声心动图早期表现为限制性心肌病的特点，室间隔肥厚、瓣膜增厚、瓣膜反流，其中舒张功能受损是相对敏感和客观的改变。晚期收缩功能受损，可出现"颗粒闪耀"特征，但不具备特异性，有报道称心脏超声造影术可发现 CA 的微血管病变，有助于早期诊断；心脏 MRI：组织信号减低合并心内膜下增强显影延迟，钆的动态分布异常，与其他心肌病鉴别。心内膜下心肌活检是诊断金标准：刚果红染色标本在偏振光显微镜下可见特异性绿色双折射。

心脏淀粉样变的病情进展快，预后不佳，治疗手段非常有限，需针对原发疾病多发性骨髓瘤治疗。针对心脏损害的治疗中，利尿剂可缓解心力衰竭症状，但有加重低血压和肾功能损害的可能。CA 易引起左室流出道狭窄，洋地黄与心肌中的淀粉样物质结合不易清除，易致中毒，所以洋地黄类药物慎用。ACEI 及 ARB、β 受体阻滞剂易加重低血压，而淀粉样变性导致自主神经病变时有赖于血管紧张素维持一定的血管张力，因此此类药物也慎用。肺动脉高压者应用 PDF 抑制剂有效，严重传导阻滞，可考虑起搏器植入，心包积液可行心包穿刺。

本病例的特点及教训：①只注意心血管系统表现，重视全心力衰竭、心肌梗死，忽视贫血、骨痛（扁骨损害）、肾病，误诊为冠心病。②左心室肥厚而扩张不明显，同时心电图肢体导联低电压，此为心肌淀粉样变的显著特征。③患者在4个月的时间内发展至全心衰竭，进展速度很快，该患者一开始就存在某种疾病（CA）同时累及左右心室。④肌钙蛋白持续性异常而冠脉造影正常。淀粉样物质导致心肌细胞坏死及小血管阻塞所致局部心肌缺血。⑤反复下肢血栓形成考虑存在高黏滞血症，排除肿瘤。因此临床医师，特别是心血管内科医师，在遇到以心血管症状为主要特征的患者时，应结合全面的病史、症状、体征及辅助检查结果综合分析，不能以既定的心血管疾病套取患者的症状而忽略其他全身性疾病。

参 考 文 献

查爽英，唐红.2003.超声心动图诊断心肌淀粉样变1例.华西医学，18（02）：262.

常连芳，卢长林，杨跃进.2012.多发性骨髓瘤、心肌淀粉样变致全心衰竭一例.中国心血管杂志，17（06）：420，421.

李晟，荆忱，孙波.2015.多发性骨髓瘤伴心肌淀粉样变性1例并文献复习.疑难病杂志，（07）：751，752.

徐东杰，周芳，张海峰，等.2014.关注心肌淀粉样变的诊断线索.临床心血管病杂志，（02）：93，94.

Martinelli N, Carleo P, Girelli D, et al. 2011. An unusual heart failure: cardiac amyloidosis due to light-chain myeloma. Circulation, 123（18）: e583, 584.

病例 49

托伐普坦治疗难治性心力衰竭 1 例

陈 林[1] 周建中[2]

重庆市长寿中医院[1]
重庆医科大学附属第一医院[2]

要点： 托伐普坦（Tolvaptan）是一种口服的精氨酸加压素（AVP）V_2 受体拮抗剂，是一种新型利尿药物，对难治性心力衰竭存在严重利尿抵抗的患者仍有很强的利尿效果，明显减轻患者水钠潴留，改善患者心力衰竭症状。

【主诉】 喘累、心悸、双下肢水肿 1 年，加重 3 天。

【现病史】 患者男，72 岁。体检发现血压升高 10+ 年，最高 160/100 mmHg，规律服用降压药物 5 年，曾服用"罗布麻、硝苯地平缓释片"等，近 1 年血压偏低，未服用降压药物。3+ 年前体检时心电图提示：心房颤动。口服华法林 1 片抗凝治疗 1 年。1 年前（2015 年 6 月）因心力衰竭于某三甲医院住院治疗，住院期间检查发现全心增大，心房颤动伴显著心动过缓，植入永久性人工起搏器。术后半年仍反复出现心累、胸闷、心悸、双下肢水肿，多次住院治疗。半年前（2016 年 1 月）于上述医院行冠脉造影血管未见异常。长期给予利尿、碱化尿液等治疗。3 天前患者喘累、双下肢水肿加重，伴尿量减少、食欲减退，自行将利尿剂加倍后症状缓解不明显，遂再入笔者所在院。

【既往史】 1 年前发现肾功能不全，肌酐维持在 150～350μmol/L，尿酸维持 500～680 μmol/L。

【查体】 T 36.7℃，P 50 次/分，R 20 次/分，BP 94/55 mmHg，呼吸急促，颈静脉怒张，肝-颈静脉回流征阳性。双上肺呼吸音粗，双下肺呼吸音消失，胸前区无隆起，无心包摩擦音，心界扩大，第一心音强弱不等，HR 52 次/分，心律绝对不齐，未闻及杂音，腹软，肝肋下可扪及 2 横指，双下肢中度凹陷性水肿。

【辅助检查】

1. 2016-01-07 冠状动脉造影 提示左右冠脉未见明显异常。

2. 2016-1-13 胸部 X 线片 双侧胸腔积液，右侧明显。

3. 2016-7-30 胸部 X 线片 双侧胸腔积液，右侧明显，较 2016-1-13 均有所吸收。心影增大，可见心脏起搏器在位，左侧第 4 肋骨密度增高（图 49-1）。

4. 2016-7-30 pro-BNP 3660 pg/ml，肌酐 292μmol/L，GFR 21.8ml/(min·1.73m^2)，尿酸 774 μmol/L，凝血象：PT 30.2，INR 2.43。血常规、肝功能、电解质、甲状腺功能、血糖、输血前检查、大便、小便未见明显异常。

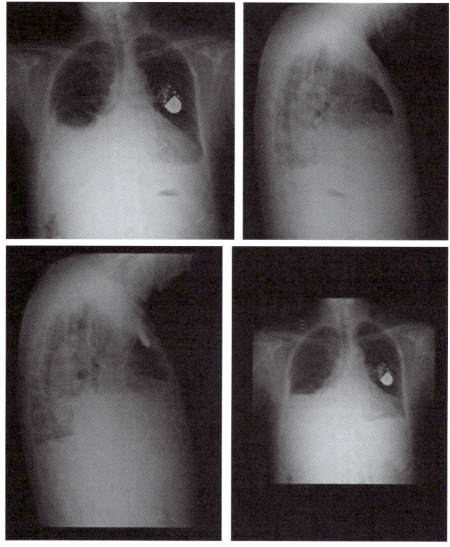

图 49-1　胸部 X 线片提示患者长期存在胸腔积液，右侧明显

5. 2016-8-2 心脏彩超　①起搏器植入术后（电极位置正常）。②全心增大伴搏动减弱。左室壁增厚。③二尖瓣中度关闭不全。④三尖瓣轻度关闭不全，PASP 39mmHg。⑤左室、右室收缩功能均下降（LV 60mm，RV 30 mm，LA 49 mm，RA 47 mm，LVEF 48%）。⑥少量心包积液。

6. 2016-8-2 彩超　①胆囊结石。②胆囊壁增厚，提示水肿。③左肾囊性占位性病变（囊肿）。④双侧胸腔积液，内透声好，右侧已体表定位。

7. 2016-8-2 动态心电图　心房颤动 +VVI 起搏心律，平均心率 46 次 / 分，室上性期前收缩 0 次，多源性室性期前收缩 542 次，成对 7 阵，室性心动过速 2 阵，最长 6 次。R-R 长间歇 >1.5s，7902 次，最长 1.671s，高侧壁、$V_2 \sim V_5$ 导联可见异常 Q 波，QRS 时限 >0.12s，心室内阻滞。起搏器：为 VVI 起搏器，心室起搏占总心率 43%，最低起搏频率为 45 次 / 分，起搏器功能未见异常（图 49-2）。

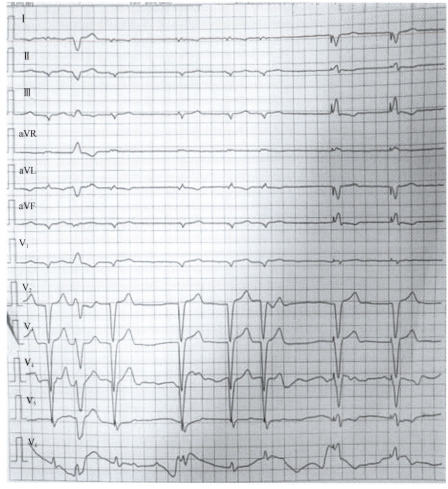

图 49-2　心房颤动心律、偶发室性期前收缩、心室内阻滞、低电压

起搏器情况：心房颤动＋心室单腔起搏心律，呈 VVI 起搏模式，起搏频率 60 次 / 分

【临床诊断】

1. 难治性心力衰竭

扩张型心肌病

全心扩大

心房颤动

永久性人工起搏器植入术后

心功能 IV 级

2. 原发性高血压 2 级　很高危

高血压性心脏病

3. 慢性肾功能不全 CKD4 期

4. 胆结石

5. 双侧胸腔积液

【治疗经过】　患者存在慢性心房颤动、慢性肾功能不全、高尿酸血症，故仍维持华

法林 2.5mg 抗凝预防血栓、碳酸氢钠片 1000mg tid 碱化尿液；入院后增加血栓通改善循环、曲美他嗪营养心肌治疗。患者心力衰竭症状及体循环淤血症状明显，利尿方案予螺内酯 20mg+ 呋塞米片 40mg 口服，生理盐水 100ml+ 呋塞米 80mg+ 氨茶碱 125mg ivgtt qd。在此利尿方案基础上根据每日尿量情况，间断予托拉塞米注射液 20～60mg 静脉推注。上述方案治疗 6 天后患者心力衰竭症状及体循环淤血未改善。入院后患者血压监测提示维持在（85～95）/（50～60）mmHg，存在肾脏灌注不足，予多巴胺 3μg/（kg·min）泵入维持改善肾灌注，患者尿量未见明显增加。2016-8-7 患者住院间出现短暂意识丧失，发作时提示室性心动过速，急查电解质 K^+ 3.5 mmol/L，予抢救后患者意识恢复，立即补钾并行起搏器程控，调整起搏频率 60 次/分。予呋塞米、螺内酯、托拉塞米、利尿合剂联合利尿，多巴胺小剂量维持治疗，每日尿量维持在 600～2000ml。患者仍喘累，气短，双下肢水肿减轻不明显。入院第 11 天与家属沟通后，同意自费口服托伐普坦片，联合利尿，起始剂量为 22.5 mg，次日患者尿量明显增加，连续口服托伐普坦片 22.5mg 3 天后，患者双下肢水肿减轻，喘累、厌食、腹部胀满等症状缓解。入院第 14 天托伐普坦量减量为 15mg，患者尿量仍能维持在 3700ml 以上。口服托伐普坦 8 天后患者喘累、腹胀好转，食欲增加，夜间睡眠改善，双下肢水肿消退，体重减轻 8kg，血压维持在（100～110）/（55～65）mmHg，复查肾功能：肌酐 256μmol/L，GFR 25.3ml/（min·1.73m^2），尿酸 754μmol/L，患者病情好转出院。出院时利尿方案为：螺内酯 20mg qd、呋塞米 40mg bid、托伐普坦 7.5mg qd 口服。

表 49-1 为该患者住院期间利尿方案，在使用大量呋塞米剂量基础上加用托拉塞米及静脉维持小剂量多巴胺均未能明显增加尿量、改善水钠潴留、纠正心力衰竭临床症状。使用托伐普坦 22.5mg 口服，患者尿量显著增加，接近使用前的 3 倍，托伐普坦逐渐减量至 7.5mg 时仍能维持很好的利尿效果，患者水钠潴留明显改善，临床心力衰竭症状减轻。

表 49-1　住院期间利尿方案

时间	利尿方案	出入量	症状
2016-7-30～2016-8-4	呋塞米注射液 100mg+ 氨茶碱注射液 125mg ivgtt qd 托拉塞米 20～60mg（临时静推） 螺内酯 20mg po qd 呋塞米片 40mg po bid	入：400～800ml 出：600ml～1600ml	静息状态下即喘累、端坐呼吸、伴卧位、双下肢凹陷性水肿明显
2016-8-5～2016-8-8	呋塞米注射液 100mg+ 氨茶碱注射液 125mg ivgtt qd 托拉塞米 20～60mg（临时静推） 螺内酯 20mg po qd 呋塞米片 40mg po bid 多巴胺 3ug/（kg·min）泵入维持	入：400～1000ml 出：750ml～1800ml	仍喘累，静息状态下间断性心慌加重，半卧位、厌食、腹胀、双下肢凹陷性水肿，不能下地活动
2016-8-9～2016-8-11	螺内酯 20mg po qd 呋塞米片 40mg po bid 托拉塞米 20 mg iv bid 托伐普坦片 22.5mg po qd	入：400～800ml 出：4400～4900ml	喘累减轻、高枕卧位，双下肢水肿明显减轻，体重下降，食欲好转，阵发心慌好转

续表

时间	利尿方案	出入量	症状
2016-8-12～2016-8-14	螺内酯 20mg po qd 呋塞米片 40mg po bid 托拉塞米 20 mg iv qd 托伐普坦片 15mg po qd	入：400～1500ml 出：3400～3900ml	喘累明显好转，无端坐呼吸、双下肢不肿，体重减轻7kg
2016-8-13～2016-8-16	螺内酯 20mg po qd 呋塞米片 40mg po bid 托伐普坦片 7.5mg po qd	入：400～1500ml 出：2500～2900ml	喘累明显好转、静息状态下午明呼吸困难，睡眠改善，食欲好转，双下肢不肿，体重减轻8kg

【讨论】 患者近1年反复因喘累、气短、双下肢水肿住院治疗，此次入院完善相关检查，心脏彩超提示全心扩大，心脏瓣膜轻度～中度改变。冠脉造影未见明显异常。胸部X线片提示：双侧胸腔积液。但入院后患者病情发展迅速，病势重，符合扩张型心肌病病理生理改变。扩张型心肌病发展到后期形成终末期心功能衰竭即难治性心力衰竭。心力衰竭是临床上常见的一种疾病，目前临床指南推荐心力衰竭治疗的常规药物主要是3大类，即利尿剂、ACEI（ARB）、β受体阻滞剂。地高辛是为进一步改善症状、控制心室率时选用的第4个药物；醛固酮受体拮抗剂主要应用于重度心力衰竭的患者。该患者因心功能衰竭血压低、慢性肾功能不全CKD4期不适宜使用ACEI或ARB药物；患者动态心电图提示平均心室率46次/分，故未使用β受体阻滞剂、地高辛等药物。由此可见该患者利尿剂使用尤为重要。患者平素长期口服螺内酯20mg qd，呋塞米40～160 mg qd，本次因加量口服利尿药物后症状不缓解入院，考虑存在利尿抵抗，故入院后予呋塞米100mg联合氨茶碱125mg组成利尿合剂增强利尿。从表49-1中发现，在长期口服袢利尿剂出现利尿抵抗时，增加袢利尿剂剂量效果往往不佳。并且长期大剂量利尿容易出现水、电解质不平衡，高糖、高血脂、高尿酸血症，急性肾衰竭，急性间质性肾炎，耳聋，肝性脑病，内分泌紊乱等不良反应。患者住院期间突发室性心动过速，血钾提示3.5mmol/L，考虑大剂量袢利尿剂使用后电解质不平衡所致。同时患者存在高尿酸血症，亦不能排除与长期口服利尿剂有关。患者血压低，肾脏血流灌注不足，予小剂量多巴胺静脉维持，也未能达到理想效果。面对一个存在利尿抵抗、肾衰竭、血压低的难治性心力衰竭患者，我们想到了目前新型的一种口服的精氨酸加压素（AVP）V_2受体拮抗剂——托伐普坦。我们大胆使用托伐普坦起始量为22.5mg，同时停用利尿合剂及多巴胺组，使用后患者24小时尿量达到4400ml。6天后托伐普坦减量为7.5mg时亦能使每24小时尿量维持在2500～2900ml。患者大量利尿后，肝淤血减轻、双下肢水肿消退、喘累、气短、食欲改善，血压较心力衰竭未纠正时更好，维持在（100～110）/（55～65）mmHg，肾功能指标亦轻度好转，为使用ACEI创造了可期待的未来。

托伐普坦是一种口服的精氨酸血管加压素V_2受体拮抗剂。血管加压素（AVP）又称抗利尿激素，在下丘脑合成，储存于垂体后叶，是调节人体水平衡最主要的激素。某些疾病会导致血管加压素水平异常增高，包括心力衰竭、肝硬化、抗利尿激素分泌异常综合征等。血管加压素可增加水的重吸收，导致患者水肿和稀释性低钠血症。托伐普坦与 V_2 受体的亲和力是天然血管加压素的 1.8 倍，故可以拮抗血管加压素作用，抑制水的重吸收，增加不含电解质的自由水排出，能有效纠正高容量和等容量性低钠血症，并同时纠正高容量患者的水肿症状。心力衰竭患者使用托伐普坦治疗后，心悸、水肿、食欲等情况明显改善。心力衰竭患者联合利尿剂和托伐普坦治疗，能进一步增加尿量，发挥显著的利尿作用。在低钠血症的心力衰竭患者尤为有效，该药可以提高血钠浓度，避免使用利尿剂出现的低钠血症。合并存在严重肾功能不全的心力衰竭患者使用托伐普坦，利尿、消肿效果差。

参 考 文 献

Doehner W，Frenneaux M，Anker SD. 2014. Metabolic Impairment in Heart Failure. Journal of the American College of Cardiology，64（13）：1388-1400.

Dunlay SM，Pereira NL，Kushwaha SS. 2014.Contemporary Strategies in the Diagnosis and Management of Heart Failure. Mayo Clinic Proceedings，89（5）：662-676.

病例 50

胸主动脉缩窄性高血压误诊 20 年 1 例

童文娟[1] 周建中[1] 罗天友[2] 彭 娟[2]

重庆医科大学附属第一医院心内科[1]
重庆医科大学附属第一医院放射科[2]

要点： 本文介绍 1 例高血压病史 20+ 年的患者，长期包括利尿剂在内的 3 种以上降压药物控制血压不理想，考虑原发性或妊娠性高血压伴靶器官损害。此次因腹痛、腹胀、嗳气、纳差等消化道症状，同时合并心包积液入院。住院期间动脉硬化检测提示双上肢血压明显高于较双下肢血压，但全腹+双下肢 CTA 未见明显血管狭窄。根据心脏杂音与心脏彩超结果不匹配，以及狭窄解剖部位分析定位，推测胸主动脉段应该有狭窄，进一步行颈部+胸部 CTA 确诊降主动脉狭窄，最后明确误诊 20 年原发性高血压为降主动脉狭窄所致，全面体格检测、周密的临床思维非常重要。

【主诉】 反复头昏、头痛 20+ 年，活动后喘累 10+ 年，腹痛 20+ 天。

【现病史】 患者女，45 岁，20+ 年前妊娠晚期出现头昏、头痛，测血压（170～180）/（110～120）mmHg，产后血压仍高，产前未测血压，当地医院考虑妊高症，遂开始规律服用"降压灵"降压。10+ 年前，逐渐出现活动耐量下降，伴双下肢乏力、麻木。8+ 年前，因头昏头痛于外院测血压 220/120mmHg，调整降压药为"拜新同 30mg qd+ 美托洛尔片 12.5mg bid+ 氢氯噻嗪片 12.5mg qd+ 替米沙坦 80mg qd"，血压波动在（130～160）/（90～100）mmHg。1+ 年前，因头昏伴双下肢乏力，院外测血压 224/120mmHg，血肌酐 137μmol/L，尿酸 498μmol/L。近半年来，氨氯地平 2 片 qd+ 卡维地洛 2 片 qd+ 坎地沙坦 2 片 qd 控制血压，血压波动在（110～160+）/（70～80+）mmHg。1- 月前，活动后喘累、双下肢乏力较前加重，伴双下肢水肿，间断服用利尿剂可缓解。20+ 天前，出现进食后腹胀，伴呃逆、食欲减退，病程中有中下腹部隐痛，排便后可缓解。3 天前，于我院查血肌酐示 153μmol/L、尿酸 470μmol/L、尿素 10.3mmol/L。B 超：提示肾动脉近段可能有狭窄。上腹部 CT：心包明显积液。在原降压药基础上，加用伲福达 20mg bid 控制血压，监测测血压 130+/80+mmHg，为明确心包积液原因入院进一步检查。

【既往史】 既往于外院查乙肝两对半提示"小三阳"，肝功能正常，未行特殊治疗。曾行剖宫产手术。

【体格检查】 T 36.8℃，P 69 次/分，R 20 次/分，BP 142/88mmHg。神清合作。颈静脉怒张。双肺呼吸音清，未闻及明显干湿啰音。HR 69 次/分，心律齐，主动脉瓣第二听诊区及三尖瓣听诊区可闻及 4/6 级收缩期喷射样杂音。腹软，剑突下及脐周有压痛，无反跳痛，双下肢无水肿。

【入院诊断】 1. 心力衰竭，心功能Ⅲ级。2. 心包积液待查：1）自身免疫性疾病？2）肿瘤？ 3. 腹痛原因待查：慢性胃炎？消化道肿瘤？ 4. 高血压病3级，很高危：继发性？原发性？高血压性心脏病，高血压肾病。5. 慢性肾功能不全。

【辅助检查】

1. 血常规 血红蛋白91.0 g/L，正细胞正色素性贫血。

2. B型脑钠肽前体 2234ng/L。

3. 肾功能 尿素11.6mmol/L，肌酐197μmol/L，尿酸485μmol/L。

4. 体液免疫 血清补体C3 0.45g/L，血清补体C4 0.13g/L。

5. 乙肝两对半 乙肝病毒表面抗原、e抗体、核心抗体 阳性。乙型肝炎病毒核酸（定量）$5.65 \times 10e4$ IU/mL。

6. 凝血象、心肌酶、电解质、尿常规、大便常规+隐血、甲状腺功能、HbA1c、血糖、淀粉酶、脂肪酶、肝功能、癌谱、ANCA、ANA、CRP、血沉正常。

7. 心电图 偶发房性早搏；低电压；T波改变。

8. 心脏彩超 左室肥厚（室间隔舒张末厚度15mm 左室后壁舒张末厚度14mm），伴顺应性减退；少量心包积液。

9. 腹部B超 胆囊壁稍厚毛糙；余未见异常。

10. 颈动脉彩超 左侧颈总动脉、颈动脉球部、颈内外动脉、椎动脉斑块，斑块处狭窄率：小于50%；右侧颈总动脉内中膜增厚。

11. 下肢动脉B超 双下肢动脉未见异常。

12. 胸部X线片 心影增大，左房左室为主（图50-1，图50-2）。

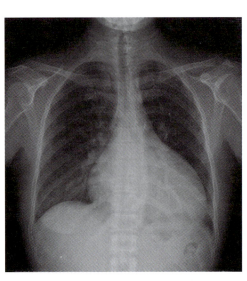
图50-1 胸部X线片正位心影增大，左房左室为主

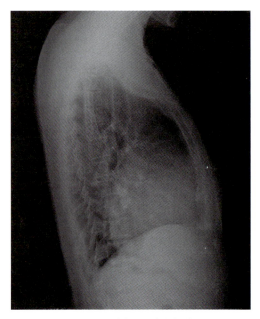
图50-2 胸部X线片侧位

13. 动脉硬化检测 血压值：右脚踝71/45mmHg；左脚踝60/46mmHg；右上臂157/92mmHg；左上臂159/90mmHg。血管硬度：怀疑因为血管的堵塞而不能评价。

14. ABI 右下肢：0.45；左下肢：0.38。

15. 眼底检查 右眼动静脉交叉征阳性，左眼后极部未见明显异常。

16. 动态血压 总的平均血压 138/85mmHg，白天平均血压 137/86mmHg，夜间平均血压 143/85mmHg。结论：全天平均血压增高；全天血压负荷值增高；血压昼夜节律异常。

17. 腹部 + 盆腔 + 双下肢（CTA） 前腹壁增多、增粗血管影，起自双侧髂外动脉；双侧肋间动脉及膈下动脉增粗、迂曲，左侧为重。腹部 CTA：心底及双侧腹壁多支壁动脉显影，腹主动脉、肠系膜上动脉走行迂曲，双侧肾动脉主干及其主要分支未见明显狭窄及扩张。双下肢 CTA 检查未见明显异常（图 50-3）。

18. 颈部 + 胸部 CTA 颈部 CT 平扫及增强未见明显异常。心脏增大，左房左室增大为主，心包中量积液。颈部、胸部 CTA：升主动脉增粗，直径约 4.2cm；降主动脉起始处重度狭窄纤细，最窄处直径约 1.0cm，管壁多发钙化及软斑影，管腔粗细不均，余降主动脉不同程度变细；胸廓内动脉、双侧肋间动脉增粗、迂曲。双侧颈总动脉、颈内动脉及椎动脉迂曲；膈下胃窦及肝左叶可见迂曲侧支血管显影（图 50-4～图 50-6）。

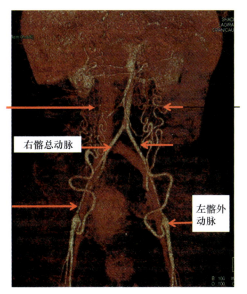

图 50-3 腹部 CTA 示前腹壁增多、增粗血管影，起自双侧髂外动脉；双侧膈下动脉增粗、迂曲，腹主动脉、肠系膜上动脉走行迂曲，双侧肾动脉主干及其主要分支未见明显狭窄及扩张

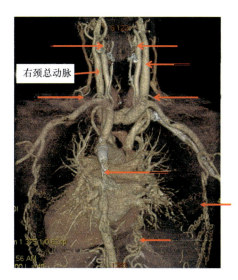

图 50-4 颈部 + 胸部 CT 示升主动脉增粗，降主动脉起始处重度狭窄纤细，管壁多发钙化及软斑影，管腔粗细不均，余降主动脉不同程度变细；胸廓内动脉、双侧肋间动脉增粗、迂曲

【诊疗经过】 上级医师查房仔细询问病史：患者自诉 10+ 年前有可疑下腹部剧痛史，具体不详。从 18 岁左右开始出现爬坡累，后逐渐加重，现爬 5 级楼梯即觉双下肢费力酸软，伴麻木不适，有间歇性跛行，未诉疼痛、发凉等。补充查体：双股动脉、腘动脉搏动难以扪及，双足背动脉搏动弱。结合双上肢血压明显大于双下肢血压，从血流动力学角度分析，考虑大血管狭窄性高血压，病变部位不明推测在髂动脉分叉近心端，进一步行腹部 + 盆腔 + 双下肢 CTA，但腹主动脉、髂动脉未见血管狭窄、扩张或闭塞病变。笔者发现：三尖瓣区可闻及响亮收缩期喷射性杂音 4/6 级，但心脏彩超未明显瓣膜病变，无法解释杂

音，考虑血管性杂音可能性大，结合 CT 提示腹壁血管显露，双侧肋间动脉及膈下动脉增粗、迂曲，考虑代偿性侧支循环形成（代偿性侧支循环见图 50-3）腹痛、腹胀等消化道症状可能与缺血性肠病有关。进一步行颈胸 CTA，证实降主动脉明显缩窄（图 50-4）。

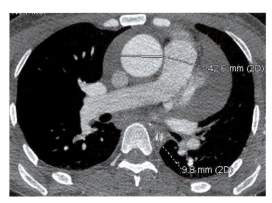
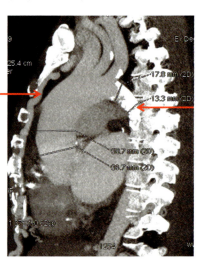

图 50-5　胸部 CTA 示心脏增大，左室左房为主，心包中量积液；升主动脉增粗，直径约 4.2cm；降主动脉起始处重度狭窄，直径约 1cm

图 50-6　胸部 CTA 示升主动脉增粗，降主动脉起始处重度狭窄

目前患者 20 年高血压诊断明确：降主动脉缩窄性高血压，双侧肋间动脉及膈下动脉、腹壁动脉、膈下胃窦及肝左叶等代偿性侧支循环形成，双上肢血压增高，双下肢血压低。建议患者血管外科就诊，患者及其家属因经济原因拒绝手术，要求出院药物治疗高血压，院外继续苯磺酸施慧达 2.5mg qd+ 安博诺 1 片 qd+ 倪福达 20mg qd+ 美托洛尔缓释片 47.5mg qd 降压，血压波动在（110～140）/（70～90）mmHg 左右。

【讨论】　本例患者高血压病史 20+ 年，长期包括利尿剂在内的 3 种以上降压药物控制血压不理想，此次因腹痛、腹胀、嗳气、纳差等消化道症状，同时合并心包积液、肾动脉可疑狭窄入院。因患者高血压病同时合并存在可疑肾动脉狭窄、肾功能不全，最初考虑肾动脉狭窄引起继发性高血压可能，患者拒绝行双肾动脉 CTA。住院期间患者动脉硬化检测提示双上肢血压明显高于双下肢血压，考虑存在主动脉狭窄，进一步行全腹＋双下肢 CTA 未见明显血管狭窄，但提示前腹壁增多、增粗血管影，双侧肋间动脉及膈下动脉增粗、迂曲等。通常前腹壁血管细小，在 CTA 上难以清晰显示。该患者前腹壁血管增多、增粗以及其他多处血管增粗、迂曲，提示血管狭窄、侧支循环形成。患者双上肢血压明显高于双下肢，按解剖知识仔细分析不难定位于主动脉分出左锁骨下动脉之后，左右髂总动脉分叉前（近心端）的某段血管发生了狭窄，该例患者 CTA 已经证实是狭窄病变在降主动脉。此外，仔细听诊患者主动脉瓣第二听诊区及三尖瓣听诊区可闻及 4/6 级收缩期喷射样杂音，但心脏彩超未提示瓣膜病变或者动脉导管未闭，难以解释此杂音，故分析杂音可能来源于主动脉。进一步颈部＋胸部 CTA，证实降主动脉缩窄。事实上，我们回顾整个病例，从双上肢血压明显高于双下肢，即可推断血管狭窄部位位于主动脉分出左锁骨下动脉之后、左右髂总动脉分叉前（近心端），只需行胸腹主动脉 CTA，无需行颈动脉及双下肢 CTA，为患者节约检查费用。因此，根据解剖知识，同样，如果左上肢血压明显低于右上肢，则可初步推断血管狭窄部位在左锁骨下动脉开口的远端。若右上肢血压明显低于左上肢，则推断血管狭窄部位在头臂干或其远端（右锁骨下动脉起源于头臂干）。若左下肢血压明显低于右下肢，则血管狭窄部位在左髂总动脉或其远端。相反，若右下肢血压明显低于左下肢，则狭窄部位在右髂总动脉或其远端。当然，若狭窄部位在主动脉弓分出头臂干之前，则表现为四肢血压均明显降低。

针对主动脉狭窄病因有多种，主动脉夹层、多发性大动脉炎、先天性主动脉缩窄、严重动脉粥样硬化等均需考虑。该患者除主动脉病变外还合并全身多发血管病变，应首先与多发性大动脉炎相鉴别，但追问患者无发热、关节痛等表现，查血沉、抗中性粒细胞胞浆抗体、抗核抗体谱等均未见异常，不支持多发性大动脉炎诊断。而从影像上看，主动脉夹层、严重动脉粥样硬化均可排除。因患者主动脉 CTA 发现降主动脉缩窄，升主动脉增粗，全身多发血管狭窄、严重迂曲、畸形，侧支循环迂曲，放射科专家分析后考虑降主动脉缩窄合并全身多发血管畸形。

从该患者的影像及病史来看，患者出生时很可能主动脉仅有轻度至中度缩窄，早期症状不明显，侧支循环的广泛形成使其具有较强的代偿能力，甚至能顺利地进行妊娠及分娩，但进展为高血压不可避免。该患者的缩窄段位于降主动脉，该处血管缩窄造成血流阻力增大，于是缩窄近端即升主动脉增粗，缩窄段远端血供减少，血压降低，这种机械性狭窄是呈现高血压的主要病因（高血压的动物模型即以主动脉缩窄复制）。另外，远端肾动脉血流量减少，肾脏缺血，也可致血浆中肾素含量升高，也是该患者继发高血压病的一个重要原因。在已经继发高血压病的基础上，即使外科手术治疗切除缩窄段，近、远端主动脉压差已告消失，但高血压仍会持续存在，这可能与升主动脉壁压力感受器或肾上腺功能失常有关。患者降主动脉远端血供减少，故有双下肢乏力、间歇性跛行，双股动脉、腘动脉搏动难以扪及，双足背动脉搏动弱的表现。胃肠道缺血，故有腹痛、腹胀、嗳气、纳差等消化道症状。因此主动脉缩窄病例应及早发现，积极治疗。一旦确诊，均应施行手术治疗，尤其 3～4 岁以上的病例应尽早施行手术。手术时年龄在 20 岁以上的病例远期生存率明显降低，常见的远期死亡原因有：心肌梗死、主动脉瓣病变、动脉瘤破裂、顽固性高血压、心力衰竭、脑卒中等。治疗方法包括外科修复、球囊血管成形术、支架植入以及镶嵌治疗等。支架植入术是治疗成人主动脉缩窄的首选方法，特别适用于变形、成角的缩窄以及有广泛主动脉旁路循环的患者，同时适用于任何年龄的术后再缩窄治疗。覆膜支架、生长支架装置的研究和临床前实验也已经展开。随着支架植入术的不断发展完善，支架植入治疗以及外科和介入治疗相结合的镶嵌治疗将成为主动脉缩窄治疗的新趋势。该患者就诊时已晚，降主动脉已有局部膨出，实施手术困难，需神经内科、血管外科、心内科、胸外科共同拟定实施方案，手术风险高，费用花费巨大，患者选择保守治疗。因其血压较顽固，降压方案选择了钙拮抗剂、利尿剂、血管紧张素受体阻滞剂、β 受体阻滞剂联合应用。患者降主动脉瘤形成，同时全身多发血管畸形，后期发生脑卒中、主动脉破裂等风险极高，若不实施手术，远期预后极差。

参 考 文 献

陈惠文,徐志伟.2003.主动脉缩窄合并心内畸形的治疗进展.中华胸心外科杂志,4:2.
汪毅,李亚维,李鹏,等.2010.主动脉缩窄合并心内畸形的外科治疗临床研究.昆明医学院学报,08:31-33.
Ruimundoa M,Machadob AP. 2012. Aortic coarctation misdiagnosed as a descending thoracic aorta aneurysm. Pev Port Cardiol,31(5):381-384.

病例 51

流出道来源的室性心动过速 1 例

周建中[1]　童文娟[1]　王　丽[2]

重庆医科大学附属第一医院心血管内科[1]

九龙坡区第一人民医院心内科[2]

【要点】：本例患者因心悸入院，入院时心电图提示室速，来源于流出道可能性大，而流出道来源的室速多为良性，那么该患者的室速下一步如何处理，是否行射频消融或安置ICD预防心源性猝死？患者心脏彩超提示非梗阻性肥厚型心肌病，那么室速的病因是否为肥厚性心肌病或其他疾病？

【主诉】　反复胸闷 2 年，加重伴胸痛 8 小时。

【现病史】　47 岁男性。入院前 2 年，无诱因出现反复胸闷、心悸，每次持续时间数分钟至半小时以上不等，无黑矇、晕厥，未重视。入院前 8 小时，休息时突发胸闷、胸痛，以胸骨下后段为主，伴出汗、心悸，自觉心跳快，伴头痛、恶心、呕吐，我院急诊科心电图提示室性心动过速，血压 112/72mmHg，为进一步诊治收入我科。

高血压病史 9 年，最高血压 180/90mmHg，平素规律服用降压药物，目前施慧达 2.5mg qd 降压，未监测血压。

【既往史】　大哥患脑出血，二哥 40+ 岁"猝死"，父母死因不详。

【体格检查】　T 36.7℃，P 210 次 / 分，R 20 次 / 分，BP 112/68mmHg。神清合作。颈软，双侧颈静脉充盈，肝颈静脉回流征阴性。双肺呼吸音清，未闻及干湿啰音。心界叩诊无扩大，HR210 次 / 分，节律齐，各瓣膜听诊区未闻及明显病理性杂音。全腹软，无压痛、反跳痛。双下肢无水肿。

【入院诊断】　1.室性心动过速 2.急性冠脉综合征？ 3.原发性高血压 3 级 很高危 4.呼吸性碱中毒 代谢性酸中毒。

【辅助检查】

入院前急诊科心肌酶谱：肌红蛋白 167μg/L，肌酸激酶同工酶 7.8μg/L，肌钙蛋白 0.82μg/L（0～0.03μg/L）；

入院时心电图：宽 QRS 心动过速，考虑阵发性室性心动过速（图 51-1）；

血常规：白细胞总数 16.16×10^9/L，血小板 276×10^9/L，中性粒细胞百分比 74.1%，中性粒细胞绝对值 11.97×10^9/L；

肾功能：尿素 6.3mmol/L，肌酐 105μmol/L，尿酸 557μmol/L；

电解质：钾 4.7mmol/L，钠 143mmol/L，氯 105mmol/L。

（急诊科）心肌酶谱：肌红蛋白 167g/L，肌酸激酶同工酶 7.8μg/L，肌钙蛋白 0.82μg/

L 升高 27.3 倍）；

（入院时，未除颤）心肌酶谱：肌红蛋白 134g/L，肌酸激酶同工酶 6.2μg/L，肌钙蛋白 0.65μg/L（升高 21.7 倍）；

肝功能、甲状腺功能、空腹血糖、糖化血红蛋白大致正常。

心脏彩超：左室肥厚（室间隔舒张末厚度 16mm，左室后壁舒张末厚度 13mm），左房增大（37mm），左室流出道流速及压力阶差正常，未见 SAM 现象。

【诊疗经过】 患者入院时感心悸、胸闷，心电图提示室性心动过速，血流动力学稳定（BP 112/68mmHg），急性冠脉综合征不能除外（肌钙蛋白升高 27.3 倍），故予地西泮 5mg st 静推 3 次，患者进入睡眠状态后，选择 150J 同步直流电复律 1 次，心电监护提示转为窦性心律（图 51-2），心悸、胸闷较前明显缓解。治疗上给予拜阿司匹林、倍林达双联抗血小板聚集，倍他乐克 47.5mg qd 控制心室率、降低心脏氧耗，立普妥 20mg qn 调脂稳定斑块，安斯菲 20mg qd 抑酸护胃，施慧达 2.5mg qd 降压，改善循环，营养心肌等治疗。考虑急性冠脉综合征不能除外，入院次日即行冠脉造影：左主干、前降支、回旋支、右冠

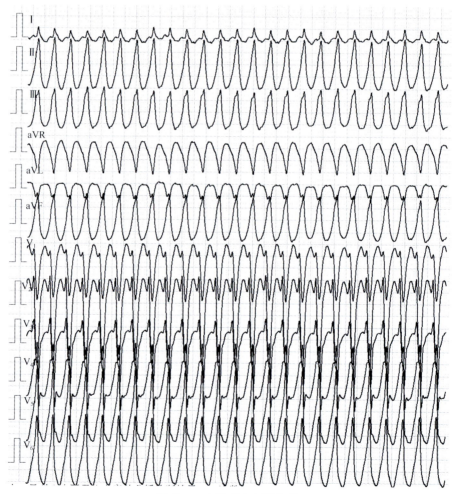

图 51-1 入院时心电图表现

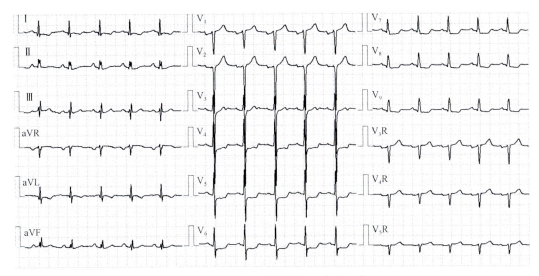

图 51-2 心电监护提示转为窦性心律

状动脉均未见明显狭窄病变。故诊断肥厚型心肌病，冠心病除外。完善心脏彩超：左室肥厚（室间隔舒张末厚度 16mm，左室后壁舒张末厚度 13mm），左房增大（37mm），未见 SAM 现象。综合以上病史、体征及相关辅助检查：患者高血压病史不长，平素规律服用降压药物，入院时血压不高，心脏彩超提示心脏显著增厚，不能单纯用高血压性心脏病解释，故考虑非梗阻性肥厚型心肌病，既往反复发作心悸、胸闷，考虑心律失常，治疗上停双联抗血小板及 CCB 类药物，倍他乐克逐渐加量至 118.75mg qd，立普妥 20mg qn 降脂治疗。进一步行动态心电图评估电复律后心律情况，动态心电图：多源性室性早搏 252 次，成对 5 阵，室速 5 阵，最长 9 次，ST-T 改变。考虑仍有短阵室速，且本次入院室速发作时血流动力学正常，不除外特发性室速可能，建议进一步行延迟增强心脏磁共振了解心脏瘢痕负荷情况，患者及其家属拒绝，要求直接安置 ICD，遂行单腔 ICD 植入术。此外，建议患者及其一级亲属完善基因检查，患者及其家属拒绝，院外继续倍他乐克降低心肌收缩力、延长心室充盈时间。

【讨论】 本例讨论的重点在于非梗阻性肥厚型心肌病的治疗、预后，该患者的室性心动过速是否与非梗阻性肥厚型心肌病基础疾病相关，是射频消融消除室速还是安置 ICD 预防心源性猝死更佳？

根据 2014 年欧洲心脏病学会（ESC）肥厚型心肌病诊断和治疗指南推荐，成人 HCM 诊断标准为不能单纯用异常负荷解释的任意影像学（包括超声心动图、心脏磁共振成像或计算机断层扫描）检查显示一个或多个左室壁节段厚度≥ 15 mm。若静息状态下或激发状态下左室流出道压力阶差≥ 30mmHg，则为梗阻性肥厚型心肌病（HOCM）。相反，则为非梗阻性肥厚型心肌病（NOHCM）。本例患者静息状态下左室流出道流速及压力差正常，不能凭此即诊断非梗阻性肥厚型心肌病，需进一步行负荷超声心动图（包括运动实验、药物负荷超声心动图等），也可以通过有创的办法进行左心室到升主动脉连续测压，根据收缩末期峰值压力，计算左室流出道压差。若左室流出道压差仍小于 30mmHg，方可诊断非梗阻性肥厚型心肌病。因此本例是否为 NOHCM 尚值得商榷。

NOHCM 可以无任何症状，甚至可达到正常人的寿命，通常预后良好。但有些患者也可能出现胸痛、心衰、各种类型的心律失常甚至猝死。最近的研究表明，即使校正年龄、性别以及其他心脏猝死的危险因素，NOHCM 仍是室性心律失常的独立预测因子，除颤仪放电亦更加频繁。这些不良预后可能与 NOHCM 的病理情况更糟糕有关。已有研究表明，与 HOCM 比较，NOHCM 患者心肌瘢痕负荷更重（增强心肌/心肌质量≥20%），且通过正电子发射计算机断层扫描显示心肌微血管缺血亦更重。因此 NOHCM 不总是预后良好，对有猝死风险者应早期进行恰当的干预。根据 2011 年美国肥厚型心肌病指南推荐植入 ICD 的适应证：①既往存在心室颤动、心脏骤停或血流动力学紊乱的室性心动过速；②一级亲属中有因 HCM 所引起的猝死；③最大左心室壁厚度 >30 mm；④近期出现 1 次或多次不能解释的晕厥发作；⑤伴有非持续性室性心动过速且存在其他危险因素，特别是年龄 <30 岁者；⑥动时血压反应异常且伴有其他危险因素者；⑦儿童患者如存在不明原因的晕厥或左心室明显肥厚或猝死家族史，在权衡长期植入 ICD 可能带来的并发症后可考虑植入 ICD。患者有阵发性室性心动过速发作史，同时一级亲属有早期"猝死"史，故有安置 ICD 预防心源性猝死指征，本例患者安置 ICD 无可厚非。

本例患者以室性心动过速入院，仔细分析入院时心电图（见图 51-1），可见心电图呈左束支阻滞图形，V_1 导联 rS 形，V_5、V_6 导联呈 R 形，考虑心律失常起源于右室。同时 Ⅱ、Ⅲ、aVF 导联 QRS 主波直立高大，提示室速起源于部位较高，起源于流出道可能性大。但因主动脉窦与右室流出道解剖位置十分靠近（图 51-3），因此根据以上体表心电图的特征性表现，不能除外起源于左侧主动脉窦内。对此，有学者提出可用胸前导联移行区积分指数进行判断（图 51-4）。

方法如下：

（1）确定胸导联移行区。在胸前 V_1 ~ V_6 导联中，当某导联 QRS 波的 R 波与 S 波的振幅比值在 0.9 ~ 1.1 之间时（或第一个出现 R 波 >S 波的胸前导联），该胸前导联的序列数即为移行区的积分值，当移行区位于两个导联之间时，则移行区积分为两个导联序数的中间值，例如移行区位于 V_2 与 V_3 导联之间时，则积分为 2.5。

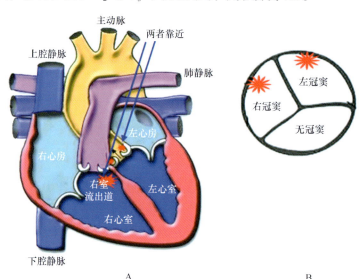

图 51-3 右室流出道与主动脉窦解剖位置十分靠近（引自于郭继洪）

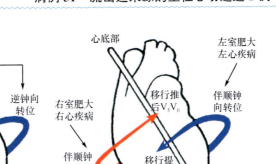

图 51-4　各种生理与病理情况引起的心脏转位
A. 生理情况；B. 病理情况

（2）确定移行区积分指数。分别计算患者窦性心律和室速的 QRS 波在胸前导联移行区的积分，然后再用室速时的积分减去窦性心律时的积分，两者差值即为移行区积分指数的结果。

（3）结果判断：①移行区积分指数 <0 分时，诊断室速的起源位于主动脉窦。②移行区积分指数 >0 分时，诊断室速的起源位于右室流出道。应用移行区积分指数的方法进行鉴别诊断时，即指数 <0 时，诊断室早、室速起源于主动脉窦的敏感性高达 88%，特异性 82%。本患者室速的胸导联移行区位于 $V_4 \sim V_5$ 导联，积分 4.5 分，窦性心律的胸导联移行区位于 V_5 导联，积分 5 分，故移行区积分指数 <0 分，判断本患者的室速起源于主动脉窦内。本法判断室速起源的灵敏度和特异性分别为 88% 和 82%。此外，通过体表心电图还可以鉴别室速具体起源于哪个窦。因左冠状动脉窦偏左，故起源于左冠状动脉窦的室速 Ⅰ 导联以负向波为主，且 R Ⅲ >R Ⅱ；而右冠状动脉窦偏右，故起源于右冠状动脉窦的室速 Ⅰ 导联以正向波为主，且 R Ⅲ <R Ⅱ。R Ⅲ / R Ⅱ >0.9 对起源于左冠状动脉窦室速的灵敏度为 100%，特异度为 64.2%，阳性预测值 80.0%，阴性预测值 100%。因无冠状动脉窦很少有心室肌，无冠状动脉窦起源的室速极少，其特点与右冠状动脉窦起源类似。还有一种起源于左冠状动脉窦和右冠状动脉窦交界处的室速，其心电图特点是 $V_1 \sim V_3$ 导联至少有 1 个导联呈 qrS 波型。因此，根据本例患者室速发作时的心电图，不难判断，患者室速起源于右冠状动脉窦。冠状动脉窦起源的室速往往药物治疗效果不理想，症状明显者可以考虑射频消融。当然，目前通过体表心电图判断心律失常起源的办法多种多样，不同的方法可能结果有出入，因此单纯通过体表心电图判断室速起源是不精确的，金标准仍取决于电生理检查及射频消融。

本文值得思考的是，患者多次发作快速型阵发性室速，但否认黑矇、晕厥史，本次入院时无血流动力学紊乱，那么患者的室性心动过速是否与 HCM 有关，或者是特发性室速发作呢？若为特发性室速发作，则射频消融预后良好且经济。若与 HCM 相关，则射频消融效果差。对此，延迟增强心脏磁共振判断心肌瘢痕负荷情况有助于鉴别。若心肌瘢痕负荷重，提示 HCM 可能性大。反之，则考虑特发性室速。此外，我们还可以通过电生理标测判断室速是否与 HCM 相关。若电生理标测到低电压区或瘢痕区，且部位与延迟增强 MRI 心肌瘢痕区对应，则提示 HCM。反之，则为特发性室速。然而遗憾的是，因磁共振等待时间较长，患者及其家属拒绝行延迟增强心脏磁共振检查，要求直接行 ICD 植入，遂行单腔 ICD 植入术。术后 ICD 放电情况有待进一步观察，若放电频率高，可行心内电生理检查，若未标测到低电压区及瘢痕区，考虑特发性室速，后期仍可行射频消融治疗，效果确切。反之，射频消融疗效较差，可能在安置 ICD 治疗同时需加入抗心律失常的药物。

参 考 文 献

史东，任自文. 2015. 起源于主动脉窦的室性期前收缩和室性心动过速的心电图特点. 医学综述，21（2）：303-305.

Elliott PM, Anastasakis A, Borger MA, et al. 2014. 2014 ESC guidelines on diagnosis and management of hypertrophic cardiomyopathy: the Task Force for the diagnosis andmanagement of hypertrophic cardiomyopathy of the European Society of Cardiology（ESC）. Eur Heart J, 35（39）: 2733-2779.

Gersh BJ, Maron BJ, Bonow RO, et al. 2011. 2011 ACCF/AHA guideline for the diagnosis and treatment of hypertrophic cardiomyopathy: executive summary: a report of the American College of Cardiology Foundation/American Heart Association Task Force on Practice Guidelines.Circulatin, 124（24）: 2761-2796.

Maron BJ, Maron MS. 2013. Hypertrophic cardiomyopathy.Lancet, 381（9862）: 242-255.

Pozios I, Abraham T P. 2016. Nonobstructive Hypertrophic Cardiomyopathy.Journal of the American College of Cardiology, 68（9）: 982.

病例 52

心肌梗死后心力衰竭 1 例

肖 骅[1] 彭 娟[2]

重庆医科大学附属第一医院心内科[1]
重庆医科大学附属第一医院放射科[2]

要点：心力衰竭是心血管内科常见病，是由不同病因的器质性心血管疾病引起的心脏泵血功能低下所致的临床综合征。随着冠心病等心血管病治疗效果的提高，存活的患者最终转归为心力衰竭，使心力衰竭的患者数量急剧增多。慢性心力衰竭规范化治疗可以降低患者死亡率和住院率，利于患者的长期预后，也可以逐步降低医疗费用。现统一的慢性心力衰竭规范化治疗方案，即以神经内分泌拮抗剂作为基石进行规范化治疗。心力衰竭一旦确诊，排除禁忌后尽早联用 ACEI 和 β 受体阻滞剂，当患者不能耐受 ACEI 时可予 ARB 替代。同时尽早联用醛固酮拮抗剂形成心力衰竭治疗的金三角。近年来心脏再同步化治疗（CRT）也是慢性心力衰竭治疗非药物治疗的最重要进展。

第一次入院（2012-5-11）：

【**主诉**】 胸痛 3+ 小时。

【**现病史**】 患者男，44 岁。胸痛 3+ 小时，为心前区持续疼痛、休息不能缓解，伴大汗淋漓，面色苍白，皮肤湿冷。当地医院心电图提示"心肌梗死"，予舌下含服硝酸甘油，口服阿司匹林 300mg，吗啡 10mg 肌内注射后，未行溶栓治疗，症状未见好转，转入笔者所在院。

【**既往史**】 既往血压高，最高达 170/？ mmHg，未服用降压药。无高血脂、糖尿病史。吸烟史 20 年，每日约 10 支。

【**查体**】 HR 109 次/分，BP 110/68 mmHg。双肺呼吸音清，未闻及干湿啰音，心界不大，律齐，各瓣膜听诊区未闻及病理性杂音。

【**辅助检查**】

1. 心电图 $V_1 \sim V_6$ 导联 ST 段弓背抬高 0.5～1.0mV。

心肌酶谱：肌钙蛋白 0.536 ng/mL，肌红蛋白 1822ng/mL。

2. 血脂 总胆固醇 5.53mmol/L，三酰甘油 3.71mmol/L，低密度脂蛋白 3.51 mmol/L。

3. 心脏彩超 ①提示室壁节段性运动异常；②左房增大（37mm）；③左室舒张功能受损；④左室内径 53mm，左室射血分数 54%。

4. 床旁胸部 X 线片 双肺透光度降低，双肺纹理增多、模糊，见斑片模糊影，心影稍大，考虑双肺炎症伴肺水肿可能性大（图 52-1）。

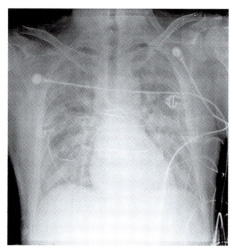

图 52-1　床旁胸部 X 线片示双肺透光度降低，双肺纹理增多、模糊，心影稍大

【诊断】　急性广泛前壁 ST 段抬高型心肌梗死

【诊治经过】　急诊造影示：冠状动脉前降支近中段重度狭窄，血栓负荷重，行 PTCA，未行支架植入。回旋支未见狭窄，右冠内膜欠光滑。术中血压进一步下降，行 IABP 植入。

术后给予患者冠心病二级预防治疗：美托洛尔缓释片 47.5mg qd，阿司匹林 100mg qd，氯吡格雷 75mg qd，曲美他嗪片 20mg tid，瑞舒伐他汀 10mg qn。入院第 10 天再次行冠脉造影及支架植入术，冠状动脉左前降支近中段重度狭窄，前降支植入支架两枚（图 52-2）。术后患者一般情况可，无胸闷、胸痛，血压稳定在（106～92）/（74～68）mmHg。入院第 18 天后患者出院，维持治疗方案。

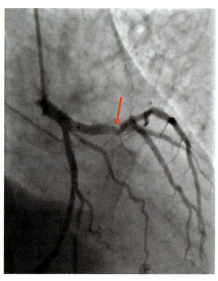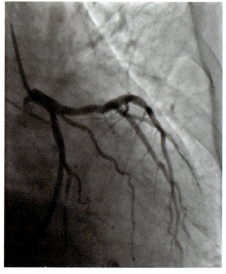

图 52-2　第二次冠脉造影及 PCI 术后图像

第二次住院（2012-5-31）：

出院后 1 天患者受凉后突发呼吸困难再次入院，BNP 1566 pg/ml。

【诊断】

1. 急性左心衰

2. 冠心病亚急性前壁心肌梗死支架植入术后

【诊治经过】 予患者美托洛尔缓释片、氯吡格雷、曲美他嗪片、瑞舒伐他汀、培哚普利、呋塞米、螺内酯、地高辛对症治疗，后因患者血压低，停用培哚普利。且患者服用阿司匹林后出现中上腹疼痛遂停用。

第三次住院（2014-2-12）：

一年半后患者因心累、气促伴双下肢水肿 2 天再次入院。

【辅助检查】

1. BNP 3044ng/L。心肌酶谱未见明显异常。

2. 心电图 Ⅱ、Ⅲ、aVF 导联 ST-T 改变，T 波倒置，胸前导联 R 波递增不良。

3. 心脏彩超 心脏增大（左室舒张末 62mm，左房前后径 44mm，右室舒张末径 30mm，右房横径 47mm），左室节段性室壁运动异常伴左室功能减退，中度肺动脉高压，左室射血分数 37%。

4. 胸部 X 线片 双肺纹理增多，模糊，肺门增大，心影增大，主动脉型，考虑肺淤血；心肺改变，考虑心力衰竭可能性大（图 52-3）。

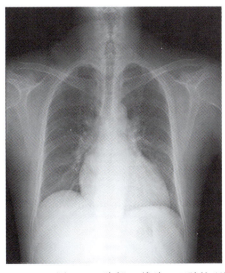 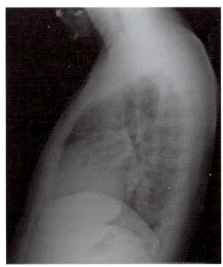

图 52-3 胸部 X 线片：双肺纹理增多，模糊，肺门增大，心影增大

【诊断】

心力衰竭

心功能Ⅱ-Ⅲ级

缺血性心肌病冠心病支架植入术后

【药物方案】 美托洛尔缓释片 2.5 片 qd，阿司匹林肠溶片 100mg qn，氯吡格雷 75mg qd，曲美他嗪片 20mg tid，氟伐他汀 80mg qn，贝那普利 10mg qd，螺内酯 20mg qd。

出院后门诊随访（2016-8-1）：

心脏彩超：①提示全心增大（左室舒张末 63mm，左房前后径 43mm，右室舒张末径 27mm，右房横径 43mm），搏动减弱；②肺动脉瓣关闭不全（轻度）；③三尖瓣关闭不全（轻度），PASP：70mmHg；④左室舒张功能受损；⑤左室射血分数 50%。

【讨论】 针对本例患者，疾病进展符合心肌梗死发展为急性左心衰竭，后继续进展为慢性心力衰竭缺血性心肌病。在慢性心力衰竭患者的管理中，主要推荐的药物有两大类，第一类是改善预后的药物：①血管紧张素转化酶抑制剂（ACEI）（Ⅰ，A）；②β受体阻滞剂（Ⅰ，A）；③醛固酮拮抗剂（Ⅰ，A）；④血管紧张素受体拮抗剂（ARB）（Ⅰ，A）；⑤伊伐布雷定（Ⅱa，B），这些药物适用于所有慢性收缩性心力衰竭Ⅱ竭~Ⅳ级患者。第二类为改善症状的药物：①利尿剂（Ⅰ，C）；②地高辛（Ⅱa，B）。

1. 改善症状 慢性心力衰竭的优化治疗中，当患者有体液潴留时，利尿剂应与改善预后的药物同时应用，主要适用于轻至中度水肿、病情和血压稳定、住院而可以给予密切观察的患者，使用利尿剂，可使液体滞留消失，处于"干重"状态，减轻患者气促和水肿症状。

2. 尽早形成"黄金搭档" 《2014 中国心力衰竭诊断和治疗指南》明确指出，ACEI 和β受体阻滞剂两药孰先孰后不重要，重要的是两种药物尽早联合使用，形成"黄金搭档"。同时，在患者不耐受的情况下，在一种药物低剂量的基础上加上另一种药，比单药增加剂量获益更多。两药合用后可交替和逐步增加剂量，分别达到各自的目标剂量和最大耐受剂量。为避免患者低血压，ACEI 和β受体阻滞剂可在一天中不同时间段服用。慢性收缩性心力衰竭 ARB 不是首先推荐的药物，当患者不能耐受 ACEI，可予 ARB 替代。

3. 金三角是心力衰竭的管理中基本的治疗新方案 在"黄金搭档"后，应尽早加用醛固酮拮抗剂，形成心力衰竭治疗的"金三角"。有研究表明醛固酮拮抗剂可使复合终点显著降低 37%，全因死亡率降低 24%。推荐加用醛固酮拮抗剂的理由有以下 4 点：有改善心力衰竭预后的充分证据；适应证已扩大至所有伴症状 NYHA（Ⅱ~Ⅳ级）心力衰竭患者；该药与 ACEI 联合疗效与安全性均较好；有降低心脏性猝死率证据。因此，在没有禁忌证，Ⅱ~Ⅳ级、EF≤35% 患者均可加用醛固酮拮抗剂，在治疗早期就形成"金三角"。

4. 心力衰竭治疗新靶点 降低心率。伊伐布雷定是目前唯一的特异性 If 电流通道阻滞剂，通过抑制窦房结 P 细胞动作电位 4 期 If 电流而达到减慢心率的作用。伊伐布雷定在减慢心率的同时不影响左心室收缩功能。

Swedberg K 研究表明，伊伐布雷定在标准治疗基础上能进一步改善心力衰竭患者预后。伊伐布雷定治疗心力衰竭的适应证：①应用"金三角"后仍有症状，窦性节律，心率仍≥70 次/分的患者。可降低因心力衰竭住院的风险（Ⅱa，B）；②心率≥70 次/分、不耐受β受体阻滞剂的患者。可降低因心力衰竭住院的风险（Ⅱb，C）。

5. 心力衰竭的非药物治疗 心力衰竭是大多数心血管疾病的最终归宿，也是最主要的死亡原因之一，且每年医疗花费巨大。尽管使用最佳的药物治疗，仍不能改变相当一部分患者病情进行性加重及预后不良的现实。近年来，慢性心力衰竭治疗最重要的进展是心力衰竭的非药物治疗——心脏再同步化治疗（CRT）。有研究表明，中到重度心力衰竭应用 CRT 可降低全因死亡率和再住院风险，改善症状、提高生活质量和心室功能。

总结：在该患者的治疗中，心力衰竭症状的早期已使用利尿剂改善患者喘累症状，并积极予患者使用"金三角"药物治疗，但是，第二次住院期间患者因血压偏低，不能耐受培哚普利，故停用ACEI类药物，后患者第三次住院时及门诊随访时心脏彩超提示全心增大，心脏结构较前明显重塑。由此总结经验，在该患者加用培哚普利血压不耐受时，可减少β受体阻滞剂剂量，低剂量连用ACEI，并调整患者服药时间，减少低血压的发生，尽早延缓患者心脏重构。另患者因心率未达标，多次加量β受体阻滞剂剂量，但是尽早形成"黄金搭档"比单独β受体阻滞剂大剂量使用获益更多。同时，在β受体阻滞剂联合ACEI治疗后，若患者血压偏低无法增加β受体阻滞剂剂量使患者心率达标，可加用伊伐布雷定减慢心率，该药物不影响左心室收缩功能。随着该患者病情的发展，虽然现在已使用心力衰竭药物的优化治疗，但最终仍可能会予CRT治疗以改善患者心力衰竭症状、提高生活质量。

病例 53

心脏性猝死的幸存者 1 例

黄　毕　周建中

重庆医科大学附属第一医院心内科

要点：43 岁的男性，既往有多种内分泌肿瘤手术史，在机场突发意识丧失，家属对其进行心肺复苏，经一系列抢救存活。后患者反复发生室性心动过速，心脏彩超提示心脏扩大，射血分数降低，最终行 ICD 植入。

【**主诉**】　心悸 5 小时。

【**现病史**】　患者男，43 岁。入院 5 小时前，患者在家中活动时突发心悸，无胸闷、胸痛、黑矇、晕厥，休息后无缓解，急诊来笔者所在医院，急诊科心电图示宽 QRS 波心动过速，考虑室性心动过速，测血压 89/66mmHg，以"室性心动过速"收治入院。

入院 2+ 月前，患者在机场突发意识丧失，家属对其心肺复苏 30min 后于深圳宝安区人民医院抢救，心电图提示"心室颤动"，经心肺复苏后意识恢复，心电图示 aVR ST 段抬高，考虑冠脉左主干病变可能，但随后的冠状动脉造影提示冠脉未见明显狭窄，考虑"非 ST 段抬高心肌梗死"证据不足，扩张性心肌病可能，经治疗好转出院，服用"阿司匹林 100mg qd，美托洛尔缓释片 23.75mg qd，曲美他嗪 20mg tid，瑞舒伐他汀（可定）10mg qn"，平素无心悸、黑矇、晕厥等不适。

【**既往史**】　7 年前因血压骤升骤降，于我院诊断"嗜铬细胞瘤"，行手术治疗后血压恢复正常。7 年前因"甲状腺髓样瘤？癌？"行"甲状腺全切术"，正规服用"左甲状腺素（优甲乐）100μg qd"替代治疗。其姐患"嗜铬细胞瘤"。

【**查体**】　HR 167 次/分，BP 90/60mmHg。双肺呼吸音清，未闻及干湿啰音，心前区无隆起，心界向左下扩大，律齐，各瓣膜听诊区未闻及病理性杂音，双下肢不肿。

【**辅助检查**】

1. **心电图**（图 53-1）　示宽 QRS 心动过速，起源于左室流出道。
2. **心肌酶谱**　肌钙蛋白 I 0.11ng/ml。
3. **电解质**　钾 4.4mmol/L。

【**诊断**】

1. **室性心动过速，起源于左室流出道**
2. **甲状腺髓样瘤术后**

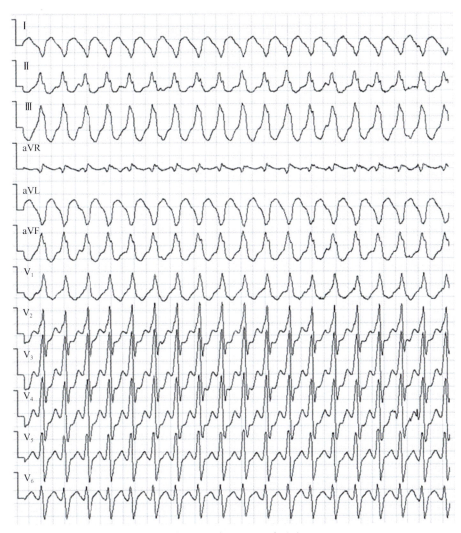

图 53-1 宽 QRS 心动过速

【诊治经过】 入院后予胺碘酮转律、营养心肌、改善循环，补充钾、镁等治疗，第二天自行转为窦性心律，心率 65 次 / 分左右，完善相关检查，BNP 276pg/ml。心脏彩超示：左房左室增大（LV 64mm）；室壁波动减弱伴左室功能减退（LVEF 36%）。电解质钾 4.3 mmol/L。住院期间心电监护曾提示心室率 250～300 次，约 8s 后转为窦性心律，尖端扭转型室性心动过速不除外，患者无特殊不适。建议行心脏 MRI 检查了解心肌病变情况，患者拒绝。患者反复发生室性心动过速，曾发生心室颤动，结合心脏扩大，射血分数低，有行 ICD 植入的指征，患者拒绝，要求出院，院外服用"门冬氨酸钾镁 2 片 tid、美托洛尔缓释片 12.5mg qd、曲美他嗪 20mg tid、左甲状腺素 100mg qd"治疗，无特殊不适。

3 月后（2016-7-12）患者安静休息时突发大汗伴面色苍白、恶心、呕吐，家属自行测血压测不出，于笔者所在医院急诊行心电图示宽 QRS 波心动过速，考虑室性心动过速可能性大。静脉推注胺碘酮 150mg 后转为窦性心率（图 53-2），收住院。入院后查电解质钾 5.6 mmol/L。心脏彩超：左房、左室增大（LV 64mm），室壁搏动减弱伴左室功能减退

（LVEF 38%），三尖瓣轻度反流，PASP：44mmHg。入院后请内分泌科会诊，考虑多发性内分泌腺瘤 2 型，嗜铬细胞瘤术后，复发？建议完善血儿茶酚胺代谢产物、胸腹部 CT 平扫及间碘苄胍试验。腹部 CT 示双侧肾上腺区短条状高密度影，考虑为术后改变；右侧肾上腺区增多软组织结节影，左侧肾上腺区、脾动静脉后方小片状稍高密度影，建议 CT 增强检查除外肿瘤复发可能。腹主动脉左侧旁、左肾静脉后方小结节影（淋巴结影？）。患者拒绝行儿茶酚胺代谢产物和间碘苄胍试验检查。再次告知患者有行 ICD 植入的适应证，患者同意，于 2016-7-19 在局麻下单腔 ICD 植入术。术后无特殊不适，1 周后拆线出院，院外服用"瑞舒伐他汀 5mg qn，比索洛尔 2.5mg qd，培哚普利 1mg qd，曲美他嗪片 20mg tid，辅酶 Q10 10mg tid，呋塞米 20mg qd，螺内酯 20mg qd，门冬氨酸钾镁片 2 片 tid，左甲状腺素片 100μg qd"治疗。

出院诊断：①心律失常，室性心动过速，扩张型心肌病，心脏扩大，单腔 ICD 植入术后，心功能 Ⅱ 级；②肺部感染；③甲状腺髓样癌术后；④多发性内分泌腺瘤 2 型，嗜铬细胞瘤术后。

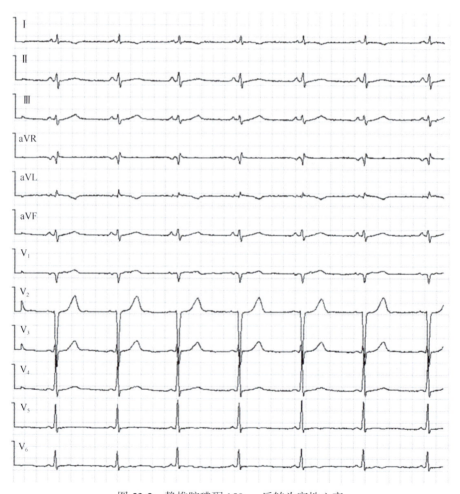

图 53-2　静推胺碘酮 150mg 后转为窦性心率

【讨论】　患者中年男性，既往无明确的心血管基础疾病，以突发意识丧失为首发表现，外院抢救过程中心电图示心室颤动，符合心脏性猝死最常见的心律失常形式。患者在外院经心肺复苏、电除颤等抢救后意识恢复，心电图示 aVR ST 段抬高，当地医院考虑冠脉左主干病变的可能性大，后行冠脉造影提示冠脉未见明显狭窄。80% 的心脏性猝死患者合并冠心病，尤其是左主干病变，发生猝死的风险极高。心电图 aVR ST 段抬高是左主干病变的重要预测因子，但该患者冠脉造影阴性，需考虑两种可能：一是冠脉左主干血栓形成后自溶，但患者冠脉造影包括左主干在内的血管均未见明显狭窄，提示冠脉无确切发生血栓形成的基础，且患者后来反复发生室性心动过速，提示发生心脏性猝死和冠脉关系不大；二是患者当时经持续心肺复苏、电除颤等抢救，内环境紊乱及心肌电张力的改变等均可影响心电图的表现，因此 aVR ST 段抬高不除外是由于上述影响。

患者属心脏性猝死存活者，根据指南，是 ICD 植入的 I 类适应证，但当时未建议患者行 ICD 植入。后患者因反复发生室性心动过速入笔者所在院，行心脏彩超提示心脏扩大，LVEF 低，考虑基础疾病为心肌病。对于室性心动过速，有两种策略：一是行 ICD 植入，如室性心动过速反复发作，再考虑行射频消融；二是先行射频消融根治室性心动过速，但射频消融不一定能成功，且患者合并器质性心脏病，即使成功，也可能出现其他部位的室性心动过速，猝死风险仍较高，建议行心脏 MRI 检查了解有无心肌瘢痕等相关的室性心动过速，患者拒绝。和家属沟通后建议先行 ICD 植入。第一次入笔者所在医院时患者因经济问题拒绝行 ICD，但出院后 3 月再次发生室性心动过速，入院后反复向患者交待病情，最终同意行 ICD 植入。值得注意的是，患者未行 ICD 植入前，本可予胺碘酮和 β 受体阻滞剂预防心律失常的发作及猝死，但患者基础心率低（60 次/分左右），血压低[（80~90）/（55~60）mmHg]，合并甲状腺替代治疗，且在住院期间疑似有尖端扭转型室性心动过速发作，故未予大剂量 β 受体阻滞剂和胺碘酮处理。对于这类患者 β 受体阻滞剂和胺碘酮如何使用经验尚少，需进一步总结。

该病例的另一个特点是患者合并多发性内分泌腺瘤，这类内分泌肿瘤和心血管疾病间有怎样的关系目前尚不明确。该患者入笔者所在院后行腹部 CT 检查提示嗜铬细胞瘤复发不除外，但患者拒绝行间碘苄胍试验等进一步明确，如患者嗜铬细胞瘤复发，间歇性儿茶酚胺释放增加是否会增加室性心动过速发作进而导致 ICD 频繁放电尚不明确。

值得注意的是，院外发生心脏性猝死生存率极低（<5%）。庆幸的是，该患者爱人是幼儿园教师，熟悉心肺复苏的基本知识，患者第一次发生意识丧失后家属一直对患者进行复苏直到救护车到达。因此，积极向公众推广心肺复苏、掌握心肺复苏基本知识对提高心脏性猝死患者的存活率具有重要意义。

参 考 文 献

Kosuge M，Kimura K. 2016. Value of ST-Segment Elevation in Lead aVR for Predicting Severe Left Main or 3-Vessel Disease. Am J Med，129：e37.

Priori SG，Blomstrom-Lundqvist C，Mazzanti A，et al. 2015. 2015 ESC Guidelines for the management of patients with ventricular arrhythmias and the prevention of sudden cardiac death：The Task Force for the Management of Patients with Ventricular Arrhythmias and the Prevention of Sudden Cardiac Death of the European Society of Cardiology（ESC）. Endorsed by：Association for European Paediatric and Congenital Cardiology（AEPC）. Eur Heart J，36：2793-2867.

Sara JD，Eleid MF，Gulati R，et al. 2014. Sudden cardiac death from the perspective of coronary artery disease. Mayo Clin Proc，89：1685-1698.

病例 54

卵圆孔未闭合并偏头痛 1 例

付秋玉　胡咏梅　徐俊波　樊明智

成都市第二人民医院心血管内科

要点：偏头痛是临床上引起头痛的常见原因之一，针对部分合并其他疾病的偏头痛，治疗合并疾病减少诱发因素是治疗该类患者的重要手段。本例主要介绍卵圆孔未闭（PFO）合并偏头痛的诊治过程。

【主诉】 反复头痛 50+ 年，加重 8 月。

【现病史】 患者女，66 岁。入院 50+ 年前无明显诱因反复出现头部胀痛，间断性发作，多在右侧颞顶部，持续数小时至数天不等，未予重视。8 月前患者感头痛较前有所加重，伴嘴角歪斜，吐词不清，左侧肢体活动障碍，到医院检查头颅 CT、心电图等提示"心房颤动、脑梗死"，予以华法林抗凝治疗，嘴角歪斜、肢体活动障碍症状好转，但仍感反复头痛，频率较前增多，2～3 次/周，伴有视物模糊、闪光，无恶心、呕吐、耳鸣、畏光等症状，服用"止痛片"等药物效果不佳。为其进一步治疗入笔者所在医院。

【既往史】 有高血压病病史 7 年，最高血压 160/100mmHg，服用降压药物控制血压，血压控制可。个人史、家族史无特殊。

【体格检查】 T 36.5℃，P 76 次/分，R 22 次/分，BP 130/72mmHg。神清，全身皮肤黏膜无黄染及出血点，浅表淋巴结未扪及肿大，颈软，双肺呼吸音清，未闻及干湿性啰音。HR 81 次/分，心律绝对不齐。腹平软，无压痛、反跳痛及肌紧张，肠鸣音正常。双下肢未见明显水肿。神经系统查体未见明显异常。

【入院诊断】

1. 高血压病 2 级　很高危
2. 持续性心房颤动
3. 脑梗死后遗症期

【辅助检查】

1. 心电图　心房颤动，T 波异常（图 54-1）。
2. 心脏彩超　双房、右室增大，二尖瓣轻度反流，三尖瓣中度反流，肺动脉高压（轻度），卵圆孔未闭，房水平左向右分流，心律不齐；主动脉瓣轻度钙化伴微量反流。
3. 经食管彩超　左房及左心耳未见血栓形成。
4. 常规、生化检查未见明显异常。

【诊疗过程】 入院后给予比索洛尔（康欣）控制血压，血压在 130/70mmHg 左右。神经内科会诊建议继续给予抗凝、营养脑神经等对症治疗，但患者头痛症状无明显缓解。

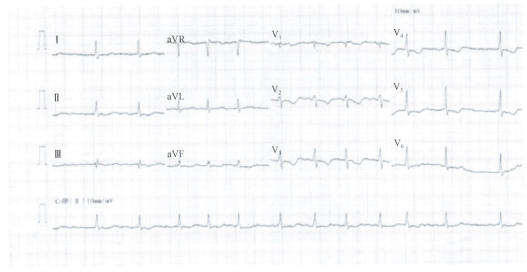

图 54-1 入院心电图

进一步完善检查，经食管彩超检查左房及左心耳未见血栓形成。血管彩超四肢深静脉未见血栓形成。心脏彩超证实 Valsalva 动作后中到大量右向左分流（图 54-2），考虑患者头痛与卵圆孔未闭相关，决定行卵圆孔封堵术。

患者左房造影未见血栓形成，选择 18-25# 卵圆孔封堵器，经输送鞘送入行封堵治疗（图 54-3）。术中及术后超声均提示封堵器位置正常，房水平分流消失（图 54-4）。术后生理盐水造影超声心动图未见分流（图 54-5）。术后当天患者头痛症状明显好转；术后半月随访患者无明显头痛症状。

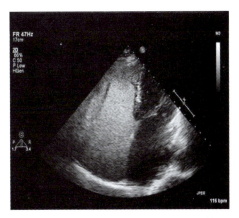

图 54-2 术前心脏彩超见 Valsalva 动作后中到大量右向左分流

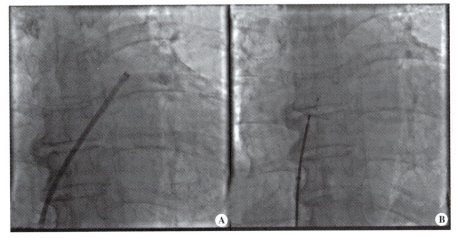

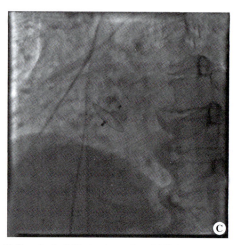

图 54-3　PFO 封堵术：左房造影（A），送入封堵器（B），封堵器释放（C）

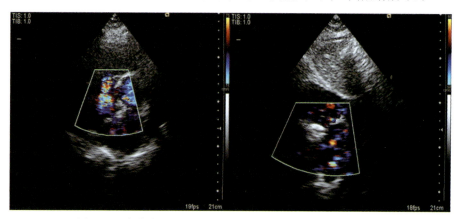

图 54-4　术中彩超监测提示封堵器位置正常，水平分流消失

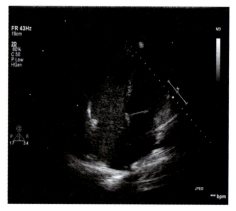

图 54-5　术后生理盐水造影心脏彩超

【出院诊断】

1. 偏头痛

2. 卵圆孔未闭

3. 高血压病 2 级　很高危

4. 持续性心房颤动

5. 脑梗死后遗症期

【讨论】 卵圆孔是胎儿时期一个使血液从右心房流入左心房，维持胎儿血液循环的生理通道。如幼儿发育至3岁以后其仍未完全融合，即中间遗留斜形的缺损，称为卵圆孔未闭（patent foramen ovale，PFO）。成年人中有20%～40%的卵圆孔不完全闭合，留下很小的裂隙。研究发现，PFO可引起反常性栓塞，是导致卒中发生的重要原因之一。

偏头痛是以发作性颅内血管收缩舒张功能障碍引起的血管性头痛。其主要特点是间歇性发作，病程多较为迁延。临床上以一侧阵发性剧烈头痛为特点，严重时可累及整个头部，多伴恶心呕吐，可导致失眠健忘，多数偏头痛患者可有家族史。

以上两种疾病分别属于不同系统的疾病，但研究发现PFO与偏头痛有着较高的共病率，一项荟萃分析显示偏头痛与PFO共病率为39.8%～72%。并且偏头痛患者PFO分流较无偏头痛患者大，尤其是有卒中的偏头痛，从而认为右向左分流可能是偏头痛的发病基础。目前认为PFO引起偏头痛的机制主要有以下几点：静脉微血栓反常栓塞，血管活性物质（5-HT）触发，遗传因素等。

介入封堵术是目前治疗PFO的主要手段，由于其创伤小、治疗安全有效等优势被临床广泛接受。随后有研究证实，介入封堵治疗PFO可明显改善或治愈合并PFO相关偏头痛症状，可使89%患者偏头痛发作明显减少，46%患者偏头痛完全消失。对于以下情况的患者，我们都可以考虑行PFO封堵术进行治疗。有TIA或卒中或偏头痛的历史，经过抗凝治疗无效，卒中再发有严重偏头痛伴有中等以上的右向左分流，经TCE或TEE和（或）穿颅多普勒检查（TCD）证实有中等以上的右向左分流，或有房间隔瘤，或有特殊需求者。

本例患者头痛病史较长，术前检查明确了无明显手术禁忌，术后患者症状明显改善，对于此类患者，仍然需要长期随访，了解患者症状改善情况，指导该疾病的诊治。

参 考 文 献

Ahmed MA，Haddad M，Kouassi B，et al. 2016. Formalized consensus：clinical practice recommendations for the management of the migraine in African adult patients. Pan Afr Med J，24：81.

Anzola GP. 2006. Can patent foramen ovale closure using the Cardia PFO occluder reduce the occurrence of thromboembolic events?. Nat Clin Pract Cardiovasc Med，3（4）：186，187.

Anzola GP，Mazzucco S. 2008. The patent foramen ovale-migraine connection：a new perspective to demonstrate a causal relation. Neurol Sci，29 Suppl 1：S15-18.

Butera G，Biondi-Zoccai GG，Carminati M，et al. 2010. Systematic review and meta-analysis of currently available clinical evidence on migraine and patent foramen ovale percutaneous closure：much ado about nothing? Catheter Cardiovasc Interv，75（4）：494-504.

Finsterer J. 2010. Management of cryptogenic stroke. Acta Neurol Belg，110（2）：135-147.

Nozari A，Dilekoz E，Sukhotinsky I，et al. 2010. Microemboli may link spreading depression, migraine aura, and patent foramen ovale. Ann Neurol，67（2）：221-229.

Patti G，Pelliccia F，Gaudio C，et al. 2015. Meta-analysis of net long-term benefit of different therapeutic strategies in patients with cryptogenic stroke and patent foramen ovale. Am J Cardiol，115（6）：837-843.

Rigatelli G，Ronco F，Cardaioli P，et al. 2010. Incomplete aneurysm coverage after patent foramen ovale closure in patients with huge atrial septal aneurysm：effects on left atrial functional remodeling. J Interv Cardiol，23（4）：362-367.

Suradi HS，Hijazi ZM. 2016. Patent Foramen Ovale：Stroke and Device Closure. Cardiol Clin，34（2）：231-240.

Van Dongen RM，Zielman R，Noga M，et al. 2016. Migraine biomarkers in cerebrospinal fluid：A systematic review and meta-analysis. Cephalalgia.

病例 55

年轻胸痛患者：冠心病？

付秋玉　胡咏梅　徐俊波　樊明智

成都市第二人民医院心血管内科

要点：胸痛常见原因包括冠心病、心肌炎、心包炎、应激性心肌病，但这些疾病在冠脉造影可有不同的结果。对于冠脉造影有冠脉变化的年轻胸痛患者，我们除了考虑冠心病，还应该考虑冠脉畸形、冠脉痉挛、自发性夹层及全身性疾病所致的冠脉变化。

【**主诉**】　胸痛 1+ 年，复发加重 4+ 小时。

【**现病史**】　患者男，18 岁，高三学生。入院前 1+ 年无明显诱因出现间断心前区隐痛，不伴心累、气促，无咳嗽、咳痰，无潮热盗汗、咯血、反酸等，持续 1 天后于当地医院考虑诊断"急性病毒性心肌炎"，给予对症治疗后症状缓解出院。出院后患者在剧烈活动后仍有间断胸痛发作，持续数秒到数分钟不等，休息后症状可逐渐缓解，未予重视及进一步诊治。入院前 1 天，患者因填报高考志愿，熬夜至凌晨 1 点时感胸闷，遂即卧床休息。入院前 4+ 小时患者于睡眠中突发剧烈胸痛，为胸骨后压痛，持续约半小时，伴有冷汗，无明显心累、气促，自行含服"速效救心丸"无明显缓解。120 急诊送入成都铁路中心医院，考虑"急性冠脉综合征"于 2014-6-24 转入笔者所在医院。

【**体格检查**】　T 36.5℃，P 73 次/分，R 17 次/分，BP110/70 mmHg。身高 175cm，体重 64kg，BMI 21kg/m²。神志清楚，全身皮肤可见散在皮疹。颈静脉无充盈，心界无明显扩大，心律齐，P2>A2，各瓣膜听诊区未闻及杂音及心包摩擦音，双肺未闻及干湿啰音。腹平软，无压痛、反跳痛，肝脾肋下未触及，肠鸣音正常。双下肢无水肿。

【**既往史**】　平素体健，无基础疾病病史，吸烟 3 年，平均 20 支/日，无晕厥家族史。

【**入院诊断**】

1. 冠心病
2. 急性冠脉综合征

【**辅助检查**】

1. 2014-6-24 6：58 胸痛心电图（外院）　Ⅱ、Ⅲ、aVF 导联、$V_3 \sim V_6$ 导联 ST 段压低 $0.05 \sim 0.2$mV。

2. 18：09 胸痛心电图（外院）　$V_1 \sim V_3$ 导联呈 QS 型，ST 段上抬 0.05mV。

3. 21：35　$V_1 \sim V_3$ 导联呈 QS 型，ST 段上抬 $0.05 \sim 0.3$mV，Ⅰ、aVL 导联 T 波倒置（图 55-1）。

4. 心肌酶谱　CK-MB 243.5 ng/ml，肌钙蛋白 T 2.09 ng/ml。

5. 肝功能　ALT 87U/L，AST 363U/L，TB 51.4 μmol/L，IB 35.3 μmol/L。

6. 血脂 LDL-C 2.89 mmol/L。

7. 心脏彩超 LV 55mm/40mm，LVEF 49%，前壁，前间隔及左室心尖部收缩活动消失，下壁后间隔收缩活动减弱。

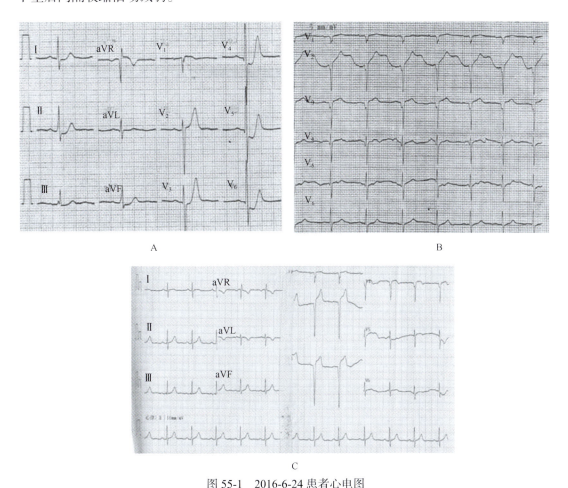

图 55-1 2016-6-24 患者心电图
A：6：68 外院胸痛时；B：18：09 外院胸痛时；C：21：35 入院后心电图

【诊疗过程】 患者心电图动态变化及酶学改变符合急性心肌梗死，入院后急诊行冠脉造影（图 55-2）：左主干短，前降支近段血管扩张后闭塞，巨大微动脉瘤形成，粗大回旋支及其分支，丰富的侧支循环，右冠状动脉次全闭塞，可见微动脉瘤形成，TIMI 血流 I 级。反复尝试开通前降支未能成功。结合既往病史，考虑患者前降支及右冠病变为陈旧性，可能与入院前 1 年开始出现胸痛有关，并且形成了丰富的侧支循环。本次心电图和心肌酶学及临床症状可能与某一侧支循环血管闭塞有关，讨论后决定放弃行 PCI。

结合患者检查结果及危险因素，考虑其冠脉病变可能为非动脉粥样硬化性病变所致，但患者无发热、皮疹、关节痛，无高血压、一侧脉搏减弱、下肢皮温减低、疼痛、水肿，无反复血栓栓塞史。实验室检查示抗核抗体及抗心磷脂抗体阴性，颈部、四肢血管及肾动脉超声未见异常，超声心动图检查未见瓣膜病变及赘生物，甲状腺功能检查正常。因此，从临床上可基本除外近期全身性疾病所致冠脉病变。

追问病史：患者入院前 10 年因持续高热 10 天，淋巴结肿大住院治疗，诊断"急性淋巴结炎"，给予抗生素治疗，期间出现全身皮疹，考虑"药物因素"更换抗生素，3 周后好转出院，皮疹逐渐消退。此后每年夏季患者均会出现全身皮疹伴有瘙痒。儿童时期有高热、皮疹、淋巴结肿大病史，误诊为"急性淋巴结炎"。冠脉特征性病变：扩张，微动脉瘤形成，狭窄，闭塞。我们提出患者的病因应该是川崎病（KD）。

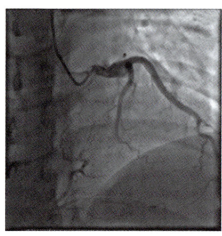
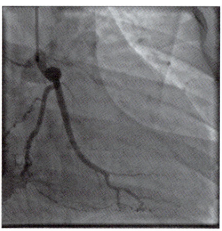
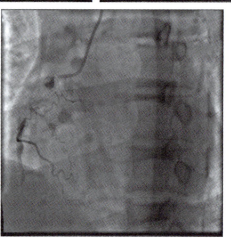

图 55-2　患者冠脉造影检查

【出院诊断】　川崎病

【讨论】　川崎病是一种主要累及大中动脉的急性血管炎。多见于 6 个月到 5 岁的儿童，但是任何年龄均可以发病。病因不明确，感染可能为其诱因，是全世界很多国家儿童获得性心血管疾病的首要病因。对于川崎病的诊断各国指南基本一致，特别强调：持续的高热超过 5 天，皮疹，双侧结膜充血，口腔黏膜和嘴唇的特征性变化，肢体末端的特征性改变，双侧淋巴结肿大。该病主要影响心血管系统。由于没有直接的检查手段，临床诊断只能依据相关症状、辅助检查及对病史的回忆间接综合诊断，因此很容易被误诊和漏诊。川崎病对心血管的后遗包括冠脉扩张，微动脉瘤，以及在此基础上形成的巨大微动脉瘤，瓣膜受损，冠脉狭窄及心肌梗死。日本指南无论是药物，手术，还是 PCI 都是绝对的 Ⅰ

类。对于这名青少年患者，我们行急诊冠脉造影后试图开通血管未能成功，因此我们放弃了 PCI 治疗策略。2012 年发表在 *Circulation* 上关于川崎病后遗症患者手术治疗后随访 25 年的临床结果分析显示：患者行搭桥手术 25 年的生存率可以达到 95%。2014 年刚刚发表在 *Cardiology* 上关于川崎病合并微动脉瘤使用华法林加阿司匹林安全性和有效性的荟萃分析显示：联合治疗方案可以降低川崎病合并巨大微动脉瘤患者血管阻塞，心梗及死亡的发生。参考相关指南推荐，我们的方案：住院期间：低分子肝素＋阿司匹林＋氯吡格雷，出院以后长期服用：阿司匹林 100mg qd；华法林 3/4 片 qd；INR 1.9；培多普利 2mg qd；酒酸美托洛尔（倍他乐克）12.5mg bid。目前没有确切资料表明成年人既往川崎病的发病率，只能通过推算。然而有一个小样本研究显示成人心肌缺血患者中有 5% 合并川崎病。但是无论如何，目前越来越多的年轻人合并潜在的冠状动脉疾病，可能与儿童时期患川崎病有关，因此应该引起我们的心血管内科医师高度的重视。

参 考 文 献

Daniels LB，Tjajadi MS，Walford HH，et al. 2012. Prevalence of Kawasaki disease in young adults with suspected myocardial ischemia. Circulation，125（20）：2447-2453.
Eleftheriou D，Levin M，Shingadia D，et al. 2014. Management of Kawasaki disease. Arch Dis Child，99（1）：74-83.
Kitamura S，Tsuda E，Kobayashi J，et al. 2009. Twenty-five-year outcome of pediatric coronary artery bypass surgery for Kawasaki disease. Circulation，120（1）：60-68.
Mavrogeni S，Papadopoulos G，Hussain T，et al. 2013. The emerging role of cardiovascular magnetic resonance in the evaluation of Kawasaki disease. Int J Cardiovasc Imaging，29（8）：1787-1798.
Newburger JW，Takahashi M，Burns JC. 2016. Kawasaki Disease. J Am Coll Cardiol，67（14）：1738-1749.
Sabatier I，Chabrier S，Brun A，et al. 2013. Stroke by carotid artery complete occlusion in Kawasaki disease：case report and review of literature. Pediatr Neurol，49（6）：469-473.
Su D，Wang K，Qin S，et al. 2014. Safety and efficacy of warfarin plus aspirin combination therapy for giant coronary artery aneurysm secondary to Kawasaki disease：a meta-analysis. Cardiology，129（1）：55-64.
Sundel RP. 2015. Kawasaki disease. Rheum Dis Clin North Am，41（1）：63-73，viii.
Yim D，Curtis N，Cheung M，et al. 2013. Update on Kawasaki disease：epidemiology，aetiology and pathogenesis. J Paediatr Child Health，49（9）：704-708.

病例 56

注射用重组人尿激酶原(普佑克)的临床应用 1 例

兰世才

重庆市万盛经济技术开发区人民医院

要点： 尿激酶原为特异性纤溶酶原激活剂，可选择性激活血栓中与纤维蛋白结合的纤溶酶原，对全身性纤溶活性影响较小，因此出血风险降低。

【**主诉**】 突发胸痛、心悸、胸闷、气促 40 分钟。

【**现病史**】 患者男，60 岁。40+ 分钟前患者活动时突然出现心悸、胸闷、胸痛伴气促、全身乏力、大汗淋漓，为胸骨后压榨性疼痛，无明显放射，非撕裂样，稍休息后无缓解，家属遂将其急诊送入笔者所在医院，急诊心电图考虑急性高侧壁 ST 段抬高型心肌梗死，故急诊以"冠心病、急性心肌梗死"收入笔者所在科。

【**既往史**】 高血压病史 3 年，目前口服"硝苯地平控释片 30mg qd"降压。糖尿病病史 2 年，目前口服"格列美脲、二甲双胍"降糖。吸烟 30+ 年，1 包/天。

【**查体**】 HR 45 次/分，BP 189/109mmHg，面色晦暗，全身大汗淋漓，神志清楚，高枕体位。口唇发绀，双肺无干湿啰音，心尖搏动位置正常，心律不齐，心音低，各瓣膜听诊区未闻及明显杂音，无心包摩擦音。

【**辅助检查**】

1. 心电图示 窦性心动过缓伴窦性暂停伴三度房室传导阻滞，Ⅰ、aVL 导联 ST 段弓背向上样抬高，Ⅲ、aVF 导联 ST 段压低 0.05～0.1mV 伴 T 波倒置（图 56-1）。

2. 急查 cTnI、h-FABP 正常。血常规：白细胞 $12.85×10^9$/L；血脂：低密度脂蛋白胆固醇 3.78 mmol/L；肾功能：尿酸 577.6μmol/L；电解质：钾 3.37 mmol/L。

3. 溶栓后 2 小时复查心电图示 窦性心律、Ⅰ、aVL ST 段较前回落＞50%，Ⅲ、aVF ST 段恢复、T 波直立（图 56-2）。

4. 复查心梗二合一 cTnI 0.46ng/ml，h-FABP34.15ng/ml。

【**诊断**】

1. 冠心病

急性高侧壁 ST 段抬高型心肌梗死

窦性暂停

三度房室传导阻滞

2. 高血压 3 级　极高危

3. 2 型糖尿病

病例 56 注射用重组人尿激酶原（普佑克）的临床应用 1 例

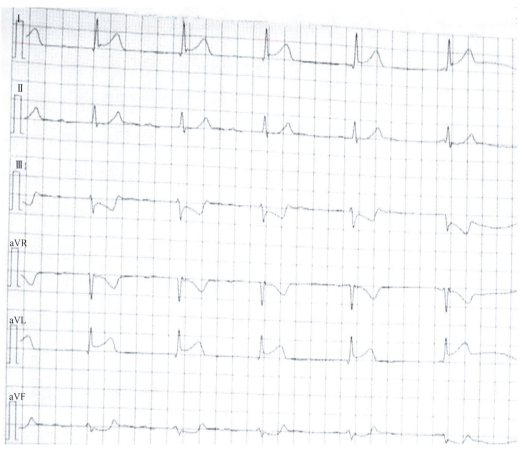

图 56-1 心电图检查结果

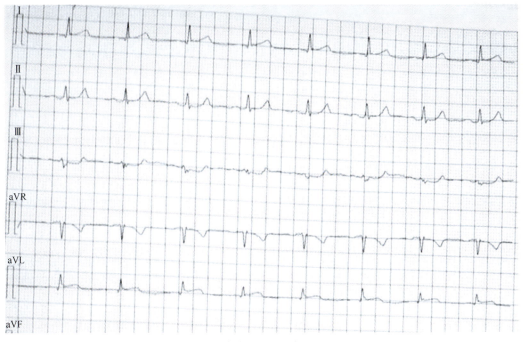

图 56-2 溶栓后 2 小时复查心电图

【诊治经过】　入院后立即收入 CCU，下病危，一级护理，心电监测、血氧饱和度监测，供氧、嘱绝对卧床休息；嚼服阿司匹林物溶片 300mg、氯吡咯雷 300mg、辛伐他汀 40mg，因血压高、持续胸痛，用 NS 20ml+ 硝酸甘油 25mg 微量泵泵入 0.6ml/h 扩张冠脉，帮助降压止痛。评估无明显禁忌证，再签署溶栓知情同意书，血压控制在 140/90mmhg 后行注射用重组人尿激酶原（普佑克）静脉溶栓治疗。治疗剂量：NS 10ml+ 尿激酶原 20mg 静推（＜3min），NS 90ml+ 尿激酶原 30mg 静滴（＜30min），同时予以门冬氨酸钾镁、复合辅酶营养心肌等治疗。

【讨论】　冠脉闭塞 40min，心肌细胞坏死面积为总面积 30%，3 小时心肌细胞坏死约为 50%，3 小时内恢复心肌再灌注就可以使 50% 以上的心肌细胞免于坏死。对于不具备 PCI 条件的医院或因各种原因使 FMC 至 PCI 时间明显延迟时，对有适应证的 STEMI 患者，静脉内溶栓仍是较好的选择。特别是 3h 内的患者，溶栓治疗的即刻疗效与直接 PCI 基本相似。

重组人尿激酶原（pro-UK）的作用机制：尿激酶原被血栓表面的纤溶酶激活，部分变成双链尿激酶，后者激活结合在血栓表面的构型有所改变的纤溶酶原变成纤溶酶，使血栓纤维蛋白部分溶解；血栓纤维蛋白暴露出 E- 片段，Pro-UK 能直接激活结合在该片段 C- 端两个赖氨酸残基上的纤溶酶原，其活性增加 500 倍，产生大量纤溶酶，使血栓纤维蛋白迅速溶解。根据临床反复试验，重组人尿激酶原开通率达到 88.5%，颅内出血仅为 0.28%。

近年我国急性心肌梗死的发病率在逐年升高，需进一步加强群众对心肌梗死的知识普及，尽快在有效时间窗内行再灌注治疗（静脉溶栓或行 PCI），从而挽救更多的心肌细胞。

参 考 文 献

古军恩，李俊，宋启宾．2016．普佑克溶栓治疗急性 ST 段抬高型心肌梗死合并肾功能不全的疗效与安全性评价．北方药学，06：141．

邱树霞，李亚昌，王尚涛，等．2015．注射用重组人尿激酶原治疗急性 ST 段心肌梗死 60 例临床观察．中国继续医学教育，21：160，161．

于莹，周小波，寇双庆，等．2015．普佑克与尿激酶治疗急性心肌梗死成功率比较．中国城乡企业卫生，06：158，159．

病例 57

肾实质疾病引起的恶性高血压 1 例

谭会斌

河北医科大学第二医院肾内科

要点：虽然恶性高血压定义为舒张压大于 130mmHg，但恶性高血压患者的血压范围很广，舒张压可以在 100 和 180mmHg 之间，收缩压在 150 和 290mmHg 之间。很多恶性高血压患者入院时已失去肾活检的时机，尤其是存在不可逆的肾功能不全的患者，然而在缺少肾组织病理资料的情况下，很难排除肾实质疾病引起的继发性恶性高血压，因而有关恶性高血压的文献很少将原发性恶性高血压和肾实质疾病引起的恶性高血压区别开来。

【现病史】 患者男，31 岁。因"发现高血压 2 年余，蛋白尿伴肾功能异常 2 天"于 2014-05-23 入院。

2 年前体检发现血压升高，血压最高达 170/100mmHg，无明显自觉症状。4 个月前夜尿增多，视力下降。间断口服硝苯地平 10～20mg 4/日等降压药，未检测血压变化和做尿检查。2 天前饮酒后发现尿中泡沫增多，外院查尿蛋白 2+，Scr 178.5μmol/L，UA 494μmol/L，血红蛋白 110g/L，收入笔者所在科。无肉眼血尿，无排尿困难，尿量 2000ml/天左右，食欲可，夜眠佳，大便正常。

【个人史及家族史】 否认有毒有害物质接触及长期服药史。母亲有高血压病史。否认肾脏病家族史。

【体格检查】 T 37℃，P 80 次 / 分，R 20 次 / 分，BP 190/110mmHg，体重 96kg，身高 170cm，BMI 33.2kg/m^2，体形肥胖，双下肢轻度对称性水肿，余（-）。

【辅助检查】

1. 血常规 6.04×10^9/L，HB 110g/L，PLT113×10^9/L，尿常规：PRO 2+，pH 5.0，RBC 1～3/HP，WBC 0/HP，粪常规：（-）。

血生化，肝、肾功能：ALB 28g/L，ALT 55IU/L，AST 56IU/L，Scr 171 μmol/L，[eGFR= 42.5ml/（min·1.73m^2）]，电解质：Na$^+$ 141mmol/L，K$^+$ 4.28mmol/L，Ca^{2+} 2.34mmol/L，P 1.46mmol/L，Glu 5.7mmol/L，血脂：TG 2.90mmol/L，TC 7.08mmol/L。

2. 尿液检查 24 小时尿蛋白：2232mg，尿量 1300ml，禁水 8 小时尿渗透压：345Mosm/L，尿沉渣：RBC223 个 /ul，变形 87%，WBC2 个 /ul，PRO 2+。

3. 免疫指标 血清免疫球蛋白：IgG 475mg/dl，IgA 21mg/dl，IgM 13mg/dl，自身抗体：ANA（-），ENA（-），抗 ds-DNA 抗体（-），ANCA（-）。抗 GBM 抗体（-），HBsAg（-），抗 HCV（-），抗 HIV（-）。

4. 甲状腺功能正常。

5. B超 左肾109mm×49mm，右肾97mm×49mm，双肾反射模糊、弥漫病变、皮髓质分界欠清。双肾动脉阻力指数增高。

【诊疗经过】

1. 讨论目的 尚需做哪些检查以明确诊断？治疗方案的制订？

2. 病史特点 青年男患，以高血压起病，未知发病时间，发现肾功能减退尿检异常2天，肾炎综合征：肾小球性血尿、蛋白尿、高血压、肾功能异常、肾形态缩小、肥胖、高尿酸血症、血脂异常、脂肪肝，已除外糖尿病、乙肝、自身免疫病。

3. 入院初步诊断 慢性肾小球肾炎，CKD3a期，高血压3级，极高危，代谢综合征，高脂血症。

在高血压基础上，引起患者肾损伤的病因是什么？如何诊断及鉴别诊断高血压肾损害（良性小动脉性肾硬化症）与恶性高血压损害？高血压治疗怎么做更合理？

4. 诊断思路 良性高血压与恶性高血压肾损害如何区别？尿常规：2+，24小时蛋白尿：2232mg，尿量1300ml，肌酐171μmol/L，下一步做什么？原发性高血压：高血压在蛋白尿前，非肾病范围蛋白尿，肾小管损伤夜尿多在先，年龄偏小、高血压病史较短，是否原发性高血压？患者起病较隐匿，具体起病时间不详，是否早期有良性高血压过程？进一步检查做什么？心、脑、眼是否同时有损伤？高血压2年，中等量蛋白尿，肾小球性血尿，血肌酐升高，肾B超显示肾偏小，伴有心、眼的损害。

5. 检查

（1）心电图：左心室肥厚、心肌劳损。

（2）胸部X线片：心影略稍大，两肺纹理稍增多模糊，心胸比率0.58（图57-1）。

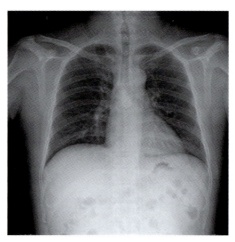

图57-1 胸部X线片示心影稍大，两肺纹理稍增多模糊

（3）心脏超声：主动脉内径31.2mm，左心房内径35.7mm，左心室内径59.6mm，左室后壁厚度9.3mm，EF 51%。

（4）眼底检查：视网膜动脉交叉压迫，可见出血及渗出（图57-2）。

6. 诊断思路 患者病史较短，发病年龄在30岁以下，对降压药物治疗反应较差，病情进展较快，眼底与心脏改变明显、肾功能损害，血压达190／110mmHg，应考虑继发性高血压肾损害，不符合原发性高血压，高血压与肾功能情况，血压 190/110mmHg，Scr 171μmol/L，中等蛋白尿，而原发性高血压多病程漫长呈良性改变，该患者肾损伤的可能原因：高血压控制差，肾小球性血尿，中等量的蛋白尿，同时出现血肌酐升高，肾体积缩小，首先考虑肾实质性高血压。2014-5-23 入院后，给苯磺酸氨氯地平、缬沙坦、盐酸阿罗洛尔降压，阿托伐他汀钙调脂，2014-5-28 在血压稳定后 B 超引导下行肾穿刺活检术，光镜结果：33 个肾小球，5 个缺血性球性硬化，无新月体形成，肾小球体积稍大，肾小球系膜细胞和基质

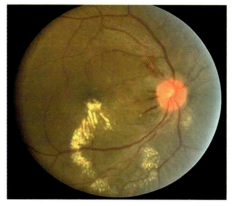

图 57-2　眼底检查示视网膜动脉交叉压迫，可见出血及渗出

轻度弥漫增生，血管袢开放可，局灶节段性中度加重，部分小球球囊粘连，见嗜复红蛋白沉积，基底膜不厚。肾小管上皮细胞颗粒变性，小管结构清晰，15% 肾小管萎缩伴炎性细胞浸润，个别小叶间动脉管壁增厚、纤维化、管腔变小、有纤维素样坏死。免疫荧光：全片见 3 个肾小球，肾小球：IgA 在系膜区颗粒状沉积，荧光强度（++），C3 在系膜区颗粒状沉积，荧光轻度（++），IgM+ 在系膜区颗粒状沉积，荧光强度（+），C1q、IgG+、HbsAg-、HbcAg- 均阴性。肾小管：IgA、C3、IgM、C1q、IgG+、HbsAg-、HbcAg 均阴性。小血管：IgA 在小血管颗粒状沉积，荧光强度（++），C3、IgM、C1q、IgG+、HbsAg-、HbcAg- 均阴性。

7. 最后诊断　IgA 肾病，M1EOST0（Oxford 2009），恶性高血压肾病损伤，代谢综合征。

8. 治疗调整及治疗结果　患者肥胖，存在代谢综合征，高尿酸血症，嘱患者减体重、控制饮食，并予"苯溴马隆 50mg qd"，患者恶性高血压，同时合并高血压肾病损伤，入院前已使用钙离子拮抗剂（CCB），β 受体阻滞剂及 $α_1$ 受体阻滞剂控制血压，但效果不佳。考虑患者存在恶性高血压，同时合并肾损伤，肾脏局部肾素-血管紧张素系统（RAS）激活，在降压药物种类选择上，首选选择 RAS 阻断剂，因其有助于改善患者肾功能的远期预后。故此，选择缬沙坦 80mg bid，5-23 苯磺酸氨氯地平 5mg qd，盐酸阿罗洛尔 10mg bid，5-24 血压最高达 174/97mmHg，苯磺酸氨氯地平加量至 5mg bid，同时加用缬沙坦 80mg qd，5-27 再次调整用药缬沙坦 80mg bid，翻倍剂量，5-28 复查动态血压：平均压 151/95mmHg，血压波动于（131～161）/（77～111）mmHg，清晨血压较高，心率较快 77 次 / 分，并使用阿托伐他汀降血脂，缬沙坦翻倍剂量，查找感染病灶，耳鼻喉科检查有慢性鼻窦炎，口腔科检查有慢性牙龈炎，给予相应的治疗。

【讨论】

1. 思考一　患者恶性高血压在本病例中起的作用有多大？良性高血压与恶性高血压如何鉴别？患者经治疗后蛋白尿减少，降压药的剂量也减少，血压平稳，与病情的恢复有关，但此例临床患者较少，多数为病变持续进展。

良性高血压肾损害（图 57-3）：肾小球入球小动脉自身调节功能正常情况下，出球小动脉收缩，以保持肾小球内灌注正常。肾动脉壁增厚/透明变性，早期无肾小球损害，间质血管供血减少、出现缺血性病变。肾脏损害发生缓慢，多在病程 10～15 年后才出现，

早期突出表现为肾小管浓缩功能减退，即夜尿增多，尿渗透压低、尿比重低等，肾小球病变轻微，无或仅有少量蛋白尿（以白蛋白为主），少量红细胞尿及管型，后期可出现血肌酐升高，此时常伴有高血压的视网膜动脉硬化及高血压的心脑并发症。

恶性高血压定义：舒张压大于120mmHg，并且眼底检查可见Keith-Wagener Ⅳ级眼底改变（视乳头水肿），加速性高血压：舒张压大于120mmHg，并出现双侧视网膜线样或火焰状出血、棉絮样渗出（Keith-Wagener Ⅲ级眼底改变）。

恶性高血压原因：血管活性物质的调控，如前列环素、激肽原和内皮细胞衍生的血管舒张因子（EDRF）活性下降，细胞内游离钙浓度、内皮素、糖皮质激素、T细胞反应性、RAS系统活性增高，以及血管加压素和儿茶酚胺水平升高，肾小球入球小动脉自身调节功能异常，导致血管被动扩张（呈腊肠样）、肾小球内高压、血管损伤，增生性小动脉炎血管内皮细胞裸露，引起血小板黏附和释放血小板衍生的生长因子（PDGF），导致微血栓形成，血管平滑肌细胞增生和黏多糖聚集，出现肌内膜增生、血管腔狭窄；向心性排列的伸长的细胞增殖组成（成纤维细胞及向心分层的胶元），称为"增生性小动脉炎"（hyperplastic arteriolitis），呈洋葱皮样改变，纤维素样坏死内皮细胞通透性增高，纤维蛋白原外渗，内皮下纤维蛋白原和动脉壁纤维素沉积，出现纤维素样坏死，血管壁嗜伊红性颗粒样改变，免疫组化及免疫荧光染色纤维素阳性，电镜显示血管壁内物质为纤维素及无定形物质，小动脉壁的白细胞浸润，形成"坏死性小动脉炎"（necrotizing arteriolitis），肾小球内可以有纤维素样坏死（fibrinoid necrosis），与坏死性入球小动脉相连。患者早期往往有高血压脑病的表现：头痛、视物模糊等症状，常见抽搐、神志改变、肢体活动障碍等，或急性左心衰的表现，肾脏损害，病情进展迅速，表现为肉眼血尿或镜下血尿、蛋白尿和管型尿，血清肌酐迅速上升，肾脏大小与病程相关，早期或急性期肾脏体积可以肿大，既往有长期良性高血压病史转为恶性高血压者，肾脏体积可以缩小，加速进展性高血压是指在高血压病程中由于某种诱因使血压骤然升高，肾脏功能与血压之间有密切的联系，高血压加重肾功能损害，而肾功能损害又可刺激血压升高，长期良性高血压患者一旦出现肾功能损害，可导致RAS系统激活，引起血压急剧升高，转变为恶性高血压，患者肾素和儿茶酚胺升高，早期识别这部分患者，积极降压治疗中断肾脏和高血压之间的恶性循环。

2. 思考二 IgA肾病（图57-4）与恶性高血压

IgA肾病（IgAN）引起恶性高血压的患病率？舒张压没有达120mmHg，能否诊断恶性高血压？IgA肾病什么时间起病，如何早期筛查发现？影响肾存活的因素有什么？随着肾活检病例的增多，发现我国及白种人中继发性恶性高血压的发生率高于原发性恶性高血压，IgA肾病（IgAN）是常见的引起恶性高血压的肾实质疾病。国外报道伴恶性高血压IgAN患者占同期收治的IgAN患者的5%～15%。国内报道其发生率为0.5%～1.11%。虽然恶性高血压定义为舒张压大于120mmHg，但恶性高血压患者的血压范围很广，舒张压可以为100～180mmHg，收缩压为150～290mmHg。很多恶性高血压患者入院时已失去肾活检的时机，尤其是存在不可逆的肾功能不全的患者，然而在缺少肾组织病理资料的情况下，很难排除肾实质疾病引起的继发性恶性高血压，因而有关恶性高血压的文献很少将原发性恶性高血压和肾实质疾病引起的恶性高血压区别开来。

3. 思考三 细胞内的RAS是器官保持的终点，循环RAS主要调理血压，应付急性状态为主,作用时间短占15%,组织RAS主要调节器官血流灌注和生长发育,结构重塑,作用时间长,占85%,细胞内RAS主要调节细胞增殖和胞外基质形成,细胞内生成Ang Ⅱ来源:与受体结合后解离,细胞内自己产生,在糖尿病时此机制特别明显,作用于溶酶体AT1R和细胞核(AT1R类似物),可以与细胞内(类)血管紧张素受体结合作用。在去除AT1受体的心肌细胞传染Ang Ⅱ后依然可以造成细胞肥大和增生,现有ACEI/ARB不一定能阻断细胞内的Ang Ⅱ。

4. 治疗体会 RASi系统阻断剂在治疗慢性肾脏病高血压患者时应作为首选,原则、指南只是临床进行治疗的基本依据,患者的具体情况才是我们采取哪种治疗方法的最重要依据,治疗个体化,包括调压、血压,并存病和合并症,营养平衡,心理关怀等;年龄、DM、肾、肝功能、并存疾病、营养状况、经济状况、家庭和社会支持等;免疫抑制剂种类、剂量、时间。

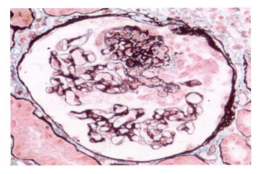

肾小球节段性硬化S1

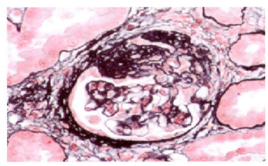

肾小球节段性硬化伴粘连S1

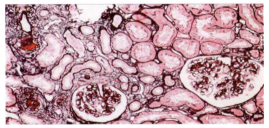

IgA肾病系膜增生、不管萎缩及小动脉病变

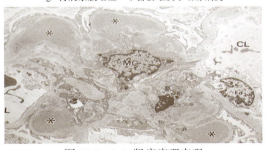

图57-4 IgA肾病病理表现

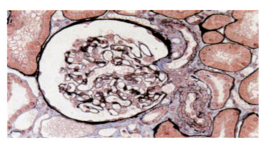
正常肾小球

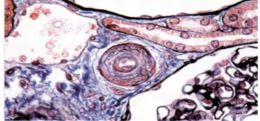
入球小动脉壁增厚

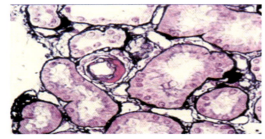
入球小动脉壁玻璃样变性

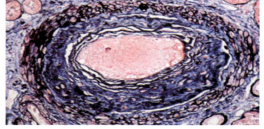
弓状动脉内膜增厚

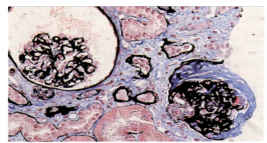
肾小球缺血性皱缩、硬化

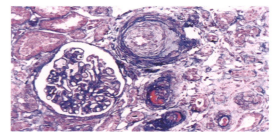
小叶间动脉内膜洋葱皮样纤维增厚、入球小动脉纤维素样坏死

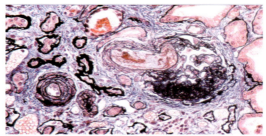
入球小动脉微血栓、肾小球缺血性皱缩、硬化

图 57-3 良性高血压肾损害

病例 58

A 型主动脉夹层支架植入术后 1 例

侯春晖[1] 周建中[2] 彭 娟[3]

彭水县人民医院内科[1]
重庆医科大学附属第一医院心内科[2]
重庆医科大学附属第一医院放射科[3]

要点：主动脉夹层（AD）是急性主动脉综合征的一种，常常可以危及生命。该病发生的病理基础为内膜撕裂或溃疡导致血液从主动脉管腔进入中膜或者主动脉滋养血管破裂引起的中膜出血，进而中膜内的血液产生的炎症反应可以导致主动脉扩张或破裂。一般分型为 Stanford 分型（Stanford A 和 Stanford B）和 DeBakey 分型（DeBakey Ⅰ, DeBakey Ⅱ, DeBakey Ⅲ）。AD 临床分期一般为：急性，小于 14 天；亚急性，15～90 天；慢性，大于 90 天。随着中国的饮食结构和生活习惯的改变，高血压人群和老龄化人群逐年增加，AD 也显著增加，严重威胁生命并减低生活质量。利用血管腔内带膜支架修复术可以有效封闭撕裂口，达到消除假腔和夹层，治愈主动脉夹层的目的。这种方法免除了传统的升主动脉和主动脉弓置换手术，大大减少了创伤，提高了手术安全性，减少了手术死亡率和并发症。

【**主诉**】 突发腰背痛 10+ 小时。

【**现病史**】 患者男，44 岁。10+ 小时前患者无明显诱因于睡眠中突然出现腰部胀痛，持续性疼痛，剧烈，难以忍受，伴放射至背部牵拉痛，无恶心、呕吐，无心悸、胸闷、胸痛，无腹痛、腹胀、腹泻，无畏寒、发热，无尿频、尿急、尿痛，无肉眼血尿。就诊于笔者所在医院，测血压 218/116mmHg，急诊行腹部 CT 平扫：泌尿系统未见明显确切阳性发现，左肺底条索影影，脂肪肝，左肾囊肿。行胸腹主动脉 CTA 见胸主动脉夹层。

【**既往史**】 既往"高血压"病史 8+ 年，最高 218/116mmHg，未规律口服药物，未监测血压，血压控制情况不详。既往吸烟史 30+ 年，每日约 8 支。

【**查体**】 HR 105 次 / 分，BP 左上肢 213/116mmHg，右侧 219/117mmHg，体重 90Kg，身高 175cm。自主体位，精神可，神志清楚。口唇发绀，颈静脉无怒张，肝-颈静脉回流征阴性，颈动脉搏动正常，双肺呼吸音清，未闻及干湿啰音，心前区无隆起，心界不大，律齐，各瓣膜听诊区未闻及病理性杂音，腹软，无压痛，无反跳痛及肌紧张。肾区无压痛，双下肢无水肿。

【**辅助检查**】

1. 肝肾功能、血常规、凝血功能、大便常规、尿常规未见明显异常。

2. 心电图 窦性心动过速。

3. 心脏彩超 左房增大，左室肥厚伴顺应性减退，未见确切心包积液。

4. 腹部 CT 平扫 泌尿系统未见明显确切阳性发现，左肺底条索影纤维灶，脂肪肝，左肾囊肿。

5. 胸腹主动脉 CTA 主动脉弓、胸主动脉、腹主动脉、双侧髂总动脉夹层，瘘口位于主动脉弓水平。左颈总动脉与左锁骨下动脉起始处之间，夹层远端向下累及双侧髂总动脉近段；真腔小，假腔较大，腹腔干由真假二腔共同发出，左肾动脉起自假腔，右肾动脉起自真腔，考虑 Stanford A 型夹层动脉瘤（图 58-1）。

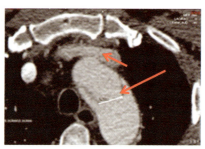

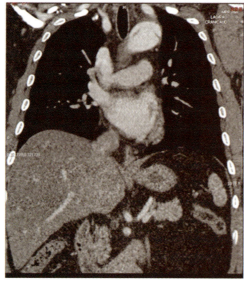 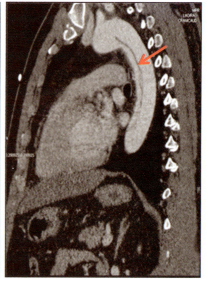

图 58-1 胸腹主动脉 CTA 示主动脉弓、胸主动脉、腹主动脉、双侧髂总动脉夹层，管腔内可见膜样分隔（↑），瘘口位于主动脉弓水平，向下累及双侧髂总动脉近段

【诊断】

1. 主动脉夹层

2. 原发性高血压 3 级 很高危组

【诊治经过】 入院后因病情需要入住外科 ICU，予重症监护室，禁食、绝对卧床休息，完善相关辅助检查评估病情，予盐酸尼卡地平及盐酸乌拉地尔控制血压、艾司洛尔控制心率、止痛、营养支持等治疗，后改为美托洛尔控制心室率。待患者血压、心率控制后转入血管外科在全麻下行主动脉造影术＋主动脉支架置入术。术中见：主动脉夹层破口位于左颈总动脉与左锁骨下动脉之间，破口巨大，血流速度快，引入 TS42-30SI60 透膜支架

准确释放于主动脉弓段。续以 TS-TXL42-30SI60 覆膜支架 1 枚，和 AS28-24SI10 透膜支架 1 枚分别释放于降主动脉（头端同近心端透膜支架远端相重叠）及腹主动脉中下段。术后予亚胺培南 - 西司他汀（钠泰）能抗感染、低分子肝素抗凝、控制血压、地尔硫草控制心率等治疗。复查胸腹部 CTA，夹层破口已闭合，支架在位（图 58-2）。病情好转后出院，出院后予阿司匹林抗血小板聚集、贝前列素钠片改善血管病变、硝苯地平控释片控制血压、地尔硫草、美托洛尔控制心室率等对症支持治疗。

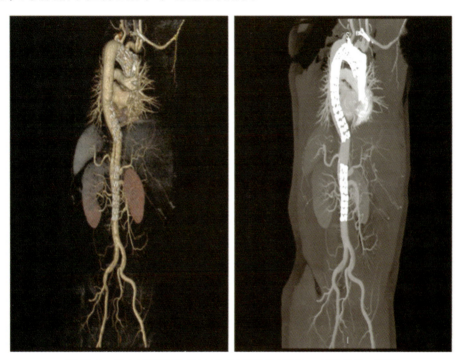

图 58-2　手术后胸腹部 CTA 示夹层破口已闭合，支架在位、通畅

【讨论】　急性主动脉夹层动脉瘤发病急，病程短，其发病率约为腹主动脉瘤破裂的 2～3 倍，Stanford A 型主动脉夹层动脉瘤为夹层从升主动脉近段开始，侵犯到弓部与降主动脉，或夹层逆行剥离侵犯主动脉弓部者均属此种类型，外科手术治疗是目前较为理想的治疗方法。自 1962 年 Spencer 等首次成功完成 1 例主动脉夹层手术以来，急性近段夹层主动脉瘤手术的早期结果已经明显改善。1982 年以前，手术的死亡率约为 27%，20 世纪 90 年代降低至 5%～15%，近年急性 A 型夹层动脉瘤的 3 年存活率为 41%～91%，10 年存活率为 50%～65%。高血压腹主动脉中层疾病是发生主动脉夹层的最重要因素。①急性主动脉夹层因高血压动脉粥样硬化所致者为 70%～87%，最常见的致病因素是高血压，特别是 40 岁以后发病者大多数都有高血压史。②急性主动脉夹层的另一病因与致使动脉中层囊样变性的情况有关，如马方综合征（Marfan），Ehlera-Danlos 综合征及妊娠。③先天性心血管疾病：如主动脉缩窄所致继发性高血压，或二叶式主动脉瓣畸形、主动脉发育不全、主动脉瓣狭窄等可发生急性主动脉夹层。④严重外伤引起主动脉峡部的局部撕裂。约 14% 的主动脉夹层发病与重体力劳动或剧烈运动有关。⑤其他病因：梅毒性主动脉炎、巨细胞主动脉炎、主动脉脓肿等。

主动脉夹层主要临床表现：本病常发生于 50～70 岁患者，男女比例 3∶1，本病的诊断要点：①疼痛的特点为发作开始即撕裂样剧痛；②临床上虽有休克表现，但血压并不平行下降，早期甚至有高血压；③主动脉病变部位及其向大分支扩展的部位有血管性杂音及震颤，患者外周动脉搏动消失或两侧强弱不等，两臂血压有明显差别；④突然出现主动脉瓣关闭不全的体征、急腹症或神经系统障碍等同时伴有血管阻塞表现；⑤胸部 X 线片显示进行性主动脉增宽，特别是主动脉造影对本病提供确切依据；⑥超声心动图：二维超声和 TEE 对本病诊断有重要价值。

本病应与下列疾病鉴别：①急性心肌梗死：夹层动脉的疼痛发作开始即为撕裂样疼痛，部位广泛，可能涉及头颈、后胸、腰部、上腹部及下肢。心梗疼痛一般为逐渐加剧。X 线检查和超声心动图等有助于夹层动脉瘤的诊断。②肺梗死：临床表现为突然胸痛、呼吸困难、咳嗽和咯血，类似夹层动脉瘤症状。X 线检查有助于两者鉴别。③急腹症：夹层动脉瘤侵犯到腹主动脉及其大分支时可以产生各种急腹症的表现。必要时进行 CT 或主动脉造影检查鉴别。

本病是一种由心外科、心内科及影像科等共同参与处理的危急心血管疾病。治疗主动脉夹层的目的是抑制组织夹层血肿的进一步扩展。本病致命因素并不是内膜撕裂本身，而是主动脉夹层的其他进展，如血管损伤或主动脉破裂。

最初处理：严密监测血压、心律、心率，液体出入量和尿量，严格卧床休息。必要时予镇静剂。剧烈疼痛注射吗啡或哌替啶止痛。对于有低血压及充血性心力衰竭的患者考虑放置中心静脉或肺动脉导管，以监测中心静脉压或肺动脉楔压及心排血量。避免股动脉穿刺或抽血气分析。本病禁忌抗血小板聚集、抗凝或溶栓治疗。

急性主动脉夹层的治疗：最初内科治疗包括稳定血压、缓解疼痛，监测出入量，对患者的近期和远期预后，内科治疗与手术治疗之间无有意义的差别，故首选内科治疗。内科治疗指征：①无并发症的远端主动脉夹层；②稳定的、孤立的主动脉弓夹层；③稳定的慢性主动脉夹层（起病后两周以上无并发症）；④假腔中血液凝固，夹层不进一步扩展；⑤急性期症状不明确或不典型。采用降低血压，减低左室收缩力及收缩速度及肺楔压，减少血流搏动波对主动脉壁冲击的药物治疗。①镇痛。②控制血压，应在短时间内将收缩压降至 100-120mmHg 水平。③降低左心室收缩力和收缩速度：β 受体阻滞剂，心率减慢维持在 60～80 次 / 分，若存在禁忌，则使用钙离子拮抗剂。当分离的夹层内膜片损害一侧或双侧肾动脉时可使用血管紧张素转化酶抑制剂。④低血压处理：如果主动脉夹层表现为严重低血压，可能合并心包压塞或主动脉破裂，需快速扩容。对于升主动脉夹层（A 型），虽经过有效抗高血压内科治疗，其发生主动脉破裂或心包压塞等致命性并发症的危险性仍相当高。故目前主张一经确诊，条件允许情况下应首选及时手术治疗。

本例患者采用的带膜支架主动脉腔内修复术是在主动脉真腔内置入覆膜支架，封堵夹层原发破口，使假腔内血流失去交通，诱发血栓形成，降低假腔内压力，减少主动脉扩张或破裂的危险，同时真腔扩大，改善分支血管灌注，从而稳定主动脉夹层。主动脉夹层是临床一种较危重的血管疾病，以往行保守或手术治疗的效果较差，本例就内膜撕裂口位于主动脉近段或近端降主动脉的 standford A 型主动脉夹层利用血管腔内带膜支架修复术来封闭撕裂口消除假腔和夹层的效果进行了探讨，带膜支架血管腔内修复术的应用使其治疗效果得到改善。

主动脉夹层，特别是 Stanford A 型夹层，由于病变累及升主动脉，且可延至弓部、降主动脉或腹主动脉，病变较广泛，易发展成为夹层动脉瘤，甚至破裂死亡。既往传统的手术方法是行升主动脉+主动脉半弓或全弓置换及象鼻手术，这种手术创伤大，并发症多，手术死亡率较高。近年来有作者利用血管腔内技术联合传统主动脉置换手术来治疗 Stanford A 型夹层病例，特别是针对内膜撕裂口位于主动脉弓远段或近端降主动脉的 Stanford A 型夹层，先用人工血管置换升主动脉和主动脉弓（半弓或全弓），然后将带膜支架经开放的主动脉置入血管腔内封闭内膜撕裂口。

本例患者利用血管腔内技术对这类病例进行治疗，手术成功，说明这种方法对于治疗 Stanford A 型夹层病例是有效和安全的。这类病例并不一定强求都作升主动脉和主动脉弓置换，以消除升主动脉或主动脉弓的病变。只要能有效地封闭内膜撕裂口，导致假腔内血栓形成，同样可以达到消除夹层防止破裂的目的，免除了患者再度开胸手术之苦。创伤小，手术死亡率和术后并发症都较联合性手术为低。

本病例表明，对于 Stanford A 型主动脉夹层，利用血管腔内带膜支架修复术可以有效封闭撕裂口，达到消除假腔和夹层，治愈主动脉夹层的目的。这种方法免除了传统的升主动脉和主动脉弓置换手术，大大减少了创伤，提高了手术安全性，减少了手术死亡率和并发症。

参 考 文 献

陈灏珠，何梅先，魏盟. 2016. 实用心脏病学. 上海：上海科学技术出版社.
陈灏珠，林果为，王吉耀. 2013. 实用内科学. 北京：人民卫生出版社.
景在平，冯翔，包俊敏，等. 2003. 腔内隔绝术治疗 Stanford B 型主动脉夹层动脉瘤 146 例临床分析. 中华外科杂志，41（7）：483-486.
刘宏宇，孟维鑫，孙博，等. 2015. 急性 Stanford A 型主动脉夹层的治疗策略——2014 年欧洲心脏病学会《主动脉疾病诊断和治疗指南》详细解读. 中华胸心血管外科杂志，31（6）：321-324.
孙立忠，刘志刚，常谦，等. 2004. 主动脉弓替换加支架"象鼻"手术治疗 Stanford A 型主动脉夹层. 中华外科杂志，42（13）：812-816.
孙永辉，邹承伟，李德才，等. 2011. Stanford A 型主动脉夹层的外科治疗. 山东大学学报（医学版），49（01）：71-74，81.
王深明，常光其，李晓曦，等. 2003. 血管腔内治疗主动脉夹层和夹层动脉瘤. 中华外科杂志，41（7）：487-490.

病例 59

多支冠状动脉痉挛个案报道

罗 娅　周晓莉　周建中

重庆医科大学附属第一医院心内科

要点： 冠状动脉痉挛（coronary artery spasm，CAS）是指各种原因所致的冠脉一过性收缩，引起血管部分或完全闭塞，导致心肌缺血，出现心绞痛、心肌梗死甚至猝死的临床综合征。冠状动脉痉挛多数发生在有病变血管如粥样硬化的冠脉，也可发生于表面"正常"冠脉，典型冠脉痉挛一支或多个分支均可同时受累，ECG 可表现为反映多支血管同时受累即 ST 段弓背向下抬高。本例患者胸痛溶栓，溶栓后冠脉造影血管正常，分析 ECG：Ⅰ、aVL 高侧壁，$V_1 \sim V_4$（前壁），Ⅲ导联（下壁）同时抬高，多支血管同时受累的严重冠脉痉挛且冠脉造影阴性的病例在临床上少见。

【现病史】 患者女，74 岁。因突发剧烈胸痛 5 小时，当地医院紧急溶栓后转入我院。入院前 5 小时（2016-07-18 15：10）于大便后突发胸痛，伴大汗、恶心、呕吐等。立即行心电图提示：Ⅰ、aVL、V_6 导联 ST 段下降约 0.3mV，$V_1 \sim V_4$ 导联 ST 段明显抬高，Ⅲ导联 ST 段抬高及完全左束支传导阻滞（图 59-1），心肌酶谱不高（2016-07-18 16：40），初步诊断"急性 ST 段抬高型心肌梗死"，予双联抗血小板（阿司匹林肠溶片 300mg，氯吡格雷 300mg）治疗，发病后 3 小时（2016-07-18 18：00）给予 120 万 U 尿激酶溶栓，胸痛较前稍缓解，（2016-07-18 18：42）复查心电图较急性胸痛发作时无明显变化，呈广泛 ST 段改

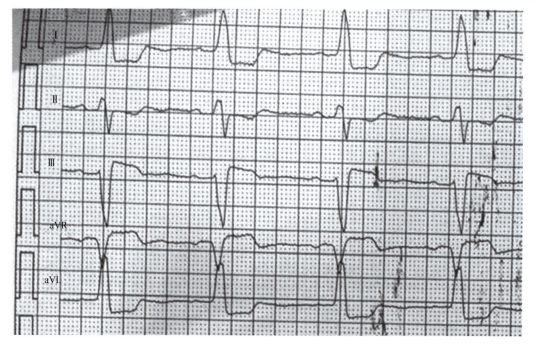

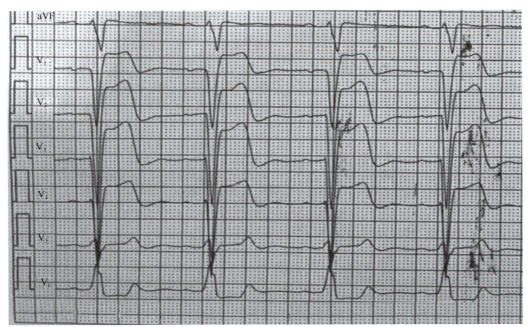

图 59-1　①窦性心动过缓；② Ⅰ、aVL、V₆ 导联 ST 段下降约 0.3mV；③ V₁～V₄ 导联 ST 段明显抬高，Ⅲ 导联 ST 段抬高；④完全性左束支阻滞

变（图 59-2），以"急性 ST 段抬高型心肌梗死"急诊入笔者所在科，溶栓后大约 2 小时（2016-07-18 19:45）心电图提示 ST 段回落（图 59-3）。

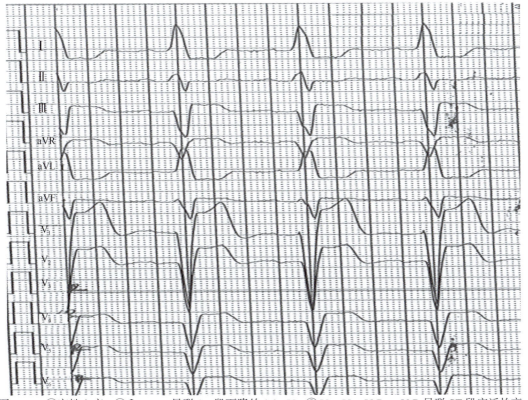

图 59-2　①窦性心率；② Ⅰ、aVL 导联 ST 段下降约 0.3mV；③ V₁、V₂、V₃R～V₆R 导联 ST 段广泛抬高；④完全性左束支阻滞

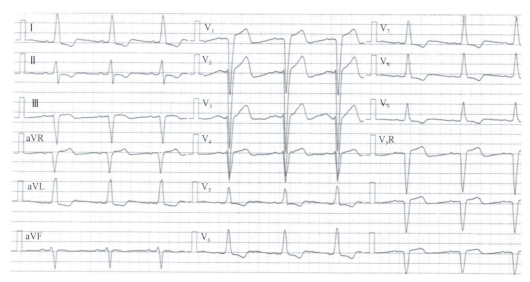

图59-3　ECG：①窦性心动过缓；②V_1～V_4导联R波递增不良，ST段损伤性抬高；③完全性左束支阻滞；④左心室肥厚

患者反复静息下无明显诱因发生胸闷痛1+年，5天前因"再发胸闷痛加重伴心累2月"于九龙坡区第二人民医院就诊，予阿司匹林100mg qd、氯比格雷75mg qd、阿托伐他汀20mg qn等对症治疗。

患者2年前发现血压升高，病程中血压最高达200/110mmHg，平素血压波动在（150～170）/（90～110）mmHg。发现血糖异常7月，未予重视。

【既往史】　否认吸烟、饮酒史。

【查体】　T 36.6℃，P 70次/分，R 23次/分，BP 170/71 mmHg。双肺呼吸音清，未闻及干湿啰音。心界稍增大，律齐，各瓣膜听诊区未闻及病理性杂音，双下肢不肿。

【辅助检查】

1. 院外辅助检查

（1）ECG：偶发室性期前收缩、完全左束支传导阻滞、电轴轻度左偏（图59-4）。

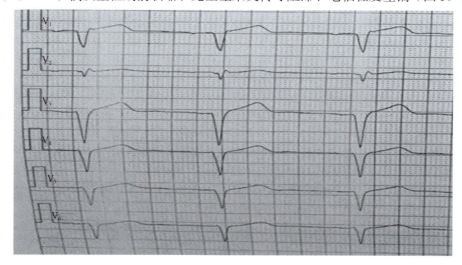

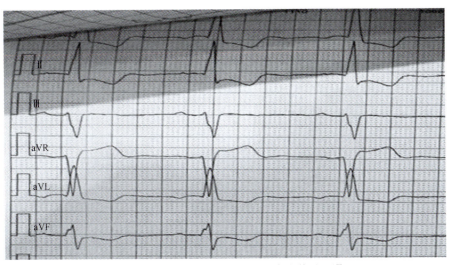

图 59-4　窦性心动过缓，完全左束支传导阻滞

（2）Holter：窦性心动过缓、偶发室性期前收缩、完全左束支传导阻滞、$V_1 \sim V_3$ 呈 QS 型。

（3）心脏彩超：左房左室增大，二尖瓣中度反流，左心室舒张功能减退。

（4）颈血管彩超：双侧颈总动脉内膜面毛糙。

（5）颅脑 CT：脑萎缩。

（6）TCD：双侧大脑前动脉轻度痉挛。

2. 入院辅助检查

（1）心电图示：$V_1 \sim V_4$ 导联 R 波递增不良，ST 段损伤性抬高，ST 段较前回落（见图 59-3）。

（2）心肌酶谱：动态监测均不高。

（3）血脂：总胆固醇 3.85mmol/L，低密度脂蛋白 2.18mmol/L。

（4）凝血象：D-二聚体 0.38ng/L，FDPS：1.5μg/ml。

（5）血糖：空腹血糖 6.5mmol/L，餐后 2 小时 20.1mmol/l。

（6）心脏彩超：左房左室增大，左心室舒张功能减退，LVEF 44%。

（7）肾功能、电解质、PCT、甲状腺功能等未见明显异常。

【初步诊断】

1. 急性 ST 段抬高型心肌梗死

Killip Ⅰ级

冠心病

2. 原发性高血压 3 级　很高危

3. 糖尿病?

4. 低氧血症

【诊治经过】　入院后继续予心梗相关对症治疗（阿司匹林 100mg qd+ 替格瑞洛 90mg bid+ 双抗血小板；阿托伐他汀 20mg qn 调脂、抗炎等），（2016-07-19 15：12）行冠脉造影术，提示左右冠脉未见明显狭窄（图 59-5），术中血压升高达 194/86mmHg，急查胸腹主动脉CTA未见主动脉夹层及动脉瘤征象（图59-6），术后ECG：与入院ECG相比改变不明显（图59-7），患者胸痛明显缓解，术后诊断：变异型心绞痛。修改医嘱：停阿司匹林、替格瑞洛，改用地尔硫䓬90mg qd、单硝酸异山梨酯20mg bid、氯吡格雷75mg qd后，患者胸痛症状明显好转，随访ECG为完全左束支传导阻滞，与胸痛发作前ECG无明显差别（图59-8）。期间，患者静息下再发胸痛2次，持续数分钟，疼痛较前减半，硝酸甘油舌下含服10min后症状缓解，心电图提示完全性左束支阻滞。为进一步寻找冠脉痉挛诱因，追问病史：1年多前丈夫去世，儿子离婚，精神科会诊：焦虑抑郁状态，进一步修改医嘱，加用疏肝解郁胶囊及阿普唑仑，后患者未在发胸痛。

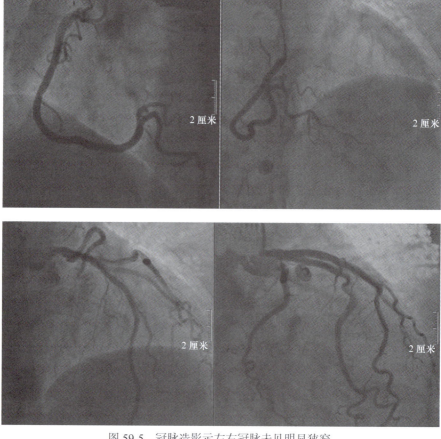

图59-5　冠脉造影示左右冠脉未见明显狭窄

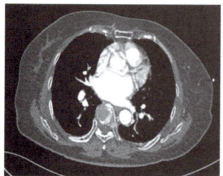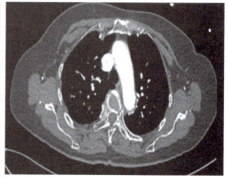

图59-6　胸腹主动脉CTA：未见主动脉夹层及动脉瘤征象

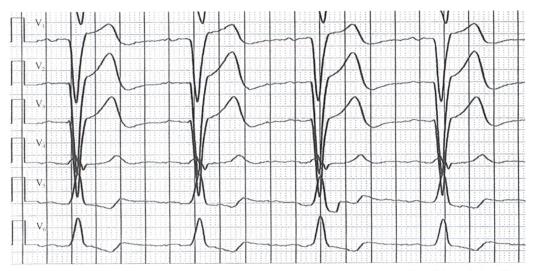

图 59-7　ECG：① V_1-V_3 导联 R 波递增不良，伴 ST 段抬高 0.1～0.2mV；②完全性左束支阻滞

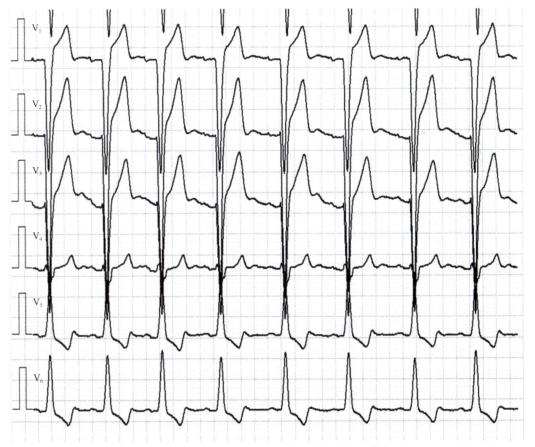

图 59-8　EGG：①完全性左束支阻滞；②左室高电压

【出院诊断】
1.冠状动脉痉挛
变异性心绞痛

2. 原发性高血压 3 级很高危

3. 2 型糖尿病

4. 低氧血症（已纠正）

【讨论】 冠脉痉挛是非常常见的引起心肌缺血的机制之一，多发生于有粥样硬化的冠脉，偶发生于表面"正常"冠脉，其发生率前降支＞右冠＞回旋支，"正常"冠脉右冠最多且多为 50 岁以下女性。"正常"冠脉合并多冠脉同时痉挛病例非常罕见，本病例正是属于此类。同时在 ECG 上表现也是以右冠受累最为严重。其发生机制主要包括神经机制和体液机制。关于神经机制：中枢神经和自主神经活动对冠脉痉挛发生起重要作用。心理应激状态（如过度兴奋、紧张、焦虑、惊恐等），或寒冷刺激、剧烈运动时，交感神经过度兴奋，加上冠脉局部高敏性，可诱发冠脉痉挛。（β 受体阻滞剂或肾上腺素可诱发冠脉痉挛。）该患者通过进一步询问病史，其胸痛症状与焦虑抑郁状态高度相关，考虑为此机制诱发。对于体液机制：血栓素和前列腺素、内皮素与内皮源舒张因子间在局部平衡是调节血管口径的重要因素。当冠脉粥样硬化时，二者失去平衡，引起冠脉痉挛。研究证明，Ca^{2+}、H^+、Mg^{2+} 的作用，以及吸烟、饮酒均能引起中枢神经和自主神经功能紊乱，从而诱发冠脉痉挛。根据患者诱发冠脉痉挛机制也可以很好地指导用药和相关治疗。

同时该病例对于急性胸痛诊断和处理也具有很好的借鉴价值。

（1）诊断上的反思与小结

1）急性胸痛发作诊断：心肌梗死？主动脉夹层或瘤？肺动脉栓塞？冠脉痉挛？在本病例中我们根据患者症状体征、ECG-ST 段明显抬高等辅助检查结果，考虑为急性心肌梗死，虽然 ECG-ST 段存在广泛、明显抬高，但心肌酶谱并不高，通过冠脉造影术这一金标准发现左右冠脉未见明显异常，排除心肌梗死；胸腹主动脉 CTA 检查已除外主动脉夹层；患者 D- 二聚体无明显升高，经吸氧后复查血气分析提示氧分压明显上升，且心电图无完全性右束支改变，故不考虑肺栓塞；因患者胸痛时有确切心电图改变：ST 段明显抬高，而 ECG 动态改变并不明显，结合患者静息下发作的特点，有焦虑抑郁等情绪诱导，以及对于 CCB、硝酸甘油类药物疗效佳故考虑冠脉痉挛。

2）小结：通常我们会想到前三种可能，但是往往忽略到冠脉痉挛这一情况，本病例在诊断上面再一次使我们确信广泛 ST 改变，定位太广不符合一根血管阻塞原则，心肌梗死可能性小。

同时最新研究也表明急性冠脉综合征中冠脉造影阴性患者中约 50% 可以诱发冠脉痉挛，复制胸痛症状。

（2）处理上的反思与小结

1）治疗策略：①非药物治疗：心理辅导，以及饮食、运动、禁烟酒等方面的控制，控制好血压、血脂、血糖。②药物治疗：硝酸酯类药物与 CCB 是治疗冠脉痉挛的两大基石。

2）小结：对于"正常"冠脉，单独使用 β 受体阻滞剂是有害的；而对于存在冠脉狭窄，如有劳力性心绞痛症状的患者可以应用。阿司匹林可抑制具有舒张血管功能的前列腺素的产生，应该慎用。

（3）关于患者 ECG 示完全性左束支传导阻滞的思考：心室扩大、瓣膜功能不全提示左束支传导阻滞以前即存在，并非新发生，是慢性心脏疾病引起，而不是急性心肌梗死。

（4）完全性左束支传导阻滞＋心肌梗死与完全性左束支传导阻滞＋冠脉痉挛在鉴别诊断上面是一大难点，这里我们可以参照诊断完全性左束支传导阻滞＋心肌梗死的Sgarbossa标准（本标准公布于1996年，诊断急性心肌梗死的特异性高，但敏感性较低，新出现的左束支传导阻滞或左束支传导阻滞合并同向性ST段偏移常强烈提示合并急性心肌梗死），但最终还是得根据动态改变的情况和冠脉造影的结果来综合分析。

参 考 文 献

MIRZA I，ORR W，PORTO L. 2006. A case of multivessel coronary artery spasm resulting in wandering ST segment elevation. Int J Cardiol，109（1）：121-124.

病例 60

托伐普坦治疗心力衰竭 2 例

刘 刚 杨 渊 李 响 周建中

重庆医科大学附属第一医院心血管内科

要点： 利尿剂抵抗在心力衰竭治疗中比较棘手，临床上当呋塞米等利尿剂效果不佳时，可考虑使用托伐普坦。特别是心力衰竭严重需要尽快改善症状者，联合利尿剂和托伐普坦（半片）治疗，能进一步增加尿量，发挥显著的利尿作用。

病例 60.1

【现病史】 患者刘某，男，50 岁，农民。因"反复心累、气促 5+ 年，再发伴无尿 46 小时"于 2014-04-25 入笔者所在科。

5+ 年前，出现活动后心累、气促，偶有夜间阵发性呼吸困难。外院诊断为"扩张型心肌病"，长期口服呋塞米、螺内酯等治疗（具体诊疗资料不详）。后在劳累、肺部感染后，心累、气促反复发作，症状逐渐加重，偶有双下肢水肿、腹胀，予以利尿后症状好转。4+ 月前于笔者所在医院住院，行冠脉造影未见血管狭窄，诊断为：扩张型心肌病，心力衰竭，长期规律服药。46 小时前，受凉后再感心累、气促，伴咳嗽，咳白色泡沫痰，有腹胀、食欲减退、双下肢水肿。自诉 40 小时尿量共 50ml，自以为尿量少，后大量饮水（约 2000ml），心累、气促症状进一步加重，不能平卧，端坐呼吸，急诊入院。

发病以来，食欲下降，神清，睡眠欠佳，无尿，2 天内体重增加约 4kg。

【既往史】 否认高血压病、糖尿病、冠心病病史。有吸烟史：10 支 / 天 × 20 年。有饮酒史：50ml（45° 白酒）×18 年。

【体格检查】 T 36.2℃，P 72 次 / 分，R 24 次 / 分，BP 93 /76 mmHg，W 70kg，H 163cm，BMI 26.4。神清，端坐位，未见发绀。颈静脉怒张，肝 - 颈静脉回流征阳性。双肺呼吸音粗、对称，可闻及散在湿啰音、哮鸣音。心尖搏动位于左侧锁骨中线第五肋间外 1cm，心界向左扩大。HR 72 次 / 分，心律不齐，可闻及期前收缩，心音弱，心尖区 2/6 级收缩期吹风样杂音。腹部膨隆，无压痛、反跳痛，肝脏约在右肋缘下 2cm 可扪及，质软，无压痛。脾未及。移动性浊音可疑阳性。双肾区无叩痛。未扪及膀胱。双膝关节以下对称凹陷性水肿。

【辅助检查】

1. 入院查血气分析 pH 7.36，PO_2 93mmHg，PCO_2 39mmHg，HCO_3^- 22mmol/L，BE-3.2mmol/L，SPO_2 97%。血常规：WBC 7.5×10^9/L，Hb 115g/L ↓，PLT 182×10^9/L，N% 55.7%。肾功能、电解质：BUN 21.1mmol/L ↑，Cr 215μmol/L ↑，UA 864μmol/L ↑，K^+ 4.0mmol/L，Na^+ 133mmol/L ↓，Cl^- 94mmol/L ↓。NT Pro-BNP 15276μg/L ↑，TnT 0.048mmol/L ↑。肝功能：TBIL 60.8mmol/L ↑，DBIL 37.6 ↑，AST 108 ↑，ALT 102 ↑，TC 2.78mmol/L ↓，TG 0.84mmolo/L，LDL-C 2.12mmol/L。

2. 入院心电图（图 60-1） 窦性心率 76 次/分，一度房室传导阻滞，完全性左束支阻滞，频发单源室性期前收缩。心脏彩超：左室舒张末径 92 mm，LVEF 29%；全心增大，心室搏动减弱。胸部 X 线片（图 60-2）：双肺纹理增多、模糊，右下肺见斑片模糊影，炎症可能；心影明显增大，右侧肋膈角变钝少量胸腔积液，考虑心力衰竭伴炎症可能性大。腹部 B 超（图 60-3）：肝脏增大，门脉 1.3cm，肝脏淤血；脾稍大。

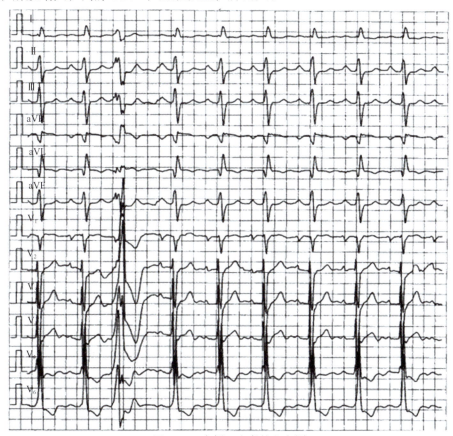

图 60-1　病例 1 患者的心电图

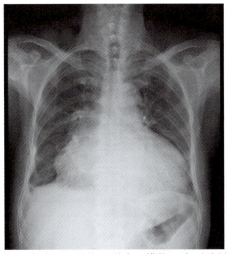

图 60-2　病例 1 患者的正位胸部 X 线片示双肺纹理增多、模糊，右下肺见斑片模糊影，心影明显增大，右侧肋膈角少量胸腔积液

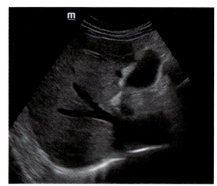

图 60-3　病例 1 患者的腹部 B 超（肝）示肝脏增大，门脉 1.3cm，肝脏淤血，脾稍大

【入院诊断】

1. 扩张型心肌病

心脏扩大

心力衰竭

心功能Ⅳ级

一度房室传导阻滞

完全性左束支阻滞

频发单源室性早搏

2. 肺部感染

3. 心源性肝淤血

肝脏增大

肝功能受损

4. 无尿待查　肾功能不全？肾灌注不良？

5. 电解质紊乱　低钠低氯血症。

【诊疗经过】

1. 治疗策略　①吸氧，卧床休息，床头摇高，脚下垂，严密监护。②利尿：静脉使用呋塞米、托拉塞米（特苏尼）。③扩容、减少心脏负荷：硝酸甘油微量泵入（10μg/min）。④强心：临时静脉用毛花苷丙（西地兰）0.2mg，长期口服地高辛 0.125mg qd。⑤控制感染、祛痰：哌拉西林他唑巴坦，氨溴索。⑥解痉平喘：氨茶碱，沙丁胺醇、异丙托溴铵。⑦改善肾灌注：小剂量多巴胺 [2μg/（kg·min）] 微量泵入。⑧改善心肌重构（培哚普利 2mg），营养心肌、改善循环。⑨建议必要时 CRT 手术，但患方拒绝。

2. 效果　入院第 6 小时，使用呋塞米/托拉塞米共计 200mg，患者尿量仅 300ml，症状无明显缓解。临时加用托伐普坦 7.5mg 口服；长期呋塞米 40 mg po qd，托拉塞米 20 mg iv qd。后患者尿量明显增加（表 60-1），入院当日尿量可达 8600ml，此后在未使用托伐普坦情况下，患者尿量仍可维持在每日 2500ml 以上，病情明显好转，于入院后第 6 日出院。

3. 出院前复查肾功能、电解质　BUN 16.4mmol/L↑，Cr 134μmol/L↑，UA 739μmol/L↑，K⁺ 4.1mmol/L，Na⁺ 144mmol/L↓，Cl⁻ 109mmol/L↓。肾功能、电解质较入院前明显好转。

表 60-1　病例 1 患者住院期间的尿量记录

入院第 1 日	尿量 8600ml
入院第 2 日	尿量 5000ml
入院第 3 日	尿量 3500ml
入院第 4 日	尿量 2700ml
入院第 5 日	尿量 29200ml

病例 60.2

【现病史】 患者女,58岁。因"活动后心累、气促2+年,加重7天"于2013-12-7入院。入院辅查:

1. **肾功能** BNU 8.6 mmol/L↑,Cr 63 μmol/L,UA 394 μmol/L。
2. **电解质** K^+ 4.6 mmol/L,Na^+ 128 mmol/L↓,Cl^- 92 mmol/L↓。

【入院诊断】

1. **风湿性心脏病**

二尖瓣中度狭窄伴中度关闭不全

心力衰竭

心功能Ⅲ级

心房颤动

肺动脉高压

2. **原发性高血压 1 级　极高危**

【诊疗经过】 考虑患者长期反复住院治疗,对利尿剂反应不佳,入院后予以呋塞米/托拉塞米联合小剂量托伐普坦治疗,患者尿量在使用托伐普坦后明显增加(图60-4),病情很快好转出院。

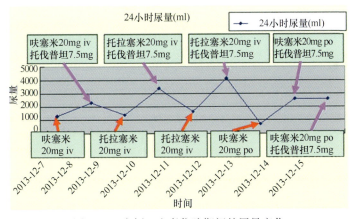

图 60-4　病例 2 患者住院期间的尿量变化

【讨论】 利尿剂抵抗在心力衰竭治疗中比较棘手。出现利尿剂抵抗,常规方法包括:①大补利尿剂使用剂量;②联合使用利尿剂;③改利尿剂为静脉滴入或持续微量泵入;④利尿剂联用醛固酮拮抗剂或血管紧张素转换酶抑制剂(ACEI)或血管紧张素受体阻断剂(ARB);⑤利尿剂联合使用小剂量多巴胺增加肾血管灌注;⑥利尿剂联合静脉注射高渗性生理盐水;⑦使用新型药物替代疗法(如托伐普坦);⑧血液净化治疗。

血管加压素(AVP)又称抗利尿激素,可增加水的重吸收,导致水肿和稀释性低钠血症。某些疾病会导致 AVP 异常增高:心力衰竭、肝硬化等。

托伐普坦(Tolvaptan)是一种精氨酸加压素(AVP)V_2 受体竞争性拮抗剂;托伐普坦与 AVP-V_2 受体结合后可以拮抗血管加压素作用,抑制水的重吸收,增加不含电解质的自由水排出,能有效纠正低钠血症,治疗水肿。因此,托伐普坦能通过增加肾脏对水的排泄而产生利尿效果，但不影响尿液中钠钾的排泄。

研究指出，对于利尿剂抵抗的失代偿性心力衰竭合并低钠血症的患者，短期小剂量托伐普坦可改善短期内失代偿性心力衰竭的症状，升高血清钠浓度，减轻利尿剂抵抗，并且不良反应较少、耐受性良好。

以上病例提示：呋塞米等利尿剂长期使用，出现利尿剂抵抗、耐药、利尿效果不佳时，可考虑使用作用机制与呋塞米完全不同的托伐普坦。心力衰竭严重者，水钠潴留，需要尽快改善症状者，使用托伐普坦。心力衰竭患者联合利尿剂和托伐普坦（半片～1片）治疗，能进一步增加尿量，发挥显著的利尿作用。在水钠潴留低钠、低氯血症心力衰竭患者尤为有效，能避免电解质紊乱。

参 考 文 献

魏宇森，陈芬，杨仕俊，等. 2015. 托伐普坦在重症心力衰竭容量控制及心衰症状改善中的疗效观察. 中国医院药学杂志，(13)：1228-1230.

杨传伟，穆帅，刘颖，等. 2011. 托伐普坦的合成. 中国医药工业杂志，(02)：90-92.

杨靖，任雨笙，厉娜，等. 2015. 托伐普坦治疗合并低钠血症及利尿剂抵抗的心力衰竭. 第二军医大学学报，(10)：1133-1137.

元朝波. 2015. 托伐普坦治疗心力衰竭有效性和安全性的系统评价. 兰州大学.

Eguchi A，Iwasaku T，Okuhara Y，et al. 2016. Long-term administration of tolvaptan increases myocardial remodeling and mortality via exacerbation of congestion in mice heart failure model after myocardial infarction. Int J Cardiol，221：302-309.

Imamura T，Kinugawa K. 2016. Tolvaptan Improves the Long-Term Prognosis in Patients With Congestive Heart Failure With Preserved Ejection Fraction as Well as in Those With Reduced Ejection Fraction. Int Heart J.

Kato M，Tohyama K，Ohya T，et al. 2016. Association between plasma concentration of tolvaptan and urine volume in acute decompensated heart failure patients with fluid overload. Cardiol J.

病例 61

急诊手术治疗并发呼吸衰竭的 Standford A 型主动脉夹层 1 例

别梦军 蒋迎九

重庆医科大学附属第一医院心胸外科

要点： 主动脉夹层起病急、进展快、临床表现多样，主要以突发剧烈胸痛为主要表现，临床表现不同及严重程度与夹层撕裂范围密切相关，其治疗仍以外科手术为主。Standford A 型夹层主要行根部处理+主动脉弓置换+带膜支架腔内植入术，而 Stanford B 型主动脉夹层主要以覆膜支架植入术为主。

【现病史】 患者男，62 岁。入院 10 小时前突发胸背部撕裂样疼痛，伴大汗淋漓，舌下含服硝酸甘油片症状无缓解。

【既往史】 患者既往有高血压病史 16 年，收缩压最高达 200mmHg，平时血压控制于 140/90mmHg；有糖尿病史 3 年。

【体格检查】 T 36.5℃，P 84 次/分，R 18 次/分，BP 180/106mmHg，意识清晰，双肺呼吸音清，心音有力，律齐，心脏各瓣膜区未闻及病理性杂音；腹部柔软，无压痛、反跳痛等，肠鸣音正常；右下肢足背动脉较左侧减弱。

【辅助检查】 笔者所在医院行颈胸腹及双侧大腿增强 CT+CTA 示：主动脉夹层 Stanford A 型，夹层破口位于升主动脉根部，撕裂累及右头臂干、左颈总动脉、左锁骨下动脉，沿降主动脉主动脉向下延伸至髂总动脉，腹腔干发于假腔，左右肾动脉未累及（图 61-1）。床旁心脏检查示：主动脉根部内径 40mm，主动脉根部上方见一线性漂浮物，主动脉瓣轻度反流。肾功能检查示：肌酐 138μmol/l，心肌酶谱、血淀粉酶、脂肪酶检查未见异常。

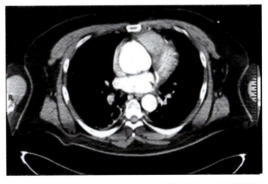

图 61-1 术前 CTA，示升主动脉增宽，内膜严重撕裂

【诊疗经过】 患者入院后立即给予积极控制血压、心率，并给予镇痛镇静治疗。患者有急诊手术指征，入院后立即准备血小板，但是患者在术前一天凌晨（入院后第 2 天）突发血氧饱和度降低，波动于 80%～90%，心率增快至 110 次，烦躁不安，面罩和鼻导管双给氧下查血气 PaO_2 54mmHg。立即给予气管插管、有创呼吸机辅助呼吸。积极准备后，

患者于全麻体外循环下行升主动脉替换+全主动脉弓替换+支架血管象鼻术。术中见：心包血性积液约 50ml，心脏增大，左室增大明显肥厚；升主动脉增粗，破口位于主动脉窦部上方约 2cm，升主动脉内膜一周全层断裂，主动脉瓣无反流；夹层累及全主动脉弓，无名动脉、左颈总及左锁骨下动脉均见夹层累及。

术中采用静脉吸入复合麻醉，经右颈内静脉、左桡动脉、左股动脉分别穿刺插管测 CVP 及上下肢 IBP。胸骨正中开胸，经腋动脉、右心房插管建立体外循环。全身肝素化后开始体外循环，使用 26#MAQUET 人工血管，连续缝合完成近心端吻合，完成近端手术后，经人工血管再次灌注心脏停搏液保护心肌。降温至深低温，头枕冰帽，停循环，阻断弓部三分支血管，经右腋动脉流量 5ml/（kg·min）选择性脑灌注。切开主动脉弓，降主动脉置入 26mm MicroPort 支架血管，连续缝合四分叉人工血管远心端、支架血管及血管壁，重建主动脉弓，经人工血管剩余分支插管恢复下半身血流灌注；人工血管分支先与左颈总动脉吻合，恢复全脑灌注并复温。开放主动脉，心脏自动复跳为窦性心律。再依次吻合人工血管与其他血管分支。完成手术。术中体外循环时间 253min，主动脉阻断时间 158min，停循环+脑保护时间 27min。术后使用呼吸机时间 10 天，ICU 治疗时间 16 天。术后复查 CT 未见异常（图 61-2），患者顺利康复出院。随访半年正常。

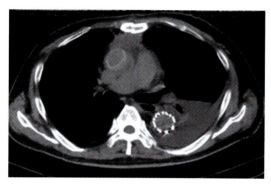

图 61-2　术后复查，升主动脉正常，降主动脉支架在位

【讨论】　主动脉夹层是由于内膜撕裂后血液进入中层或中层滋养动脉破裂产生血肿后压力过高导致内膜撕裂所致，是当前心血管外科最凶险的疾病之一，其发病率呈逐年上升趋势，死亡率极高。未经治疗的主动脉夹层第 1 天死亡率 21%，2 天 37%，1 周 74%。由于人口老龄化及高血压发病率逐年升高，基层医院对夹层认识也不断加深，以及影像学技术发展，主动脉夹层的发现率明显升高。

主动脉夹层起病急、进展快、临床表现多样。主要以突发剧烈胸痛为主要表现，临床表现不同及严重程度与夹层撕裂范围密切相关，严重者多器官功能障碍，同时引起全身炎性反应、凝血功能障碍等。本例患者术前突发呼吸衰竭，致手术风险、死亡风险大大提高。

根据夹层累及的范围有 DeBakey 分型和 Standford 分型两种，由于临床抉择中后者更加实用，因此已基本取代前者。Standford 分型将夹层分为两型，无论病变起源于哪个部位，凡病变累及升主动脉及主动脉弓者为 A 型，仅涉及降主动脉及远者为 B 型。

在治疗上，内科保守治疗是基础，所有主动脉夹层患者入院均先接受内科治疗，目的在于防止夹层继续撕裂扩展，因其致命并发症是撕裂、延伸、破裂造成的。治疗上以镇痛、镇静、控制血压、控制心率为主。控制收缩压于 100～120mmHg，心率 60～70 次/分。

Standford A 型夹层仍以外科手术为主，即根部处理+主动脉弓置换+带膜支架腔内植入术。A 型手术方式不同主要取决于夹层撕裂升主动脉根部情况，根部处理也是手术的关键，具体手术方式见表 61-1。

病例 61　急诊手术治疗并发呼吸衰竭的 Standford A 型主动脉夹层 1 例

表 61-1　Stanford A 型主动脉夹层根部处理的手术方式

主动脉夹层病变情况	主动脉根部手术方式
主动脉瓣中至大量反流 + 窦部严重病变	Bentall 手术
马方综合征 + 主动脉瓣少量以上反流	Bentall 手术
主动脉瓣少量以下反流 + 窦部病变主要累及无冠窦	改良 David 手术
主动脉瓣及窦部未受累，升主动脉瘤	升主动脉置换

Stanford B 型主动脉夹层主要以覆膜支架植入术为主。随着目前杂交技术及分支支架的运用，破口距离左锁骨下动脉不足 1cm 的患者行覆膜支架术也成为可能。更已有报道用三分支支架治疗弓部主动脉，并获得良好效果。目前夹层术后发生逆行主动夹层形成、吻合口漏、神经系统并发症和急性心梗等严重并发症风险依然高。但积极手术治疗无可非议，只是治疗适应证及时机上仍存在较大争议。

参 考 文 献

林长泼，符伟国. 2016. 主动脉夹层的治疗进展. 中国普通外科杂志，（06）：790-794.
秦卫，黄福华，陈鑫，等. 2014. 改良 Bentall 手术在 Stanford A_3 型主动脉夹层治疗中的应用. 中国胸心血管外科临床杂志，（06）：725-729.
师恩祎，谷天祥，于洋，等. 2014. 不同手术方式治疗急性 Stanford A 型主动脉夹层——单中心 5 年临床经验. 中国胸心血管外科临床杂志，（02）：198-202.
汪忠镐. 2012. 主动脉夹层的治疗策略及手术要点. 临床误诊误治，（11）：1-5.

病例 62

外科治疗主动脉窦瘤破裂 1 例

别梦军　蒋迎九

重庆医科大学附属第一医院心胸外科

【现病史】　患者女，44岁，因"活动后心累、气促1+月"入院。1+月前患者因受凉后出现活动后心累、气促，行走100米即感明显心累气促，伴有夜间阵发性呼吸困难，夜间不能平卧，外院心脏超声提示：主动脉窦瘤破裂可能。入院查体：双侧颈静脉无怒张，双肺呼吸音清，未闻及干湿啰音，听诊胸骨左缘第3、4肋间可闻及3至4级粗糙收缩期杂音，双下肢无水肿。入院后心脏彩超示：左房、左室轻度增大，右房内异常血流，提示主动脉窦瘤破入右房，重度肺动脉高压。行胸部增强CT未见明显异常。

【诊疗经过】　入院后予以强心、利尿、补钾、吸氧等手术准备。于入院后第2天在体外循环下行主动脉窦瘤修补术。术中探查见：心包积液约100ml；升主动脉无扩张、无动脉瘤；左房、左室扩大；主-肺动脉比值约为1∶1.5，重度肺动脉高压；主动脉瘤破裂，破口位于右冠窦与右冠开口之间（图62-1），右冠窦与右房存在管状通道，右心房内开口呈喇叭状（图62-2），大小约1.5cm；常规建立体外循环，经右房及主动脉双径路，在主动脉根部使用补片修补破口，探查见右冠回流好，主动脉瓣未见关闭不全（图62-1，图62-2）。手术顺利，术后予以呼吸循环支持、预防性抗感染、强心、利尿、预防肺动脉高压危象治疗。术后第1天拔出气管插管，术后第3天由监护室转入普通病房，术后第7天，复查心脏彩超、心电图、胸部X线片未见明显异常，治愈出院。

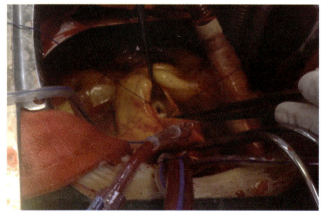

图 62-1　主动脉窦瘤术中探查破口

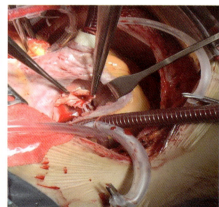

图 62-2　主动脉窦瘤术中探查

【讨论】　主动脉窦瘤（又称 Valsalva 窦瘤）是一种罕见的心血管先天性畸形，一旦窦瘤破裂，常常导致患者心功能迅速恶化，需尽早手术治疗。由于主动脉窦壁的环形纤维管状带局部发育不良，缺乏中层弹性组织，长期承受高压血流冲击，逐渐向外膨出而形成主动脉窦瘤。主动脉窦瘤好发于右冠状动脉窦，且大多数破入右心室；其次为无冠状动脉窦，少数破入右心房；较少发生于左冠状动脉窦。该病可单独存在，但大多数合并其他心脏畸形，其中近半数患者合并室间隔缺损，且多为肺动脉瓣下型缺损；少数合并主动脉瓣关闭不全。本例患者主动脉窦瘤发病于右冠状动脉窦，破口位于右冠窦与右冠开口之间，破入右心房。

目前临床上主动脉窦瘤的确诊主要依赖超声心动图；该检查可明确诊断主动脉窦瘤，且能确定窦瘤破口的位置、方向、大小及是否合并其他心脏畸形，诊断符合率达 98% 以上，本例患者术前 UCG 检查结果与术中探查所见基本符合。而逆行主动脉造影对诊断主动脉窦瘤破裂的特异性更高，视为确诊的金标准，但因其为有创检查，且费用较高，一般患者难以接受，如 UCG 已明确诊断，可免行此项检查。尽管主动脉窦瘤破裂罕见，一旦窦瘤破裂后，预后不良，患者可很快发生心力衰竭，部分患者可于窦瘤破裂后数日内死亡。但心功能不全并非手术绝对禁忌，故主动脉窦瘤破裂一经确诊，及时手术治疗尤为重要。本患者入院后心功能Ⅳ级，在给予强心、利尿、纠正电解质和酸碱平衡紊乱等处理后，患者心功能较入院时有所改善，于入院后第 2 天行手术治疗，手术时机选择适宜。

在体外循环中对于心肌的保护非常重要，良好的心肌保护是减少手术并发症的关键。对于术前 UCG 提示无合并主动脉关闭不全的患者，建立体外循环时常规置入复跳液灌注管，灌注前注意以手指堵住瘤壁破口外，主动脉根部顺行灌注心肌停跳液即可使心脏停搏满意。本例患者即属于此。而对于术前 UCG 提示合并主动脉关闭不全的患者，主动脉根部顺行灌注常不能使心脏停搏满意，且常因大量血液反流入心腔导致心脏急剧膨胀而加重心肌损伤。故除需采取上述预防措施外，还需切开升主动脉经左、右冠状动脉分别直接灌注。这样不仅能确保有效的灌注，更好的保护心肌，而且能直接探查主动脉瓣的病变情况，进而一并矫治主动脉瓣的病变。本例患者未合并主动脉瓣关闭不全患者术中直接行主动脉根部顺行灌注，术毕，心脏自动复跳，为窦性心律，术后心功能均恢复良好。

体外循环下外科手术修补治疗目前仍是主动脉窦瘤破裂最有效的根治方法。手术的原则是有效闭合主动脉窦瘤和矫治合并的心脏畸形。而手术路径的选择按窦瘤破入心腔的部位、大小和合并的心脏畸形不同而不同。本例患者手术常改采取经右房 - 房间隔入路。术中切除窦瘤时避免过度牵拉瘤壁，以免损伤主动脉瓣环、瓣叶和正常主动脉壁。切除主动脉窦瘤体后，闭合窦瘤口有两种方式，带垫片直接缝合或者用补片修补。当窦瘤破口直径≤5 mm 时，采用带垫片双头针直接缝合，本例患者探查见破口大小为 1.5cm，故直接行带垫片缝合主动脉窦瘤破裂修补术、带垫片右心房内破口修补术。而当破口直径＞5 mm 时，我们常采用补片进行修补；不管选择哪种手术修补术式，一定要确保缝线缝在正常的组织上，避免造成术后残余瘘。另外，注意缝合时进出针方向要与升主动脉纵轴平行，否则容易复发或发生残余分流。对于合并主动脉关闭不全的患者，需行主动脉探查，以确定瓣膜成形或置换，常采用联合主动脉切合。主动脉瓣成形避免了因瓣膜置换所带来的弊端，可以免除患者需终生口服抗凝药物带来的不便。而对于瓣膜病变严重、重度关闭不全或成形后仍有明显反流者则应当机立断予瓣膜置换。当然术后积极抗感染、呼吸循环的支持、适当输入白蛋白及血浆制品提高患者胶体渗透压、营养支持对于患者的早日康复、减少术后并发症及住院日也是必要的。

参 考 文 献

李友金，徐宏耀，高廷朝，等.2008.主动脉窦瘤的诊断和外科治疗.中国循环杂志，23（3）：214，215.
张明宇，臧旺福，陈子道，等.2005.主动脉窦瘤破裂的手术治疗43例.中国胸心血管外科临床杂志，12（3）：227.
朱国勇，陈胜喜，罗万俊，等.2007.主动脉窦瘤破裂的外科治疗.中国胸心血管外科临床杂志，14（2）：141-143.
James R，Harkness BS，Torin P，et al. 2005. A 32year experience with surgical repair of sinusofvalsalva aneurysm .J Card Surg，20（2）：198-204.
Murashita T，Kubota T，Kamikubo Y，et al. 2002. Long-time results of aortic valve regurgitation after repair of ruptured sinus of Valsalvaaneurysm.Ann Thorac Surg，73（5）：1446-1471.

病例 63

STEMI 患者急诊 PCI 1 例

曹照健[1]　贾锋鹏[2]

重庆医科大学附属第一医院綦江医院心内科[1]
重庆医科大学附属第一医院心内科[2]

要点：患者杨某，女，76 岁。有高血压病史 10+ 年，血压控制情况不详，无糖尿病病史及吸烟史，日常活动无明显气促和胸痛。于入院前 3 小时患者睡眠中突感胸胸骨后压榨感、心悸、大汗，伴双侧背部酸胀，无黑矇、晕厥、呼吸困难。入院时查体：生命体征平稳。双肺呼吸音清晰，未闻及干湿啰音。心界不大，HR 74 次 / 分，心律齐，心音低钝，A2=P2，各瓣膜听诊区未闻及杂音。急查心电图提示：急性下壁、后壁 ST 段抬高型心肌梗死。急诊冠状动脉造影结果：三支血管严重病变，其中右冠状动脉近段完全闭塞。急诊 PCI 过程中患者多次出现心室颤动，予以除颤，完成 PCI。术后患者出现心功能不全、阵发性心房颤动伴 R-R 长间隙，最长达 6s，患者有反复晕厥发生。在严密观察，恰当的药物等治疗后，未行永久起搏器植入，患者康复出院，随访结果较好。经验总结：急性心肌梗死后心房颤动伴 R-R 长间隙，加重了患者病情，使治疗复杂和困难。永久性起搏器植入的治疗决策要慎之又慎，一定要结合患者的实际情况，而不要简单依据指南。

【主诉】　患者杨某，女，76 岁。因"胸闷 3+ 小时"入重庆医科大学附属第一医院綦江医院。

【现病史】　于入院前 3 小时左右患者睡眠中突感胸闷，伴胸骨后压榨感、心悸、大汗，伴双侧背部酸胀，无黑矇、晕厥、胸痛、呼吸困难、头痛等。

【体检】　T 36.3℃，P 74 次 / 分，R 20 次 / 分，BP 113/68mmHg。神志清楚，精神差，平卧位，呼吸平稳。颈静脉无怒张，肝 - 颈静脉回流征阴性。双肺呼吸音清晰，未闻及干湿啰音。心界不大，HR 52 次 / 分，心律齐，心音低钝，A2=P2，各瓣膜听诊区未闻及杂音。双下肢无水肿。

【辅助检查】

1. 急查心电图（图 63-1）**提示**　交界性心律，HR 51 次 / 分；Ⅱ、Ⅲ、aVF、V_7 ～ V_9 导联 ST 段弓背向上抬高 0.1 ～ 0.2mV。

2. 入院时肌钙蛋白肌钙蛋白 0.602 ng/ml，6 小时复查肌钙蛋白 45.400 ng/ml。

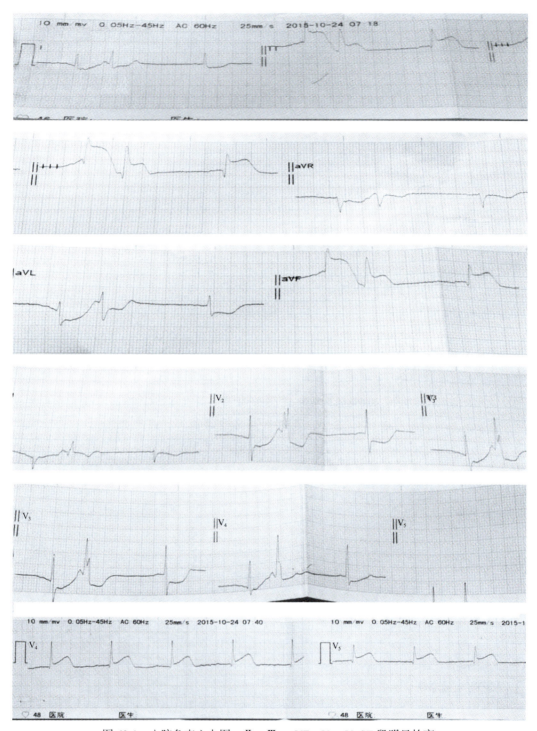

图 63-1 入院急查心电图：Ⅱ、Ⅲ、aVF、V_7、V_8 ST 段明显抬高

3. 急诊冠状动脉造影结果 ①左主干中度狭窄，最狭窄约 50%。②前降支近、中段重度弥漫性狭窄，最狭窄约 80%；第 1、2 对角支开口重度狭窄，最狭窄约 80%。③回旋支近段重度弥漫性狭窄，最狭窄约 90%。④右冠状动脉近段完全闭塞。

【诊疗经过】 根据患者病情及造影结果，和家属商议后决定以临时起搏器以60次/分起搏保护下行急诊PCI，术中出现心室颤动两次，均予以胸外心脏按压、电除颤（200J）处理等处理安全下台。术后患者无黑矇、晕厥、胸闷、胸痛等。心电监测提示窦性心律，心率70次/分，血氧饱和度98%，血压110/70mmHg[多巴胺10μg/（kg·min）]。术后第一天患者较为正常。

术后第二天，患者解大便后突发呼吸困难加重，伴大汗，心电监护示：心房颤动，心率波动于114～130次/分。值班医生考虑急性左心衰，予以硝酸甘油静脉泵入、呋塞米20mg静推、毛花苷丙（西地兰）0.4mg静推等处理后呼吸困难症状减轻。心电监护提示：阵发性心房颤动，心率波动在110～135次/分左右。于术后第3天20：40左右，患者突发意识丧失，持续4～5s后意识恢复。心电监护提示：心脏停搏，尔后恢复快速心房颤动，心室率波动于132～158次/分。当时考虑慢快综合征，急诊予安置临时起搏器，安置好临时起搏器后予100J电复律，遗憾的是窦律仅维持了约5s再次恢复心房颤动。

在使用临时起搏器期间我们使用了安碘酮等处理，但一直未恢复窦律。经谨慎评估我们决定临时起搏器安置1周后拔除，复查动态心电图：①窦性心律+异位心律，平均心室率81次/分[最慢心率37次/分（心房逸搏）-最快心室率163次/分（异位）]；②心房颤动（发生于01：03：26～03：29：39），转复时可见交界性逸搏心律，房性逸搏心律，室性逸搏，短暂心室停搏，最长RR间期达6.06s。患者无晕厥、黑矇症状。结合患者具体情况及家属意见未行抗凝治疗，也未行永久性人工起搏器植入，前降支及回旋支病变择期再行处理。

【讨论】 临床诊断治疗思维：

1. 急性心肌梗死后心房颤动伴RR长间隙，最长达6.06s，伴有晕厥发生，是否需要安置永久人工心脏起搏器？回顾指南：2013年EHRA/ESC心脏起搏器和心脏再同步化治疗指南推荐：患者有晕厥病史，记录到心脏停搏大于5s为Ⅰ类适应证。笔者的处理是：患者虽然有植入永久人工心脏起搏器指征，但是发生在急性心肌梗死后特定时期，尽管2周后动态心电图仍有RR长间期，但可以给予更长的时间来观察心房颤动的转归。另外也考虑到近期使用了较多抗心律失常药物，以及置入了冠脉支架后双联抗血小板药物可能会导致囊袋出血等因素，与患者家属充分沟通后暂不行永久人工心脏起搏器植入。2月后随访为持续性心房颤动，笔者给予适当控制心室率治疗，复查动态心电图未见RR≥3.0s长间隙，患者也没有黑矇和晕厥，仍在持续随访中。

2. 急性心肌梗死后非"罪犯"血管病变需不需要处理？如果要处理怎么处理？何时处理？对于ST段抬高型心肌梗死，国内外指南均建议首先处理"罪犯"血管，对于非"罪犯"血管一般在急性事件后7～14天或更长时间。根据血管病变情况选择PCI或CABG。但对于血流动力学不稳定的多支血管病变的ST段抬高型心肌梗死患者，临床实践初步表明同时处理非"罪犯"血管可以改善患者预后，但一定要结合患者病情及进行PCI手术医疗中心的经验和能力。笔者考虑到患者心功能不全，严重三支血管病变，Syntax评分高，建议患者到上级医院行冠脉搭桥术，患者明确拒绝！予以强化冠心病二级预防处理，2～3月后对非罪犯血管进行PCI治疗。

3. 急性冠脉综合征患者出现心房颤动并已超过 48 小时，抗凝策略如何确定？回顾 2014 美国心房颤动患者治疗指南：急性冠脉综合征患者合并心房颤动置入药物洗脱支架（西罗莫司等）后，需进行≥ 3 个月三联抗栓治疗，之后给予华法林加氯吡格雷（75mg/d）或阿司匹林（75～100mg/d），12 月后若病情稳定可单独应用华法林抗凝治疗。该患者 CHA2DS2-VASc 评分为 6 分，属血栓栓塞高危患者；HAS-BLED 评分为 4 分，属出血高危。结合患者病情特点，与家属沟通后建议行三联抗栓治疗，患者家属拒绝并要求双联抗血小板治疗。

参 考 文 献

葛均波，徐永健，等 . 2013. 急性 ST 段抬高型心肌梗死 . 内科学 . 第八版，243-255.

中华医学会心血管病学分会，中华心血管病学杂志编辑委员会 . 2015. 急性 ST 段抬高型心肌梗死诊断和治疗指南 . 中华心血管病杂志，43（5）：380-393.

病例 64

重症暴发性心肌炎后心肌病 1 例

任 洁

西安交通大学第一附属医院心内科

要点： 暴发性心肌炎（fulminant myocarditis，FM）指由于局灶性或弥漫性心肌间质炎性渗出，心肌纤维水肿、变性、坏死。在发病 24 小时内病情急剧进展恶化、出现心源性休克、急性左心衰竭（肺水肿）、急性充血性心力衰竭、严重心律失常、阿-斯综合征。暴发性心肌炎约占整个心肌炎的 4.6%。暴发性心肌炎的药物治疗包括营养治疗、免疫抑制治疗、对症支持治疗等，但往往效果较差。心脏机械辅助装置的治疗正在成为暴发性心肌炎急性期的主要治疗手段。暴发性心肌炎患者中有 10%～15%，因急性期后炎症持续、病情迁延反复，进展为扩张型心肌病（dilated cardiomyopathy，DCM），其具体病理机制尚不十分清楚。

【主诉】 头晕、咳嗽、气短 6 小时。

【现病史】 患者男，13 岁。6 小时前体育课跑步时突然出现头晕，伴咳嗽、气短，急送至当地医院，入院时可见患儿咳粉红色泡沫样痰，双肺可闻及大量湿性啰音，胸部 X 线片考虑"两肺感染并肺水肿"，考虑"急性左心衰"，立即予"心电监护、吸氧、无创呼吸机辅助通气，静推毛花苷丙（西地兰）0.2mg、呋塞米 10mg"等治疗。仍有端坐呼吸、头晕不适等症状，为求进一步诊治，转笔者所在医院，急诊收住儿科。发病以来，无发热、腹泻情况，食纳等正常。

【既往史】 足月顺产，预防接种按时。无明显长期发热、皮疹等病史。无传染病史。无药物、食物过敏史。无家族遗传病史。

【查体】 T 36.2℃，P 128 次/分，R 29 次/分，BP 108/72mmHg，身高 170cm，体重 45kg。急性病面容，精神差，端坐呼吸，扁桃体Ⅱ°肿大。双肺呼吸音粗，左肺底可闻及湿啰音。心尖搏动位于左侧第 5 肋间锁骨中线外 1cm 处，心浊音界向左下扩大。HR 128 次/分，心音有力，律齐，胸骨左缘第 4 肋间可闻及收缩期 2/6 级杂音。余查体未见异常。

【辅助检查】

1. 外院心电图 窦性心动过速，频发室性期前收缩，短阵室性心动过速。$V_1 \sim V_4$ 导联 R 波递增不良。广泛导联 ST 段压低 0.05～0.3mV，伴 aVR 导联 ST 段抬高（图 64-1）。

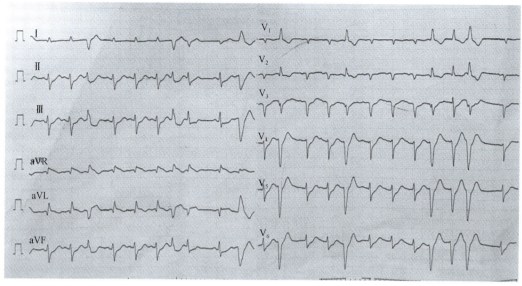

图 64-1　外院心电图

2. 检验阳性　心肌损伤标志物，NT-proBNP，血常规（表 64-1）。

表 64-1　心肌损伤标志物

	CK	CK-MB	AST	LDH	cTn-I	NT-pro-BNP	WBC	NEUT%	LYMPH%	MONO%
6h	9864.0	689.4	655	1203	9.19	2158	17.66	90.7	7.2	2.0
24h	6729.0	535.1	628	1254						
30h	3932.0	309.5	510	1496		3443	13.89	80.4	13.7	5.8
36h	4288.0	193.7	500	1258	6.82					
48h	1046.0	79.8	200	1197			15.78	79.3	14.9	5.7
72h	1465.0	41.5	103	761		3940	7.60	85.01	9.72	5.3

3. 检验阴性　肾功能、电解质、血气、降钙素原、血沉、呼吸道病毒抗体八项、风湿三项、结缔组织全套、蛋白电泳、免疫球蛋白等。

4. 心动超声（入院）　EF45%，左室壁运动普遍性减低，左室整体收缩功能减低，三尖瓣中量反流，肺动脉高压（估测 58mmHg）。

【诊断】

1. 重症暴发性心肌炎

心功能Ⅳ级

2. 心律失常

室性期前收缩

短阵室性心动过速

3. 心肌炎后心肌病

【诊治经过】 入院后给予营养心肌（维生素C、辅酶Q_{10}），抗病毒（更昔洛韦），抑制免疫反应（甲泼尼龙和丙种球蛋白）等治疗。辅助以中药（黄芪、生脉），以及保肝、补液、升压、热量等对症治疗。同时给予利尿剂、洋地黄、重组人脑钠肽等改善心功能治疗。但患者呼吸困难进一步加重，血压进行性下降，全身皮肤湿冷，迅速进展为心源性休克。除药物治疗外，给予器械辅助治疗，包括有创机械通气、IABP（主动脉内球囊反搏术）、ECMO（体外膜肺氧和）、CRRT（持续床旁血滤治疗）。经过31天治疗患者好转出院。出院后仍密切随访，加强药物治疗，但患者仍间断气短、腹胀等，心脏进行性增大，反复住院治疗。

1. 药物治疗（表 64-2）

表 64-2 药物治疗

药物	剂量	频次
美托洛尔缓释片	95mg	2次/日
缬沙坦	80mg	1次/日
螺内酯	40mg	1次/日
氢氯噻嗪	25mg	1次/日
地高辛	0.083mg	1次/日
托伐普坦	7.5mg	1次/日
辅酶Q_{10}	10mg	3次/日
维生素C	0.5g	3次/日
维生素B_1	10mg	1次/日

2. NT-proBNP（图 64-2）

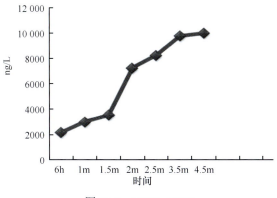

图 64-2 NT-Pro BNP

3. 心电图（图64-3）

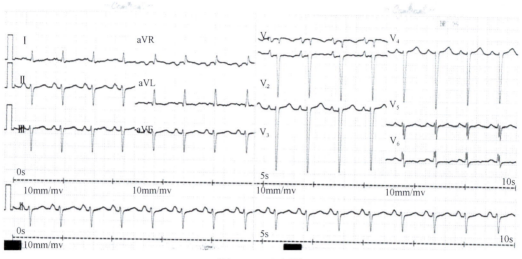

图64-3　心电图

4. 胸部X线片　心影明显扩大（图64-4）。

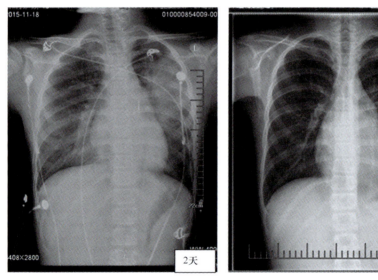

图64-4　胸部X线片

5. 随访心动超声（表64-3）

表64-3　随访心动超声

时间	LA	LVDDd	LVSDd	LVd	LVl	EF1（M）	EF2（2S）	RV	MVR	PASP
1天						42	45			60
5天	32	45	35	45	81	42	30	12	2.0	62
9天						47	36			23
2周	34	52	40	52	85	45	47	14	6.0	37

续表

时间	LA	LVDDd	LVSDd	LVd	LVl	EF1（M）	EF2（2S）	RV	MVR	PASP
1月	35	55	42	52	89	48	49	15		
3月	39	57	47	56	89	36	33	18	5.2	41
8月	50	59	54	72	95	23		41	6.1	

【讨论】 暴发性心肌炎（fulminant myocarditis，FM）指由于局灶性或弥漫性心肌间质炎性渗出，心肌纤维水肿、变性、坏死。在发病24小时内病情急剧进展恶化、出现心源性休克、急性左心衰竭（肺水肿）、急性充血性心力衰竭、严重心律失常、阿-斯综合征。暴发性心肌炎起病急，病情重，占整个心肌炎的4.6%。暴发性心肌炎诊断的金指标是心肌活检，但临床较难普及。近年来，心脏磁共振、PET-CT、心肌ECT等，使辅助诊断的可靠性有大幅度提高。目前的诊断仍主要依靠临床表现及检查、检验等综合判断。暴发性心肌炎病情进展极快，药物治疗包括营养治疗、免疫抑制治疗、对症支持治疗等，但往往效果较差。心脏机械辅助装置的治疗正在成为暴发性心肌炎急性期的主要治疗手段。有研究显示，甚至可成为首选的治疗方法。目前的机械辅助装置主要包括：经皮主动脉反搏泵（intra-aortic balloon pump，IABP）、经皮心肺支持系统（percutaneous pump，PCPS）、心室辅助装置[包括左心室辅助（left ventricular assist device，LVAD）和双心室辅助（bi-ventricular assist device，Bi-VAD）]、体外膜肺氧合（extra-corporeal membrane oxygenation，ECMO）。暴发性心肌炎急性期死亡率高达10%～20%。如能早发现，绝大多数患者预后良好；10%～15%的患者由于急性期后炎症持续、病情迁延反复，进展为扩张型心肌病（dilated cardiomyopathy，DCM）。病毒引起心肌组织损伤、进展为扩张型心肌病并最终引起心力衰竭病理过程的具体机制尚不十分清楚。通常将整个过程分为三个阶段：第一阶段，病毒对心肌细胞的直接损伤；第二阶段，继发性细胞或体液免疫反应对心肌细胞的损伤；第三阶段，损伤心肌的重塑及扩张型心肌病阶段。

本例患儿的特点是：发病急，病情进展快，根据临床进程和辅助检查来看，诊断暴发性心肌炎成立。初期患者病情危重，无法完成心脏磁共振等检查，后期由于种种原因也没有完成这项检查，是有些遗憾。治疗分为两个阶段：第一阶段（1个月），急性期的治疗。在这个阶段，治疗成功，患者成功出院。在此阶段，心脏器械辅助治疗是成功的关键。本病例有一个突出的特点就是应用ECMO和IABP联合治疗。有研究显示，两者联合应用可以起到协同辅助心脏的作用。另外，两者联合应用的优势是，撤机时先撤ECMO，然后IABP作为左心辅助的过渡治疗能使心脏逐渐脱离机械辅助，效果较好。第二阶段（7个月），慢性期治疗。在此阶段，治疗效果不理想。我们持续的随访观察，调整药物，虽然逐步将"黄金三角"治疗改善心室重构的药物增加到最大剂量，但仍不能阻止患儿的心脏持续扩大，心功能进行性恶化。提示可能仍存在未知的神经体液调节机制导致心室重构的发生、发展，有待我们进一步研究。最近一次复查显示患儿已全心扩大，重度心力衰竭。在这里也想集思广益，难道目前患者只剩下心脏移植一条出路吗？心肌活检、心脏磁共振、寻到病毒等办法是否对该患者有意义。

参 考 文 献

Atluri P, Ullery BW, MacArthur JW, et al. 2013. Rapid onset of fulminant myocarditis portends a favourable prognosis and the ability to bridge mechanical circulatory support to recovery. European Journal of Cardio-Thoracic Surgery, 43 (2): 378-382.

Ishida K, Wada H, Sakakura K, et al. 2013. Long-term follow-up on cardiac function following fulminant myocarditis requiring percutaneous extracorporeal cardiopulmonary support. Heart and Vessels, 28 (1): 86.

Molina KM, Garcia X, Denfield SW, et al. 2013. Parvovirus B19 Myocarditis Causes Significant Morbidity and Mortality in Children. Pediatric Cardiology, 34 (2): 390-397.

病例 65

晕厥原因渐出水面

付秋玉　胡咏梅　徐俊波　樊明智

成都市第二人民医院心血管内科

要点：晕厥是临床上常见的问题，但病症无特异性，涵盖疾病多且广，因此诊治相对棘手。临床上首先确诊为真性晕厥后，分析其常见的病因，有心源性、脑血管性、神经源性疾病等。本例旨在通过对 1 例反复晕厥，多次检查均无明显异常，最后随访时由外院确诊疾病的报道，从而认识多系统萎缩并了解其所致晕厥的诊治。

【**主诉**】　反复晕厥 1+ 年，再发 1+ 小时。

【**现病史**】　患者男，55 岁，公司职员，已婚。入院前 1+ 年无明显诱因出现头晕，随即晕厥，伴随意识丧失，小便失禁，约 1min 后自行恢复，发作过程中无心悸、胸闷，无恶心、呕吐，无咳嗽、咳痰，无抽搐等不适，此后上述症状偶有发作，未重视及诊治。入院前 1+ 小时，患者晨起突感头晕，随即晕厥，伴有出汗，小便失禁，意识丧失 2min 后自行苏醒，于 2012-11-27 急诊送入笔者所在医院。

【**既往史**】　平素体健，无基础疾病病史，吸烟 30 年，平均 20 支 / 日，无晕厥家族史。

【**体格检查**】　BP 120/80mmHg，P 70 次 / 分。神志清楚。皮肤巩膜无黄染，睑结膜无苍白。颈软，双肺呼吸音清，未闻及干湿性啰音。心律齐，各瓣膜听诊区未闻及杂音。腹平软，无压痛、反跳痛及肌紧张。双下肢无水肿。神经系统查体无异常体征。

【**入院诊断**】　晕厥待诊：

1）神经介导性？

2）直立性低血压？

3）心源性？

4）脑血管性？

【**辅助检查**】

1. 三大常规、生化检查未见明显异常。心脏、颈部血管彩超、心电图、动态心电图、动态血压未见明显异常。

2. 动态脑电图　较多慢波活动，余无异常。

3. 头颅 MRI　左侧侧脑旁室，双侧基底核，双侧半卵圆中心斑点状腔隙性脑梗死。

【**诊疗过程**】　患者完善上述检查未见明显异常，考虑神经介导性晕厥，血管迷走性晕厥可能性大。故予以倍他司汀（敏使朗）10mg tid，尼莫地平 10mg qd 对症治疗。

患者出院后坚持服药 1 个月，但头昏、晕厥症状仍反复出现，且发作频率逐渐增加，由数月 1 次发展至每周数次，晨起、排尿或长时间行走后发作。晕厥前有头昏、乏力，每

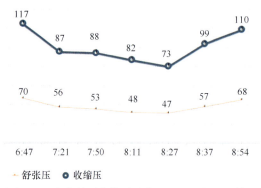

图 65-1　患者晕厥发作时动态血压记录的血压情况

次发作数秒至数分钟，有时伴有尿失禁，伴有四肢冰冷、情绪低落，性功能障碍，再次入院。

查体见慢性病容，表情比较淡漠，心肺腹查体无异常体征，双下肢无水肿。神经系统：双眼水平眼震阳性，双侧咽反射减弱，四肢肌力Ⅴ-，左手轮替较差，病理征阴性。

患者再次完善常规、生化、风湿免疫、甲状腺功能检查、颈部血管 CTA、头部血管增强 MRI 未见明显异常。继续完善检查明确患者晕厥与血压下降有关（图 65-1）。

患者考虑神经介导晕厥，情境性晕厥可能性大，出院后仍间断有晕厥，随访至 2014 年 4 月，患者又因多次晕厥伴有明显动作迟缓及运动不协调入住四川大学华西医院神经内科。最后诊断多系统萎缩。

【诊断】　多系统萎缩

【讨论】　多系统萎缩（multiple-system atrophy，MSA）是一组原因不明的神经系统多部位进行性萎缩的变性疾病或综合征。病理上主要累及纹状体黑质系统、橄榄脑桥小脑系统和自主神经系统等。多系统萎缩是一种致死性疾病，是以帕金森综合征、小脑性共济失调、自主神经功能障碍（可以合并一种或多种表现）为特征的退行性运动障碍，人们对它依然知之甚少。每种都有特征性临床症状，随着病情发展，各综合征由于损害部位组合不同，临床症状可出现交替重叠，最终发展为三个系统全部受损的病理和临床表现。MSA 多 50~60 岁起病，男性多于女性，欧美人群的 MSA 的发病率约每年 0.6/10 万，大于 50 岁的人群中为 3/10 万，日本人群 MSA 患病率约为 8/10 万，中国目前无相关临床数据。中国人发表在神经病学上的研究指出，MSA 的发生与血脂水平相关，辅酶 Q10 相关基因突变或参与 MAS 致病过程。没有有效的治疗，患者经历残酷无情的进展性病程，严重残疾并在 10 年内最终死亡。对这些神经变性状况的疾病缓和治疗的研究非常少，且进行的几项研究也失败了。一个 MSA 小鼠模型中，利福平能抑制 α-突触核蛋白原纤维（该疾病的神经病理学标志）的形成。

日本协会和国际调查者首次报告 COQ2 基因突变的潜在原因，该基因编码辅酶 Q10 生物合成所必需的酶，在两个 MSA 家族中发现。同一基因功能受损的突变与这一研究中日本亚群偶发的 MSA 有关，包括 800 多名患者。这些结果强调受损的线粒体能量代谢是 MSA 一个重要的致病途径和新疗法的潜在靶标。MSA 的基础研究显示，小鼠模型中，利福平能抑制 α-突触核蛋白原纤维（MSA 的神经病理学标志）的形成。2014 年发表在 lancet 的关于 MSA 随机对照临床研究结果显示，利福平不能减缓或阻止 MSA 的发展。静脉注射免疫球蛋白，以及使用间充质干细胞可在一定程度延缓 MSA 病情进展。

参 考 文 献

Babu DS. 2015. Multiple-system atrophy. N Engl J Med，372（14）：1375.

Cao B, Guo X, Chen K, et al. 2014. Serum lipid levels are associated with the prevalence but not with the disease progression of multiple system atrophy in a Chinese population. Neurol Res, 36(2): 150-156.

Kuzdas-Wood D, Stefanova N, Jellinger KA, et al. 2014. Towards translational therapies for multiple system atrophy. Prog Neurobiol, 118: 19-35.

Low PA, Robertson D, Gilman S, et al. 2014. Efficacy and safety of rifampicin for multiple system atrophy: a randomised, double-blind, placebo-controlled trial. Lancet Neurol, 13(3): 268-275.

Multiple-System Atrophy Research C. 2013. Mutations in COQ2 in familial and sporadic multiple-system atrophy. N Engl J Med, 369(3): 233-244.

Novak P, Williams A, Ravin P, et al. 2012. Treatment of multiple system atrophy using intravenous immunoglobulin. BMC Neurol, 12: 131.

Sailer A, Scholz SW, Nalls MA, et al. 2016. A genome-wide association study in multiple system atrophy. Neurology, 87(15): 1591.

Stefanova N, Wenning GK. 2016. Review: Multiple system atrophy: emerging targets for interventional therapies. Neuropathol Appl Neurobiol, 42(1): 20-32.

Valera E, Monzio Compagnoni G, Masliah E. 2016. Review: Novel treatment strategies targeting alpha-synuclein in multiple system atrophy as a model of synucleinopathy. Neuropathol Appl Neurobiol, 42(1): 95-106.

Watanabe H, Saito Y, Terao S, et al. 2002. Progression and prognosis in multiple system atrophy: an analysis of 230 Japanese patients. Brain, 125(Pt 5): 1070-1083.

病例 66

三维超声指导下经心中静脉旁憩室消融心外膜旁道 1 例

宾晓红　周远林　张文勇　徐俊波　樊明智

成都市第二人民医院心血管内科

要点： 房室旁道在胚胎发育过程中形成，其具有房室之间电传导的功能，参与房室折返性心动过速（atrioventricular reentrant tachycardia，AVRT）。目前认为经冠状静脉窦（coronary sinus，CS）及心中静脉（middle cardiac vein，MCV）行心外膜旁道射频消融安全有效，多数冠状静脉窦形态结构正常，少数形成冠状静脉窦憩室（diverticulum，DIV），且 DIV 形态多样。本文报道 1 例 MCV 旁憩室旁道的射频消融的经过。

【主诉】　反复心悸 13 年。

【现病史】　患者男，38 岁。入院前 13 年患者无明显诱因出现心悸不适，呈突发突止，发作时无胸闷、胸痛，无黑矇、晕厥，外院检查诊断为"心律失常预激综合征"，2009-5 该患者曾于某三甲医院就诊，经消融 5 小时未成功。近 13 年心悸反复发作，为求进一步诊治，入笔者所在医院。

【体格检查】　T 36.7℃，P 89 次/分，R 19 次/分，BP 123/80 mmHg。神志清楚，全身皮肤黏膜未见瘀点瘀斑。颈静脉无充盈，心界无明显扩大，心律齐，各瓣膜听诊区未闻及杂音及心包摩擦音，双肺未闻及干湿啰音。腹平软，无压痛、反跳痛，肝脾肋下未触及，肠鸣音正常。双下肢无水肿。

【既往史】　平素体健，无基础疾病病史，无类似疾病家族史。

【入院诊断】　预激综合征

【辅助检查】

1. 入院心电图（图 66-1）　V_1 导联 δ 波（±），QRS 波群呈 rS、r 波窄，Ⅰ、aVL 导联 δ 波（+），QRS（+），aVF、Ⅱ 导联 δ 波（-）。预激综合征，考虑左后间隔显性旁道。

2. 三大常规、肝肾功能、凝血象、电解质、心肌损伤标志物未见明显异常。

【诊疗过程】　患者诊断预激综合征，且心悸症状反复发作，沟通后于 2015-09-30 于笔者所在医院再次行电生理检查及心外膜旁道射频消融术（radiofrequency ablation，RFCA）。据体表心电图考虑为左后间隔旁道，多数左后间隔旁道在二尖瓣环后部距冠状窦口内约 1.5cm 的心内膜下插入，少数在 CS 近端或 MCV 附近插入心外膜下，甚至还在左右室之间交叉行走。遂在二、三尖瓣环后间隔部标测，未见房室融合，考虑旁路位置较深或位于心外膜，于是穿刺股静脉，在 CS 内标测，冠状窦标测采用 10 极电极（极距 2mm），

病例 66　三维超声指导下经心中静脉旁憩室消融心外膜旁道 1 例

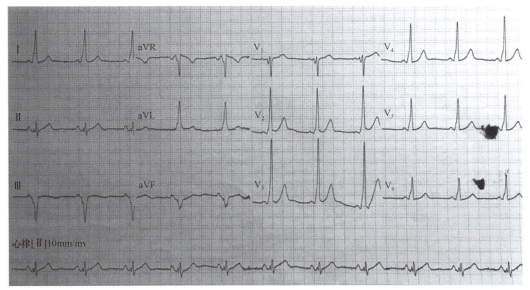

图 66-1　入院体表心电图

10 极电极显示 CS 近端 A 波最早（图 66-2A）且三维标测时 CS 最早激动，考虑为近端旁道。为明确 CS 解剖结构进行 CS 造影，造影见 MCV 旁巨大憩室，该憩室为 CS 憩室，遂将消融电极送至憩室内，即见房室融合波（图 66-2B），诊断明确为 M 旁 DIV 旁道，拟对 DIV 进行消融，但因该部位有后降支通过，消融极易损伤后降支而导致手术相关的心肌损伤及梗死，于是穿刺股动脉行冠状动脉造影术，造影见后降支穿行于憩室下方。冠状窦造影图可见 DIV 位置及形态（图 66-3）。最终在憩室内成功消融，观察半小时仍室房分离，消融成功（图 66-2C）；术后体表心电图示：δ 波消失（图 66-4）。

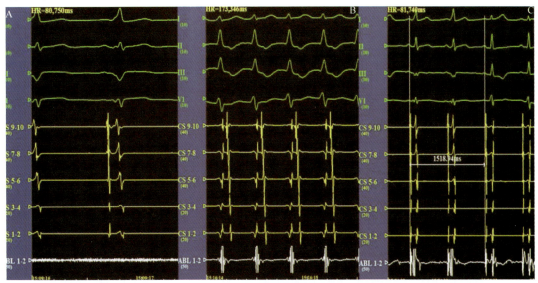

图 66-2　窦律时冠状窦内电图（A）；憩室内旁道靶点图（B）；消融后心内电图（C）

A. 自上向下依次为Ⅰ、Ⅱ、Ⅲ、V_1 导联和冠状静脉窦近至远端的心内电图；每次心跳均为显性预激，冠状静脉窦近端 A 波最早。B. 自上向下依次为Ⅰ、Ⅱ、Ⅲ、V_1 导联、冠状静脉窦近至远端以及标测消融电极的心内电图；ABL 在憩室内记录到最早心室激动点，V 波提前，呈小 A 大 V，AV 融合。纸速 100mm/s。C. 自上向下依次为Ⅰ、Ⅱ、Ⅲ、V_1 导联、冠状静脉窦近至远端以及标测消融电极的心内电图；第三跳开始，可见 δ 波消失，PR 间期恢复正常，VA 分离

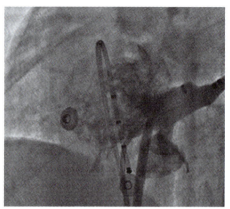

图 66-3　冠状窦造影图

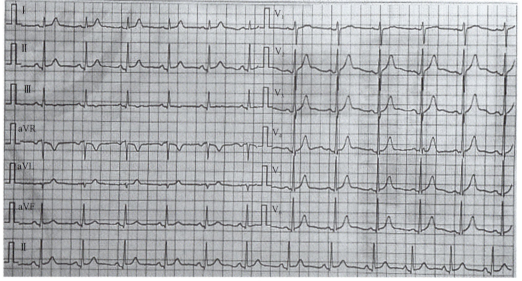

图 66-4　术后心电图

术后心脏彩超（图 66-5）证实心中静脉旁巨大憩室解剖结构，与术中诊断相符。患者顺利出院，随访 1 年患者未再发心悸不适。

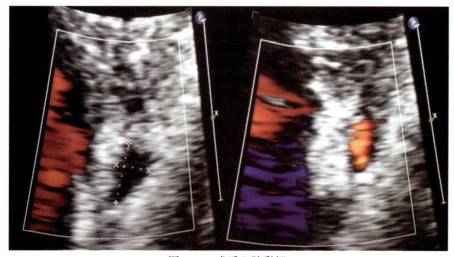

图 66-5　术后心脏彩超

【出院诊断】 心中静脉旁憩室显性旁道伴房室折返性心动过速射频消融术后

【讨论】 正常人群中，心房和心室之间只有一个电传导通路，即房室结、His束及其分支组成的传导系统，其他部位的房室瓣环结构均绝缘。由于胚胎期发育过程中，在房室瓣环残留纤细的肌束组织，它具有心房与心室之间电传导功能，形成房室旁道（accessory pathways，AP），参与房室折返性心动过速。绝大多数房室AP靠近心内膜，少数在心外膜下穿过房室瓣环，称心外膜旁道。经冠状静脉窦及心中静脉行心外膜旁道射频消融安全有效。从解剖结构分析，冠状静脉窦肌袖（coronary sinus myocardial coat，CSMC）延伸至MCV、后冠状静脉（posterior coronary vein，PCV）或者心室，形成冠状静脉窦旁道（coronary sinus accessory pathways，CSAPs），CSAPs中多数CS形态结构正常，少数形成冠状静脉窦憩室；然而，DIV形态多样，部分紧邻MCV，形成MCV旁憩室。

预激综合征（W-P-W）的房室AP通常在心内膜下穿过房室瓣环，该部位的消融使得预激综合征的治疗成功率高，但是心外膜下旁道使消融变得异常复杂，如AP的位置可以在多个肌纤维上发生变化，AP肌纤维含多个插入位点（冠状静脉壁全程都可能成为AP的插入点）及合并先天性心脏病。MCV旁憩室为一种罕见的先天异常，MCV旁憩室的存在，成了PSVT治疗的重要靶点。根据体表心电图可初步判断旁道部位，可对于在常规心内膜部位未能标测到理想靶点电图或消融失败的后间隔旁路，应考虑到旁路位置特殊、解剖异常或可能位于心外膜下，借助CS造影检查及CARTO系统可及时发现憩室等异常结构，确定有效的消融靶点。曾有消融困难的W-P-W为MCV双憩室，在CS造影后成功消融。因MCV与后降支伴行，憩室消融部位邻近心外膜，冠状动脉造影可减少并发症。由于MCV憩室消融可能发生破裂、静脉血栓形成等并发症，应操作轻柔、仔细标测、间断低能量放电，术后进行心脏超声检查可及时发现并发症。对于射频消融"疑难"病例，及早采用三维标测，可提高手术成功率，缩短手术时间。

参 考 文 献

李华康，宋治远，舒茂琴，等.2014.射频消融治疗心外膜旁道的临床研究.重庆医学，（26）：3443，3444.

苏晞，张劲林.2010.心外膜旁道的射频消融.中国心脏起搏与心电生理杂志，（05）：455-457.

许静，胡大一，鹿丽华，等.1997.后间隔旁道体表心电图及心内电图的特征.中国心脏起搏与心电生理杂志，（02）：27-29.

Cipoletta L，Acosta J，Mont L. 2013. Posterior coronary vein as the substrate for an epicardial accessory pathway. Indian Pacing Electrophysiol J，13（4）：142-147.

Gonzalez-Torrecilla E，Arenal A，Atienza F. 2005. Utility of nonfluoroscopic three-dimensional electroanatomical mapping in accessory pathways with prior unsuccessful ablation attempts. Am J Cardiol，96（4）：564-569.

Guiraudon GM，Guiraudon CM，Klein GJ. 1988. The coronary sinus diverticulum：a pathologic entity associated with the Wolff-Parkinson-White syndrome. Am J Cardiol，62（10 Pt 1）：733-735.

Jackman WM，Friday KJ，Fitzgerald DM. 1989. Localization of left free-wall and posteroseptal accessory atrioventricular pathways by direct recording of accessory pathway activation. Pacing Clin Electrophysiol，12（1 Pt 2）：204-214.

Mcgiffin DC，Masterson ML，Stafford WJ. 1990. Wolff-Parkinson-White syndrome associated with a coronary sinus diverticulum：ablative surgical approach. Pacing Clin Electrophysiol，13（8）：966-969.

Paul T，Tebbenjohanns J. 2000. Double diverticulum of the middle cardiac vein. J Cardiovasc Electrophysiol，11（11）：1295.

Payami B，Shafiee A，Shahrzad M，et al. 2013. Posteroseptal accessory pathway in association with coronary sinus diverticulum：electrocardiographic description and result of catheter ablation. J Interv Card Electrophysiol，38（1）：43-49.

Sacher F，Wright M，Tedrow UB. 2010. Wolff-Parkinson-White ablation after a prior failure：a 7-year multicentre experience[J].

Europace, 12（6）: 835-841.

Schneider B, Kuck KH. 2000. Images in cardiology. Wolff-Parkinson-White syndrome associated with a coronary sinus diverticulum. Clin Cardiol, 23（3）: 211, 212.

Sun Y, Arruda M, Otomo K. 2002. Coronary sinus-ventricular accessory connections producing posteroseptal and left posterior accessory pathways: incidence and electrophysiological identification. Circulation, 106（11）: 1362-1367.

病例 67

心肌致密化不全合并缺血性心肌病 1 例

冯家豪　田　刚

西安交通大学第一附属医院心内科

要点： 心肌致密化不全（noncompaction of the ventricular myocardium，NVM）是一种基因相关的遗传性心肌病，在胚胎发育 5～8 周时心肌致密化过程突然停止，导致心室肌小梁异常增多并形成小梁隐窝，小梁间隙与心室腔交错相通，致心室内形成网状结构。受累后的心腔扩大，收缩功能减低，异常增生的肌小梁内易形成血栓，故此类患者常有心律失常、心力衰竭、血栓栓塞、心源性猝死等多种表现。心肌致密化不全常有家族发病倾向，可单独存在，也可合并冠状动脉起源异常、冠状动脉 - 肺动脉瘘、肺动脉闭锁、主动脉狭窄等多种先天性心血管疾病，男性发病率高于女性。

【主诉】　反复胸闷、气短 4 月。

【现病史】　患者男，44 岁。4 月前劳累后出现胸闷、气短，伴心悸，休息约半天上述症状渐缓解。2 月前感冒后再次出现上述症状，伴咳嗽，咳少量白色黏痰，遂于笔者所在医院呼吸内科就诊，按"肺部感染"给予对症治疗 3 天，咳嗽咳痰症状明显好转。但 2 月来自觉胸闷、气短症状仍反复出现，以劳累后及体力活动后为著，夜间可平卧休息。入院 1 周前行心脏超声检查提示"EF 35%，左室整体收缩功能减低"，遂住院治疗。

【既往史】　既往体健，无心脏病史。吸烟 20 年，平均 30 支 / 日，不饮酒。父亲患"高血压"，无其他家族性遗传病史。

【查体】　T 36.6℃，P 80 次 / 分，BP 134/84mmHg。颈静脉无怒张，双肺呼吸音清，未闻及干、湿啰音。心尖搏动位于左侧第 6 肋间锁骨中线外 1cm，心界叩诊向左下扩大，HR 80 次 / 分，各瓣膜区未闻及病理性杂音，无心包摩擦音。双下肢无水肿。

【辅助检查】　入院后生化检查结果：Pro-BNP 4557pg/ml（正常值 0～125 pg/ml）；肌酸激酶 63U/L（正常值 50～310 U/L），肌酸激酶同工酶 8U/L（正常值 0～24 U/L）；血清 D- 二聚体 3.70mg/L（正常值 0～1.0 mg/L），纤维蛋白降解产物 8.3mg/L（正常值 0～5 mg/L）；超敏 CRP 8.18mg/L（正常值 2.1～3 mg/L）；肝肾功能、电解质、血脂、尿粪常规、结缔组织、风湿免疫系列等其他生化检查结果均未见明显异常。

入院心电图（图 67-1）：Ⅲ、aVF 导联可见 Q 波，V_1～V_4 导联呈 QS 形。

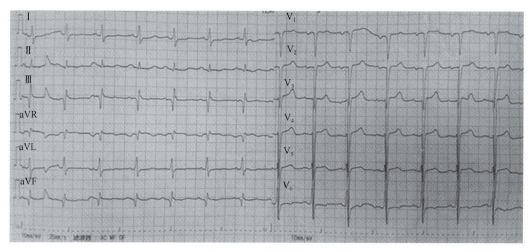

图 67-1 入院心电图

【诊断】

冠心病

陈旧性前壁、下壁心肌梗死

缺血性心肌病

心力衰竭

心功能Ⅱ级

【诊治经过】 根据患者症状、体征，结合心电图表现首先考虑"缺血性心肌病"诊断，故行冠脉造影检查结果提示：右冠脉 1 段近段 100% 闭塞，前降支 6 段 50% 狭窄，D1 支 80%～90% 狭窄，前降支 7 段 100% 闭塞，回旋支 11 段 50% 狭窄，12 段近端 80%～90% 狭窄，冠脉严重三支病变（图 67-2）。患者拒绝行支架植入术，遂给予"阿司匹林 0.1g/d、氯吡格雷 75mg/d、瑞舒伐他汀 20mg/d 抗小板、稳定斑块治疗，美托洛尔缓释片 23.75mg/d、培哚普利 4mg /d、螺内酯 20mg/d 抑制心室重构"等冠心病二级预防治疗，同时给予华法林 2.5mg/d 抗凝，监测 INR 值调整药物剂量。后复查心脏超声提示：EF 38%，左心增大伴二尖瓣少量反流；左房前后径 48mm，左室舒张末/收末前后径 65/48mm；室间隔厚度 12mm，左室壁均匀性增厚，左室后壁厚度 11mm；左室心尖附壁可见约 43mm×27mm 团块样回声；心包腔舒张期左室后壁 6mm 液性暗区（图 67-3）。为明确室壁增厚原因，安排患者行心脏磁共振平扫及功能学成像检查提示：左室短轴面心肌增厚分层，分为外层致密化心肌及内层非致密化心肌，以侧壁最为明显，非致密化心肌层信号不均匀，心腔内多发粗大、交错排列似"栅栏状"的肌小梁结构，符合"心肌致密化不全"影像学特征（图 67-4）。结合上述检查结果，修正诊断为"心肌致密化不全，冠状动脉粥样硬化性心脏病，陈旧性前壁、下壁心肌梗死，缺血性心肌病，心尖部附壁血栓形成，心功能Ⅱ级"。继续上述药物治疗，出院时嘱患者定期门诊随访，并告知其亲属（兄弟及姐姐）必要时行心脏超声及心脏 MRI 筛查。

病例 67　心肌致密化不全合并缺血性心肌病 1 例

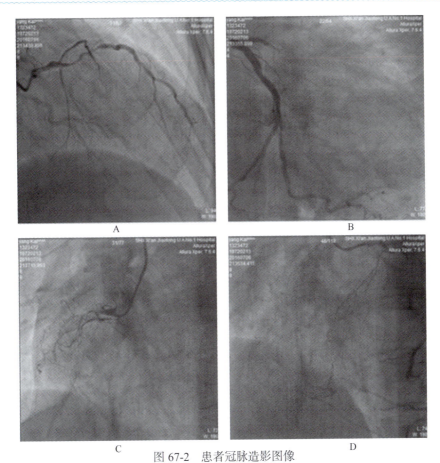

图 67-2　患者冠脉造影图像

A. 右肩位（RAO+CRA）造影见前降支 7 段闭塞，对角支高度狭窄；B. 肝位（RAO+CAU）超选回旋支造影见回旋支弥漫性狭窄；C. 左前斜（LAO）右冠脉造影见右冠脉近端闭塞；D. 左前斜（LAO）行左冠脉冠脉造影观察右冠远端逆灌血流

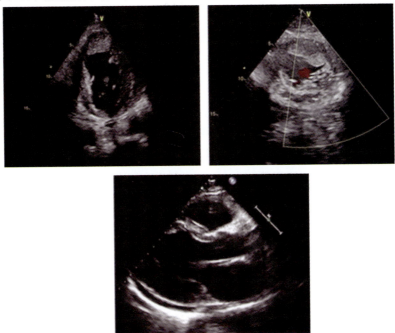

图 67-3　心脏彩超图像

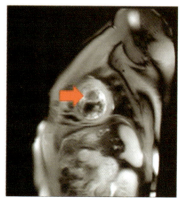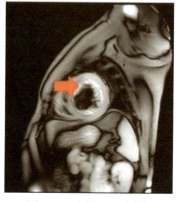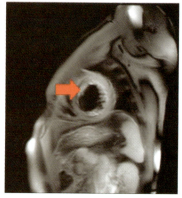

图 67-4 心脏 MRI 图像

短轴面心肌增厚分层，内层心肌层信号不均匀；心腔内多发粗大、交错排列似"栅栏状"的肌小梁结构；侧壁中远段游离壁累及明显，室间隔累及较少

【讨论】 心肌致密化不全（noncompaction of the ventricular myocardium，NVM）的诊断多依赖于心脏彩超，因其应用广泛，操作相对简单，费用低廉等特点，国外学者 Jenni 等提出：超声观察到正常室壁分为致密化层及非致密化层，收缩末非致密心肌层（non-compation，NC）/致密心肌层（compation，C）> 2 可作为确诊 NVM 的标准。但超声测量肌小梁厚度易受切面、角度、位置等影响，且在观察心尖及左心室侧壁存在局限性。而心脏 MRI 可以在不同轴面显示心脏内部结构及形态，可用于心脏超声不能明确诊断的病例。心脏 MRI 对于 NVM 的诊断尚无统一标准，目前认为 NVM 典型影像学特征表现为：①心肌显著增厚，左室扩张，收缩功能减弱；②外层致密化心肌变薄，心尖部更显著，内层非致密化肌小梁结构自基底部向心尖逐渐增厚，密度不均匀，交错排列类似"栅栏状"或网状，小梁间隐窝内可见血流信号；③非致密化肌小梁在心尖部及中远段游离壁累及明显，基底段、室间隔较少或不累及；④增强扫描可见肌小梁内线状或花瓣状强化，并可显示隐藏在肌小梁中的血栓。NC/C 比值多在舒张末期测量，但以 NC/C > 2 还是 NC/C > 2.3 为诊断标准仍存在争议。本例患者心脏 MRI 成像左心室短轴面观察可清楚观察到两层心肌结构，符合上述 NVM 的磁共振影像学表现特征，故仍应考虑诊断 NVM。

NVM 的临床表现形式多样，一般认为，主要累及左心室且不合并其他心脏结构异常的称为孤立性左心室心肌致密化不全（isolated left ventricular noncompaction，ILVNC）。有关 NVM 合并其他先天性心脏疾病的报道也较多，尤其右心结构异常如肺动脉狭窄、右室双出口等，国内也曾报道心肌致密化不全合并冠状动脉-右心室瘘的病例，亦提示 NVM 可能合并先天性冠脉发育异常可能性。

目前针对该疾病无特异性治疗，仍以对症处理为主，需抗心律失常、改善心功能、预防栓塞事件等综合治疗，终末期可考虑心脏移植，而心室再同步化治疗可能对左心功能改善有积极意义。对于已证实 NVM 的患者，还应积极筛查其一级亲属，明确可能存在的家系发病特征，建立综合管理、指导、随访的治疗体系，改善其预后。

参 考 文 献

李建明，史蓉芳．2012．心肌致密化不全的诊断及影像学特征．中国医学影像技术，28：1411-1414．

宋则周．2006．彩色多普勒超声心动图诊断左室心肌致密化不全并右冠状动脉右室瘘1例．中华超声影像学杂志，15（1）：75，76．

Bertini M，Ziacchi M，BiffimM，et al. 2011. Effects of cardiac resynchronization therapy on dilated cardiomyopathy with isolated ventricular noncompation. Heart，97（4）：295-300.

Dursun M，Agayev A，Nisli K，et al. 2010. MR imaging features of ventricular noncompaction：Em- phasis on distribution and pattern of fibrosis．Eur J Radiol，74（1）：147-151．

Jenni R，Oechslin EN，van der Loo B. 2007. Isolated ventricular non-compaction of the myocardium in adults．Heart，93（1）：11-15．

Schwartzenberg S，Sherez J，Wexler D，et al. 2009. Isolated ventricular non-compaction：An underdiagnosed cause of congestive heart failure．Isr Med Assoc J，11（7）：426-429．

病例 68

急性心肌梗死合并脑梗死患者的诊治 1 例

王 珍[1] 李 响[2] 周建中[2]

成都军区总院心内科[1]
重庆医科大学 第一附属医院 心血管内科[2]

要点：冠状动脉血栓栓塞致急性心肌梗死非常少见，而心房颤动血栓形成脱落是血栓栓塞性心梗的常见原因；栓塞致急性心肌梗死容易发生在左冠状动脉；脑梗死是急性心肌梗死最常见的心脏外并发症。急性心肌梗死合并急性脑梗死患者预后差，治疗上要明确每种疾病的发展趋势和生命危害程度，分清主次；需借助危险分层模型（如心房颤动血栓风险及出血风险评分），充分评估患者的缺血复发和出血风险，平衡抗凝、抗血小板治疗及再梗、出血之间的关系，制订个体化治疗方案。

【**主诉**】 胸痛 3 小时。

【**现病史**】 患者男，80 岁。患者于 3 小时前突发胸痛，呈持续压榨样疼痛，伴有大汗淋漓、濒死感；于当地医院就诊，考虑"急性心肌梗死"，联系笔者所在医院胸痛中心，急诊入院。

【**既往史**】 有 5 年"心房颤动病史"，2 年前曾患"脑梗死"，目前左侧肢体活动受限。有 30 余年吸烟史，戒烟 30 余年，饮酒 40 余年。

【**家族史**】 否认家族性遗传疾病史。

【**查体**】 BP 100/60mmHg，神清、对答切题；双肺呼吸音粗，双下肺闻及湿啰音；心界不大，HR 80 次 / 分，律不齐，心音强弱不等，未闻及杂音；双下肢轻度水肿，左侧肢体活动障碍，肌力 Ⅱ 级，肌张力增高。

【**辅助检查**】

1. 生化检查 血常规：N 75.4%；BNP 260 pg/ml ↑；心肌标志物：cTnI 9.735μg/L ↑，CK-MB 12.80μg/L ↑，MYO 236.99μg/L ↑；生化：电解质，肝肾功能、凝血象均正常。

2. 入院心电图（图 68-1） 心房颤动，$V_1 \sim V_4$ ST 段弓背向上抬高 0.1 ~ 0.3mV，与 T 波形成单项曲线，$V_1 \sim V_4$ 异常 Q 波。诊断急性前壁 ST 段抬高性心肌梗死。

【**诊断**】

1. 急性 ST 段抬高型前壁心肌梗死
Killip Ⅱ 级
冠心病
心房颤动

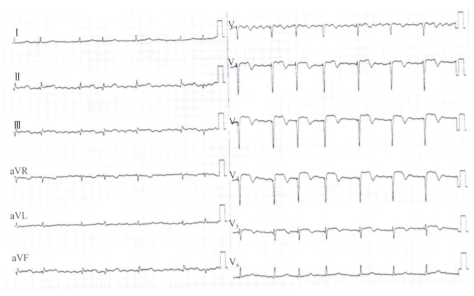

图 68-1 入院心电图

2. 脑梗死后遗症期

【诊治经过】 患者入院后,急诊行冠脉造影+必要时 PCI 术。术前用药:阿司匹林肠溶片 300mg,氯吡格雷 300mg,阿托伐他汀钙 40mg。术中用药:肝素 6500IU。

造影结果:左前降支(LAD)中段闭塞,大量血栓,TIMI0 级;D1 斑块,狭窄 50%(图 68-2A);右冠近段斑块,狭窄 40%;Whisper 钢丝置于前降支远端后,球囊来回拉动,冠脉内给予替罗非班 500μg,尿激酶 20 万 U,硝酸甘油 200μg;抽吸导管反复行血栓抽吸共 3 次,未行支架植入(图 68-2B)。

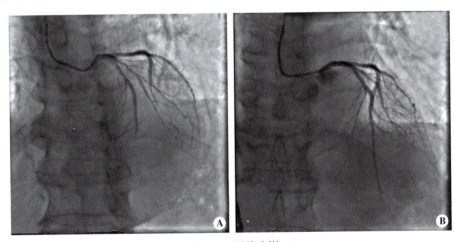

图 68-2 冠脉造影

术后用药:阿司匹林肠溶片 100mg qd,氯吡格雷 75mg qd,酒石酸美托洛尔(倍他乐克)23.75mg qd,培哚普利(雅施达)2mg qd,阿托伐他汀钙片 20mg qn,低分子肝素 6000IU q12h。

术后心电图(图 68-3):$V_1 \sim V_4$ ST 段弓背向上抬高有明显回降,T 波倒置。血管再通术后心脏彩超：双房增大；室间隔增厚，左室壁部分节段活动减弱且不协调；主动脉瓣退行性变伴轻-中度反流，三尖瓣轻度反流；心功能测值降低（EF 45%）。

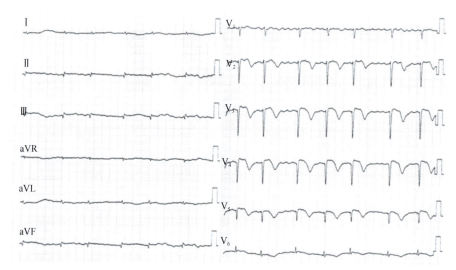

图 68-3 术后心电图

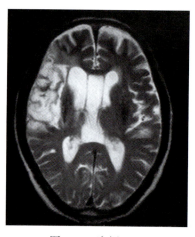

图 68-4 头颅 MRI

颈部血管彩超：血管未见明显狭窄及斑块形成。

头颅 MRI（图 68-4）：右侧额、颞叶、顶叶、岛叶大片影考虑脑软化灶（提示陈旧性脑梗死）侧脑室旁、基底核区少许点、片状影，考虑脑缺血、腔隙性梗死灶及脑白质脱髓鞘改变，其中左侧额叶见少许新近脑梗死。

考虑急性心肌梗死后同时出现左侧额叶见少许新近脑梗死，结合患者持续性心房颤动病史，一元论考虑：心肌梗死和脑梗死的血栓来源均与心房颤动有关。4 天后复查冠脉造影（图 68-5）结果，LAD 支血管通畅，无明显狭窄；血管内超声（图 68-6），血管内膜完整，未见斑块。提示 LAD 血管段动脉粥样硬化斑块不明显。进一步间接证实急性心肌梗死栓子来源与心房颤动有关。右侧额、颞叶、顶叶、岛叶大片影考虑脑软化灶（提示陈旧性脑梗死），考虑既往心房颤动栓子脱落导致左侧大脑中动脉栓死可能性大。

用药方案调整：停用低分子肝素。继续使用阿司匹林肠溶片 100mg qd，氯吡格雷 75mg qd 双联抗血小板，酒石酸美托洛尔 23.75mg qd，阿托伐他汀钙片 20mg qn。该患者心房颤动血栓风险评分（CHA2DS2-VASC）为 4 分，出血风险评分 2 分，停阿司匹林加用华法林 2.5mg qd 与氯吡格雷 75mg qd 同时两联抗血小板治疗。

一周后出院带药：已停用阿司匹林。予以氯吡格雷 75mg qd+ 华法林 2.5mg qd（出院时 INR 1.6，建议 INR 2.0～2.5），酒石酸美托洛尔 23.75mg qd，阿托伐他汀钙片 20mg qn，泮托拉唑 40mg qd。随访至今，无明显胸痛、稍气促，无恶性心血管事件发生。

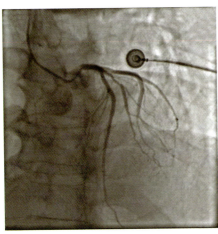
图 68-5　复查冠脉造影

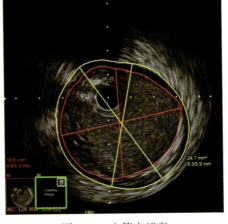
图 68-6　血管内超声

【讨论】　急性心肌梗死（AMI）后缺血性卒中为心肌梗死的并发症之一，缺血性卒中可与 AMI 同时或相继发生。AMI 后缺血性卒中发生率为 1.1%～2.0%，AMI 发病后 1 个月内的缺血性卒中发生率为 1.2%，1 年内的发生率为 2%～2.14%。心肌梗死后卒中会显著增高 AMI 患者的死亡风险，住院初期并发卒中患者的死亡风险高于其他 AMI 患者。

AMI 中以大面积前壁心肌梗死后发生血栓栓塞事件的风险最高，而下壁心肌梗死患者的血栓栓塞事件发生率低于 1%。国外研究显示，76% 的 AMI 后缺血性卒中发生于前壁心肌梗死患者。该区存在主动脉弓 - 颈动脉窦压力感受器，当发生前壁心肌梗死尤其是病变位于左侧时，病理反射经主动脉弓 - 颈动脉窦压力感受器传导至颅内延髓孤束核，引起颅内血管持续性痉挛，进而造成脑组织缺氧水肿和血流减慢，在此过程中血栓易于形成。

栓塞常继发于心室功能障碍、心室内血栓形成或凝血级联反应。附壁血栓形成与 AMI 后心室重塑有关，如室壁节段性运动异常、室壁瘤、室间隔缺损、心房颤动、陈旧性大面积心肌梗死等。AMI 后室壁节段性运动异常使心脏不同部位起搏节律点自律性增强。心房颤动和室壁节段性运动异常是形成左心室附壁血栓的主要因素。

动脉粥样硬化是心脑血管病的共同危险因素。动脉粥样硬化使血管内膜表面变得粗糙，斑块性质松散和溃疡形成是心、脑相继或同时出现梗死的重要机制。一些患者在 AMI 后发生卒中并非源自心源性栓塞，而是动脉栓塞所致。除作为栓子来源之外，严重动脉粥样硬化还会造成血管重度狭窄或闭塞，导致低灌注进而引起缺血。这种低灌注能加重栓塞造成的损害效应，灌注相对正常的患者在栓塞后可能无症状，而低血流状态的患者则因灌注不能迅速恢复而出现症状。

根据 2014 年 ESC/EHRA/EAPCI/ACCA 联合共识：心房颤动合并 ACS/PCI 抗栓治疗方案，对于心房颤动患者是否需要抗凝治疗，需对其进行血栓风险评分及评估出血风险表（表 68-1）。

表 68-1　心房颤动抗凝治疗出血风险评估

危险因素	评分
高血压	1
异常肝肾功能各记 1 分	1 或 2
卒中	1
出血	1
INR 值不稳定	1
老年 > 65 岁	1
药物、饮酒各记 1 分	1 或 2

如得分超过 2 分，患者需口服华法林或其他新型口服抗凝药物（NOAC）进行抗凝。本病例中，患者 CHA2DS2-VASC 评分 4 分，已达到使用口服抗凝药物标准。故考虑使用华法林抗凝。但该患者已出现新近脑梗死，出血风险评分 2 分，担心使用口服华法林或其他新型口服抗凝药物（NOAC）进行抗凝是否会导致脑梗死后出血问题，我们需考虑其抗凝策略是否变化？

根据 2014 年 AHA/ASA 卒中二级预防指南：多数伴有心房颤动的卒中或 TIA 患者，应在发病 14 天内启动口服抗凝药物治疗（14 天内卒中复发率高达 8%）。若患者出血风险较高（如大面积脑梗死、出血性转化、未予控制的高血压，或出血倾向），可以考虑在 14 天之后再启动口服抗凝药物治疗。该患者发病在 14 天内，且无明显高危出血风险，故可尽快加用华法林抗凝。但该患者的特殊之处在于，他是急性心肌梗死后发生脑梗死，即急性冠脉综合征（ACS）合并脑梗死。ACS 合并急性脑梗死患者预后差，治疗上要明确每种疾病的发展趋势和生命危害程度，分清主次。那么针对该患者，除应用抗凝药物治疗之外，还需考虑是否联用针对 ACS 的抗血小板治疗。我们应该如何选择？

到目前为止，无论是心肌梗死合并脑梗死，还是后者并发前者，针对如何选择抗血小板治疗均没有指南明确推荐和专家共识建议。我们在临床实践中需借助危险分层模型，充分评估患者的缺血复发和出血风险，制订个体化治疗方案。若大面积脑梗死继发于心肌梗死直接 PCI 的患者，最好停用双联抗血小板治疗，尝试保留氯吡格雷，避免同时联用肝素，一旦转化出血，应考虑停用所有抗血小板药物，根据出血量和病情变化，5～7 天后考虑单药治疗。

根据上述原则，笔者在治疗该患者时，在冠脉造影术后停用了低分子肝素，在加用华法林的同时停用了阿司匹林，仅适用华法林联用氯吡格雷方案，在抗凝抗血小板同时以降低出血风险。患者使用该方案后，未再发心肌梗死、脑梗死，也未出现明显出血事件。住院一周后带药出院。随访至今，无明显胸痛、稍气促，无恶性心血管事件发生。

病例 69

急性心肌梗死后交感电风暴患者的诊治 1 例

李 响　黄 颖　周建中

重庆医科大学 第一附属医院 心血管内科

要点： 急性胸痛患者需注意鉴别诊断。其中急性 ST 段抬高型心肌梗死（STEMI）患者应尽早开通血管。如患者已行 PCI 术，但仍频繁发作室性心动过速，需考虑心脏电风暴。心脏电风暴，又可称作交感风暴、室性心动过速风暴、ICD 风暴，可由多种病因引起，β 受体阻滞剂是其一线治疗药物。如药物处理效果欠佳，可考虑使用生理性起搏改善症状。

【主诉】 胸痛 2 天。

【现病史】 患者女，78 岁。2 天前，患者无明显诱因出现胸痛，中上腹不适，到当地县人民医院就诊。ECG、心肌酶谱诊断为"急性前壁心肌梗死"，未行血运重建治疗。今 120 救护车护送，转入笔者所在院。

【既往史】 高血压史 10 年，服用氯沙坦（科素亚）50mg qd，自诉血压控制在 150/90mmHg 左右。3+ 月前体检血 Cr 180μmol/l。诉"胃溃疡"史，否认糖尿病史，否认贫血史，无慢性咳嗽史。无吸烟、长期饮酒史，G4P4，否认家族遗传病史。

【家族史】 否认家族性遗传疾病史。

【查体】 T 36.5℃，P 89 次 / 分，R 18 次 / 分，BP 144/71mmHg。神清合作，自主体位，体重 38kg，身高 153cm，颈静脉无怒张，心尖搏动位于左侧锁骨中线第五肋间内约 0.5cm，律齐，各瓣膜听诊区未闻及病理性杂音。双肺呼吸音清，未闻及干湿啰音。双下肢无水肿。

【辅助检查】

1. 超敏肌钙蛋白　7.55μg/ml（升高 250 倍）；CK-MB 204.5μg/L；ProBNP > 36 400 ng/L；血 Cr：266 μmol/l；

2. 入院心电图（图 69-1）

【诊断】

1. 急性 ST 段抬高型前壁心肌梗死

Killip Ⅱ级

冠心病

心尖室壁瘤？

2. 原发性高血压 3 级很高危

3. 高血压性肾功能不全氮质血症期

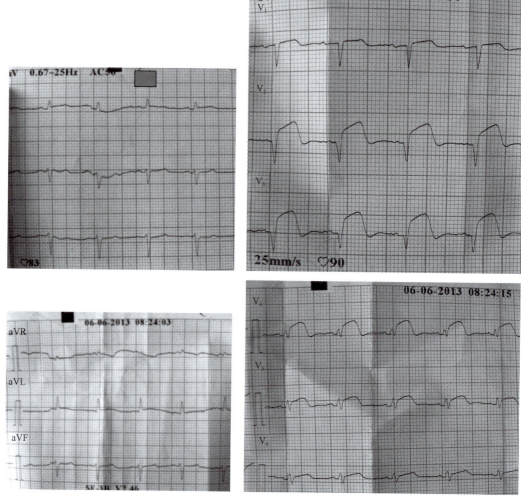

图 69-1　入院心电图：$V_1 \sim V_6$ ST 段治疗

【诊治经过】　患者入院后，较烦躁，软弱乏力，稍气促、反复胸痛。入院医嘱：阿司匹林肠溶片 100mg qd，硫酸氢氯吡格雷（波立维）75mg qd，磺达肝癸钠（安卓）2.5mgiH qd，阿托伐他汀钙片（立普妥片）20mg qn，氯沙坦（科素亚）50mg qd 1 天后停用，富马酸比索洛尔（欣康片）20mg bid 1 天后停用，美托洛尔 25mg bid à 美托洛尔缓释片 23.75mg qd 1 天后停用。入院后第 2 天血压偏低 90/60mmHg，泵入多巴胺 5μg/（min·kg）左右，输液速度 60～150ml/h，2000ml/d，1 天后血压回升，停多巴胺泵入。间断输入白蛋白、利尿、氨溴索（沐舒坦）祛痰解痉等治疗。2013-06-09（入院后第三天）胸部 B 超示双侧胸腔积液，行左侧胸腔穿刺引流约 350ml，胸水性质为漏出液。2013-6-10 夜间出现胸痛加重，2013-6-11 早查房，发现 ECG 胸前导联 ST 进一步抬高并有动态改变。考虑 AMI 病情加重恶化（图 69-2）。

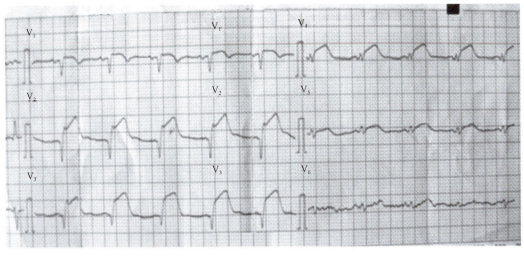

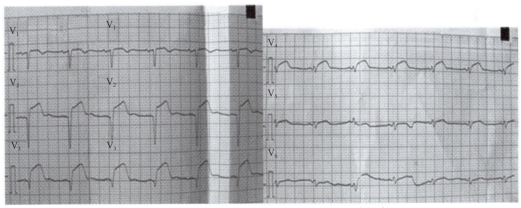

图69-2 心电图检查：胸前导联ST段进一步抬高

急诊冠脉造影检查：前降支近中段处几乎完全闭塞。急诊行前降支PCI术，置入XIENCE 2.25mm×18mm，2.5mm×18mm支架各一枚，远端TIMI血流恢复3级。术后继续改善全身情况，综合治疗，保护肾功能（图69-3）。

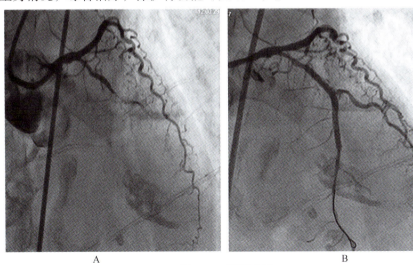

图69-3 冠脉造影
A. 前降支近中段完全闭塞；B. 前降支PCI术后

2013-06-16（PCI 术后第五天）早晨 ECG，亚急性前壁心肌梗死改变（图 69-4）。

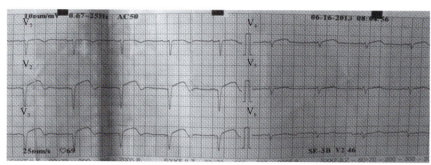

图 69-4　2013-06-16 ECG

第一次阿 - 斯综合征发作：

2013-06-16（PCI 术后第五天）18：54 突发心前区不适，心悸，大汗，监护仪示室性心动过速，立即 200J 双向非同步直流电复律，1 次成功，转为心房颤动，20 分钟后转为窦律（图 69-5）。

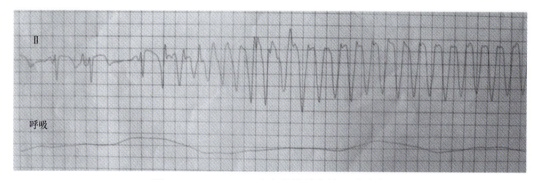

图 69-5　2013-06-16 心电监护示室性心动过速

随访心电图，频发室性早搏，成对出现，RonT（图 69-6）。

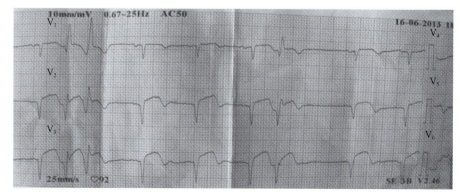

图 69-6　随访心电图

处理：利多卡因 400mg 微量泵入；胺碘酮 150mg 微量泵入；10% 氯化钾 30ml，25% 硫酸镁 10ml 微量泵入；门冬氨酸镁钾（潘南金）20ml 静脉滴入。之后复查血钾 4.7mmol/L。

2013-06-17（PCI 术后第六天）全市疑难病例讨论。总体意见：患者基本情况差，高血压、

病例 69　急性心肌梗死后交感电风暴患者的诊治 1 例

肾功能不全、心肌梗死、室壁瘤、心力衰竭、心源性休克、室性心动过速、阿-斯综合征发作，预后差，加强沟通；整合医学：加强全身支持；加用小剂量 β 受体阻滞剂。

2013-06-17 19：25 美托洛尔 12.5mg po st。利多卡因 850mg 静脉推注及泵入维持，出现心率显著减慢，推注阿托品 0.5mg 1 次。

第二次阿-斯综合征发作：

2013-06-18（PCI 术后第七天）8：30 心电监护发现室性期前收缩频发。立即予以利多卡因 400mg 微量泵入。加用胺碘酮 50mg 静推后，予以 1mg/ml 微量泵入，后出现交界性逸博心律，予以阿托品 0.5mg 静推对抗。11：20 危急值报告：血钾 6.4mmol/L，立即予以对抗高钾血症治疗。

2013-06-18 13：51 突发抽搐，意识丧失，心电监护室性心动过速，立即 200J 双向非同步直流电复律，1 次成功。意识随后恢复，心律恢复为心房颤动。15：40 心律为交界性逸博心律，频发室性期前收缩。予以阿托品 0.5mg st 之后，利多卡因 50mg 推注后泵入维持，当天约用 1600mg。

第三次阿-斯综合征发作：

2013-06-19（PCI 术后第八天）患者精神萎靡，较烦躁，打哈欠，稍气促，少许咳嗽，无胸痛。11：34 临时服用美托洛尔 12.5mg。20：50 突发室性心动过速，阿-斯综合征发作，立即 200J 双向非同步直流电复律，1 次成功。查血钾 3.7mmol/L。

第四次阿-斯综合征发作：

2013-06-19 到 2013-06-20 6：00 约使用利多卡因 2700mg，静脉使用地西泮（安定）约 8mg。2013-06-20 7：03 突发心搏骤停，心电监护示室性心动过速，立即胸外按压、200J 双向非同步直流电复律，1 次成功。之后患者呈现嗜睡状态，瞳孔 5.5mm，对光反射迟钝。2013-06-20 10：20 之后呈现浅昏迷状态，自主呼吸逐渐减弱，血氧饱和度显著下降，呼吸兴奋后无效，立即予以气管插管，有创呼吸机辅助呼吸，血氧饱和度升高。

2013-06-20（PCI 术后第九天）继续使用利多卡因约 800mg；芬太尼及丙泊酚镇静处理，协助有创呼吸；2013-06-21 9：34 序贯撤除有创呼吸机。ECG：频发室性期前收缩。继续应用利多卡因，约使用 1300mg，室性期前收缩减少。市内专家再次会诊，建议美托洛尔缓释片 47.5mg qd。

2013-06-22 09：01（PCI 术后第十一天）ECG 心率 75 次/分，前壁 ST 段抬高较前明显好转（图 69-7）。

2013-06-22 上午未见室性期前收缩，12：37 左右，开始频发室性期前收缩、二联律。又继续使用利多卡因 800mg。18：15 左右，出现精神萎靡，嗜睡，血氧饱和度逐渐下降，出现谵妄状态，摸空现象，血氧饱和度下降，至 60%，立即予以尼可刹米 3 支静推，纳洛酮 1.2mg iv，无创呼吸机辅助呼吸，患者很快恢复意识，血氧饱和度恢复至 96%。再次使用利多卡因后，出现明显眩晕症状。胺碘酮 1mg/min 泵入拟控制"室性期前收缩"。

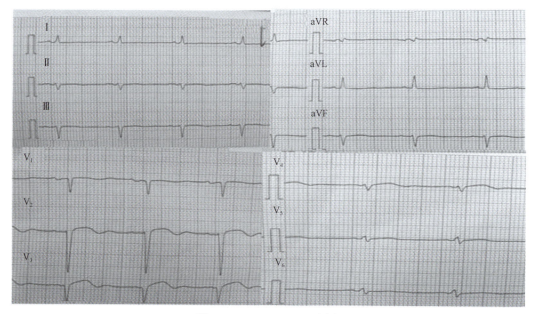

图 69-7　2016-06-22 心电图

2013-06-22 23：25 开始→ 2013-6-23 13：32 约 13 个小时中，共发生了似乎不可控制的 7 次室性心动过速，阿-斯综合征发作，均予以电极除颤（图 69-8）。

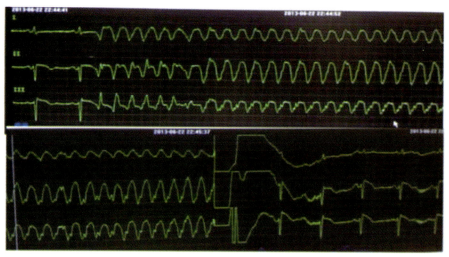

图 69-8　心电监护示患者反复发作室上性心动过速及心室颤动

电极除颤后可以短时间维持，胺碘酮泵入无效，停用，临时口服美托洛尔 50mg 后心率明显减慢，室性期前收缩无减少。曾予以维拉帕米 5mg iv 后室性期前收缩明显减少，可维持约 3 小时，2 次推注，但心率减慢明显，出现交界性逸搏心律。输入钾镁合剂无效，艾司洛尔泵入无效，出现明显的交界性逸搏心律。

2013-06-23 17：37（PCI 术后第十二天）ECG 示：心率 63 次/分，频发室性期前收缩。18：50 置入 AAI 临时起搏器，设置起搏频率 80～90 次/分，室性期前收缩明显减少，未再出现室性心动过速。术后 ECG 提示 AAI 起搏感知功能正常（图 69-9）。

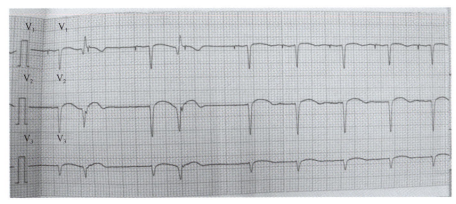

图 69-9　2013-06-23 心电图

AAI 临时起搏后诊疗经过：

2013-06-25　美托洛尔 12.5mg qd；

2013-06-26　美托洛尔 25mg qd；

2013-06-28　美托洛尔 25mg qd　美托洛尔 12.5mg qd 下午；

2013-06-26　美西律 100mg tid，2013-06-27 加量至 50mg tid×12 天，2013-07-09 改为 50mg bid。

监护仪可见偶发室性期前收缩，再无临床事件发生。

2013-07-08 17：37（PCI 术后第二十三天）逐渐减慢 AAI 起搏频率，置入 15 天后，拔出临时起搏电极。患者自身心律时，仍见偶发室性期前收缩，无临床事件发生。随访心电图：前壁导联 ST 段回落至水平线，T 波浅倒。呈心梗慢性期改变（图 69-10）。

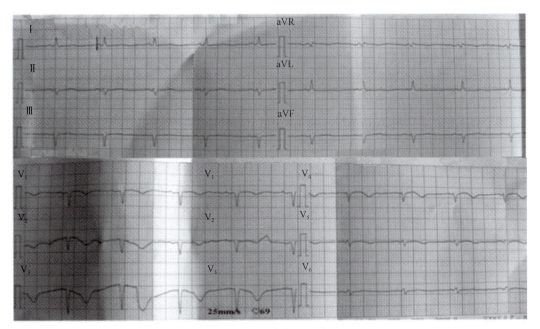

图 69-10　随访心电图

2013-07-12（入院后第三十六天）出院。随访至今，无恶性心血管事件发生。

【讨论】 本患者因急性胸痛入院，需注意急性胸痛的鉴别诊断。常见的胸痛疾病：

1. 缺血性心血管疾病。最常见的即急性冠脉综合征（ACS）。ACS分为不稳定性心绞痛（UA）、急性非ST段抬高型心肌梗死（NSTEMI）和急性ST段抬高型心肌梗死（STEMI）。三者之间有所区别。

2. 此外，还需注意鉴别除外缺血性心血管疾病的其他胸痛。

在本例患者中，结合其症状、心电图、心肌酶谱结果，考虑诊断为STEMI。其诊疗流程如图69-11所示：

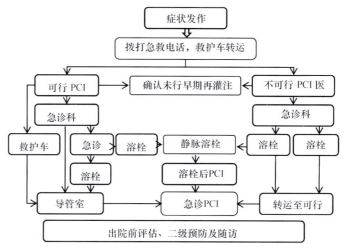

图69-11 诊疗流程图

该患者首诊为不可行PCI医院。按照相应处理流程，根据患者病情，需择机转运患者至可行PCI医院：①如预计首次医疗接触时间至PCI靶血管开通的时间延迟≤120min时，应将患者转运至可行急诊PCI的医院。②预计FMC至PCI靶血管开通的时间延迟大于120分钟，迅速评估溶栓治疗的适应证和禁忌证：有指征的溶栓治疗后，立即溶栓；有溶栓禁忌的患者应立即转运至可行急诊PCI的医院。③合并心源性休克或严重心力衰竭的患者、无论时间延误，尽早转运PCI。本患者发病2天后才转送至笔者所在医院，后续病情加重，多次出现并发症，需思考是否与其转运较晚从而延迟治疗时机有关。以后对于此类患者，我们需按照治疗原则，准确评估，及时转运。

该患者入笔者所在医院后，因已超过12小时急诊PCI时间窗，故未急诊行介入手术，而予以抗血小板、抗凝、稳定斑块等冠心病二级预防药物治疗。但治疗期间出现胸痛症状加重，随访心电图有动态变化，高度怀疑再次出现心肌梗死，故按照指南推荐，果断行冠脉造影，发现前降支近中段处几乎完全闭塞，立即行PCI术。但患者术后频繁发作室性心动过速，导致多次阿-斯综合征发作。结合患者病史，需考虑心脏电风暴。

心脏电风暴（ventricular electrical storm，VES），又可称作交感风暴、室性心动过速风暴、ICD风暴，是指24小时内自发2次或2次以上的室性心动过速或心室颤动，需要紧急治疗的临床综合征。电风暴可由多种病因引起，主要发生于器质性心脏病、非器质性心脏病及遗传性心律失常。原因有心肌缺血、原发性心脏缺陷性电疾病、心肌病、外科手术（尤其是器官移植术后)、药物诱发(如肾上腺素、异丙肾上腺素、多巴酚丁胺)、ICD后最初3个月内、其他(如近期心力衰竭恶化、低钾血症和低镁血症)。2006年ACC/AHA/ESC《室性心律失常治疗和心脏性猝死预防指南》指出:β受体阻滞剂是"交感风暴"一线治疗药物,兼有阻断钠、钙内流及钾外流3种离子通道的作用,同时抑制交感神经中枢,抑制其过度激活,提高心室颤动阈,稳定内环境,降低猝死率。本病例中,患者有心肌梗死等器质性心脏疾病基础,虽已行PCI术,但术后仍频繁发作电风暴。按照电风暴的处理原则,患者入院后即使用了美托洛尔、艾司洛尔等β受体阻滞剂,但仍反复发作电风暴。后加用了胺碘酮、利多卡因、维拉帕米等药物,并予以镇静、补充电解质稳定,仍效果不佳。仿佛药物手段已经用尽。需考虑,有无其他处理方式?能否通过介入手段进行治疗?

患者多次应用β受体阻滞剂等药物,术后随访心电图,出现心率下降。PCI术后12天,患者心率约63次/分,频发室性期前收缩。此时,笔者选取了置入AAI临时起搏器,设置起搏频率80~90次/分,目的是通过提高起搏频率消灭长间隙,抑制室性期前收缩,同时提高起搏频率后RR间隙缩短,QT间隙缩短,减少R on T现象,减少室性期前收缩可能诱发的TDP。提高起搏频率后笔者监测发现室性期前收缩明显减少,未再出现室性心动过速。AAI起搏属于生理性起搏,有助于改善心室复极离散度,控制长短周期现象。生理性起搏(physiological pacing)是指人工心脏起搏器在保证患者基本心率的同时,通过起搏器的各种起搏方式、电极导管的各种位置、不同间期的算式等方法,获得各心腔之间最好的同步性、最理想的电生理稳定性,最佳的心输出量,使起搏节律及血流动力学效果最大程度地近似心脏的正常生理状态。在此病例中,患者依靠AAI生理性起搏,明显缓解了症状。置入AAI临时起搏器之后笔者不断调节β受体阻滞剂剂量,同时渐减AAI起搏频率,置入15天后,拔出临时起搏电极时患者出现自身心律。在此诊疗过程中,监护仪可见偶发室性期前收缩,再无临床事件发生。直至入院后36天,患者康复出院。随访至今,无恶性心血管事件发生。

参 考 文 献

Cleland JG, Daubert JC, Erdmann E, et al. 2005. The effect of cardiac resynchronization on morbidity and mortality in heart failure. New England Journal of Homeopathy, 352(15): 1539.

Exner DV, Pinski SL, Wyse DG, et al. 2001. Electrical storm presages non-sudden death: the antiarrhythmics versus implantable defibrillators (AVID) trial. Circulation, 103(16): 2066-2071.

Sesselberg HW, Moss AJ, McNitt S, et al. 2007. Ventricular arrhythmia storms in postinfarction patients with implantable defibrillators for primary prevention indications: a MADIT-II substudy. Heart Rhythm, 4(11): 1395-1402.

病例 70

异常血管结构导致房性心动过速 1 例

贾锋鹏　雷　森　周建中

重庆医科大学附属第一医院心血管内科

要点：心脏血管组织交界区常可触发心律失常的发生，如肺静脉上腔静脉等可触发房性心动过速甚至心房颤动。该例患者在上腔静脉与右心耳之间存在异常的血管样连接结构，并触发房性心动过速发生，最终通过射频消融治愈。

【主诉】　患者男，80 岁，因"反复心悸 20 天"入院。

【现病史】　4 个月前患者因病态窦房结综合征行起搏器植入术（DDD）。20 天前患者无明显诱因出现心悸，间断伴胸闷、头昏症状，无胸痛、头痛、气促、黑矇、晕厥等不适。病程中反复出现上诉不适，患者为求进一步诊治入笔者所在医院治疗。

【既往史】　无特殊。

【体格检查】　T 36.2℃，P 125 次 / 分，R 20 次 / 分，BP 110/96 mmHg。神清，对答切题，查体合作，面色可，结膜无充血，巩膜无黄染，颈静脉无怒张，甲状腺无肿大。双肺呼吸音清，未闻及干湿啰音；心音有力，律齐，心脏各瓣膜区未闻及病理性杂音，心界正常。腹软，无压痛。双下肢不肿，病理征阴性。

【辅助检查】　血、小便、大便常规未见明显异常。心脏彩超未见明显异常（LVD 52mm，LA 26mm，EF 60%）。心电图：无症状时为窦性心律，右束支传导阻滞，间断心房起搏心室感知。心悸时为宽 QRS 心动过速（图 70-1），心房频率大于心室频率，呈 2∶1，3∶1 等多比例传导，考虑房性心动过速或心房扑动。

【诊治经过】　患者考虑房性心动过速，行心脏电生理检查：心室程序递增刺激无室房逆传，心房程序及递增刺激无跳跃现象。可诱发心动过速，图形与临床心动过速一致。V_1 导联 P 波正负双向，aVR 导联负向，下壁导联正向。提示心动过速可能起源于界嵴。于三维解剖标测系统下行激动标测，于上腔静脉处记录到最早局部房性激动，但激动顺序及导管操作与常规有异。造影提示上腔静脉与右心耳之间存在异常的血管样连接结构（图 70-2），在上腔静脉侧行射频消融后，心动过速终止（图 70-3）。

【讨论】　房性心动过速简称房速。一般来说，可有局灶起源的房性心动过速、折返性房性心动过速。局灶起源的房性心动过速，机制可能为折返或触发活动，其可能继发于器质性心肺疾病感染缺氧或电解质紊乱等，一般首先要纠正这些原因。然而，对于某些持续发作的房性心动过速，其原因则可能是特殊的一些解剖结构触发，这些部位通常为不同组织交接部位，如界嵴，上腔静脉与右房交界部，冠状窦口，肺静脉前庭，右心耳等。这类房速由于起源于局灶，若长时间持续或药物治疗不佳，可通过射频消融治愈；折返性房

病例 70　异常血管结构导致房性心动过速 1 例

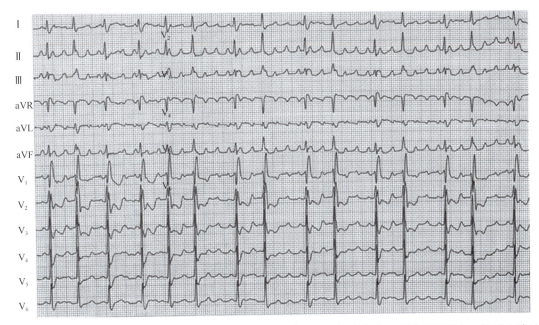

图 70-1　房性心动过速，可见 P 波 V_1 导联 P 波正负双向，aVR 导联负向，下壁导联正向。提示心动过速可能起源于界嵴

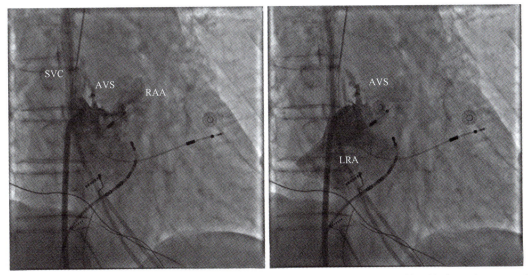

图 70-2　右房内造影，可见上腔静脉（SVC）与右心耳（RAA）之间的异常血管连接（AVS），LRA 为低位右房

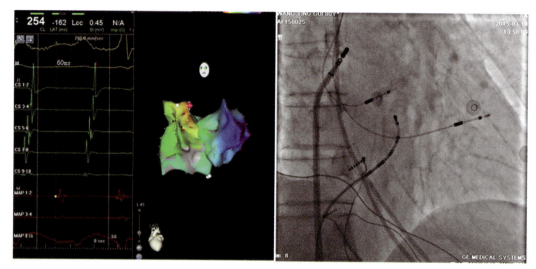

图 70-3　三维解剖激动标测，在异常连接上腔静脉测标测到最早激动，消融后房性心动过速终止

性心动过速常常发生在曾行心脏手术的患者，如右房游离壁有切口，预后形成游离壁瘢痕，而瘢痕周围可形成折返环导致房性心动过速持续发生，也可能行射频消融。该病例同样为局灶房性心动过速可能，但其起源部位与普通情况稍异，为本身存在的异常结构导致心动过速，对其消融后，房性心动过速终止。

参 考 文 献

Kistler PM，Roberts-Thomson KC，Haqqani HM，et al. 2006. P-wave morphology in focal atrial tachycardia：development of an algorithm to predict the anatomic site of origin. Journal of the American College of Cardiology，48：1010-1017.

病例 71

多种心律失常？还是一种心律失常？

何 泉　雷 森　周建中

重庆医科大学附属第一医院心血管内科

要点： 左室特发性室速机制通常为由左前分支或左后分支参与折返导致，其中左后分支室速常见，心电图为右束支传导阻滞图形，电轴向上；左前分支室速少见，心电图为右束支传导阻滞图形，电轴向下。另罕见左上间隔分支室速罕见，心电图成窄QRS心动过速。该例患者则同时出现上述三种心动过速形态，而在一个部位射频消融后得到治愈。

【主诉】　心悸6月，加重4天。

【现病史】　患者男，15岁。心悸6个月，加重4天入院。心悸突发突止，持续2小时左右可自行缓解，无黑矇晕厥，外院心电图示频发室性期前收缩，室性心动过速，治疗无明显好转入笔者所在医院。

【既往史】　无特殊。

【体格检查】　查体：P 82次/分，BP 102/40mmHg。心界不大，HR 82次/分，节律齐，无杂音。

【入院诊断】　室性期前收缩，特发性室性心动过速

【辅助检查】

1. 血常规，凝血功能，心肌酶谱等正常。心脏彩超未见明显异常（LA 30，LV 44，EF 66%，三尖瓣少量反流）。

2. 心电图　频发室性期前收缩、室性心动过速，室性心动过速形态不一（图71-1）。同时稍长时间还可记录到交界期前收缩（图71-2）。

【诊疗经过】　由于室性期前收缩较多，拟行射频消融，磁导航三维标测系统下，行激动标，测开始因下壁导联向上的室性期前收缩偏多，于间隔靠上部位标测并试消融（靶点为收缩期前电位），但该处无效（图71-3）。进一步以下壁导联向下的室性期前收缩为基准，于间隔靠下部位标测，记录到最早局部心室激动，且有浦肯野电位，该处消融后各种室性期前收缩均消失，也无交界区心律出现，完全恢复正常窦性心律。

【讨论】　该病例符合左室特发性室速，又称为维拉帕米敏感性分支性室速。其机制通常为由左前分支或左后分支参与折返导致，其中左后分支室速常见，心电图为右束支传导阻滞图形，电轴向上；左前分支室速少见，心电图为右束支传导阻滞图形，电轴向下。另罕见左上间隔分支室速罕见，心电图成窄QRS心动过速。该心动过速模型目前通常由

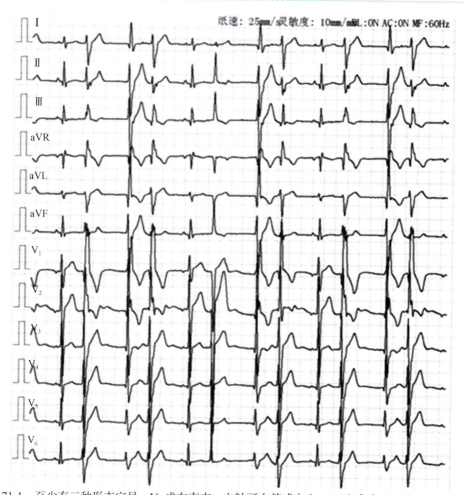

图 71-1　至少有三种形态室早，V_1 成右束支，电轴可右偏或向上；V_1 左束支，下壁向上，较窄

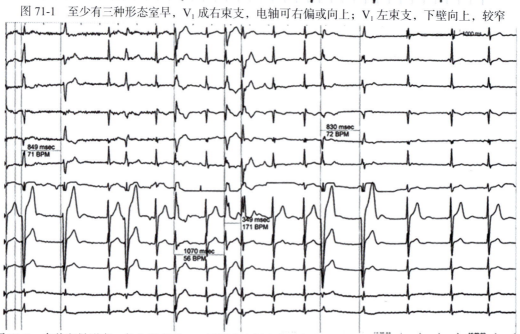

图 71-2　多种室早形态，各个频率不一，间断有交界心律（如最后三跳），使得其心电图复杂多变。后面讨论可知，可能这些所有异常心律均是室性心动过速

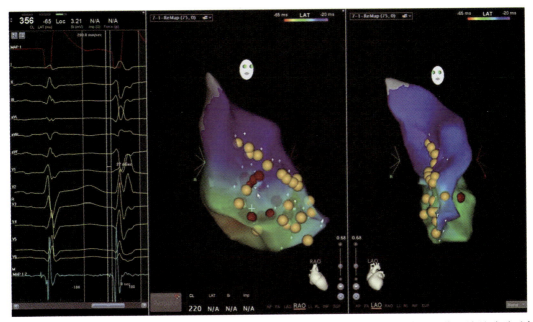

图 71-3　三维激动标测，于左后间隔靠下处标测到最早局部心室激动，且有浦肯野电位，该处消融后各种室性期前收缩均消失

如图 71-4，图 71-5 所阐述，该模型提出在左后分支与左前分支之间存在传导延缓区（称 P1 或 DP）。若折返环以 P1（或 DP）为顺向传导支，若与左后分支形成折返，出口在左后分支出口，则为右束支阻滞图形宽 QRS 心动过速，电轴向上；若与左前分支形成折返，出口在左前分支，则呈右束支阻滞图形宽 QRS 心动过速，电轴偏右，如图 71-4。若 P1（或 DP）为逆传支，则可能同时通过左前，左后分支顺传，且可逆向激动右束支，使 QRS 形态为窄 QRS 心动过速，类似交界区心律，如图 71-5。如果该缓慢传导区不一定存在于左后分支及左前分支中间，如偏左后分支处，则可解释该患者的所有室性期前收缩，交界心律仅通过左后分支靠下区域消融得到治愈。

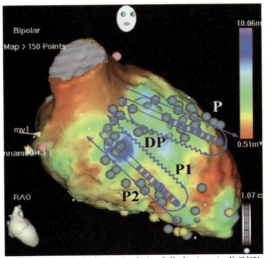

图 71-4　缓慢传导区（DP 或 P1）与左前分支（P）或左后分支（P2）分别形成折返环，出口在左后分支或左前分支，则形成两种宽 QRS 形态心动过速

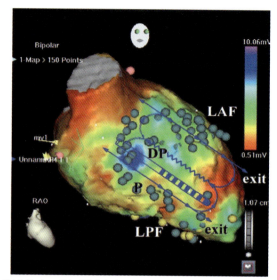

图 71-5　若 P1（或 DP）为逆传支，则可能同时通过左前，左后分支顺传，同时可逆向激动右束支，使 QRS 形态类似交界区心律

参 考 文 献

Nogami A，Naito S，Tada H，et al. 2000. Demonstration of diastolic and presystolic Purkinje potential as critical potentials on a macroreentry circuit of verapamil-sensitive idiopathic left ventricular tachycardia. J Am Coll Cardiol，36：811-823.